OBSTÉTRIQUE ET GYNÉCOLOGIE

RECHERCHES CLINIQUES ET EXPÉRIMENTALES

PAR

PIERRE BUDIN

Professeur agrégé à la Faculté de médecine de Paris,
Accoucheur de la Charité,
Membre de la Société de Biologie,
Membre correspondant de la Société obstétricale de Londres,
de la Société espagnole de Gynécologie,
de la Société de Gynécologie de Boston, etc.

Avec 101 figures dans le texte et 13 planches hors texte

PARIS
OCTAVE DOIN, ÉDITEUR
8, PLACE DE L'ODÉON, 8

1886

OBSTÉTRIQUE ET GYNÉCOLOGIE

AUTRES TRAVAUX DU MÊME AUTEUR

Sur le mécanisme de l'accouchement normal et pathologique, par J. Matthews Duncan, traduit par P. Budin. 1 vol., 500 pages, 1876.

Des lésions traumatiques chez la femme dans les accouchements artificiels. *Thèse d'agrégation.* Paris, 1878.

Des varices chez la femme enceinte. *Thèse d'agrégation.* Paris, 1880.

Anatomie pathologique du poumon. Auscultation. Leçons faites par V. Cornil, recueillies par P. Budin. Paris, 1873.

Recherches cliniques et expérimentales sur l'état de la pupille pendant l'anesthésie chloroformique (en collaboration avec le Dr P. Coyne). *Archives de Physiologie*, 1875, etc.

Coulommiers. — Imp. P. Brodard et Gallois

OBSTÉTRIQUE ET GYNÉCOLOGIE

RECHERCHES CLINIQUES ET EXPÉRIMENTALES

PAR

Pierre BUDIN

Professeur agrégé à la Faculté de médecine de Paris,
Accoucheur de la Charité,
Membre de la Société de Biologie,
Membre correspondant de la Société obstétricale de Londres,
de la Société espagnole de Gynécologie,
de la Société de Gynécologie de Boston, etc.

Avec 101 figures dans le texte et 13 planches hors texte

PARIS
OCTAVE DOIN, ÉDITEUR
8, PLACE DE L'ODÉON, 8

1886

A MON MAITRE

LE PROFESSEUR S. TARNIER

Je dédie ces travaux.

P. BUDIN.

Beaulieu-sur-Mer, le 7 mai 1885.

AVANT-PROPOS

Pendant le cours d'une longue maladie, l'auteur de ce livre a rassemblé la plupart de ses travaux originaux qui étaient éparpillés dans différents recueils scientifiques; il a en outre rédigé un certain nombre de mémoires nouveaux dont il possédait les matériaux. C'est ainsi que ce volume a été constitué.

Il n'espérait guère assister à sa publication; aussi est-il très heureux de pouvoir aujourd'hui remercier du fond du cœur tous ceux qui par leurs savants conseils, par leurs soins habiles et par leur dévouement amical ont contribué au rétablissement de sa santé, tous ceux aussi qui, de près ou de loin, lui ont prodigué des témoignages d'affection.

Paris, 1er novembre 1885.

ERRATA

Page 93, ligne 27, au lieu de : sur les Pl. V, lisez : sur les Pl. IV.
— 95, — 9, — Voy. p. 121, — Voy. p. 123.
— 98, — 13, — Observation LXVII. — Présentation, lisez : Observation LXVII. Pl. VIII et IX. Présentation...
Page 121, ligne 16, au lieu de : connexes, lisez : convexes.
— 122, — 16, — Pl. V et VI — Pl. VI et VII.
Page 96, tableau, au lieu de : Diamètre O. M. 23, lisez : Diamètre O. M. 13.
— 99, — — Diamètre O. M. 12,3, lisez : Diamètre O. M. 12,2.

OBSTÉTRIQUE ET GYNÉCOLOGIE

RECHERCHES

EXPÉRIMENTALES ET CLINIQUES

CHAPITRE PREMIER

A QUEL MOMENT DOIT-ON OPÉRER LA LIGATURE DU CORDON OMBILICAL?

Recherches cliniques suivies de quelques considérations sur la délivrance et sur le traitement de l'asphyxie des nouveau-nés [1].

Pendant mon internat à la Maternité de Paris, mon chef de service, M. Tarnier, dans l'une de ses visites à la salle d'accouchements, en 1875, me recommandait de ne pas lier et de ne pas couper le cordon ombilical dès que l'enfant est né. Quand on se hâte trop de faire cette petite opération, entre deux ligatures préalables, on trouve, disait-il, le placenta gorgé de sang et l'on s'expose, d'une part, à priver l'enfant d'une certaine quantité de sang qui, avec plus de patience, serait rentrée dans son appareil circulatoire; d'autre part, on court le risque de rencontrer dans l'extraction de l'arrière-faix quelques difficultés produites par la turgescence des vaisseaux ombilicaux et l'augmentation consécutive de la masse placentaire. Il est vrai qu'aux yeux d'un grand

1. *Le Progrès médical*, Décembre 1875 et Janvier 1876.

nombre d'accoucheurs ces difficultés sont largement compensées par la facilité avec laquelle le placenta se décolle quand son tissu est rendu plus ferme par la réplétion de ses vaisseaux; mais, d'après mon vénéré Maître, cette opinion serait loin d'être établie sur des preuves irréfutables. M. Tarnier ajoutait qu'à côté des observations cliniques il était nécessaire d'avoir recours à la méthode expérimentale pour déterminer le moment précis où, dans l'intérêt de l'enfant, il convient de lier le cordon ombilical et il me chargeait de faire les expériences suivantes : chez un certain nombre d'enfants dont le cordon serait coupé au moment même de leur naissance, il faudrait recueillir et mesurer le sang qui s'écoulerait du bout placentaire; chez d'autres enfants, la tige funiculaire ne devait être coupée que plusieurs minutes après leur naissance et, pour ces derniers, la quantité de sang fournie par le bout placentaire du cordon serait comparée à celle qui aurait été obtenue dans la première série d'expériences.

Quant à la question relative à la délivrance, M. Tarnier déclarait que la solution devait en être laissée presque exclusivement à l'observation clinique; néanmoins il me conseilla de faire passer les placentas que j'aurais à ma disposition dans un entonnoir dont le petit orifice serait rigide et assez étroit pour qu'à l'aide d'une poulie de renvoi et de poids attachés à l'extrémité du cordon ombilical, il fût aisé de mesurer la résistance que cet orifice opposerait au passage de l'arrière-faix, cette résistance devant très probablement varier suivant qu'on agirait sur un placenta exsangue (ligature et section tardives du cordon), ou sur un placenta gorgé de sang (section hâtive du cordon entre deux ligatures).

L'enseignement et les conseils que je viens de résumer ont servi de point de départ aux recherches que je publie aujourd'hui.

Dès les temps les plus reculés, on a pratiqué la ligature

du cordon ombilical. On était, dans l'antiquité, si convaincu de l'utilité de cette opération, que les sages-femmes portaient chez les Grecs le nom de coupeuses de cordons et qu'Aristote leur demandait pour toute qualité d'être habiles à le lier [1].

Mais les anciens attendaient la sortie de l'arrière-faix pour sectionner la tige qui réunit l'enfant au placenta ; ils n'avaient donc à la lier qu'une fois la délivrance achevée, ils ne pratiquaient par conséquent que la ligature du bout fœtal.

Mauriceau recommandait la même façon d'agir : « Il faut toujours, disait-il, différer la ligature jusqu'à ce qu'on ait tiré l'arrière-faix. » Telle était aussi, mais pour des considérations d'un autre ordre, la conduite de Clément, conduite que ses élèves eux-mêmes n'approuvaient point, comme le montrent assez les lignes suivantes empruntées à Puzos : « Condamnant comme je viens de le faire dans Mauriceau, la méthode de délivrer trop promptement, je ne devrais pas être, dit Puzos, plus indulgent à l'égard de M. Clément, malgré le respect et la reconnaissance dont je suis pénétré pour cet habile praticien, que j'ai le bonheur d'avoir eu pour maître. Il s'y prenait de la même façon que Mauriceau, mais pour un motif bien différent : il s'était accoutumé à délivrer sur-le-champ, en laissant l'enfant dans le lit de la mère, par la sage précaution de ne le point abandonner qu'il ne l'ait fait voir aux personnes intéressées sain et sauf. Comme il avait eu l'honneur d'accoucher, étant encore très jeune, la première dauphine de France sous le règne de Louis XIV, et d'avoir été appelé au secours de reines étrangères, et qu'on est obligé, dans ces accouchements d'éclat, de montrer aux princes du sang, aux ambassadeurs, le nouveau-né nu, et de leur faire voir son sexe, il s'était fait une loi de délivrer d'abord, de prendre ensuite l'enfant pour le montrer aux

1. Velpeau, *Traité de l'art des accouchements*, t. II, p. 569.

assistants et de le remettre entre les mains de la garde, après lui avoir fait voir que l'enfant sortait de ses mains en bon état, et sans aucunes défectuosités qu'on puisse lui imputer. Il croyait que s'il eût abandonné des femmes de ce rang, avant de les avoir délivrées, autant de temps qu'il en faut pour faire examiner la forme d'un enfant à tant de spectateurs, pour visiter tous ses membres en présence des médecins et pour le confier à la garde, il les aurait impatientées, et se serait rendu responsable des accidents qui auraient pu survenir pendant ce temps par la présence du placenta dans la matrice [1]. »

Mais tous les médecins n'accouchent pas des dauphines et des reines; on n'agit donc pas comme le faisait Clément : dès que l'enfant est sorti, on n'attend point pour le séparer du placenta que l'arrière-faix tout entier ait été expulsé. Avant que la délivrance soit faite, on sectionne le cordon ombilical.

On a longuement discuté pour savoir s'il fallait, soit avant, soit après cette section, pratiquer la ligature, et du bout *placentaire*, et du bout *fœtal* du cordon.

Les anciens liaient le bout *placentaire*, parce qu'ils croyaient à l'existence d'une communication entre les vaisseaux maternels et les vaisseaux du fœtus au niveau du placenta. S'ils n'avaient pas lié le bout placentaire du cordon, ils auraient donc pensé qu'ils exposaient la femme à une hémorrhagie grave. Les modernes pratiquent encore cette ligature, mais pour des raisons différentes : 1° parce que le sang qui s'écoulerait par le bout placentaire tacherait le linge de l'accouchée, il est donc plus propre d'éviter cet écoulement de sang; 2° parce que s'il existait une grossesse gémellaire et qu'il n'y eût qu'un seul placenta, en ne liant pas le cordon, le second fœtus pourrait, s'il y avait anastomose entre les vais-

1. Puzos, *Traité des accouchements*, p. 151. Paris, 1759.

seaux, perdre une certaine quantité de sang; et 3° parce que, par suite de la rétention du sang dans son épaisseur, le placenta est plus turgide et son décollement, pense-t-on, s'opère avec plus de facilité.

Quant à la ligature du bout *fœtal*, elle a été le sujet d'interminables discussions. Chez la première femme, disait-on, la ligature du cordon n'a certainement pas été faite; chez les animaux, le cordon ombilical n'est jamais lié; enfin, dans beaucoup de cas, si on ne lie pas ce bout fœtal, on ne voit survenir aucun accident. Donc cette ligature est inutile.

Aujourd'hui néanmoins, tous les accoucheurs la pratiquent : 1° afin d'éviter les hémorrhagies qui pourraient avoir lieu immédiatement et causer la mort de l'enfant; 2° afin de prévenir les hémorrhagies secondaires, hémorrhagies parfois fatales, dont la plupart des accoucheurs, à la suite de Mauriceau, ont rapporté des exemples.

Il faut lire les anciens traités d'obstétrique, même ceux qui ont paru dans la première moitié de ce siècle; il faut parcourir les journaux spéciaux de cette même époque, pour voir combien a été passionnée la discussion sur ce double sujet : la ligature du bout *placentaire* et du bout *fœtal* du cordon. La question, nous l'avons dit, est aujourd'hui résolue; nous ne la discuterons donc pas davantage à notre tour. Tout le monde est d'accord pour procéder de la façon suivante : on sectionne le cordon ombilical, et soit avant, soit après cette section, on jette sur lui deux ligatures : une sur le bout placentaire et une sur le bout fœtal.

Mais *à quel moment* doit-on pratiquer ces ligatures et cette section du cordon ombilical?

Les accoucheurs, aujourd'hui, sont encore divisés sur ce point : les uns, tels que Cazeaux, Joulin, Verrier, Pénard, etc., conseillent d'opérer *immédiatement*. « Lorsque l'enfant est bien portant, dit Verrier, *aussitôt la naissance* on devra procéder à la section du cordon ombilical [1]. » « On a l'habitude, dit Cazeaux, de pratiquer la section de la tige funiculaire *immédiatement* après la naissance [2]. »

D'autres accoucheurs au contraire, Stoltz [3], Nægelé, Schrœder [4], Leishman [5], Jacquemier, etc., recommandent d'attendre un certain temps avant de faire la ligature du cordon ombilical. « Si l'enfant, dit Nægelé, fait des inspirations égales et profondes, et pousse des cris vigoureux, on attend, pour lier et couper le cordon, que les pulsations cessent de s'y faire sentir, ce qui a lieu d'ordinaire au bout de 5 à 10 minutes; ou du moins soient devenues plus faibles et plus lentes [6]. » « Lorsque, dit Jacquemier, l'état de l'enfant n'exige pas qu'on lui fasse perdre du sang, on doit attendre avant de le séparer de ses annexes que la respiration soit pleinement établie et que les pulsations du cordon aient cessé ou du moins soient très affaiblies jusque près de l'ombilic [7]. »

Ainsi donc, tandis que certains auteurs conseillent de pratiquer la ligature et la section du cordon ombilical *aussitôt* après l'expulsion du fœtus; d'autres, au contraire, recommandent d'*attendre* pendant 5 ou 10 minutes que l'enfant ait pu largement respirer et crier. Que font en général dans la pratique les sages-femmes et les médecins? Le plus souvent, dès que la sortie du fœtus est accomplie, ils s'empressent de lier le cordon, de le sectionner ensuite, et ils emportent l'enfant loin de la mère.

Cette conduite est-elle rationnelle et bonne? Vaut-il mieux au contraire attendre un certain temps? C'est cette question que nous avons cherché à résoudre.

Dans une *première* série de faits, l'enfant étant expulsé,

1. Verrier, *Manuel des accouchements*, 2e édition, p. 198.
2. Cazeaux, 8e édition, p. 395.
3. Stoltz, *Dictionnaire de médecine et chirurgie pratiques*, t. I, p. 283.
4. Schrœder, *Manuel*, Traduction Charpentier, p. 192.
5. Leishman, *A system of Midwifery*, Glasgow, 1874, p. 306.
6. Nægelé et Grenser, *Traité de l'art des accouchements*, p. 192.
7. Jacquemier, *Manuel des accouchements*, t. II, p. 745.

nous l'avons laissé respirer, crier, s'agiter; nous avons suivi les modifications qui survenaient du côté du cordon ombilical, et lorsqu'il avait cessé de battre depuis une, deux ou trois minutes, nous l'avons sectionné.

Dans une *seconde* série, au contraire, dès que l'enfant était sorti des parties génitales, dès qu'il avait respiré largement et jeté un ou deux cris, nous pincions le cordon ombilical entre le pouce et l'index de manière à interrompre la circulation fœto-placentaire, nous placions une ligature sur le bout fœtal, et nous pratiquions la section.

Nous avons, dans les deux séries d'observations, recueilli et mesuré exactement à l'aide d'un verre gradué le sang qui s'écoulait par le bout placentaire, nous en avons toujours fait sortir le plus possible et pour cela nous exercions sur le cordon des pressions d'arrière en avant, de sa base vers son extrémité sectionnée. Nous attendions le retour des contractions utérines, contractions qui exprimaient le sang contenu dans les vaisseaux fœtaux du placenta. En agissant ainsi, nous ne laissions que très peu de liquide dans le circuit des vaisseaux ombilicaux, et, chaque fois, nous avons pu apprécier et noter cette quantité après la délivrance. Pour cela, dès que l'arrière-faix était expulsé, il nous suffisait de traire, pour ainsi dire, le cordon, de comprimer fortement le placenta et de recueillir le sang qui pouvait y être encore contenu.

Les observations de la première série sont réunies dans le tableau A; celles de la seconde sont rassemblées dans le tableau B.

TABLEAU A

NUMÉRO DE L'OBSERVATION	NOMS	ÉPOQUE DE LA DERNIÈRE APPARITION DES RÈGLES	DATE DE L'ACCOUCHEMENT	PRÉSENTATION ET POSITION	TEMPS PENDANT LEQUEL LES BATTEMENTS DU CORDON ONT PERSISTÉ	MOMENT À PARTIR DE L'ACCOUCHEMENT OÙ LA SECTION A ÉTÉ FAITE	POIDS DE L'ENFANT	POIDS DU PLACENTA	SANG QUI S'ÉCOULE DE SUITE PAR LE BOUT PLACENTAIRE	SANG QUI S'ÉCOULE PAR LE BOUT PLACENTAIRE APRÈS LA DÉLIVRANCE
I	Bordat	24-28 octobre	4 juillet.	O. I. G. A.	2m 1/2	5m	2.750 gr.	400 gr.	10 cc.	3 cc.
II	Zaffel........	Ignorée.	11 —	O. I. G. A.	2	5	3.300	540	11	10
III	Mandé.......	16 octobre.	15 —	O. I. G. A.	3 1/2	5 1/2	2.950	310	6	4
IV	Papon.......	1er-3 octobre.	22 —	O. I. G. A.	10	12	3.120	500	5	5
V	Jacquet......	1er-3 novemb.	2 août.	O. I. D. A.	6	10	3.200	500	7	4
VI	Barrot.......	15-20 sept.	3 —	O. I. G. A.	1/2	2 1/2	3.750	590	4	15
VII	Nilès.........	26-29 octobre.	3 —	O. I. G. A.	1/2	2	3.500	600	17	3
VIII	Libert........	22-27 octobre.	5 —	O. I. G. A.	3 1/2	4	2.900	470	14	2
IX	Huet.........	4-8 novembre.	6 —	O. I. G. A.	4	5	3.220	500	15	3
X	Paris.........	7-10 novembre.	9 —	O. I. G. A.	5	6	3.480	610	10	1
XI	Vanoy.......	2-10 novembre.	10 —	O. I. D. P.	2 1/2	4	3.300	450	16	6
XII	Jurain.......	26-30 octobre.	10 —	O. I. G. A.	3	5	2.700	300	1	2
XIII	Chenel.......	Ignorée.	11 —	O. I. D. A.	1 1/2	4	3.420	450	12	4
XIV	Dhuitte......	1er au 6 novemb.	12 —	O. I. G. A.	1/2	2	3.300	520	22	4
XV	Marchlès.....	28-30 septemb.	26 —	O. I. G. A.	2	5	2.900	450	9	5
XVI	Benoît.......	4-6 décembre.	21 sept.	O. I. G. A.	1	2	3.015	515	8	20
XVII	Benoît.......	4-6 décembre.	24 —	O. I. G. A.	1	1 1/2	3.050	515	14	6
XVIII	Lambert.....	Ignorée.	25 —	O. I. G. A.	1/2	2	3.000	500	14	3
XIX	Joumier.....	5-10 décembre.	30 —	O. I. D. A.	1	2	2.500	1.030	14	14
XX	Richard	25 décembre.	2 octobre.	O. I. G. A.	1/2	2	3.500	670	10	2
XXI	Girondez....	1er janvier.	9 —	O. I. G. A.	15"	2	3.450	600	7	2
XXII	Leperdrieux .	17-25 décembre.	11 —	O. I. D. P.	1	2	3.405	530	16	15
XXIII	Vollard......	4-6 janvier.	13 —	O. I. D. P.	1 1/2	3	2.950	400	14	9
XXIV	Gobillot.....	18 janvier.	16 —	O. I. G. A.	2	4	2.950	500	3	5
XXV	Potier.......	8-12 janvier.	18 —	Front.	1 1/2	3 1/2	3.105	400	14	7
XXVI	Chailloux....	15 février.	20 —	O. I. G. A.	0	2 1/2	3.000	570	19	3
XXVII	Liot.........	Fin janvier.	29 —	O. I. G. A.	2	3	3.730	700	19	10
XXVIII	Pestel.......	15 janvier.	30 —	O. I. G. A.	4	5	3.140	500	10	2
XXIX	Etiennette...	1er-4 février.	5 nov.	O. I. G. A.	2 1/2	3 1/2	3.520	500	13	5
XXX	Blanchard...	20-23 janvier.	14 —	O. I. D. P.	3	3 1/2	4.050	550	14	7
XXXI	Remy.......	4-7 février.	16 —	O. I. D. P.	2 1/2	4	2.700	470	8	3
XXXII	Gouge.......	10-15 février.	16 —	O. I. D. P.	3	4	3.850	500	13	11
				MOYENNES.	2m 1/2		3.209 gr.	520 gr.	11 cc. 2	6 cc.

TABLEAU B

NUMÉRO DE L'OBSERVATION	NOMS	ÉPOQUE DE LA DERNIÈRE APPARITION DES RÈGLES	DATE DE L'ACCOUCHEMENT	PRÉSENTATION ET POSITION	MOMENT OÙ LA SECTION DU CORDON A ÉTÉ FAITE	POIDS DE L'ENFANT	POIDS DU PLACENTA	SANG QUI S'ÉCOULE DE SUITE PAR LE BOUT PLACENTAIRE	SANG QUI S'ÉCOULE PAR LE BOUT PLACENTAIRE APRÈS LA DÉLIVRANCE
XXXIII	Mons...........	20-26 septembre.	5 juillet.	O. I. G. A.	Immédiate.	3.640 gr.	534 gr.	115 cc.	4 cc.
XXXIV	Dudragne......	30 oct. au 5 nov.	14 —	O. I. G. A.	—	3.720	625	92	10
XXXV	Breton.........	28 octobre 74.	29 —	O. I. G. A.	—	3.540	500	100	1
XXXVI	Emeri..........	1er-6 décembre.	31 —	O. I. G. A.	—	2.800	450	80	3
XXXVII	Bordier.........	5 au 7 octobre.	31 —	O. I. G. A.	—	3.800	550	79	6
XXXVIII	Fritz...........	15-20 octobre.	2 août.	Siége.	—	3.050	600	70	19
XXXIX	Rupperchl......	15-18 novembre.	11 —	O. I. G. A.	—	3.000	500	82	5
XL	Souhait.........	1er-4 novembre.	11 —	O. I. G. A.	—	4.200	630	99	2
XLI	Major..........	24 octobre.	11 —	O. I. D. P.	—	3.750	530	90	5
XLII	Lhuissier......	20-25 octobre.	12 —	O. I. G. A.	—	4.340	650	92	14
XLIII	Langer.........	18-22 novembre.	12 —	O. I. D. P.	—	3.200	550	101	10
XLIV	Lemeaux.......	Ignorée.	12 —	O. I D. P.	—	3.335	550	92	15
XLV	Lévy...........	1er-4 novembre.	14 —	O. I. G. A.	—	3.900	520	115	5
XLVI	Fouchard.......	16-24 décembre.	1er octobre.	O. I. G. A.	—	3.750	600	106	5
XLVII	Jacques.........	14 janvior.	9 —	O. I. G. A.	—	3.950	760	110	15
XLVIII	Stedingk........	25-30 décembre.	11 —	O. I. D. P.	—	3.160	600	97	14
XLIX	Giraud..........	20-22 décembre.	11 —	O. I. G. A.	—	3.060	440	90	10
L	Bougeard.......	26-31 décembre.	13 —	O. I. G. A.	—	3.200	500	60	15
LI	Gaveau.........	6-8 janvier.	18 —	O. I. D. P.	—	3.200	580	90	12
LII	Leblanc.........	25 décembre.	18 —	O. I. D. P.	—	3.550	700	138	24
LIII	Renaut.........	9 janvier.	22 —	O. I. G. A.	—	3.790	520	120	19
LIV	Jennot..........	17-20 décembre.	22 —	O. I. D. P.	—	3.900	620	159	18
LV	Nilès...........	15-20 janvier.	25 —	O. I. D. P.	—	3.000	480	78	7
LVI	Laroche........	26 janvier.	25 —	O. I. G. A.	—	3.500	520	100	5
LVII	Dumercet.......	22-26 janvier.	25 —	O. I. G. A.	—	2.750	600	176	15
LVIII	Péralle.........	4 février.	1er novemb.	O. I. G. A.	—	2.465	400	81	5
LIX	Farnault........	27 janvier.	1er —	O. I. G. A.	—	3.092	430	62	10
LX	Boitolle........	1er-6 février.	9 —	O. I. D. A.	—	3.400	600	77	12
LXI	Gavaille........	Inconnue.	13 —	O. I. G A.	—	3.990	640	130	15
LXII	Dumaille........	4-10 février.	22 —	O. I. D. P.	—	3.300	520	72	13
					MOYENNES.	3.444 gr.	556 gr.	98 cc. 4	105 cc.

Pour ne pas ennuyer le lecteur par des répétitions fastidieuses, nous n'avons donné qu'un résumé très succinct de ces observations. Voici, dans la presque totalité des cas, ce que nous avons été à même de constater. Lorsque, aussitôt après la naissance, on laisse l'enfant attaché au cordon ombilical respirer et crier librement entre les jambes de sa mère (en ayant bien soin de l'essuyer, de le placer sur un linge sec, de débarrasser ses voies respiratoires, de le maintenir plus ou moins éloigné des parties génitales suivant la longueur de la tige ombilicale, etc., etc.); lorsque donc, on laisse l'enfant respirer et crier, on voit le cordon qui était d'abord foncé, bleu, turgide, s'affaisser bientôt et les battements dont il était le siège disparaître en moyenne après deux minutes et demie. Si, après avoir attendu deux minutes encore, après avoir attendu surtout que l'utérus se soit bien rétracté et même contracté une première fois, on sectionne le cordon, il ne sort rien par le bout fœtal, et, par le bout placentaire, on voit s'écouler des vaisseaux ombilicaux 11 cc. 2 de sang en moyenne.

Au contraire, dès que l'enfant a été expulsé hors des parties génitales, dès qu'il a fait une première inspiration, si on interrompt la circulation fœto-placentaire, et si, après avoir lié le bout fœtal, on sectionne le cordon, on voit, par un triple jet d'abord, puis par la veine seulement, le sang sortir des vaisseaux qui viennent du placenta. On en recueille en moyenne 98 cc. 4.

Cela montre que, pratiquer la ligature et la section du cordon ombilical aussitôt après l'accouchement, c'est empêcher l'enfant de puiser dans le placenta 87 cc. 2 (98,4 — 11,2 = 87,2) de sang qu'il y aurait pour ainsi dire aspiré.

Mais d'un côté, la moyenne du poids des enfants qui sont compris dans la première série de recherches est de 3 k. 209; la moyenne du poids des enfants compris dans la seconde série de recherches est de 3 k. 444. Si donc nous voulons avoir des chiffres comparables, nous pourrons les ramener à la moyenne générale de 3 k. 500 et nous aurons pour la première série la proportion qui suit :

Si, pour 3 kil. 209, on a une perte de sang de 11 cc. 2
Pour 3 kil. 500, on aura une perte de sang = X

$$\text{C'est-à-dire : } X = \frac{3.500 \times 11 \text{ cc. } 2}{3.209} = 12 \text{ cc. } 2.$$

Nous aurons de même pour la seconde série la proportion suivante :

Si pour 3 kil. 444 on a une perte de 98 cc. 4
Pour 3 kil. 500 on aura une perte = X

$$\text{C'est-à-dire : } X = \frac{3.500 \times 98 \text{ cc. } 4}{3.444} = 100 \text{ cc.}$$

Donc, pratiquer la ligature et la section du cordon ombilical aussitôt après l'accouchement, c'est empêcher l'enfant de puiser dans le placenta 87 cc. 8 (100 cc. — 12 cc. 2) ou en moyenne 88 cc. de sang.

Or, le poids spécifique du sang est de 1,055; 87 cc. 8 pèseront donc 87 cc. 8 × 1.055, c'est-à-dire 92 gr. 6. — 92 gr. de sang, cela paraît peu de chose au premier abord, mais, ne l'oublions pas, nous parlons d'enfants nouveau-nés dont le poids moyen est de 3 k. 500.

Si l'on admettait avec Béclard [1], d'après les expériences de Welcker, Bischoff et Vierordt, que le poids du sang représente environ la treizième partie du poids total du corps, le poids du sang chez un nouveau-né pesant 3 k. 500 serait de 270 gr. ($\frac{3.500}{13}$ = 269 gr. 2). Lui enlever 92 gr. serait lui ôter le tiers de la quantité de sang que contiennent ses vaisseaux. Mais, ainsi que Claude Bernard [2] et Longet [3] le font remarquer, il est très difficile, sinon impossible, d'évaluer d'une façon exacte le poids du sang contenu dans l'organisme, poids qui varie du reste avec la plus grande facilité.

1. Béclard, *Traité élémentaire de physiologie*, 5e édition, p. 288.
2. Claude Bernard, *Leçons sur les propriétés des liquides de l'organisme*, t. I. p. 412.
3. Longet, *Traité de physiologie*, t. I.

Cependant il nous sera permis de faire remarquer que priver de 92 gr. de sang un enfant qui pèse 3.500 gr., c'est lui causer un tort beaucoup plus grand qu'on ne serait tenté de le croire au premier abord. A combien cette quantité correspondrait-elle chez un adulte du poids moyen de 65 kilog. C'est là un problème facile à résoudre :

En effet, si pour 3 kil. 500 on enlève 92 gr.
Pour 65 kil. on enlèvera X

$$\text{Soit } X = \frac{65.000 \text{ gr.} \times 92}{3.500} = 1.709 \text{ gr.}$$

Ainsi, pratiquer la ligature et la section du cordon ombilical immédiatement après la naissance, c'est empêcher l'enfant de puiser dans le placenta 92 gr. de sang environ, c'est donc le priver d'une quantité de sang telle que, chez un adulte, elle équivaudrait à une saignée de plus de 1.700 gr. Ces chiffres, croyons-nous, peuvent se passer de plus amples commentaires et justifieront notre conclusion :

On ne doit pratiquer la ligature et la section du cordon ombilical que 1 ou 2 minutes environ après la cessation complète des battements vasculaires de cette tige.

Il nous serait facile de montrer que cette conduite est la plus naturelle, qu'elle est parfaitement en relation avec les phénomènes qui, au moment de la naissance, se passent du côté du poumon, du côté du cœur, du côté du trou de Botal, du côté du canal artériel, etc., [1]. Ce pourrait même être le sujet d'une dissertation facile, mais qui n'ajouterait rien, croyons-nous, à la démonstration fournie par les chiffres rapportés ci-dessus. Nous préférons avouer que nous ne regardons pas comme complètes les recherches que nous avons entreprises. Il faudrait constater quelle est la quantité de sang retenue dans le placenta à différentes périodes, 1, 2, 3 minutes après l'expulsion du fœtus, lorsque les battements du cordon ne cessent pas immédiatement ; — il faudrait recher-

1. Voyez Jacquemier, *Manuel des accouchements*, t. II, p. 756.

cher quelles sont les différences qui existent entre les enfants nés à terme et les enfants nés avant terme. Chez ces derniers, la respiration s'établissant moins facilement, la circulation fœto-placentaire persiste-t-elle, ce qui est probable, plus longtemps que chez les enfants nés à terme? Il faudrait, ce que nous ne pouvons faire dans les conditions spéciales où nous nous trouvons, suivre les enfants pendant un certain nombre de jours, les peser exactement et voir si, dans des conditions analogues (qu'il sera parfois difficile de bien apprécier), ceux de la seconde série se portent mieux et augmentent plus rapidement de poids que ceux de la première; — il faudrait aussi, soit à l'aide de l'analyse chimique, soit à l'aide du compte-globules, pouvoir faire des recherches précises d'hématologie dans les deux catégories de faits.

Nous n'avons pu exécuter que la première partie de ce programme : dans 13 cas (voyez Tableau C), nous avons institué une expérience qu'on pourrait appeler intermédiaire. Après avoir laissé l'enfant, attaché à la tige ombilicale, respirer pendant deux ou trois minutes, les battements du cordon persistant encore, nous avons pratiqué la ligature et la section de la tige funiculaire. Dans ces cas, nous avons constaté qu'il s'écoulait du placenta, en moyenne, 41 cc. 46 de sang. Le poids moyen des enfants ayant été de 3.318, pour des enfants pesant 3.500 gr., on aurait $X = \frac{3.500 \times 41,46}{3.318} =$ 43 cc. ou 46 gr.

Cette quantité est beaucoup plus considérable que celle rencontrée dans notre première série de recherches, beaucoup moindre que celle trouvée dans la seconde. Ce résultat s'explique naturellement.

Au moment de la naissance, au moment où à la vie fœtale succède la vie extra-utérine, les poumons se dilatent et se laissent pénétrer à la fois par l'air et par le sang. Cette arrivée du sang dans les poumons est prouvée surabondamment par l'augmentation de leur poids total, augmentation de poids que Ploucquet avait même indiquée comme un

TABLEAU C

NUMÉRO DE L'OBSERVATION	NOMS	DATE DE L'ACCOUCHEMENT	ÉPOQUE DE LA DERNIÈRE APPARITION DES RÈGLES	PRÉSENTATION ET POSITION	MOMENT A PARTIR DE L'ACCOUCHEMENT OÙ LA SECTION DU CORDON A ÉTÉ FAITE, LES BATTEMENTS PERSISTAIENT	POIDS DE L'ENFANT	POIDS DU PLACENTA	SANG QUI S'ÉCOULE DE SUITE PAR LE BOUT PLACENTAIRE	SANG QUI S'ÉCOULE PAR LE BOUT PLACENTAIRE APRÈS LA DÉLIVRANCE
LXIII	Chalumeau......	15 août.	20-25 novembre.	O. I. G. A.	7 m	3.550 gr.	600 gr.	31 cc.	6 cc.
LXIV	Hanet	10 —	Ignorée.	O. I. G. A.	2 1/2	2.900	500	45	8
LXV	Bimbinet	26 —	25-29 octobre.	O. I. G. A.	2	3.500	600	43	3
LXVI	Poreat..........	21 septembre.	15-20 décembre.	O. I. D. P.	2	4.000	610	37	23
LXVII	Debastre	21 —	5 décembre.	O. I. D. P.	2	3.300	550	40	18
LXVIII	Batudou	25 —	15 janvier.	O. I. G. A.	2	2.150	420	48	2
LXIX	Brun	27 —	8-12 janvier.	O. I. G. A.	2 1/2	2.910	560	46	10
LXX	Rousselle.......	27 —	26-29 décembre.	O. I. D. P.	2	2.700	450	40	16
LXXI	Jallin	29 —	4 janvier.	O. I. G. A.	2	2.770	450	48	9
LXXII	Tabellion	30 —	20-25 décembre.	O. I. G. A.	2	4.150	600	49	13
LXXIII	Bouillot.	7 octobre.	20-22 décembre.	O. I. G. A.	1 1/2	3.880	580	42	2
LXXIX	Sommerlard	3 —	10-13 décembre.	O. I. G. A.	2	3.500	510	35	20
LXXV	Caillot	22 —	24 janvier.	O. I. G. A	2 1/2	3.080	550	35	14
				MOYENNES...................		3.318 gr.	536 gr.	41 cc. 46	11 cc. 8

moyen qui permettait de reconnaître si l'enfant avait vécu ou non. Donc, le sang revenant par la veine ombilicale pénètre dans les poumons et dans la circulation générale du fœtus; or, tant que les battements du cordon persistent, tant que la circulation fœto-placentaire continue, après chaque impulsion cardiaque une certaine quantité de liquide est lancée par les artères ombilicales dans le placenta. Le fœtus y renvoie de la sorte une partie de son sang. Nous avions donc raison de dire qu'avant de pratiquer la ligature du cordon il fallait attendre que ses battements aient cessé depuis 1 ou 2 minutes.

La conduite tenue par l'accoucheur après la sortie de l'enfant, suivant qu'il lie de suite ou non le cordon, pourrait non seulement avoir une certaine importance sur la santé du nouveau-né, mais encore peut-être sur l'expulsion plus ou moins facile du placenta. La plupart des auteurs prétendent, en effet, que la ligature immédiate du bout placentaire est utile : par suite de cette ligature, les vaisseaux placentaires demeurant gorgés de sang, cet organe gonflé, volumineux, se détacherait avec une plus grande facilité. M. le Dr Louis Senn (de Genève) [1] a même été jusqu'à proposer de faire refluer dans le placenta le sang contenu dans le cordon et une partie du sang du fœtus, de manière à pratiquer ce qu'il appelle l'injection placentaire. De cette manière il rend le placenta plus turgide encore.

Serait-il donc vrai que, plus le placenta est volumineux, plus son décollement est facile et plus son expulsion à travers le col utérin revenu sur lui-même est aisée? A la première proposition la clinique seule peut répondre.

La seconde peut être l'objet de recherches expérimentales que nous avons faites de la façon suivante : Dès que l'enfant était expulsé, nous pratiquions la ligature du cordon ombilical et nous attendions la sortie du placenta, nous l'intro-

1. Voy. *Gazette obstétricale*, 5 octobre 1875.

duisions alors dans une espèce d'entonnoir en fer-blanc dont le petit orifice, qu'on pouvait faire varier à volonté, mesurait 5 cent. de diamètre, le placenta se repliait sur lui-même et nous dirigions sa surface fœtale vers l'ouverture de l'entonnoir à travers lequel nous faisions passer le cordon. Le cordon était attaché à l'extrémité d'une grosse ficelle qui, marchant d'abord horizontalement, passait sur une poulie, puis devenait verticale et supportait à son extrémité libre un léger plateau de balance.

Nous mettions alors sur le plateau une quantité de poids suffisante pour que le placenta fût entraîné à travers l'orifice rétréci de l'entonnoir.

Cela fait, bien qu'une certaine quantité de sang eût transsudé à travers les vaisseaux placentaires, nous coupions le cordon et pouvions encore recueillir par la veine ombilicale 50 à 60 grammes de sang.

Le placenta était de nouveau placé dans l'entonnoir, attaché par la tige funiculaire à la même corde; et pour lui permettre de franchir l'orifice, nous mettions sur le plateau de la balance une quantité de poids suffisante.

Nous avons répété huit fois cette double expérience; toujours il a fallu pour faire passer le placenta une quantité de poids plus considérable dans le premier cas et moindre dans le second. La moyenne de nos expériences nous a donné les chiffres suivants : pour faire passer le placenta gorgé de sang à travers un orifice mesurant 5 cm. de diamètre, 1.575 gr. étaient nécessaires; lorsqu'il était vide au contraire, 920 gr. suffisaient, la différence était donc de 655 gr.

Nous pouvions, du reste, répéter l'expérience à volonté; pour cela, après avoir mis le placenta dans l'eau chaude, nous injections dans la veine ombilicale 100 ou 150 gr. d'eau à 40°. Les vaisseaux étant ainsi remplis de liquide, nous reproduisions la première expérience; il suffisait ensuite d'enlever la ligature qui avait été jetée sur le cordon pour pouvoir exécuter la seconde. Les résultats que nous avons obtenus ont été exactement les mêmes: seulement, plus la quantité d'eau chaude injectée était considérable, plus grande était la différence entre le nombre des poids qu'il était nécessaire d'ajouter pour faire passer le placenta.

Mais, si la sortie du placenta est plus facile lorsqu'il est exsangue, son décollement aura-t-il été plus aisé? Nous l'avons déjà dit, la clinique seule peut répondre; on a vu quelle était sur ce point l'opinion de M. Tarnier. Dans les quelques cas où nous avions conservé le placenta gonflé et turgide, trois fois nous avons assisté, aussitôt après la sortie de l'enfant, à l'écoulement d'une certaine quantité de sang venant de l'utérus, ce que nous n'avions guère rencontré lorsque le placenta était flasque, exsangue; une fois même, nous avons eu une véritable hémorrhagie. Mais probablement, c'étaient là de simples coïncidences. Cependant, il nous est arrivé une histoire assez curieuse pour que nous croyons devoir la rapporter. L'interne, à la Maternité (maison consacrée exclusivement à l'instruction des élèves sages-femmes), est regardé quelque peu comme un parasite à la salle d'accouchement; or, après avoir recueilli tout le sang qui sortait des vaisseaux placentaires, il nous est arrivé souvent, au début de nos recherches, de saisir d'une main le fond de l'utérus au moment de sa contraction et de pratiquer un peu d'expression. Il nous suffisait de le comprimer légèrement pour faire sortir rapidement le placenta et l'amener à la vulve, il ne restait plus qu'à le recueillir. Aussi, en présence de ces délivrances par trop faciles, l'une des jeunes élèves a-t-elle cru devoir se plaindre que je les empêchais de jouer en conscience leur rôle de tireuses de cordon.

En résumé, il est possible qu'un volume plus considérable du placenta favorise son décollement, mais cela n'est rien moins que prouvé. Ce que nous pouvons dire, c'est que : 1° au point de vue clinique nous n'avons jamais, dans les cas où nos placentas étaient exsangues, vu la délivrance présenter la moindre complication, ni même la plus petite difficulté ; au contraire, il nous a semblé qu'elle se faisait plus aisément; 2° au point de vue expérimental, le placenta qui est moins volumineux, moins turgide, passe plus facilement à travers un orifice donné qui présente une certaine résistance; il doit, par conséquent, passer aussi avec plus de facilité à travers l'orifice du col utérin.

Enfin, bien que nous n'ayons pas encore pour la résoudre, d'une façon définitive, un nombre assez considérable de résultats cliniques, il est une dernière question que nous croyons pouvoir néanmoins discuter dès aujourd'hui : il s'agit de la mort apparente et de l'asphyxie des nouveau-nés.

On a reconnu pendant longtemps deux sortes d'asphyxie: l'asphyxie *bleue* et l'asphyxie *blanche*.

Cette dernière, comme l'ont démontré Claude Bernard, Parrot, Paul Bert, Maurice Perrin, etc., n'est pas une asphyxie vraie, elle n'est le plus souvent autre chose qu'une syncope; nous n'en parlerons point.

La première, l'asphyxie bleue, est une asphyxie véritable ; elle présente les caractères suivants : « Toute la peau est colorée, celle de la face surtout offre une teinte livide bleuâtre. Les lèvres sont violacées et tuméfiées, les paupières écartées, les yeux saillants, injectés; la langue volumineuse, collée au palais. Le cordon est gros, plein de sang. Il y a de la résolution des membres, quelquefois même ils sont le siège d'une certaine rigidité; les battements du cœur et du cordon peuvent être faibles ou manquer entièrement, etc.,[1]. » Or, quelle est la conduite que conseillent presque tous les auteurs en pareille circonstance? Si nous ouvrons le livre qui est certainement le meilleur de tous les traités d'accouchement, nous pourrons lire dans Cazeaux : « Lorsque les nouveau-nés s'offrent à nous avec l'injection générale des capillaires

1. Depaul, De l'insufflation de l'air dans les voies aériennes, *Journal de chirurgie*, 1845, p. 136.

de la face et du tronc, lorsqu'ils offrent enfin les caractères de cet état appelé autrefois apoplexie, il est évident que l'indication première est de faire cesser l'engorgement du cerveau et des poumons? C'est ce que l'on obtient en coupant promptement le cordon ombilical et en laissant écouler quelques cuillerées de sang [1]. »

Cette conduite nous paraît irrationnelle.

Et d'abord, la saignée a-t-elle jamais été conseillée chez l'adulte comme traitement efficace de l'asphyxie? Voici ce qu'en disait Grisolle qu'on n'accusera pas cependant d'être en général hostile aux émissions sanguines : « La saignée qui a été beaucoup préconisée dans la plupart des asphyxies ne convient pourtant que dans quelques-unes, dans celle par suspension ou par strangulation, par exemple, lorsque la congestion cérébrale est forte et lorsqu'on suppose que la compression du cerveau est un obstacle au rétablissement des fonctions respiratoires et circulatoires. Mais il serait le plus souvent dangereux de commencer le traitement par l'émission sanguine [2]. »

Qu'on relise l'excellent article de M. Maurice Perrin dans le *Dictionnaire encyclopédique des sciences médicales* [3] et on constatera que, tout en exposant avec détails le traitement de l'asphyxie, l'éminent professeur du Val-de-Grâce ne fait même pas allusion à la saignée, dont il ne prononce pas le nom une seule fois.

Or, que fait-on en général dans l'asphyxie des nouveau-nés? En sectionnant immédiatement le cordon, on prive l'enfant de 92 gr. de sang environ qu'il aurait pu puiser dans le placenta. En laissant s'écouler en plus par les vaisseaux ombilicaux de deux à quatre cuillerées, c'est-à-dire de 40 à 80 gr. de sang, on ajoute à la première une nouvelle cause d'anémie profonde. L'enfant subit alors une nouvelle

1. Cazeaux, *loco citato*, p. 405.
2. Grisolle, *Traité de pathologie*, t. II, p. 969.
3. Maurice Perrin, art. ASPHYXIE, p. 609 et suiv.

perte de sang qui correspondrait chez l'adulte non pas à une saignée de 1 700 gr., mais une saignée de 2 500 à 3 000 gr. Et cela, pourquoi? Parce qu'il y a, dit-on, congestion pulmonaire et cérébrale?

La congestion pulmonaire n'existe évidemment pas, puisque les poumons, au moment de la naissance, sont en état d'atélectasie. Quant à la congestion cérébrale, il nous semble d'abord qu'on confond beaucoup trop facilement l'asphyxie et la congestion. Mais en supposant qu'il y ait véritablement congestion, qu'on laisse l'enfant attaché au cordon crier et respirer largement, et on verra la cyanose disparaître rapidement, comme nous l'avons vu bien des fois : les poumons en se dilatant offrent au sang un diverticulum dans lequel il se précipite; mis en contact avec l'air dans les vésicules pulmonaires, ce sang s'empare de l'oxygène, l'asphyxie et la coloration violacée des téguments peuvent alors s'effacer. Si, au contraire, on pratique la saignée du cordon, évidemment, la teinte asphyxique disparaît rapidement, mais la peau au lieu de prendre la couleur rose vif qui lui est habituelle, devient bientôt d'une pâleur extrême. C'est surtout dans les cas d'accouchement par le siège ou à la suite d'applications de forceps, lorsque le fœtus a souffert, qu'on est tenté d'agir ainsi. S'il est difficile alors, la femme étant couchée en travers dans la position obstétricale, et l'enfant étant quelquefois en état de mort apparente, s'il est difficile, dis-je, de ne pas pratiquer immédiatement la section de la tige funiculaire, il ne faut tout au moins la faire qu'après avoir lié le bout fœtal, et il faut surtout se garder de faire perdre du sang au fœtus. Cette manière d'opérer nous a bien réussi dans plusieurs cas où l'extraction avait été très pénible. Revenus à la vie, les enfants n'offrirent ni la pâleur, ni l'état d'apathie profonde que nous avions constatés dans des cas semblables où l'on avait suivi la méthode que nous combattons.

Il nous est arrivé plusieurs fois, en entrant à la salle d'accouchement de la Maternité, de trouver sur la crèche des enfants expulsés depuis peu de temps, très pâles, véritablement exsangues. Toute interrogation faite, l'enfant s'était présenté par le sommet; mais la tête ayant traversé la vulve, le dégagement des épaules s'était fait longtemps attendre, il en était résulté une turgescence et une coloration violacée de la face, l'élève chargée de l'accouchement avait cru dès lors devoir faire une saignée du cordon; — ou bien, il existait un ou plusieurs circulaires serrés autour du cou, ne pouvant les faire passer par-dessus la tête, elle avait, sans attendre la sortie du tronc sur lequel elle eût peut-être pu le faire glisser, sectionné le cordon. L'enfant avait dès lors perdu une certaine quantité de sang, de là sa pâleur. Nous nous sommes trouvé à plusieurs reprises dans de semblables circonstances, il nous a toujours suffi, une fois le fœtus expulsé en totalité, de le laisser crier et respirer à son aise pour voir en peu de temps disparaître tous les symptômes d'asphyxie.

En supposant même, ce qui est très rare, qu'il y eût véritablement, par suite de circulaires, une brièveté relative du cordon, l'opérateur pourrait en pratiquer la section en ayant bien soin, comme le fait M. Tarnier, de tenir le bout fœtal (qu'on reconnaît au double jet de sang que lancent les artères ombilicales), comprimé entre le pouce et l'index; ou bien encore, on pourrait ne le couper qu'après avoir jeté sur lui une double ligature.

Ainsi donc, dans l'asphyxie simple, il faut laisser l'enfant largement respirer et crier avant de pratiquer la section du cordon et se garder de lui faire perdre du sang.

Si, dans certains cas plus graves, il y a non seulement asphyxie, mais encore état de mort apparente, et si la respiration ne s'établit pas spontanément, en pratiquant l'insufflation trachéale, d'une part : 1° on favorisera à l'aide du moyen le plus efficace qui existe, comme l'a démontré M. le professeur Depaul, l'oxygénation du sang; d'autre part, 2° on fera cesser la congestion cérébrale si redoutée, puisqu'on ouvrira au sang de nouveaux et nombreux canaux;

il en résultera enfin, 3° « qu'en excitant artificiellement les actes mécaniques de la respiration, on aidera puissamment au retour des fonctions du cœur [1] ».

Mais comme il est parfois bien difficile de faire l'insufflation trachéale du nouveau-né sur le lit même où la mère est étendue, à notre première conclusion nous ajouterons la suivante :

Dans les cas d'asphyxie des nouveau-nés, il faudra, si c'est possible, attendre que la respiration soit bien établie et que les battements du cordon aient cessé avant de faire la ligature et la section de la tige funiculaire; s'il y a mort apparente et que la respiration artificielle, l'insufflation soit nécessaire, il faudra *toujours*, avant de la pratiquer, *se garder de faire une saignée du cordon.*

1. Maurice Perrin, *loco citato*, p. 610.

CHAPITRE II

LIGATURE DU CORDON. — NOTES COMPLÉMENTAIRES

Le modeste travail qui précède a eu une singulière fortune. Il a été le point de départ d'un grand nombre de recherches; aussi Steinmann a-t-il pu dire que cette question avait maintenant sa littérature propre.

Après avoir indiqué la bibliographie des écrits qui sont parvenus à notre connaissance, nous nous efforcerons de donner un résumé aussi succinct que possible des opinions qui ont été émises. Pour simplifier cet exposé, nous le diviserons en cinq parties.

I. — Lorsqu'on pratique la ligature immédiatement après la sortie de l'enfant, on laisse dans le placenta une certaine quantité de sang dont une partie, si on avait attendu la cessation des battements du cordon, aurait passé dans la circulation fœtale. On a cherché à évaluer à l'aide de différents procédés cette quantité de sang; à quels résultats est-on arrivé ?

II. — Quelle est l'explication physiologique qui permet de comprendre la pénétration du sang du placenta dans le corps du nouveau-né ?

III. — Dans les cas où l'enfant se trouve en état d'asphyxie, quelle conduite doit-on tenir ?

IV. — Quels sont, pour la mère, les résultats de la ligature tardive?

V. — Quels sont, pour l'enfant, les résultats de cette même ligature?

BIBLIOGRAPHIE

KOHLY. — De la ligature et de la section du cordon ombilical. Thèse de Paris, 1875.

SCHÜCKING. — Zur Physiologie der Nachgeburtsperiode, Berlin. Klinisc. Wochenschrift, 1877, nos 1 et 2.

HAYEM. — Gazette hebdomadaire, 1877, n° 22, p. 346.

PAUL HÉLOT. — Etude de physiologie expérimentale sur la ligature du cordon, Rouen 1877, broch. 22 p.

ILLING. — Ueber den Einfluss der Nachgeburtsperiode auf die kindliche Blutmenge, Inaugural Dissertatio. Kiel, 1877.

FRIEDLANDER. — Berlin. Klin. Wochenschrift, 1877, n° 27.

ZWEIFEL. — Wann sollen die Neugeborenen abgenabelt werden? Centralblatt f. Gynækol. 1878, n° 1.

LÉOPOLD MEYER. — Ueber die Blutmenge der placenta, Centralblatt f. Gynækol. 1878, n° 18.

HOFMEIER. — Ueber den Zeitpunkt der Abnabelung, Centralblatt f. Gynækol. 1878, n° 18.

ZWEIFEL. — Bericht über die Verhandlungen der XVIII Section der 51 Versammlung etc. in Centralblatt f. Gynækol. 1878, n° 20.

PORAK. — Sur l'ictère des nouveau-nés et sur le moment où il faut pratiquer la ligature du cordon ombilical, Revue mensuelle de médecine et de chirurgie, Mai-juin 1878 et thèse de Paris, 1878.

LÉOPOLD MEYER. — In Howitz : Gynæc. og. obstetric. Meddelelser, Bd II, h. I, 1878.

M. REY. — Gazette médicale de Paris, 1879, p. 241-281.

HOFMEIER. — Der Zeitpunkt der Abnabelung in seinem Einfluss auf die ersten Lebenstage des Kindes, Zeitschrift f. Geburtsh. u. Gynæk., Bd IV, p. 114.

A. RIBEMONT. — A quel moment doit-on opérer la ligature du cordon ombilical? Annales de gynécologie, février 1879, vol. XI, p. 81 à 111.

PORAK. — A quel moment doit-on lier le cordon ombilical? Annales de gynécologie, 1879, vol. XI, p. 431.

M. WIENER. — Ueber den Einfluss der Abnabelungszeit auf den Blutgehalt der Placenta Archiv f. Gynækol., Bd XIV, h. 1, p. 34.

A. RIBEMONT. — Recherches sur la tension du sang dans les vaisseaux du fœtus et du nouveau-né, Archives de tocologie, Octobre 1879.

LÉOPOLD MEYER. — Zur Abnabelungsfrage, Centralblatt f. Gynækol., 1879, n° 9.

SCHUECKING. — Neue Beitrage zur Abnabelungstheorie, Centralblatt f. Gynækol., 1879, n° 12.

LÉOPOLD MEYER. — Zur Abnabelungsfrage, Centralblatt f. Gynækol., 1879, n° 13.

SCHUECKING. — Zur Physiologie der Nachgeburtsperiode, Eine Replik. Centralblatt f. Gynæk., 1879, n° 14.

HAUMEDER. — Ueber den Einfluss der Abnabelungszeit auf den Blutgehalt der Placenta. Centralblatt f. Gynæk., 1879, n° 15.

H. FRITSCH. — Zur Theorie der Abnabelung, Centralblatt f. Gynækol., 1879, n° 16.

A. MAYRING. — Ueber den Einfluss der Zeit des Abnabelns der Neugeborenen auf den Blutgehalt der Placenta, Inaugural Dissertation, Erlangen, 1879.

R. LUGE. — Ueber den zweckmässigsten Zeitpunkt der Abnabelung der Neugeborenen, Inaugural Dissertation, Rostock, 1879.

CUZZI e NICOLA. — Cromocitometria e termometria ostetrica, Annali di Ostetricia, Ginecologia, etc. 1880, vol. II, n°s 7 et 8.

ANDREJEW. — Travail écrit en russe et publié en 1880, analysé dans Steinmann.

STEINMANN. — Ueber den Zeitpunkt der Abnabelung Neugeborener, Dorpat, 1881.

G. VIOLET. — Ueber die Gelbsucht der Neugeborenen und die Zeit der Abnabelung, Virchow's Archiv f. path. Anat. u. Physiol., Bd LXXX, h. 2, p. 353.

REY. — Journal de la Société de médec. et de pharmacie de l'Isère, II, p. 49-59, 1878.

BERLIOZ. — De la ligature du cordon ombilical, Journ. de la Société de médec. et de pharmacie de l'Isère, II, p. 237. 1878.

C.-A. GERBAUD. — Nouvelles recherches cliniques sur les avantages de la ligature tardive du cordon ombilical. Thèse de Montpellier, 1881.

CORSIGUERA. — Ligadura del cordon umbilical en el acto del parto, Anal. Soc. ginec. Espana, IV, p. 65.

LUSK. — The science and art of midwifery, 1882, p. 212-214.

W. PLAYFAIR. — Traité d'accouchements, Traduction du Dr Vermeil, p.. 377

TARNIER et CHANTREUIL. — Traité de l'art des accouchements, t. I, p. 728-733, 1882.

DEPAUL. — Article *Nouveau-né* in Dictionnaire encyclopédique des sciences médicales.

MANGIAGALLI. — Il Quinquennio 1875-1879 nella clinica ostetrica di Milano, Milano, 1882, p. 632.

A. CHARPENTIER. — Traité pratique des accouchements, t. I, p. 479, Paris, 1883.

R. PUGLIATTI. — Sulla allacciatura del funicolo ombellicale, Una prima nota clinica sperimentale, Messina, 1884.

I. — QUANTITÉ DE SANG LAISSÉE DANS LE PLACENTA APRÈS LA LIGATURE IMMÉDIATE

Pour arriver à apprécier cette quantité de sang, diverses méthodes ont été employées.

1° On peut recueillir directement dans un verre, après la ligature immédiate, le sang qui s'écoule par les vaisseaux du cordon et qui vient du placenta. C'est le procédé auquel nous avions eu recours. Si de la somme totale on retranche la quantité de sang qui reste ordinairement dans le placenta après la ligature tardive, on obtient ainsi la quantité de sang dont l'enfant a été privé par la ligature immédiate. Pour un nouveau-né du poids moyen de 3 500 grammes, nous avions évalué cette quantité à 92 grammes. Sauf de légères variations dans les chiffres, les auteurs qui ont fait les mêmes recherches sont arrivés à des résultats absolument semblables (Schücking, Hélot, Porak, Ribemont, Steinmann, Gerbaud).

2° Quand, en décembre 1875, nous avons communiqué notre travail à la Société de Biologie, un des membres de cette Société avait fait remarquer que, si on pouvait avec une balance prendre le poids du fœtus aussitôt après sa sortie des organes génitaux, puis après la cessation des battements du cordon, et qu'on constatât une augmentation, ce serait une nouvelle preuve que du sang venu du placenta pénètre dans l'organisme du nouveau-né.

Malgré les difficultés qu'il y a à exécuter ces pesées, elles ont été pratiquées par un certain nombre d'observateurs, et elles ont constamment indiqué une notable augmentation de poids. Schücking a trouvé en moyenne 62 gr., Hélot, 55 gr., Illing, 57 gr., Hofmeier, 62 gr., Andrejew, 38 gr., Luge, 60 gr.

3° Une méthode différente a été employée par Zweifel et quelques autres expérimentateurs ; c'est celle qui est désignée sous le nom de méthode de Welker. On commence par recueillir une petite quantité de sang pur qui s'écoule des vaisseaux du cordon, puis on fait la ligature. Après la délivrance, on prend le placenta et ses annexes, on les coupe en petits morceaux, on les réduit en bouillie, puis on les lave avec une grande quantité d'eau. On obtient ainsi une solution d'hémoglobine qui a une coloration, une teinte plus ou moins foncée.

On prend alors le sang pur recueilli par le cordon et dont la quantité a été exactement pesée. On y ajoute de l'eau jusqu'à ce que la solution ait absolument la même teinte que la précédente. Un calcul facile à faire indique alors quelle était la quantité de sang restée dans le placenta.

Zweifel fit des expériences après la ligature tardive et après la ligature immédiate : il trouva que 100 grammes de sang environ restaient en plus dans le placenta lorsqu'on avait pratiqué la ligature immédiate. Léopold Meyer et plus tard Andrejew n'ont trouvé qu'un chiffre beaucoup moins élevé (Léopold Meyer, 16 gr., Andrejew, 9 gr.).

Dans une nouvelle série de recherches, Zweifel a constaté que 81 grammes de sang étaient perdus pour le nouveau-né par la ligature immédiate. Les résultats de Haumeder, 70 gr., et ceux de Mayring, 95 gr., sont venus confirmer les chiffres de Zweifel.

A quoi peuvent tenir ces divergences? La ligature du cordon n'aurait-elle pas été faite dans des conditions analogues, comme se le demande Ribemont? En tout cas, un reproche grave a été adressé à cette manière d'opérer. Dans la masse placentaire qu'on a coupée en petits morceaux et réduite en bouillie, il n'y avait pas seulement du sang fœtal contenu dans les vaisseaux ombilicaux, mais de plus une certaine quantité de sang maternel.

Le même reproche peut être fait à une méthode analogue employée par Wiener, méthode de mélanges, modifiée par Gscheidlen.

4° Cuzzi et Nicola ont eu recours à un procédé différent.

Ils ont, à l'aide du chromocitomètre, étudié la quantité d'hémoglobine contenue dans le sang des nouveau-nés. Si on fait la ligature du cordon immédiatement après la sortie de l'enfant, on ne trouve que 136,6 d'hémoglobine; si on attend, au contraire, pour faire la ligature que les battements de la tige funiculaire aient cessé, on trouve dans le sang 171,8 d'hémoglobine. Il y a donc une différence de 35,2 qui montre la plus grande richesse en hémoglobine lorsqu'on fait la ligature tardive.

3° Enfin on a eu recours à la numération des globules après la ligature tardive et après la ligature immédiate. Le nombre des globules a constamment été plus considérable chez le nouveau-né après la ligature tardive. La différence trouvée par Hayem a été de 489 000, par Hélot de 902 000 et par Porak de 845 000 globules par millimètre cube.

II. — EXPLICATIONS PHYSIOLOGIQUES

A. — Pour expliquer le passage du sang du placenta dans le corps du fœtus, nous avions invoqué et l'aspiration thoracique et les conditions nouvelles dans lesquelles se trouve la circulation de l'enfant aussitôt après la naissance. Cette explication a été acceptée par la plupart des auteurs (Ribemont, Haumeder, Steinmann, Gerbaud, etc.).

B. — Schücking en a proposé une autre. Pour lui, l'aspiration thoracique ne jouerait aucun rôle; ce serait la contraction utérine qui, comprimant le placenta après la sortie du nouveau-né, ferait passer le sang dans les vaisseaux du fœtus. Porak, qui accepte cette opinion, va plus loin et croit que la contraction de l'utérus chasse avec violence le sang du placenta dans le corps de l'enfant.

Il a été démontré par un certain nombre de preuves, les unes directes, les autres indirectes, qu'une semblable action de l'utérus n'était pas acceptable.

On sait qu'après l'expulsion du fœtus il se passe un certain temps, un certain nombre de minutes avant le retour des contractions utérines. Or, Steinmann fait remarquer que si on pèse le nouveau-né dès qu'il a été expulsé, c'est aussitôt après sa sortie des organes génitaux qu'il augmente le plus rapidement et le plus considérablement de poids. Les faits rapportés par Schücking lui-même en sont une preuve. On ne saurait, à ce moment, invoquer l'action de la contraction utérine.

L'expérience suivante, qui peut être renouvelée, a démontré que la contraction utérine était sans effet. A la suite d'un accouchement par le sommet, l'enfant s'étant mis à respirer, on a vu, au bout d'une demi-minute environ, les battements des artères funiculaires cesser et la veine se vider. En un point seulement du trajet de cette dernière se trouvait un petit index, d'un centimètre de longueur, formé par du sang. Au bout de deux minutes, on vit sortir par la vulve du liquide amniotique et des matières grumeleuses, qui, restés dans la cavité utérine, se trouvaient chassés par la rétraction des parois de l'organe. Huit minutes seulement après l'accouchement, on constata, par le palper, une véritable contraction qui fit descendre le placenta de la cavité utérine dans la cavité vaginale; or l'index qui existait dans la veine ne se déplaça pas.

Ribemont a fait une série d'expériences très ingénieuses dont nous ne pouvons donner ici le détail et qu'il faut lire dans le texte original. Il a démontré par des tracés que les contractions utérines étaient impuissantes à faire progresser le liquide sanguin dans la veine ombilicale, alors que les battements avaient cessé dans le cordon.

Ce n'est donc pas la contraction utérine qui fait pénétrer le sang dans les vaisseaux de l'enfant; il est facile de prouver que l'aspiration thoracique agit pour déterminer ce passage. Pour cela, on peut procéder de la façon suivante : un enfant ayant été extrait par le siège et ne faisant pas d'inspiration, le cordon, dont la veine est considérablement distendue par du sang, doit être saisi aussi loin que possible de l'ombilic et coupé au delà du point comprimé. L'enfant étant placé sur une crèche ou sur un oreiller, si on frictionne avec la main sa poitrine, on le voit faire une première et profonde inspiration, et à l'instant la veine, qui était distendue par du sang, se vide et s'affaisse. Ribemont, par ses tracés, a démontré le même fait : au moment de l'aspiration il y a un abaissement dans la tension de la veine ombilicale.

A ces preuves viennent s'en ajouter d'autres qui sont moins directes, mais qui ont également une grande importance.

Dans le travail que nous venons de citer, Ribemont montre que, si on fait la ligature immédiate, on voit la tension artérielle qui existait au moment de la naissance s'abaisser chez l'enfant d'une façon progressive au fur et à mesure que la respiration s'établit. La tension artérielle, égale au début à 65 millimètres, peut s'abaisser jusqu'à 40 millimètres.

Si au contraire on fait la ligature tardive, on voit que, après la cessation des battements, la tension artérielle reste absolument la même qu'au début de l'expérience. En faisant la ligature hâtive, on a donc forcé l'enfant à emprunter à sa circulation générale la masse de sang qui doit remplir sa circulation pulmonaire.

« C'est donc, ajoute Ribemont, l'aspiration thoracique qui fait pénétrer chez l'enfant la quantité de sang qui est nécessaire et suffisante pour remplir les vaisseaux de sa petite circulation : *nécessaire,* car jamais on ne voit s'élever la tension artérielle du nouveau-né à la suite d'une ligature tardive; *suffisante*, puisque dans ces conditions on ne voit pas davantage cette tension s'abaisser.

C. — Une troisième explication physiologique a été proposée par Steinmann. Tout en reconnaissant que l'aspiration thoracique a une grande influence, il pense que les principales forces mises en jeu sont : l'action du cœur de l'enfant, qui agit comme vis à tergo, et la contraction des vaisseaux du placenta et du cordon, contraction qui a une certaine puissance.

III. — ASPHYXIE DES NOUVEAU-NÉS

Lorsque l'enfant naît en état d'asphyxie véritable, d'asphyxie bleue, nous avons démontré par des raisons théoriques et cliniques qu'on devait encore, lorsque cela est possible, faire la ligature tardive, et surtout qu'on devait éviter de pratiquer la saignée du cordon, conseillée par les anciens accoucheurs. A l'exception de Porak, qui n'a du reste appuyé son opinion sur aucune preuve, les différents auteurs qui se sont occupés de cette question prescrivent la conduite que nous avons recommandée (Schücking, Ribemont, Gerbaud).

IV. — RÉSULTATS DE LA LIGATURE TARDIVE POUR LA MÈRE

La ligature tardive du cordon n'a jamais présenté d'inconvénients pour la mère. En revanche, nous avons vu qu'elle rendait d'une façon très nette la délivrance plus facile. Nous en avons donné les raisons. Schücking, Ribemont, Steinmann, Gerbaud, etc., sont arrivés, de leur côté, aux mêmes conclusions et insistent sur cet avantage de la ligature tardive.

V. — RÉSULTATS DE LA LIGATURE TARDIVE POUR L'ENFANT

Les auteurs sont unanimes à reconnaître que la ligature tardive n'a jamais présenté aucun danger pour le nouveau-né. Nous ne rappelons que pour mémoire un ou deux cas rapportés par Porak et qui ont été très critiqués.

Une question qui a été l'objet de nombreuses discussions est la suivante : le mode de ligature a-t-il une action sur la production de l'ictère des nouveau-nés? Pinard (thèse de Kohly) avait noté que l'ictère était plus fréquent à la suite de la ligature immédiate. Porak a cru, au contraire, que l'ictère était la conséquence de la ligature tardive; cet ictère serait pour lui un ictère hémaphéique dû à la destruction d'une plus grande quantité de globules sanguins. Andrejew et Violet disent aussi avoir noté cette fréquence de l'ictère après la ligature tardive, tandis qu'Hofmeier, Ribemont, Luge, Gerbaud, n'ont rien vu d'analogue. Pour essayer de résoudre cette question, M. Tarnier, dans son pavillon de la Maternité qui comprend deux étages, a fait pratiquer pendant un temps donné la ligature tardive à l'un des étages et la ligature immédiate à l'autre. On a observé de l'ictère chez les enfants des deux catégories. En réalité, la façon dont on procède à la ligature ne paraît pas avoir une grande influence sur la production de l'ictère.

Mais si la ligature tardive ne présente absolument aucun danger pour l'enfant, en résulte-t-il pour lui des avantages appréciables pour le présent et pour l'avenir?

Schücking, Ribemond, Gerbaud ont insisté sur les différences d'aspect que présentent les nouveau-nés, suivant qu'ils ont été soumis à l'un ou à l'autre mode de ligature. Après la ligature tardive, l'enfant est plus rosé, plus actif, plus vivace. Et cette différence dans l'aspect général de la coloration reste aussi accentuée pendant les quelques jours qui suivent. « Dans un cas particulier, dit Ribemont, il s'agissait de deux jumeaux dont l'un avait profité de tout son sang, tandis que l'autre en avait été privé par une ligature immédiate. Plusieurs jours après, le premier avait été remarquablement coloré et vif. L'autre, au teint de vieille cire jaunie, n'avait que des mouvements sans vigueur. »

Pour se rendre un compte aussi exact que possible de ce que devenaient les enfants, on a eu recours aux pesées journalières répétées, en général, jusqu'au moment où les nouveau-nés quittaient l'hôpital. « Mais, ainsi que le fait remarquer justement Ribemont, les résultats fournis par la balance ne doivent être acceptés comme véridiques qu'autant qu'on s'est mis le plus possible à l'abri des nombreuses chances d'erreur résultant des différences qu'entraînent le mode d'alimentation de l'enfant, les soins qui lui sont donnés, l'état de la mère, etc. » Et comme preuve, Ribemont rappelle l'exemple de deux jumeaux chez lesquels le même mode de ligature avait été pratiqué. La mère avait une légère bronchite, mais les allaitait également l'un et l'autre : même lait, mêmes soins, même hygiène, et cependant, au bout de dix jours, l'un avait diminué de 10 grammes, tandis que l'autre avait vu son poids s'accroître de 50 grammes. On ne saurait donc, dans ces recherches qui auront d'autant plus de valeur qu'elles porteront sur un plus grand nombre de faits, s'entourer de trop de précautions pour que les enfants soient dans des conditions identiques.

Cependant, en relevant tous les résultats auxquels sont arrivés les différents auteurs, on voit qu'à l'exception de L. Meyer, Andrejew et Steinmann, qui n'ont vu aucun avantage résulter de la ligature tardive, les autres observateurs sont arrivés à des conclusions singulièrement concordantes.

Hofmeier, Zweifel, Ribemont, Gerbaud, Pugliati [1] ont constaté que les enfants, pendant les jours qui suivent la naissance, ont perdu beaucoup moins de leur poids après la ligature tardive qu'après la ligature immédiate.

Schücking, Hofmeier, Ribemont, Gerbaud, Pugliati ont vu en outre que, dans les cas de ligature tardive, les enfants se mettaient plus vite à augmenter de poids et parvenaient beaucoup plus rapidement à dépasser leur poids initial, c'est-à-dire le poids qu'ils avaient au moment de la naissance.

Sans vouloir énumérer tous les chiffres de ces auteurs qui

1. Pugliati, dans ses recherches, a fait trois sortes de ligatures qu'il appelle la ligature précoce, la ligature intermédiaire et la ligature tardive. Ce qu'il désigne sous le nom de ligature intermédiaire, c'est la ligature pratiquée aussitôt après la cessation des battements vasculaires du cordon : « appena cessate le pulsazioni dei vasi del funicolo ». C'est, en réalité, une ligature tardive.

arrivent aux mêmes conclusions, nous nous contenterons de rappeler ceux obtenus par Ribemont et qui portent exclusivement sur des cas dans lesquels les mères étaient et sont restées absolument bien portantes. Il a vu que :

1° Si on fait la ligature tardive, les enfants ne diminuent de poids que pendant deux jours après la naissance, et cette diminution est égale en moyenne à 182 grammes. — Ceux chez lesquels on fait, au contraire, la ligature immédiate, diminuent pendant trois jours et cette diminution est plus considérable : elle est égale en moyenne à 313 grammes.

2° Si on prend les enfants dix jours après leur naissance, on voit que ceux chez lesquels la ligature tardive a été faite pèsent 100 grammes de plus que le premier jour, tandis que ceux chez lesquels on a pratiqué la ligature immédiate ont un poids inférieur de 59 grammes au poids initial ; ce qui fait donc au dixième jour une différence de 150 grammes en faveur des enfants chez lesquels on a fait une ligature tardive.

3° Mais, ainsi que le fait remarquer Ribemont, les enfants chez lesquels on a pratiqué la ligature immédiate ont été privés de 92 grammes de sang, en moyenne, qu'ils auraient dû puiser dans le placenta. La différence réelle au dixième jour est donc de 159 + 92, c'est-à-dire de 251 grammes.

En un mot, un enfant pour lequel on a fait la ligature tardive pèse, au dixième jour, 251 grammes de plus qu'il ne pèserait si on avait eu recours pour lui à la ligature immédiate. Le tableau ci-joint donne un tracé graphique et schématique de ces résultats.

Gerbaud, dont le travail a été fait à l'instigation du professeur Léon Dumas, de Montpellier, a étudié de plus ce que devenaient, suivant le mode de ligature, les fonctions digestives, l'exfoliation épidermique, la chute du cordon et la température des nouveau-nés.

« Les fonctions digestives, dit-il, s'opèrent mieux dans les cas de ligature tardive. Le méconium est expulsé plus vite,

SCHEMA

Ligature du cordon ombilical.

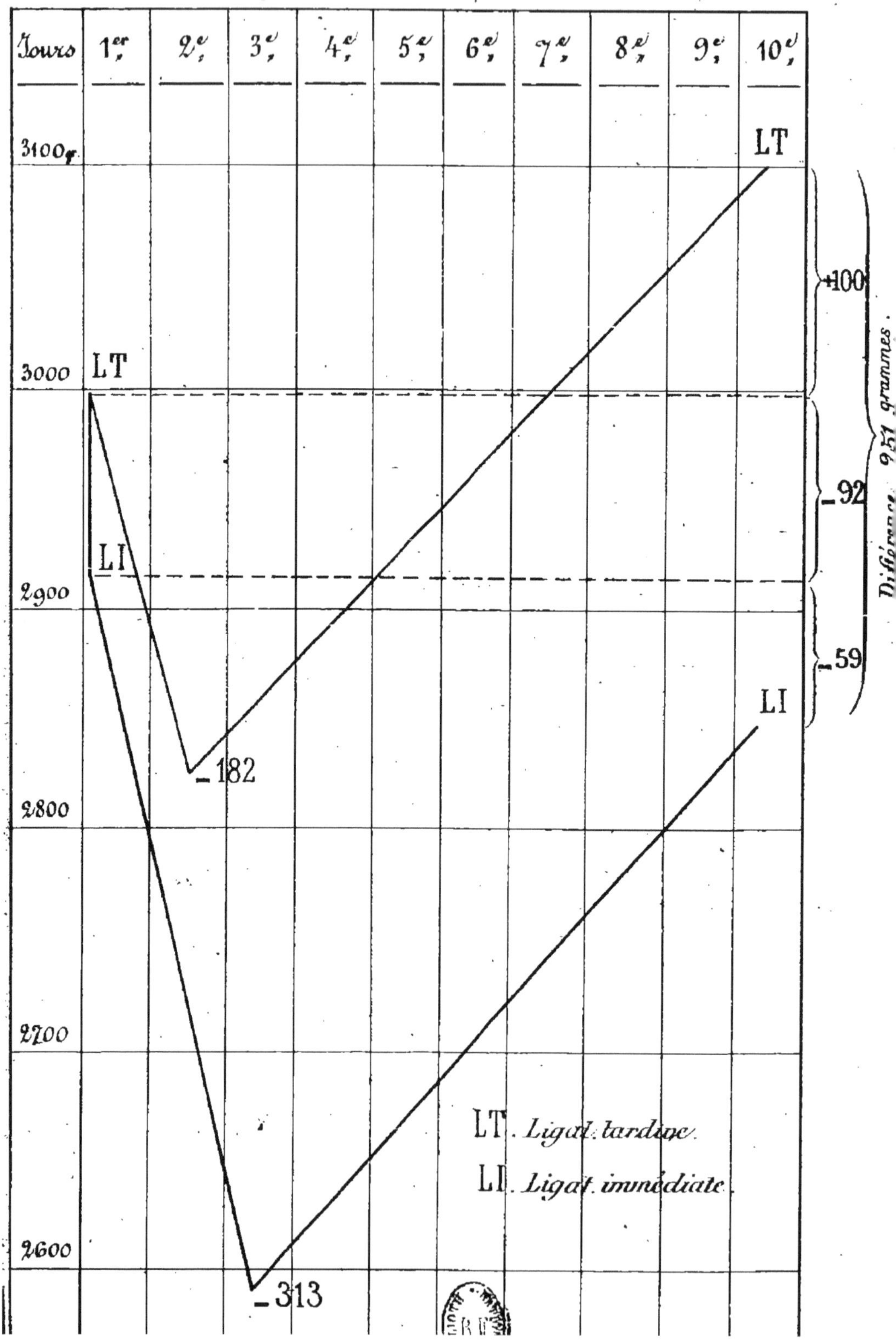

Jours	1er	2e	3e	4e	5e	6e	7e	8e	9e	10e

3100 gr

LT

3000

LT

+100

-92

LI

2900

-59

Différence 951 grammes.

LI

-182

2800

2700

LT. Ligat. tardive.

LI. Ligat. immédiate.

2600

-313

les évacuations se font plus régulièrement. Cette opération se fait en moyenne dans l'espace de deux jours et demi pour les enfants à ligature tardive, tandis que les autres prennent quatre jours en moyenne.

« L'exfoliation épidermique se produit plus vite dans les cas de ligature tardive, elle s'opère plus rapidement.

« Quant à la chute du cordon, dans tous les cas de ligature tardive, elle a eu lieu le quatrième, le cinquième, le sixième jour au plus tard, tandis que dans l'autre groupe d'enfants, elle n'est arrivée que le septième et même le huitième jour. »

La température elle-même offrirait des différences. « Les enfants chez lesquels on a fait la ligature tardive subissent un abaissement de température presque insignifiant, et ils atteignent le degré normal dès le quatrième jour; tandis que les enfants à ligature immédiate subissent un abaissement de 2 degrés en moyenne et n'atteignent le chiffre normal que le septième jour.

« Tous ces faits montrent bien, dit Gerbaud, un surcroît d'activité fonctionnelle chez les enfants qui ont bénéficié de tout leur sang. »

En résumé, la presque totalité des travaux publiés dans les différents pays confirme la conclusion générale à laquelle nous étions arrivé en 1875 : *On ne doit pratiquer la ligature et la section du cordon ombilical qu'après la cessation complète des battements vasculaires de cette tige.*

Beaulieu-sur-Mer, le 21 mars 1885.

CHAPITRE III

DE L'EMPLOI D'UN FIL DE CAOUTCHOUC POUR PRATIQUER, DANS CERTAINS CAS, LA LIGATURE DU CORDON OMBILICAL[1].

Les hémorrhagies secondaires par le cordon ombilical sont rares. Dans certains cas cependant où le cordon est gras, c'est-à-dire contient dans son épaisseur une assez grande quantité de gélatine de Wharton, bien que la ligature ait été très serrée, on peut voir, à la suite de cris et d'efforts, survenir une hémorrhagie grave, quelquefois même mortelle. M. le docteur Tarnier nous a rapporté un cas de ce genre, pendant que nous étions son interne à la Maternité en 1875 : Un enfant à la naissance duquel il venait d'assister avait un cordon volumineux; afin de se mettre en garde contre une hémorrhagie secondaire, il fit une première ligature près de l'ombilic, une seconde à l'extrémité de la tige funiculaire dont il avait conservé une partie assez longue, puis, doublant le cordon, il fit une troisième ligature très serrée portant sur les deux parties pliées du cordon. Quelques instants après son départ, une hémorrhagie funiculaire se déclara et il fut rappelé en toute hâte. Une nouvelle ligature dut être faite pour arrêter l'hémorrhagie; l'enfant guérit. A ce propos, notre cher Maître nous fit entreprendre quelques recherches

1. *Le Progrès médical*, 1880, p. 45.

expérimentales pour voir si des ligatures faites avec un fil élastique, en caoutchouc, ne pourraient pas empêcher ces hémorrhagies de se produire.

Le 11 novembre 1875, naquit à la Maternité un enfant chez lequel le cordon était volumineux; nous fîmes sur lui deux ligatures : une première aussi serrée que possible au voisinage de l'ombilic avec un fil de lin plié en quatre, la seconde en arrière de la première avec un fil en caoutchouc enroulé cinq à six fois autour du cordon; nous avions placé ce dernier fil plus loin de l'ombilic, car nous craignions qu'il ne coupât le cordon ombilical.

Le lendemain, en examinant les deux ligatures, on trouva qu'entre la première et le tissu à moitié desséché du cordon, on pouvait passer un stylet et une sonde cannelée; entre le fil élastique au contraire et le cordon il était absolument impossible de pénétrer. Tandis qu'au niveau de la ligature avec le fil ordinaire le cordon avait conservé un certain volume, la pression continue exercée par le fil élastique lui avait, au niveau de l'autre ligature, donné l'aspect d'une petite corde. Ces deux sortes de ligatures, faites sur d'autres enfants, ont donné absolument les mêmes résultats.

Nous avons fait alors un certain nombre d'expériences sur des cordons gras. Après avoir fait une ligature portant sur la totalité du cordon, nous isolions un des bouts de la veine ombilicale qui était liée sur un tube conique. Dans ce cône pénétrait à frottement l'embout d'une seringue de métal. Nous injections ensuite de l'eau dans la veine ombilicale pour chercher quelle pression serait nécessaire afin de triompher de la résistance opposée par la ligature. Un fil de lin, mis en double et formant un nœud très serré sur le cordon, laisse passer l'eau avec une pression assez faible. Quatre fils réunis laissent encore passer l'eau, mais une pression plus forte est nécessaire. — Si on réunit huit fils l'eau passe encore, mais il faut une pression plus grande.

Un fait important à signaler est le suivant : lorsque l'eau

injectée a franchi une première fois l'obstacle, elle continue à passer avec une certaine facilité sous une faible pression.

Ces expériences ont été faites sur des cordons gélatineux et gras naturellement. On peut en injectant de l'eau au milieu de la gélatine de Wharton produire des cordons gras artificiels : les résultats qui ont été obtenus sur ces cordons ont été absolument semblables aux précédents. L'eau passe toujours sous une pression plus ou moins marquée qui paraît en rapport avec le nombre des fils employés, et une fois que la résistance a été vaincue, le liquide continue à passer avec une assez grande facilité.

Nous avons fait les mêmes expériences en nous servant de différents fils élastiques; ces fils au nombre de trois avaient des diamètres variables, le plus petit passé à la filière Charrière mesurait 1^{mm} 66, le moyen 2^{mm}, le plus gros 2^{mm} 33, on allongeait autant que possible, avant de faire la ligature, la portion du fil qui devait être appliquée sur le cordon. Quelques expériences ont été faites avec le fil le plus petit; si la ligature est simple, l'eau passe sous une faible pression; si on fait deux tours, l'eau passe encore, mais une pression plus forte est nécessaire; si on fait trois tours, on peut encore faire passer l'eau; mais il faut déployer une force plus considérable. Lorsqu'on a cessé de faire passer l'eau, si, au bout de quelque temps, on essaye de nouveau, on rencontre la même résistance dont il faut encore triompher, car le fil élastique a reconquis toute sa puissance.

La ligature simple étant faite avec le fil moyen qui mesure 2 millimètres de diamètre, il faut une pression assez forte pour faire passer l'eau; si le fil est enroulé deux fois autour du cordon, l'eau ne passe que sous une très forte pression. Si on se sert du fil élastique qui mesure 2 millimètres 33 de diamètre, il faut une pression très forte pour faire passer l'eau lorsque le fil est simple, et si on l'enroule deux fois, on n'arrive à triompher de l'obstacle qu'avec la plus grande difficulté. J'échouai en appuyant l'extrémité du piston de la seringue sur la poitrine ou sur une planche verticale, il me fallut prendre un point sur une table horizontale élevée et tirer de toutes mes forces de haut en bas pour réussir à faire passer un peu d'eau. Lorsque je cessais d'appuyer un instant sur le piston de la seringue, il me fallait avoir recours à une nouvelle pression aussi forte que la première pour faire passer le liquide.

Si avec le fil élastique moyen ou gros on fait sur le cordon trois, quatre ou cinq tours, il est absolument impossible de triompher de la résistance apportée par la ligature : j'ai exercé des pressions si violentes, lentes et brusques, que j'en étais exténué, et deux fois l'eau, rompant le calibre de

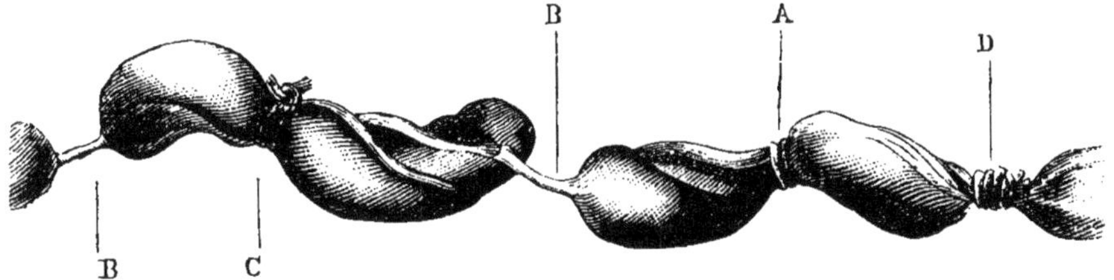

Fig. 1. — A. Ligature avec un fil de lin plié en quatre. Le fil a été enlevé. — B. B. Ligature avec un fil élastique. Le fil a été enlevé. — C. Ligature avec un fil de lin plié en quatre. Le fil est resté appliqué. — D. Ligature avec un fil élastique. Le fil est resté appliqué.

la veine, a traversé la gélatine de Wharton et a jailli au dehors. — Les mêmes expériences ont été reproduites sur des cordons devenus volumineux artificiellement par l'injection d'une certaine quantité d'eau dans la gélatine de Wharton, les résultats ont été constamment les mêmes.

Nous redoutions pour la ligature élastique un inconvénient qui n'est jamais survenu, c'est la section du cordon. Dans un cas, nous avions vu le cordon coupé par un fil de lin quadruple qui avait été fortement serré, et nous avions constaté la sortie d'une certaine quantité de sang au moment où l'enfant poussait des cris; nous n'avons jamais rien observé de semblable avec la ligature élastique. Sous la pression continue du fil élastique, le tissu du cordon se tasse et arrive à former un véritable cordonnet plein, très régulier et très résistant. On peut du reste voir sur la figure 1 les résultats différents de la compression faite avec les deux espèces de ligature sur un cordon gélatineux dans la veine et dans les artères duquel on avait insufflé de l'air : en A, avait été appliqué un fil de lin plié en quatre, le cordon dans son ensemble avait conservé 6 millimètres de diamètre. La ligature avait été tellement serrée que la membrane amniotique recouvrant le cordon avait été coupée sur tout le pourtour.

En B, au contraire, avait été appliqué un fil élastique, le cordon ne formait plus qu'une sorte de gros fil qui mesurait 2 millimètres de diamètre. En C, on a laissé le fil quadruple appliqué sur le cordon; par suite de la dessiccation, le fil ne serrant plus les vaisseaux est devenu mobile, on peut le faire tourner sur le cordon et on passe très facilement un stylet entre la tige funiculaire et lui. En D, au contraire, se trouve le fil élastique moyen, qui a été enroulé quatre fois, et on voit qu'il continue à exercer une très forte pression sur le cordon. Ainsi donc, avec le fil élastique, la pression est continue, très puissante, et la section du cordon par ce fil ne nous paraît pas devoir être redoutée.

Mais l'application du fil élastique n'est pas toujours très facile, il glisse sur le cordon et s'échappe, il faut qu'un aide tienne le cordon solidement fixé en deux points entre lesquels on jette la ligature, et encore n'est-il pas facile de réussir d'emblée. Frappé de ces difficultés, M. le Dr Tarnier a conseillé un procédé très ingénieux qu'il a appelé le *procédé de l'allumette*. Au point où l'on veut faire une ligature, on applique sur le cordon et parallèlement à sa longueur le bois d'une allumette. On comprend alors dans la ligature le cordon et l'allumette : cette dernière maintient le cordon rigide et de plus, sa surface n'étant point glissante, le fil élastique reste fixé sur elle et n'a aucune tendance à s'échapper. Lorsque le nœud a été fait, on prend entre le pouce et l'index les deux bouts de l'allumette, en exerçant une pression sur le centre avec les pouces, on la brise en son milieu; il suffit alors de tirer doucement pour dégager chacun des deux morceaux de bois de dessous le caoutchouc et la ligature élastique est définitivement fixée sur le cordon.

Ce n'est pas la première fois qu'on a l'idée d'appliquer le caoutchouc à la ligature du cordon. Nous avons trouvé l'indication d'une communication faite sur le même sujet par M. le Dr Dickson à la Société obstétricale [1] d'Edimbourg en 1874, une année par conséquent avant que nos expériences fussent entreprises. M. le Dr Dickson fait remarquer que, dans certains cas de cordons gélatineux, l'hémorrhagie peut survenir malgré l'existence d'une ligature faite avec le fil ordinaire. Il a donc entrepris de faire des ligatures avec une sorte de ruban qui mesure 4 millimètres de largeur et est composé de fils élastiques tissés avec de la soie. M. Dickson, dit le compte rendu de la séance, a montré des préparations qui prouvent que la pression exercée par ce ruban est continue et empêche toute hémorrhagie de se produire. Les médecins qui assistaient à la réunion ont tous critiqué plus ou moins le procédé de M. Dickson à l'exception d'un seul, l'éminent président de la Société, M. le professeur J. Matthews Duncan, qui insista sur l'efficacité de la ligature élastique.

Les expériences que, de notre côté, nous avons faites à l'instigation de notre maître, M. le Dr Tarnier, nous permettent, ainsi que plusieurs faits d'observation clinique, d'arriver aux conclusions suivantes :

1° Dans les cas où le cordon est gras et gélatineux, la ligature avec le fil de lin ordinaire, même si elle est très fortement serrée, peut être absolument insuffisante pour empêcher l'hémorrhagie secondaire de se produire.

2° Dans ces cas exceptionnels on fera bien d'avoir recours à la ligature élastique.

3° Le fil élastique qui nous semble devoir être préféré est celui qui mesure 2 millimètres de diamètre à la filière Char-

1. *Obstetrical Journal*, vol. II, p. 41.

rière. Il sera facile, en ayant recours au « procédé de l'allumette », de l'enrouler sur le cordon; quatre ou cinq tours faits avec le fil seront suffisants.

4° Le fil élastique exerce alors une pression continue et forte qui, rendant les vaisseaux imperméables, empêche toute hémorrhagie secondaire de se produire. Il ne présente pas l'inconvénient de sectionner le cordon comme on aurait pu le craindre.

Note. — De nouvelles recherches ont été entreprises récemment par Credé et Weber sur la ligature du cordon pratiquée avec un fil ordinaire ou faite avec un fil élastique. Elles ont été publiées dans les *Archiv für Gynækologie* Bd XXIII, page 65, 1884, et elles confirment les résultats auxquels nous étions arrivé. Voici le résumé du travail de ces deux auteurs.

Ils ont vu que si, dans les cas de cordon gras, on fait une ligature simple avec un fil ordinaire, une pression modérée réussit à faire passer l'eau au niveau du point où la ligature a été placée. Dès qu'une goutte a franchi l'obstacle, une faible pression suffit pour déterminer le passage d'un courant de liquide.

Si on a appliqué 2, 3 ou 4 tours et un nœud serré, on réussit encore, mais avec une forte pression, à faire passer un courant d'eau.

Quand une ligature avec plusieurs tours de fil a été placée sur un cordon gras, on réussit toujours, au bout d'une demi-heure, à faire passer le liquide avec une pression beaucoup moindre que celle qui avait été employée au début. Plus on attend, plus le liquide passe facilement et cinq heures après l'application de la ligature une pression très petite est suffisante.

« Si le cordon est gras, dit Charpentier[1], il faut avant d'ap-

1. Charpentier, *Traité d'accouchements*, t. I, p. 479.

pliquer la ligature refouler avec deux doigts la gélatine de Wharton du côté du placenta. » Credé et Weber ont essayé ce procédé, mais leurs expériences montrent qu'il ne faut guère compter sur lui. Les résultats qu'ils ont obtenus, après y avoir eu recours, différaient à peine de ceux qu'ils avaient eus dans leurs recherches antérieures.

Credé et Weber ont également expérimenté la ligature avec un fil en caoutchouc.

Si on applique deux tours du fil en caoutchouc, aucune pression ne peut faire passer le liquide, même si cette pression est assez forte pour faire éclater la veine. Au bout de 24 ou 36 heures, on ne réussit pas davantage. La ligature tient aussi solidement que si elle venait d'être appliquée, et jamais elle ne détermine de section du cordon.

Après avoir rappelé le procédé ingénieux de l'allumette conseillé par Tarnier, Credé et Weber proposent, pour faire la ligature, le moyen suivant qu'ils considèrent comme simple.

On prend un fil en caoutchouc de 2 millimètres d'épaisseur et de 20 centimètres de longueur (ou un tube à drainage d'une force correspondante); on plie le fil en deux et on rapproche l'une de l'autre les extrémités libres; on a ainsi une anse. On applique sur le cordon le fil qui est en double et on passe dans l'anse les deux extrémités du fil.

Le cordon ombilical étant ainsi saisi, on tire aussi fortement que possible sur chacune des deux extrémités libres du fil, on les écarte ensuite et on les dirige en arrière du cordon l'une passant à droite, l'autre à gauche. Après les avoir croisées, on ramène en avant les deux extrémités du fil et on les réunit en faisant un nœud solide. On coupe chacun des bouts à 2 centimètres environ du nœud.

La ligature élastique, disent Credé et Weber, doit être employée aussi bien à l'hôpital que dans la pratique civile. A la clinique de Leipzig, à l'époque où on faisait usage de la ligature ordinaire, on observait presque chaque semaine des hémorrhagies d'intensité variable par le cordon. Au mois de juillet 1883, on a commencé à y faire usage de fils en caoutchouc; depuis il n'y a pas eu un seul cas où l'on ait noté la plus petite hémorrhagie.

CHAPITRE IV

DE LA TÊTE DU FŒTUS AU POINT DE VUE DE L'OBSTÉTRIQUE

RECHERCHES CLINIQUES ET EXPÉRIMENTALES [1]

AVANT-PROPOS.

C'est à notre excellent maître, M. le Dr Tarnier, que nous devons rapporter l'idée de ce mémoire. Les modifications de forme si diverses que peut subir la tête pendant l'accouchement l'avaient depuis longtemps frappé; aussi, dès 1872, attirait-il notre attention sur ce point. En 1875, il pensa que ce sujet pourrait être celui de notre thèse, et dans une de ses visites à la Maternité, dont la convalescence le tenait malheureusement pour nous trop souvent et trop longtemps éloigné, il nous esquissa un large et vaste plan. Mais le temps nous a manqué pour remplir tout le cadre qu'il nous avait tracé, et nous avons dû nous limiter dans nos recherches.

La tête du fœtus avait déjà été étudiée en France par Baudelocque, Thouret, Pétrequin, Delore et Joulin; elle vient d'être dans ces dernières années, surtout en Allemagne et en Angleterre, l'objet d'un certain nombre de travaux. Fallait-il commencer par prendre connaissance de tout ce qui avait été publié sur ce point, ou bien fallait-il nous mettre immédiatement et personnellement à l'œuvre?

1. Thèse de doctorat soutenue à Paris le 7 janvier 1876.

Notre maître a pensé qu'il valait mieux suivre cette seconde méthode et remettre à une époque plus éloignée, au moment, par exemple, où nous serions prêt à enregistrer les résultats que nous aurions obtenus, le soin de faire des recherches bibliographiques étendues.

Cette manière de procéder, si elle présente des inconvénients, offre en revanche un certain nombre d'avantages. Evidemment, dans un sujet qui n'est pas complètement nouveau, on s'expose, en agissant ainsi, à faire des découvertes qui n'en sont plus; mais l'esprit libre de toute impression préalable marche droit devant lui sans se laisser entraîner à démontrer l'exactitude de telle ou telle opinion, à vérifier la justesse de telle ou telle hypothèse. Il observe, il enregistre des faits sans savoir à quelles conclusions ces faits le conduiront. Le moins cependant qu'il puisse obtenir, c'est de confirmer les résultats déjà acquis, et cette confirmation indépendante, fondée sur de nouvelles preuves, n'est pas alors sans avoir quelque valeur. Mais il est bien rare que, ne les connaissant pas, on suive exactement les mêmes sentiers que ses prédécesseurs, et tout voyageur qui prend un chemin nouveau a bien des chances, on le sait, pour contempler le paysage sous un aspect différent et y découvrir quelque recoin jusque-là méconnu. Peut-être même aura-t-il trouvé la voie la plus sûre?

Notre travail comprendra deux parties principales. La première est essentiellement clinique; la seconde est expérimentale.

Dans la première, après avoir payé un juste tribut aux principaux travaux de nos devanciers, dont quelques-uns sont très remarquables, nous exposerons les méthodes que nous avons employées, les résultats que nous avons obtenus et les conclusions que nous avons cru pouvoir en tirer, conclusions que l'anatomie du crâne nous permet, on le verra, d'expliquer avec la plus grande facilité.

Dans la seconde partie, qui est incomplète, nous avons

rapporté un certain nombre d'expériences. Elles ont été faites dans le but de savoir si, lorsqu'il existe un rétrécissement du bassin, l'accoucheur doit, à terme, employer le forceps ou la version, ou bien, avant terme, provoquer l'accouchement.

Nous nous garderons bien de tirer de ces expériences trop peu nombreuses encore des conclusions hâtives et peut-être inexactes. Nous avons cru, cependant, pouvoir consigner dès aujourd'hui les résultats que nous avions obtenus. Nous nous promettons de continuer nos recherches sur cette question qui, bien qu'elle ne soit pas encore résolue, n'en est pas moins une des plus graves de l'obstétrique opératoire.

Nous n'oublierons pas que M. Tarnier, après nous avoir vivement conseillé ces expériences, a bien voulu, en assistant à la plupart d'entre elles, non seulement nous encourager par sa présence, mais aussi nous prodiguer ses savants conseils et nous faire profiter de ses connaissances sur bien des points.

En terminant, nous nous excuserons et pour les chiffres nombreux que nous allons mettre sous les yeux du lecteur, et pour la description détaillée des procédés que nous avons employés, description qu'on trouvera peut-être un peu trop minutieuse. Mais plusieurs observateurs étudiant le même sujet peuvent arriver et arrivent souvent à des résultats complètement différents. « Il ne s'agit pas alors, comme l'a dit notre grand physiologiste, Claude Bernard [1], de savoir quel est l'expérimentateur qui a bien vu et quel est celui qui s'est trompé. Ils ont bien vu tous, car il suffit d'avoir de bons yeux pour cela, et ils n'ont pas pu se tromper en affirmant ce qu'ils voyaient. Seulement, alors qu'ils croyaient opérer dans des conditions identiques, ils opéraient en réalité dans des conditions différentes : c'est là qu'est l'erreur, et pour concilier le désaccord de ces expériences,

1. Cl. Bernard, *Leçons sur les anesthésiques et l'asphyxie*, p. 94, 1875.

il faut déterminer en quoi elles diffèrent les unes des autres par leurs conditions. »

C'est pour prévenir cette cause de désaccord que nous avons exposé tous les procédés dont nous nous sommes servi; de la sorte, chacun pourra facilement répéter nos recherches, vérifier si nous ne nous sommes point trompé, et infirmer ou confirmer nos résultats.

PREMIÈRE PARTIE

RECHERCHES CLINIQUES

ARTICLE PREMIER

HISTORIQUE

L'accouchement peut être considéré comme n'étant que la solution d'un problème de dynamique dans lequel entrent trois facteurs : 1° le bassin, canal qui doit être traversé par le fœtus; 2° la contraction utérine qui représente la force principale dont la mise en jeu déterminera l'expulsion du produit de la conception; 3° le fœtus, corps volumineux qui doit traverser la filière pelvienne.

Le premier facteur, le bassin, est celui dont l'étude était la plus facile, et il a été, depuis longtemps, le sujet d'un nombre considérable de recherches.

La contraction utérine a été, dans ces dernières années, l'objet de travaux importants dus à Schatz [1] et à J. Matthews Duncan [2].

Quant au fœtus, si la marche qu'il suit à travers le canal pelvien, si le mécanisme de l'accouchement ont été admirablement étudiés en France, et les travaux de Paul Dubois [3],

1. Schatz, *Der Geburtsmechanismus der Kopfendlagen*, Leipzig, 1868.
2. J. Matthews Duncan, *Mécanisme de l'accouchement.*
3. P. Dubois, Art. ACCOUCHEMENT, *Dictionnaire en 30 vol.*, t. I.

Pajot [1], Tarnier [2], nous paraissent ne plus rien laisser à désirer, les modifications que subit la tête pendant le travail naturel semblent, en général, avoir été quelque peu négligées jusque dans ces dernières années.

Les anciens accoucheurs n'étaient pas cependant sans avoir remarqué combien la tête est dépressible et avec quelle facilité elle peut, au moment de l'accouchement, changer de forme pour reprendre ensuite son aspect normal.

« Quand la tête de l'enfant, dit Levret [3], reste quelque temps sans sortir, après avoir passé le couronnement elle se pétrit pour ainsi dire afin de se mouler à la route qu'elle doit parcourir, en sorte que, de ronde qu'elle était, elle devient oblongue. A la vérité, la tête prend toujours la forme oblongue pendant qu'elle sort; mais sitôt qu'elle est sortie, elle n'est plus si allongée qu'elle l'était au passage si l'enfant est vivant. »

Smellie [4] insiste sur les mêmes phénomènes. « En 1750, rapporte-t-il, j'assistai dans son travail une femme qui, précédemment, avait été sujette à des accouchements très longs, à cause de l'étroitesse de son bassin : néanmoins, pour cette fois son accouchement fut assez prompt parce que l'enfant était petit, et que les os du crâne prêtèrent aisément en se croisant les uns sur les autres. Mais comme la tête avait été extraordinairement allongée de la face jusqu'au vertex, j'appuyai avec la paume de la main sur ces deux endroits; par ce moyen, je vins assez aisément à bout de donner une meilleure forme à la tête. » — « Dans le cours de la même année, j'assistai une femme dont le bassin était ample et bien conformé et qui s'était délivrée précédemment avec beaucoup d'expédition dans toutes ses couches; mais, dans ce dernier

1. Pajot, Art. ACCOUCHEMENT, *Dict. encyclopédique des Sciences médicales*, t. I, 1864.
2. Tarnier, *Atlas complémentaire de tous les traités d'accouchements*, par Lenoir, Sée et Tarnier, 1865.
3. Levret, *L'art des accouchements*, 3e édition, p. 302.
4. Smellie, *Observations sur les accouchements*, t. II, p. 438.

cas, l'enfant était très gros et la mère très faible, de manière que l'accouchement fut assez long : cependant, quoique la tête de cet enfant eût été serrée et allongée au passage, je vins aisément à bout de lui rendre la forme naturelle. » Et dans ses planches, Smellie revient à plusieurs reprises sur cet allongement de la tête (voyez ses Pl. XXI, XXVII et XXVIII).

Rœderer [1] écrit aussi de son côté : « Je ne dois pas passer sous silence le changement qu'éprouve la tête du fœtus pendant l'accouchement. Elle est ronde dans la matrice et un peu plus grande que les ouvertures du bassin; mais la violence des douleurs et la résistance du bassin font qu'elle s'allonge dans la direction de l'occiput au front. Les sutures des os et la saillie de l'occiput qui se présente d'abord contribuent à cet allongement. »

Plus tard, Thouret [2] en 1779, dans un mémoire fort curieux, étudiait avec assez de détails le mécanisme de ces déformations et cherchait à montrer comment les os de la voûte chevauchent les uns sur les autres. Si, suivant l'Ecriture, la femme doit enfanter dans la douleur, cette punition serait injuste pour le nouvel être; aussi, au moment de la naissance, est-il complètement insensible. Lorsque, chez un adulte, une partie de la calotte cranienne se trouvant enlevée, on exerce une certaine compression sur la substance cérébrale, on voit survenir un « assoupissement » immédiat. L'occipital, le frontal et les pariétaux peuvent, chez le fœtus, chevaucher avec une certaine facilité les uns sur les autres; il en résulte, au moment de l'accouchement, une compression du cerveau, et de là, comme conséquence, une véritable insensibilité.

Baudelocque [3] signale aussi les changements de forme du crâne : il dit avoir observé des faits dans lesquels, du menton à la cime de la tête, on trouvait de 17 à 19 centim. de lon-

1. Rœderer, p. 103.
2. Thouret, *Mémoires de la Société royale de médecine*, 1799.
3. Baudelocque, *Traité de l'art des accouchements*, 3e édition, t. II, p. 14 et suiv.

gueur. Son maître Solayrès lui raconta un jour, qu'il avait reçu la veille un enfant dont la tête, au moment de sa sortie, mesurait plus de 21 centim. de longueur sur 6 centim. 6 de largeur. Le lendemain de l'accouchement, cette tête jouissait des dimensions ordinaires.

Mais Baudelocque ne se contenta pas de ces observations; il chercha quelles modifications pouvaient subir les diamètres de la tête prise entre les branches du forceps. Il arriva à cette conclusion que la tête étant saisie par l'instrument de Levret, le diamètre occipito-frontal était beaucoup plus réductible que le diamètre bi-pariétal. Il assura également que, si les diamètres comprimés diminuaient, les diamètres qui leur sont perpendiculaires ne subissent aucune augmentation.

Depuis une quinzaine d'années, ce sujet a été repris par Pétrequin [1] (1857), Delore [2] (1865) et Joulin [3] (1867). Dans toutes leurs expériences, dans tous leurs chiffres, bien que Joulin semble pour sa part vouloir s'en défendre, on retrouve ce même résultat : le diamètre occipito-frontal est plus réductible que le diamètre bi-pariétal. Mais contrairement à Baudelocque, tous trois démontrèrent que la diminution par compression du diamètre antéro-postérieur amenait une augmentation du diamètre transversal, et réciproquement. Et Delore, puis Joulin signalèrent l'augmentation très importante et cependant tout à fait négligée jusque-là du diamètre sous-occipito-bregmatique ou du diamètre vertical.

C'est donc surtout sur les modifications subies par la tête comprimée entre les branches du forceps que les savants français portèrent leur attention dans ces dernières années: les auteurs étrangers, au contraire, entreprirent l'étude des modifications du crâne consécutives à l'expulsion spontanée à travers le bassin normal ou rétréci.

1. Pétrequin, *Traité d'anatomie topographique médico-chirurgicale*, p. 62, 1857.

2. Delore, *Essai de mécanique obstétricale* (*Gazette hebdomadaire de médecine et de chirurgie*, 1865).

3. Joulin, *Mémoire sur l'emploi de la force en obstétrique* (*Archives générales de médecine*, février et mars 1867).

En 1861, Stadfeldt [1] (de Copenhague) publia ses premières recherches sur « la tête du fœtus au point de vue des accouchements ». A la fin de son mémoire, il examinait l'accommodation du crâne du nouveau-né mis en rapport avec l'excavation pelvienne et les parties molles; il avait pour cela mesuré la tête fœtale aussitôt après la naissance et 36 heures plus tard, et il était arrivé aux conclusions qui suivent. La compression se fait généralement suivant le diamètre occipito-frontal, où elle peut se diviser sur deux sutures, la suture coronale et la suture lambdoïde; puis elle s'exerce sur la circonférence sous-occipito-bregmatique et le diamètre transverse postérieur, tandis que la compensation se fait suivant le diamètre occipito-mentonnier. Le mémoire de Stadfeldt, étant écrit en danois, fut peu lu, et ceux qui en donnèrent l'analyse semblèrent n'attacher aucune importance à cette dernière partie de son travail; la première seule, qui avait trait à la dolichocéphalie et à la brachycéphalie des enfants dans les premières semaines qui suivent leur naissance, attira l'attention générale.

En 1864, Dohrn [2] étudia la déviation latérale du crâne et le glissement d'un pariétal sous celui du côté opposé, mais ses recherches, comme la plupart de celles qui ont suivi, ne peuvent guère s'appliquer qu'aux cas de rétrécissement du bassin dans lesquels la tête éprouve, en raison de la saillie du promontoire, quelques difficultés à franchir le détroit supérieur.

Robert Barnes [3], en 1866, publia des recherches fort curieuses sur quelques-unes des modifications que peut présenter la tête du fœtus, soit dans les cas normaux, soit dans les cas pathologiques. Dans son travail, qui fut très remarqué, on trouve un certain nombre de dessins qui représentent

1. Stadfeldt, Extrait du *British and foreign med.-chir. Review*, 1862, p. 103. — Mémoire réimprimé dans *Bibliothek for Læger*. Copenhague, 1861.
2. Dohrn, *Monatschr. f. Geburt.*, t. XXIV, p. 418.
3. Robert Barnes, *On the varieties of form imparted to the fœtal head by the various modes of birth*, in *Obstetrical Transactions*, vol. VII.

la forme du crâne à la suite d'accouchements prolongés, d'applications de forceps, de la craniotomie et de l'extraction par les pieds. Dans la dernière partie de son mémoire, il s'attache surtout à bien montrer comment, dans les rétrécissements du bassin, la tête pivote autour de l'angle sacro-vertébral.

Les déformations du crâne pendant l'accouchement paraissent, dès 1867, avoir beaucoup intéressé Schrœder [1]. Après avoir admis l'opinion de Dohrn sur le chevauchement d'un pariétal sous celui du côté opposé, il déclare que ce chevauchement dans les bassins normaux est excessivement rare; ce qu'il signale, au contraire, c'est le passage constant de l'occipital sous les pariétaux et du frontal sous les mêmes os. Enfin, dans son *Manuel* [2], il représente les diverses formes que peut offrir la tête lorsque l'accouchement a eu lieu soit par le sommet, soit par le siège, soit par la face.

Les déformations qu'on rencontre à la suite de l'accouchement par la face sont, en effet, des plus remarquables, et les travaux de Hecker [3] n'ont pas peu contribué à les mettre particulièrement en relief.

Mais, c'est à Kueneke [4] qu'on doit l'étude théorique la plus approfondie qui existe sur ce sujet. La quatrième partie de son livre « *Die vier Faktoren der Geburt* » est une véritable monographie consacrée à l'exposition des phénomènes plastiques que subit la tête du fœtus pendant l'accouchement. L'anatomie, les dimensions, la plasticité du crâne, les causes de sa déformation, les différents types qu'elle peut offrir suivant la présentation (sommet, face, front, siège), les phénomènes de retour à la forme primitive sont successivement et complètement exposés. Et cependant, tout en laissant de côté certaines hypothèses qui sont fort discutables, on sent,

1. Schrœder, *Schwangerschaft Geburt und Wochenbett*, 1867.
2. Schrœder, *Manuel d'accouchements*, traduit par le Dr A. Charpentier, Paris, 1875.
3. Hecker, *Ueber die Schædelform bei Gesichtlagen*. Berlin, 1869, et *Archiv für Gynækologie*, 1871, p. 429.
4. Kueneke, *Die vier Faktoren der Geburt*, Berlin, 1879.

en achevant la lecture de cet important travail, qu'il y a là une lacune. Quel est le véritable mécanisme de ces déformations? Voilà ce que Kueneke ne discute point.

Depuis l'apparition de son livre, les changements de forme que peut subir la tête du fœtus ont encore été le sujet de quelques monographies. En 1870, dans une leçon clinique, Olshausen [1] montra quels renseignements importants, au point de vue médico-légal, pouvait fournir l'examen de la tête du fœtus.

En 1871, Grossmann [2] nie qu'il puisse y avoir une réductibilité absolue dans la totalité du crâne : de plus, il affirme avec Dohrn (ayant surtout étudié comme lui les accouchements dans les rétrécissements du bassin), que le chevauchement des pariétaux est presque constant. Il ajoute cependant qu'il existe des mouvements de l'occipital autour d'un axe qui passerait par l'articulation condylo-atloïdienne.

Nous signalerons enfin une bonne thèse de Fankhauser [3] publiée en 1872 : mais, comme la plupart de ses prédécesseurs, Fankhauser étudie en même temps le chevauchement des os de la tête, et dans les cas d'accouchement normal, et dans ceux de rétrécissement du bassin : — le mémoire de Fehling [4] sur la compressibilité du crâne; — et l'article si ingénieusement conçu de J. Matthews Duncan [5] (d'Edimbourg), article sur la craniométrie intra-utérine, dans lequel sont résumés en quelques pages presque tous les éléments acquis sur cette question, éléments qui peuvent permettre jusqu'à un certain point de reconnaître avant l'accouchement quel est le volume de la tête fœtale.

Ainsi qu'on peut le voir par ce court résumé, les auteurs

1. Olshausen, *Volkmann's klin. Vortr.*, Leipzig, 1870, n° 8.

2. Grossmann, *Ueber die Veræanderungen der kindlichen Kopfes durch die Geburt.*, *Inaugur. Dissertation*, Breslau, 1871.

3. Fankhauser, *Die Schædelform nach Hinterhauptlage*, Berne, 1873.

4. Fehling, *Ueber die Compression des Schædels bei der Geburt*, traduit dans les *Archives de Tocologie*, 1874, p. 114 et suiv.

5. J. Matthews Duncan, *Note on intra-uterine Craniometry*, *The obstetrical Journal*, Septembre 1875, et *Mécanisme de l'accouchement*, p. 445, Paris.

français et étrangers ont surtout examiné en bloc les déformations de la tête du fœtus pendant l'accouchement, et leur attention a été aussi attirée sur quelques-unes des modifications compensatrices que peuvent subir certains de ces diamètres. Mais, jusqu'ici, ces modifications compensatrices, ainsi que le rôle dévolu à chaque os de la voûte, n'ont encore été de leur part l'objet d'aucun travail complet.

ARTICLE II

RECHERCHES SUR LES DIAMÈTRES DE LA TÊTE. — MANUEL OPÉRATOIRE : CÉPHALOMÈTRE, TRACÉS GRAPHIQUES.

Quand on étudie dans les traités classiques et dans les manuels d'accouchements la tête du fœtus à terme, rien n'y est moins exactement déterminé que ses différents diamètres. Quel est leur point de départ précis? Quel est, au juste, leur point d'arrivée? Il serait difficile de trouver, sur ce sujet, deux auteurs qui s'accordent complètement; il y a plus, et rien ne saurait mieux fournir une idée de la confusion qui règne en général : les figures données dans les livres et représentant ces diamètres sont, le plus souvent, en désaccord complet avec le texte même de l'auteur.

Le diamètre *occipito-mentonnier*, par exemple, pour la plupart des auteurs, pour Nægelé, Jacquemier, Cazeaux, Leishman, Verrier, Pénard, s'étend de la petite fontanelle au menton; tandis que pour d'autres, Chailly-Honoré et Joulin, il va du menton à la protubérance occipitale; pour Schrœder enfin, il va du menton à la partie la plus élevée du crâne, au voisinage de la petite fontanelle.

Le diamètre *occipito-frontal* pour Cazeaux, Chailly-Honoré, Velpeau, Verrier, Leishman, Joulin, Pénard, s'étend de la protubérance occipitale à la bosse coronale ; pour Nægelé et Schrœder, il va de la racine du nez à la partie la plus saillante de l'occiput; pour Jacquemier, du milieu du front au milieu de l'espace compris entre la fontanelle postérieure et la bosse occipitale; enfin Joulin et Verrier le figurent comme s'étendant de la pointe de l'occiput au milieu du front.

Quant au *sous-occipito-bregmatique,* il va de la limite entre l'occipital et la nuque, au milieu de la grande fontanelle pour Schrœder et Pénard; au contraire, il s'étend du bregma au milieu de l'espace qui sépare le trou occipital de la bosse occipitale pour Cazeaux, Jacquemier, Chailly, Verrier, Joulin, etc.

Enfin, la plupart des auteurs, sinon tous, admettent que le plus grand diamètre antéro-postérieur de la tête est le diamètre occipito-mentonnier qu'ils viennent de décrire. A part deux ou trois cas exceptionnels, il n'en est absolument rien, et ce point a une certaine importance. Le plus grand diamètre antéro-postérieur de la tête est un diamètre sus-occipito-mentonnier; il s'étend du menton à la suture sagittale, se terminant en un lieu qui varie entre la pointe de l'occiput et la fontanelle antérieure. Dans la presque totalité des cas il en est ainsi, mais comme dans certaines circonstances, fort rares, il peut en être autrement, nous lui avons attribué la dénomination, non pas de diamètre sus-occipito-mentonnier, mais de diamètre *maximum* (Max.).

Outre ce premier diamètre, qui peut varier beaucoup pendant l'accouchement et qu'il est fort utile, on le verra, de comparer aux autres, nous avons choisi et étudié les suivants :

Le diamètre *occipito-mentonnier* (OM), qui, pour nous, va de la pointe de l'occiput au menton;

Le diamètre *occipito-frontal* (OF), de la pointe de l'occiput à la racine du nez;

Le diamètre *sous-occipito-bregmatique* (Ss-O. Bg.), du point de rencontre de l'occipital et de la nuque, au milieu de la grande fontanelle, au niveau du point où se croiseraient la suture sagittale et la suture pariéto-frontale;

Le diamètre *bipariétal* (BiP), ou diamètre transverse maximum postérieur;

Le diamètre *bitemporal* (BiT), ou diamètre transverse minimum, qui s'étend de la naissance de la suture pariéto-frontale d'un côté à la naissance de la suture pariéto-frontale du côté opposé;

Et le diamètre *bimastoïdien* (BiM), d'une apophyse mastoïde à l'autre.

A ces diamètres nous avons ajouté deux circonférences: l'une, *grande circonférence* (gr. C.), passe par les extrémités du diamètre antéro-postérieur maximum; la seconde, *petite circonférence* (pet. C.), par les extrémités du diamètre sous-occipito-bregmatique.

Ce n'est pas sans raisons que nous avons choisi ces diamètres; comme nous voulions avoir des mesures aussi exactes que possible et les mêmes sur tous les sujets, pour qu'elles pussent être comparables; comme nous voulions, de plus, pouvoir les reprendre un certain nombre de fois sur le même sujet, pendant les huit premiers jours après l'accouchement, quelles qu'aient été la présentation et la position, quelles qu'aient été les modifications peu ou très considérables subies par la tête; — il nous fallait choisir des points faciles à retrouver. L'extrémité supérieure de l'occipital, la racine du nez, la pointe du menton, le point de rencontre de l'occipital et de la nuque, la suture fronto-pariétale, remplissaient le mieux les conditions que nous recherchions. Quant au diamètre bipariétal, comme il représente le diamètre transverse postérieur maximum, à l'aide d'un instrument exact, il est toujours facile de le retrouver : il suffit pour cela de faire passer doucement, et à plusieurs reprises, horizontalement et verticalement, les deux branches du céphalomètre, qui glissent ainsi à frottement sur les bosses pariétales.

Le diamètre bimastoïdien nous a été moins utile, car nous n'avons pas recherché si les différents diamètres de la base subissent ou non des modifications pendant l'accouchement.

Pour mesurer ces diamètres d'une façon aussi exacte que possible, un de nos fabricants d'instruments de chirurgie, le successeur de Charrière, M. Collin, à l'habileté duquel on ne fait jamais appel en vain, a construit, sur nos indications, un céphalomètre qui nous permet de constater des différences d'un demi-millimètre.

Cet instrument n'est en réalité, dans son principe, que le pelvimètre de M. le Professeur Depaul, considérablement agrandi. Sa longueur totale est de 45 cent. 5. Il se compose de deux branches arrondies sur une de leurs faces, plates et lisses, au contraire, du côté opposé; ces deux branches peuvent ainsi glisser l'une sur l'autre : de plus, comme elles sont assez larges, elles ne risquent point de se déformer, ainsi que cela arrive trop souvent aux pelvimètres ordinaires.

Ces branches mesurent chacune 25 cm. 5 de longueur. Au voisinage d'une de leurs extrémités avant de se rejoindre elles se recourbent et offrent une concavité dirigée en dedans. A l'autre extrémité elles s'articulent entre elles. L'une de ces branches se continue par une tige plate longue de 14 cm. 5, tige qui, en se terminant, supporte un grand arc de cercle gradué en centimètres et en millimètres. Sur cet arc de cercle les divisions partant du 0 vont d'un côté, à gauche, jusqu'à 35 cm. et de l'autre côté, à droite, jusqu'à 16 cm. (voyez fig. 2).

A la seconde branche, qui est mobile autour de l'articulation, fait suite une longue aiguille qui arrive jusque sur l'arc de cercle gradué. Quand les deux extrémités recourbées et arrondies du céphalomètre sont en contact, l'aiguille est au 0; au fur et à mesure que les branches s'éloignent, l'aiguille indique quel est le degré d'écartement.

Cet instrument permet donc de mesurer les diamètres de la tête. En nous en servant, nous avons fait complètement abstraction de la bosse séro-sanguine. Cette bosse, en effet, siège le plus souvent en dehors du diamètre antéro-postérieur de la tête; et même lorsqu'elle existe sur ce diamètre, il est facile, en exerçant sur elle une pression douce et continue, de la faire disparaître à l'endroit où l'on veut placer l'extrémité de l'instrument.

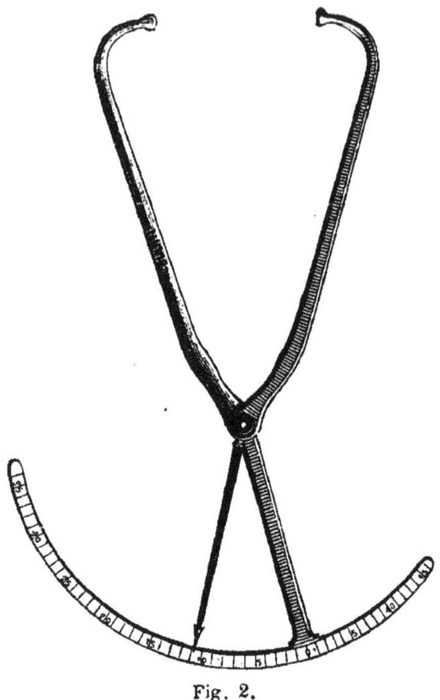

Fig. 2.

On peut également, avec lui, déterminer quels sont les diamètres externes du bassin. Ce n'est pas tout : si de même qu'avec le pelvimètre de Depaul, on vient à faire glisser l'une des branches au-dessus de l'autre, à les croiser, on pourra mesurer les diamètres de l'excavation pelvienne, l'aiguille indiquera de l'autre côté du zéro, sur la partie latérale droite de l'arc de cercle gradué, quelle est exactement leur étendue.

Mais les chiffres obtenus, tout précis qu'ils sont, s'adressent simplement à l'esprit, ne frappent point les sens et ne peuvent rester nettement gravés dans la mémoire. M. Tarnier nous a conseillé de rechercher si, à l'aide de la méthode graphique, en nous servant de lames de métal par exemple, nous ne pourrions reproduire exactement, mathématiquement pour ainsi dire, la forme de la tête. Il s'agissait, en un mot, d'appliquer à la tête du fœtus ce que M. Pinard, son élève et notre ami, avait déjà fait pour le bassin. Les divers craniographes, même celui de M. le professeur Broca, qui est si simple et si ingénieusement construit, n'ont pu nous être d'aucune utilité, car il est impossible de maintenir les enfants fixés dans un état d'immobilité absolue. Nous avons donc essayé successivement des lames de plomb, des lames faites avec un alliage de plomb et d'étain, de plomb et de zinc, etc.

Celles qui ont donné les résultats les plus satisfaisants sont des lames de plomb fabriquées par M. Collin de la façon suivante : On prend une tige de ce métal, on la passe un grand nombre de fois à la filière, puis on la place sous le laminoir et on s'arrange pour obtenir des lames qui mesurent de 4 mm. à 5 mm. 5 de largeur sur un millimètre d'épaisseur. Ces lames sont excessivement souples, elles s'appliquent facilement sur les tissus résistants dont elles prennent et conservent la forme avec exactitude. Leur mode de préparation les rend beaucoup préférables aux lames qui ont été coupées dans des feuilles de même métal.

Voici comment nous nous en servons habituellement. Aussitôt après la naissance de l'enfant qui est tenu par un aide, les différents diamètres de la tête ayant été relevés, nous choisissons une lame de plomb suffisamment longue pour nous permettre de prendre le contour vertical ou antéro-postérieur du crâne, contour qui passe par les extrémités du diamètre occipito-mentonnier. Nous l'appliquons tout à fait en arrière et en bas de la tête, et nous faisons un léger trait, soit avec l'ongle, soit avec le crayon au point de rencontre de l'occipital et de la nuque; puis en glissant le doigt sur le métal qui prend la forme du contour osseux, nous arrivons à la pointe de l'occipital et au milieu du bregma que nous marquons de la même façon; nous descendons enfin en appliquant notre lame sur le front, la racine du nez et le menton. Les parties molles de la face se laissent évidemment déprimer et nous ne recueillons ni la forme du nez ni celle de la bouche, mais ces formes ne nous intéressent nullement, car elles n'entrent pas en jeu dans le mécanisme de l'accouchement.

Cette petite opération, grâce à la souplesse du métal, n'est en aucune façon douloureuse pour l'enfant; s'il venait à ouvrir la bouche, l'aide, avec un doigt, maintiendrait en place le menton.

Le contour antéro-postérieur du crâne étant ainsi acquis, il suffit de faire glisser la lame de plomb sur le côté, de la placer de champ sur une feuille de papier et, avec un crayon, d'en dessiner le contour. Mais, ses extrémités venant à s'écarter, il se pourrait qu'on n'ait pas conservé avec une exactitude absolue les diamètres du crâne. On les obtient de la façon suivante, et c'est là encore que nos points de repère résistants, faciles à déterminer, nous ont été d'une nouvelle utilité. Une feuille de papier a été appliquée d'avance sur une planchette spéciale attachée à ses quatre coins à l'aide d'épingles en acier ou de punaises. Cette planchette, qui est très lisse et faite de bois assez souple, doit permettre plus tard à la pointe du crayon de glisser facilement sur le papier sans se briser et sans décrire de courbes irrégulières. On marque sur cette feuille de papier un point au niveau duquel viendra s'appliquer l'extrémité de l'occipital : de ce point comme centre on décrit un arc de cercle dont le rayon est égal au diamètre occipito-mentonnier; puis un second dont le rayon représente le diamètre occipito-frontal. Il suffit alors, en faisant glisser la lame de plomb sur le papier, d'amener au point qui lui est fixé d'avance le trait qui correspond à l'extrémité de l'occiput, le menton se place sur le premier arc de cercle et la racine du nez sur le second : à l'aide d'épingles en acier piquées en dehors de la lame de métal et exactement contre elle, on la maintient dans une position fixe : comme, de plus, les deux extrémités du diamètre sous-occipito-bregmatique ont été indiquées sur le plomb, on les retrouve. A l'aide d'un crayon assez effilé qui suit la face interne de la lame, on peut alors obtenir avec la plus grande facilité le contour mathématique du crâne.

Outre ce premier contour, en nous servant de procédés analogues, nous en avons pris un second qui représente une circonférence passant par les extrémités du diamètre occipito-frontal et qui, par conséquent, outre qu'il reproduit la distance qui sépare l'occipital de la base du front, indique encore les diamètres bipariétal et bitemporal.

On a donc, en réalité, le contour de deux coupes de la tête, l'une verticale et l'autre horizontale. Les mêmes tracés, pris quelques jours plus tard et comparés aux premiers, permettent d'apprécier *de visu* et même de mesurer les changements qui sont survenus dans les diamètres du crâne.

Tous nos dessins sont de grandeur naturelle; ils représentent donc, d'une façon aussi exacte que possible, la forme de la tête.

ARTICLE III

FORME DE LA TÊTE A LA SUITE DES DIFFÉRENTS ACCOUCHEMENTS.

Cet article, dans lequel entreront toutes nos observations, comprendra plusieurs divisions.

1° Après avoir cherché quelle est la forme normale de la tête, nous verrons :

2° Quel aspect elle présente après l'accouchement par le siège, aspect qui se rapproche beaucoup de l'aspect normal;

3° Puis nous étudierons quelles modifications la tête subit lorsque le sommet fléchi se présente et que :

(A) l'occiput, quelle qu'ait été la position primitive, vient se dégager sous la symphyse pubienne;

(B) Nous dirons ensuite quelques mots des présentations du sommet dans lesquelles l'occiput se dégage en arrière, au-devant de la commissure antérieure du périnée ;

4° Nous rapporterons quelques cas de présentation de la tête défléchie;

5° Et enfin certaines déformations tout à fait exceptionnelles, conséquences ou d'un rétrécissement du bassin, ou de particularités survenues pendant l'accouchement.

§ I. — TÊTE NORMALE.

Malgré tous les chiffres qui ont été donnés, malgré toutes les statistiques qui ont été faites, on ne sait pas encore bien exactement quelle est la forme normale de la tête. Le plus souvent on a considéré comme telle la tête sortie en présentation du sommet; or, il est excessivement rare que, dans ces cas, la tête n'ait pas subi de déformation: il faudrait pour cela supposer ou une tête très petite, ou bien un accouchement très rapide dans un bassin très large, les parties molles elles-mêmes n'ayant opposé aucun obstacle à la sortie du fœtus. Et encore, ne pourrait-on certifier d'une façon absolue que la tête du fœtus n'a pas été modifiée pendant l'expulsion.

Il n'y a guère qu'un cas qui permette de constater quelle est la forme normale de la tête du fœtus à terme, c'est celui d'une opération césarienne *post mortem* pratiquée sans qu'il y ait eu travail. Mais les observations de ce genre sont excessivement rares, il est donc difficile d'en recueillir un certain nombre.

On verra que, dans le cas suivant, la tête dont les contours étaient très arrondis présentait dans son ensemble une forme légèrement ovoïde [1].

OBS. I. Pl. I. — *Hémorrhagie pulmonaire chez une femme arrivée au terme de la grossesse. — Mort. — Opération césarienne.*

Le 20 octobre 1875, à 5 heures 15 minutes du soir, on apportait à la Maternité la nommée Fr. Marie, âgée de vingt-quatre ans, célibataire, domestique. Cette femme était habituellement bien portante; en 1869 ou 1870 elle avait seulement séjourné pendant quelques semaines à l'Hôtel-Dieu, elle avait eu, paraît-il, un œdème généralisé (?). Elle était brune, grande, forte et grasse, elle était, de plus, enceinte et arrivée à terme; elle attendait de jour en jour sa délivrance. Depuis quelque temps elle toussait un peu, lorsque le 29, à 4 heures du soir, elle se mit tout à coup à cracher le sang en grande abondance; un médecin appelé en toute hâte lui fit administrer une potion, l'hémoptysie parut s'arrêter et on la transporta à l'hospice de la Maternité. — On avait à peine eu le temps de la mettre au lit et d'obtenir d'elle les renseignements qui précèdent, lorsque de nouveaux crachements de sang survinrent. L'hémoptysie fut

1. E. Labat a publié deux nouvelles observations dans sa très intéressante thèse : *Recherches cliniques et expérimentales sur la tête du fœtus au point de vue obstétrical*, Paris, 1881. — Voyez aussi : Wiltshire, *Obstetrical Transactions*, London, t. XX, p. 78, 1878. J. Matthews Duncan, *Obstetrical Journal*, London février 1879.

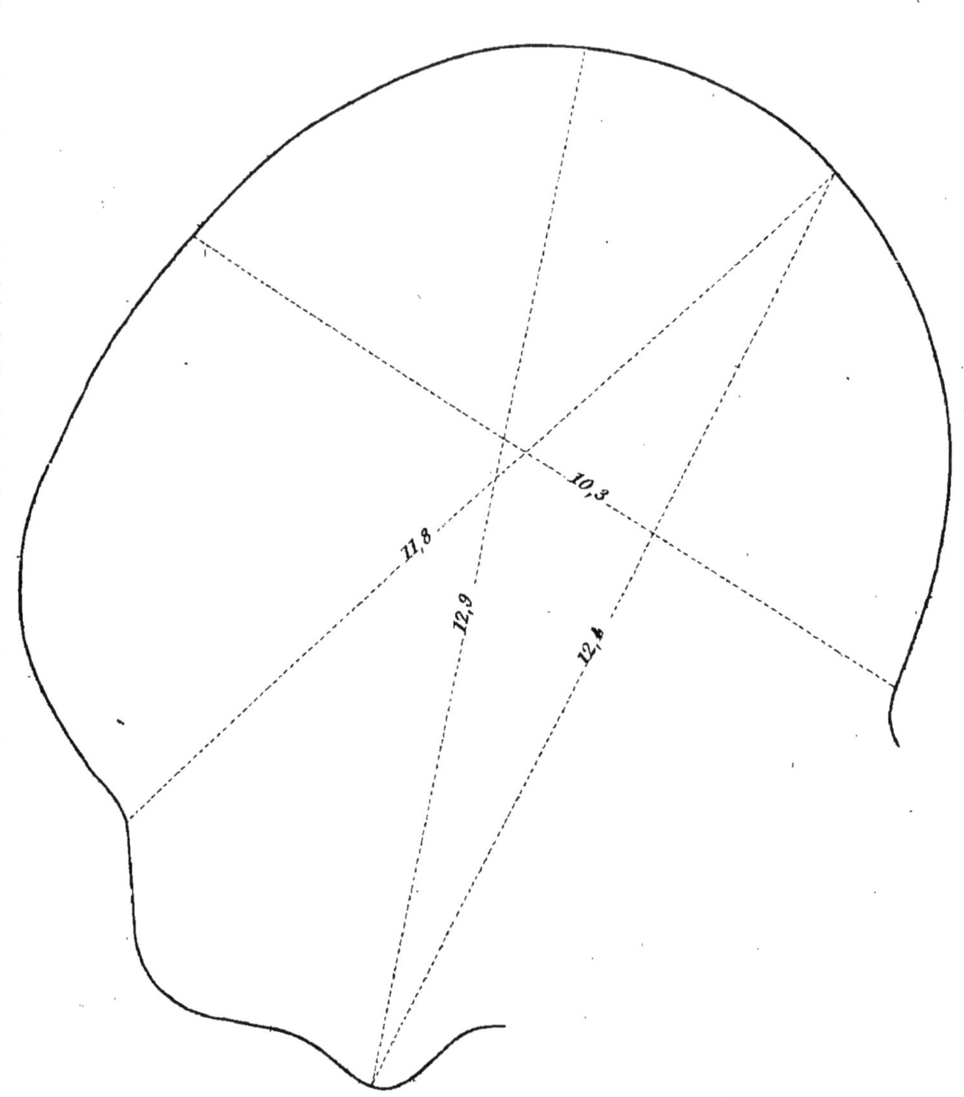

OPÉRATION CÉSARIENNE

Obs. I _ 29 Octobre 1875.

O. Doin, Editeur, Paris

si abondante et si foudroyante que rien ne put l'arrêter et qu'à 7 heures du soir la femme était mourante. — En notre absence, on courut en toute hâte chercher notre excellent collègue, M. Golay, interne à la Maternité de l'hôpital Cochin, et lorsqu'il arriva, la malade avait succombé depuis dix minutes. Comme peu de temps auparavant on avait entendu les battements du cœur du fœtus, en bas, en avant et à gauche de la paroi abdominale, il pratiqua la section césarienne. Cette opération fut simple et rapidement faite. M. Golay parvint à extraire un fœtus du sexe masculin qui était placé comme le sont le plus habituellement les fœtus, et présentait le sommet en position OIGA. Cet enfant était en état de mort apparente : une aide sage-femme l'examina, n'entendit pas les battements du cœur, le crut mort et l'abandonna sur un lit : dix minutes plus tard, l'autre aide l'ausculta de nouveau et à son grand étonnement constata l'existence de battements cardiaques très faibles ou mieux d'un frémissement cardiaque. Elle se mit alors à pratiquer l'insufflation avec une grande persistance : les battements du cœur devinrent de plus en plus forts, et enfin, au bout de trois quarts d'heure, l'enfant fit une première inspiration; après une heure 1/2 il était complètement ranimé.

Il parut pendant quelques instants aller assez bien, mais bientôt il fut pris de mouvements convulsifs, de trismus, et le lendemain, 30 octobre, à 6 heures du matin, il succombait.

Cet enfant avait une tête légèrement ovoïde, régulière, qui, mesurée par nous aussitôt après qu'il avait été insufflé et ranimé, présentait les diamètres suivants :

O M. 12,4. — Maxim. 12,9. — O F. 11,8. — Ss-O. Bg. 10,3. — Bi P. 10. — Bi T. 8,7. — Bi M. 7,8. — Grande circonférence 37 cm., 6. — Petite circonférence 33 cm., 5.

Cet enfant mesurait 51 cm. de longueur : il pesait 2.970 gr.

Le point d'ossification de l'extrémité inférieure du fémur était très apparent, comme l'a démontré l'autopsie, il était donc à terme.

A l'examen cadavérique, on constata de plus une congestion de la partie postérieure et de la base des poumons, des taches ecchymotiques nombreuses sur le péricarde, une congestion très intense des méninges et un peu de suffusion sanguine sur la convexité des deux hémisphères.

L'autopsie de la mère fut faite le 30 octobre, à 9 heures 30 du matin. Au sommet des deux poumons on trouva quelques granulations tuberculeuses, au sommet du poumon gauche existaient deux petites cavernes : dans l'une de ces cavernes qui offrait le volume d'une aveline, du sang était épanché, sang qu'on pouvait suivre dans la bronchiole, la bronche et la trachée. Du sang était en outre passé dans quelques autres bronches, dans les canaux du lobe inférieur et même dans le poumon droit.

Le cœur était volumineux, le ventricule gauche surtout était hypertrophié, complètement vide, et les gros vaisseaux ayant été sectionnés au niveau de leur origine, il pesait 289 grammes; il était du reste tout à fait sain.

Le foie, la rate, l'estomac, les intestins, le pancréas étaient normaux. Le rein gauche pesait 180 gr. et le droit 175 gr.; ils n'étaient ni l'un ni l'autre le siège d'aucune altération.

L'utérus semblait avoir été sectionné sur la ligne médiane, l'incision qui avait été faite passait juste au niveau du bord du placenta, qui s'insérait sur la partie latérale droite de l'organe. Ce placenta était de forme circulaire, il pesait 370 gr. : l'insertion du cordon était centrale.

En examinant de plus près l'utérus, on vit que si cet organe paraissait normal, en réalité il ne l'était pas : il était double avec cloisonnement complet, et devait être, si on admettait la classification proposée par M. L. Lefort dans son excellente thèse, désigné sous le nom de *uterus bipartitus globularis*.....

§ II. — TÊTE DANS LES PRÉSENTATIONS DU SIÈGE.

La tête est évidemment peu modifiée dans les présentations du siège : elle présente aussitôt après l'accouchement une jolie forme arrondie qui frappe par sa régularité. Il nous serait bien difficile jusqu'ici de dire exactement en quoi cette tête diffère de la normale. Cependant, on ne peut la considérer absolument comme telle. En examinant avec attention les tracés recueillis sur un même enfant, on voit que, après quelques jours, la forme générale du crâne a légèrement changé.

Il est évident que, même si pour franchir la filière pelvienne, elle n'a éprouvé aucune difficulté, on ne peut considérer comme normale une tête qui, venant la dernière, a supporté pendant plusieurs heures le poids de toutes les contractions utérines.

Obs. II. — *Présentation du siège. S. I. G. A.*

Fritz, primipare, âgée de vingt-deux ans, constitution bonne, bassin normal, réglée pour la première fois à dix-sept ans et depuis d'une façon irrégulière, à peu près tous les deux mois pendant un ou deux jours. Les dernières règles avaient paru du 15 au 20 octobre 1874. — Entrée à la Maternité le 16 juin 1875. — Les premières douleurs surviennent le 2 août 1875, à 2 heures du matin. A 3 heures, on amène la malade à la salle d'accouchements.

Au palper, on trouve au fond de l'utérus, à droite, sous le foie, une tumeur dure et globuleuse qui est la tête; le dos est dirigé en avant. —

A l'auscultation, on entend le maximum des bruits du cœur sur la ligne médiane, au niveau de l'ombilic. — Par le toucher, on constate que la partie fœtale est très élevée : la dilatation était alors de la grandeur d'une pièce de 50 centimes. — Les douleurs continuèrent à être assez énergiques, le siège s'engagea et l'orifice continuant à se dilater atteignit la grandeur d'une pièce de 2 francs. On put alors constater une présentation du siège décomplétée (mode des fesses) en position S. I. G. A. Les membranes étaient intactes et ne se rompirent qu'à 1 heure du soir. La dilatation fut complète à 4 heures et l'accouchement se termina à 5 heures. L'extraction fut très rapide. — Enfant vivant du sexe masculin, pesant 3,150 gr. — Délivrance naturelle. — Les diamètres de la tête sont les suivants :

O M. 13. — Max. 13,2. — O F. 11,7. — Ss-O. Br. 9,5. — Bi P. 9,3. Bi T. 8,3. — Bi M. 8,1.

Obs. III. — *Présentation du siège, mode des fesses S. I. D. A.*

Le 25 octobre 1875 accouchait à la Maternité la nommée Pouvri... primipare, âgée de vingt-cinq ans. Dernière apparition des règles du 9 au 11 janvier 1875. Premières douleurs le 24 octobre 1875 à 11 heures du soir. Rupture spontanée des membranes le 25 à midi. Présentation du siège en position S. I. D. A. Terminaison à 1 h. 30 du soir. Durée totale 14 h. 1/2. Enfant né en état de mort apparente, sexe féminin, longueur 48 cent.

Les diamètres de la tête aussitôt après l'accouchement et les jours qui suivirent furent :

HEURES APRÈS L'ACCOUCHEMENT	O. M.	MAX.	O. F.	SS. O. B.	BIP.	BIT.	BIM.	GRANDE CIRC.	PETITE CIRC.	POIDS
»	12.6	12,75	11,2	10,2	9.9	8,7	8 »	37 »	33,5	2,730
26	12,7	12,8	11,35	10,3	9,9	8,8	8 »	37,1	33,7	2,765
50	12,7	12,9	11,4	10,5	10	8,8	8,1	37,3	33,9	2,720
74	12,7	12,9	11,5	10,7	10,2	8,8	8,2	37,5	34,1	2,725
146	12,9	13.3	11,7	10,7	10,2	8,9	8,3	37,9	34,1	2,860

Obs. IV. — *Présentation du siège S. I. G. A.*

Le 5 décembre 1875 accouchait à la Maternité la nommée Garch...., primipare, âgée de vingt-six ans. Dernière apparition des règles du 24 au 27 mars 1875. Apparition des premières douleurs le 4 décembre à 6 heures du soir; les membranes s'étaient rompues spontanément 1 heure auparavant. Présentation du siège. Position S. I. G. A. — Accouchement spontané le 5 décembre à 6 heures du soir. Fille vivante, longueur totale 48 cent. Les diamètres de la tête étaient les suivants :

HEURES APRÈS L'ACCOUCHEMENT	O. M.	MAX.	O. F.	SS-O. B.	BIP.	BIT.	BIM.	GRANDE CIRC.	PETITE CIRC.	POIDS
»	12,25	12,6	11,5	10,3	9,3	7,5	7,6	35,2	32,7	2,830
23	12,25	12,85	11,7	10,3	9,2	7,8	7,6	35,5	32,7	2,765
44	12,4	13 »	11,9	10,3	9,3	8,2	7,7	35,9	32,7	2,585
92	12,5	13 »	11,9	10,3	9,3	8,3	7,8	35,9	32,7	2,500

Obs. V. — *Présentation du siège S. I. D. P.*

Max...., vingt-huit ans, constitution bonne, bassin normal. Entrée à la Maternité le 31 juillet à 8 heures du matin, elle est immédiatement conduite à la salle d'accouchements. Cette femme, enceinte pour la quatrième fois, a déjà eu 3 enfants à terme, nés vivants et spontanément, en présentation du sommet. Réglée pour la première fois à quatorze ans et toujours régulièrement depuis. La dernière époque menstruelle date du 25 au 30 septembre.

Les premières douleurs apparaissent le 20 juillet à minuit, et à 8 heures du matin la malade arrive à la Maternité. Par le palper, on sent la tête au fond de l'utérus et à gauche; le dos est dirigé à droite et en arrière. A l'auscultation, on entend les bruits du cœur à droite et en arrière un peu au-dessus du niveau de l'ombilic. Orifice utérin dilaté de la grandeur d'une pièce de 5 francs, membranes intactes. A 8 h. 40, les membranes se rompent spontanément. Les contractions sont assez énergiques, mais la dilatation n'est complète qu'à 2 h. 30 du soir. L'accouchement se termine à 4 heures.

La période d'expulsion a duré 1 h. 30, et le dégagement des bras offrit quelques difficultés, car ils étaient relevés de chaque côté de la tête. L'enfant, du sexe féminin, vivante et forte, pesait 3.400 gr. — Délivrance spontanée. — Suites de couches naturelles. — Les diamètres de la tête du fœtus étaient les suivants : O M. 12. — Max. 12. — O F. 10, 8. — Ss-O Br. 10,4. — Bi P. 8.9. — Bi T. 8,2. — Bi M. 8,6.

Obs. VI. — *Rétrécissement du bassin. — Accouchement prématuré provoqué. — Présentation du siège.*

La nommée Joséphine Fla..., âgée de trente ans, entre à la Maternité le 18 octobre 1875. — Sa santé est généralement bonne : première apparition des menstrues à dix-neuf ans; régulièrement réglée, elle perd pendant deux jours.

Cette femme a toujours été bien portante pendant son enfance. Elle dit avoir marché de très bonne heure et n'avoir jamais cessé de le faire : mais elle affirme qu'elle n'a plus grandi depuis l'âge de onze ans. Hauteur totale du corps 1 m. 35. Il n'existe aucune déviation de la colonne vertébrale. On ne trouve pas de déformations bien considérables du côté des membres inférieurs ou supérieurs : cependant les tibias sont très légèrement arqués. L'extrémité supérieure des cubitus est volumineuse et saillante. Le bassin est petit, une ligne étendue d'une épine iliaque antérieure et supérieure à celle du côté opposé mesure 23 centimètres de longueur. Au toucher, on arrive facilement sur l'angle sacro-vertébral. Le diamètre promonto-sous-pubien est de 9 cm., 3. Ce bassin est un bassin généralement trop petit.

Cette malade a été accouchée une première fois à la Maternité par M. Tarnier le 10 avril 1870, et une seconde fois, pendant notre premier internat, le 18 décembre 1872. Dans les deux cas, il fit une application de forceps-scie, dont nous ne croyons pas devoir rapporter les détails.

Quatre mois après son second accouchement, elle redevint enceinte et fit une fausse couche à trois mois et demi : huit jours auparavant elle avait été mordue par un chien; elle attribue sa fausse couche à la peur qu'elle eut à ce moment. — Deux mois après cet avortement, elle devenait de nouveau enceinte et faisait une seconde fausse couche au 4e mois. — Le 20 mars 1875 elle avait ses dernières règles : elle a été pendant toute cette grossesse fort bien portante; elle n'a pas vomi, n'a pas eu les jambes enflées, etc.

Elle entre à la Maternité le 18 octobre 1875. — Examinée, on trouve l'utérus qui remonte à trois travers de doigt au-dessus de l'ombilic. Au palper, on sent un enfant vivant et mobile dont la tête est un peu volumineuse. — On entend à l'auscultation le souffle utérin et les battements du cœur du fœtus. M. Polaillon se décide à provoquer l'accouchement : le vendredi 23 octobre, il introduit un dilatateur intra-utérin à 9 h. 1/2 du matin. Le ballon contenait 90 gr. d'eau. Il s'écoula quelques gouttes de sang par les parties génitales. Presque immédiatement la malade commença à souffrir : à 11 h. elle se leva, et, en faisant des efforts pour aller à la garde-robe, fit tomber le ballon. Les douleurs n'en persistèrent pas moins pendant toute la journée; elles étaient assez vives et revenaient toutes les 5 minutes. — Le soir à 6 h. le col était complètement effacé, il y avait un commencement de dilatation de l'orifice; mais à 8 h. les douleurs cessèrent. — Le samedi, quelques douleurs légères revinrent le matin, mais cessèrent bientôt pour ne plus reparaître. — Le lundi 26 au matin, le col s'était complètement refermé et avait repris une grande partie de sa longueur. Un second ballon fut introduit à 9 h. 15 contenant 110 gr. d'eau : des douleurs intenses survinrent et au bout de dix minutes le ballon creva. — A 10 h. 15, bien que la malade eut des douleurs, un nouveau ballon fut placé, contenant 90 gr. de liquide. Les contractions utérines persistèrent et le travail parut se déclarer définitivement. A 2 h. de l'après-midi, on retira le ballon qui, tombé dans le vagin, était près de la vulve. Les douleurs continuèrent : à 5 h. du soir la dilatation était grande comme la paume de la main; on pouvait sentir un pied qui flottait dans la poche des eaux. — A 8 h. du soir, la dilatation était complète ; la malade passa toute la nuit à la salle d'accouchements : les douleurs avaient cessé d'être aussi vives.

Le 26, à 8 h. 45 du matin, M. Polaillon rompit les membranes. Les deux pieds descendirent, mais accompagnés du cordon. La malade n'avait pas de contractions utérines. Pendant l'extraction, le tronc s'engagea lentement, puis les bras se relevèrent et leur dégagement successif exigea un certain temps. La tête elle-même restait accrochée au détroit supérieur : on plaça son diamètre occipito-frontal parallèlement au diamètre transverse, l'occiput à gauche, le menton à droite de la femme, ce qui fit descendre la base du crâne, et le chirurgien put aller, quoique très péniblement, accrocher la bouche du fœtus. Puis, pendant qu'il exécutait des tractions, nous appliquâmes les deux mains sur la tête au-dessus de la symphyse pubienne et nous exerçâmes sur elle une vigoureuse pression dirigée de haut en bas et d'avant en arrière. Bientôt il y eut une secousse brusque, la tête avait franchi le détroit supérieur; elle fut rapidement amenée au détroit inférieur et extraite. Le cordon fut sectionné, le bout fœtal comprimé, puis lié, afin que l'enfant ne perdît point de sang. Des frictions, des douches avec de l'eau froide, la titillation de l'arrière-gorge et des fosses nasales suffirent pour le ranimer : au bout de quelques instants une inspiration eut lieu; trente secondes environ après une deuxième, puis une troisième survinrent; elles se rapprochèrent et la respiration finit par s'établir régulièrement. Une des premières fonctions qu'accomplit l'enfant fut d'uriner. Il y avait sur la face et sur le cou quelques ecchymoses dues à l'opération. Quant à la tête, elle était très ronde. Au niveau de la suture fronto-pariétal, du côté droit il existait une dépression, un léger enfoncement avec coloration bleuâtre de la peau; elle correspondait à la partie qui avait été fortement comprimée sur l'angle sacro-vertébral. Du côté opposé, qui avait glissé sur la face postérieure du pubis, on ne trouvait aucune trace semblable. — Enfant mâle.

Le 26 octobre, on trouvait : diamètres de la tête : OM. 10,85 — Max. 11,2 — OF. 10 — Ss-O Br. 9,5 — BiP. 9. — BiT. 7,2 — BiM. 7 — Grande circ. 33. Petite circ. 30 — Poids 1800 gr.

Le 27, 24 heures après l'accouchement : OM. 10,85 — Max. 11,2 — OF. 10 — Ss-O Br. 9,4 — BiP. 8,75 — BiT. 7,5 — BiM. 7 — Poids 1740.

L'enfant succomba le 28 octobre 1875 à 11 h. 1/2. — Le lendemain de sa naissance, les membres supérieurs et inférieurs étaient devenus durs et glacés; malgré les soins qui lui furent administrés, on ne put réussir à le réchauffer. Il n'eut aucune convulsion, aucune paralysie apparente.

A l'autopsie, on trouve dans la cage thoracique le cœur et les poumons qui sont normaux : les poumons, jetés dans l'eau, surnagent complètement; aucun point n'est en état d'atélectasie. Dans la cavité abdominale, le foie et la rate sont normaux, les reins présentent des infarctus uratiques en assez grande quantité; cependant l'enfant n'a vécu que 51 heures.

L'examen du crâne a présenté des particularités intéressantes : le cuir chevelu ayant été enlevé, on trouva sur le côté droit de la voûte un certain nombre de lésions. C'est ce côté droit qui, pendant l'accouchement, avait été en rapport avec l'angle sacro-vertébral; c'est sur lui qu'existait, au moment de la naissance de l'enfant, une dépression très marquée, correspondant à la suture fronto-pariétale. — Le cuir chevelu ayant été enlevé, on voyait sous le périoste un certain nombre de taches ecchymotiques d'un rouge foncé : ces taches correspondaient à des fractures. — Au niveau de la suture fronto-pariétale, il y avait, en bas, deux fêlures sur le frontal. Il en existait une sur le bord antérieur du pariétal, près de la même suture. Trois petites fêlures existaient au voisinage du bord sagittal du même os; il y en avait une autre près du centre du même pariétal. Enfin la fracture la plus considérable et la plus étendue existait à la région inférieure du pariétal, non loin de sa réunion avec le temporal. En ce point, la fracture était complète et une petite portion du pariétal s'enfonçait en dedans vers la cavité crânienne. Il n'y avait aucune lésion du temporal droit ni de l'occipital, aucune lésion de la moitié latérale gauche du crâne. — Le crâne ayant été ouvert du côté gauche et tout le côté droit étant resté intact, on put constater que la dure-mère n'avait nullement été déchirée, on ne voyait point à travers elle les lésions osseuses. — Il existait une légère hémorrhagie méningée à gauche : le sang était épanché sous l'arachnoïde. A droite, cette hémorrhagie était beaucoup plus considérable, elle occupait la convexité du cerveau et surtout la partie située près de la faux du cerveau.

Obs. VII. — *Présentation du siège. Déformation de la tête du fœtus constatée au moment de l'accouchement.*

La nommée Boug....., enceinte pour la quatrième fois, accouche à la Maternité, le 23 décembre 1872. Dernière apparition des règles du 27 au 30 avril.

Présentation de l'extrémité pelvienne (mode des fesses) en S. I. D. P. — Fille née vivante, pesant 2.765 gr., longueur totale du corps 0 m., 45.

Diamètres de la tête : occipito-frontal, 11 c. : — occipito-mentonnier, 12 c. 1/2; — bipariétal 8 c. 1/2; — sous-occipito-bregmat., 8 c. 1/2.

Aussitôt après l'extraction de l'enfant, on remarqua que la tête demeurait penchée à gauche, s'appliquant exactement sur l'épaule de ce côté. Lorsqu'on excitait l'enfant, il arrivait cependant à la replacer dans la position normale.

La face latérale gauche de la tête avait dans son ensemble un aspect réniforme; la convexité du rein répondait à la périphérie du crâne, au vertex; la concavité était limitée par le bord inférieur de la mâchoire en avant et par l'occipital en arrière; le hile existait au niveau de l'oreille.

— En bas et en avant de l'oreille, en arrière de la branche postérieure du maxillaire inférieur existait une dépression, un enfoncement assez profond qui correspondait au sommet de l'acromion et le recevait exactement. L'oreille gauche était aplatie, mais au niveau du bord supérieur une portion de l'hélix dépassait l'épaule. Cette partie était gonflée, légèrement violacée, œdémateuse, formant là un petit lobule arrondi dont l'aspect tranchait sur l'aplatissement du reste de l'oreille.

L'ensemble de ce côté de la tête était donc ovalaire à grand diamètre antéro-postérieur. De plus, il était concave, et le sommet de la concavité qui était représenté par le hile. correspondait à l'oreille. Le côté droit, au contraire, était très régulièrement convexe et la partie la plus saillante de la convexité répondait à l'oreille droite.

§ III. — PRÉSENTATION DU SOMMET (TÊTE FLÉCHIE).

Faisant pour ainsi dire table rase de tout ce qui avait été écrit sur les modifications de la tête pendant l'accouchement, nous avons pensé que la première chose à faire pour nous était d'étudier les changements qui surviennent à la suite des accouchements normaux, des accouchements qui sont de beaucoup les plus fréquents. Nous nous sommes donc astreint à prendre un certain nombre d'enfants venus en présentation du sommet, le bassin de la mère étant normal, enfants que nous n'avons pas choisis et que nous avons étudiés l'un après l'autre, au fur et à mesure de leur naissance. Nous avons recherché d'abord quels étaient les différents diamètres de la tête aussitôt après l'expulsion, puis ce que devenaient ces divers diamètres dans les jours qui suivent. Nous avons donc pris notre première mensuration aussitôt après l'accouchement, et en général les autres, le 2e, le 3e, le 5e et le 8e jour.

Ce sont ces mensurations, on le verra, qui nous ont conduit à chercher et à reconnaître le mécanisme passif des déformations du crâne.

A. *Présentation du sommet, l'occiput vient se dégager sous la symphyse pubienne.* — Voici toutes nos observations, au nombre de 52, résumées sous forme de tableaux. Dans quelques cas, les déformations ont été presque nulles; d'autres fois, au contraire, elles ont été assez considérables. Nous ajouterons deux observations moins complètes qui ont été prises en juillet, deux mois et demi avant que nous ayons commencé nos recherches; l'une de ces observations est remarquable par l'étendue des modifications que la tête avait subies.

N° DE L'OBSERVATION	NOM DE LA FEMME	AGE	NOMBRE DE GROSSESSES	DERNIÈRES RÈGLES	Apparition des premières douleurs.	Rupture des membranes.	Date de l'accouchement.	Heure de la terminaison.	Durée totale.	Durée après la rupture des membranes.	POSITION	SEXE
8	Rouss........	24 ans.	1re	26-29 déc. 1874.	10 h. s. 26 sept.	Spont. 10 h. s. 26 sept.	27 sept.	7 h. 45 soir.	21h.45	3 h. 45	O.I.G.A.	M.
9	Jall..........	17 1/2	1re	4 décemb. 1874.	29 sept. 4 h. s.	6 h. s.	29 sept.	9 h. 20 soir.	4 h. 20	3 h. 20	O.I.G.A.	
10	Tabell.......	23	1re	20-25 déc. 1874.	4 h. m. 29 sept.	6 1/2 s. 30 sept.	30 sept. 1875.	8 h. s.	40 h.	1 h. 30	O.I.G.A.	M.
11	Bouill........	23	1re	20-22 déc. 1874.	6 1/2 m. 1er oct.	7 h. s.	1er oct.	7 h. 20 soir.	12 h.	1 h. 30	O.I.G.A.	M.
12	Fouch........	23	1re	16-24 déc.	5 1/2 m. 1er oct.	8 h. 45 soir. 1er oct.	1er oct.	9 h. 10 soir.	15 h.50 m.	25 m.	O.I.G.A.	M.
13	Rich..........	20	1re	25 déc.	10 h. s. 1er oct.	12 h. 40 2 oct.	2 oct.	1 h. 15 m.	15 h.	35 m.	O.I.G.A.	M.
14	Sommerld. ...	23	1re	13 déc.	11 h. s. 2 oct.	Artific. 9 1/2 m. 3 oct.	3 oct.	11 h.10	12 h.	1 h. 40	O.I.G.A.	F.
15	Girond.	25	3e	1er janvier.	7 h. m. 9 oct.	9 oct. 1 h. s.	9 oct.	2 h. 15	7 h. 15	1 h. 15	O.I.G.A.	M.

LONGUEUR	BOSSE SÉRO-SANGUINE	Nombre d'heures après l'accouchement où la mensuration a été faite.	DIAMÈTRE occipito-mentonnier.	Diamètre maximum.	Diamètre occipito-frontal.	DIAMÈTRE sous-occipito-bregmatique.	Diamètre bi-pariétal.	Diamètre bi-temporal.	Diamètre bi-mastoïdien.	Grande circonférence.	Petite circonférence.	Poids de l'enfant.	OBSERVATIONS
45 cm.	Moyenne.	»	1,18	1,39	11 »	8,5	8,1	7,3	7,5	38,5	29 »	2700	
		16	1,22	1,34	11,4	9,3	8,5	7,5	7,5	37,2	30,5	»	
		40	1,26	1,34	11,4	9,5	8,6	7,7	7,6	37 »	31 »	»	
		63	1,28	1,33	11,5	9,7	8,6	7,7	7,6	37 »	31,5	2505	
		87	1,27	1,33	11,5	9,7	8,7	7,7	7,6	36,9	31,5	»	
		183	1,26	1,33	11,5	,98	8,7	7,8	7,7	38,9	31,3	2565	
46	Pas.	»	11,9	12,8	10,9	8,9	8,3	7,4	7,1	35,5	28,5	2770	
		13	12 »	12,4	10,9	9,1	8,3	7,4	7,2	35,1	29,6	»	
		37	12 »	12,4	10,9	9,3	8,3	7,4	7,2	34,8	30,1	»	
		61	12 »	12,4	10,9	9,3	8,2	7,4	7,2	34,8	30,2	2340	
		109	11,9	12,3	10,9	9,3	8,3	7,4	7,2	34,6	30,2	2370	
		181	12 »	12,5	10,9	9,3	8,6	7,6	7,3	34,7	30,6	2440	
49	Pas.	»	13 »	14,1	11,5	10,1	9,7	8,8	8,2	40,5	33,6	4150	
		22	13,1	13,6	11,8	10,3	9,8	8,8	8,2	39,5	34,1	»	
		46	13,1	13,6	11,9	10,5	9,75	8,8	8,3	39,3	34,5	3765	
		69	13,1	13,6	11,9	10,7	9,7	8,7	8,3	39,3	35 »	3810	
		141	13,5	13,0	12,4	11 »	10 »	8,8	8,3	40,2	35,5	4045	
52	Pas.	»	13,7	14,5	12,3	9,8	9,5	8,4	7.6	40,3	32 »	3880	
		23	13,7	14,2	12,4	10,1	9,7	8,4	7,7	40 »	33,2	»	
		37	13,8	14.2	12,4	10,1	9,8	8,7	7,8	40 »	35,3	3365	
		85	13,8	14,1	12,6	10,3	10 »	8,8	8 »	40 »	33,7	3800	
		157	13,9	14,3	12,7	10,6	10,6	8,8	8,1	40,4	34,2	3930	
50	Très légère.	»	13,2	14,9	12,7	9,9	9,5	8,5	7,7	41,2	32,3	3750	
		21	13,3	14,2	12,5	10,3	9,8	8,7	7,7	40,3	33,5	»	
		38	13,5	14 »	12,4	10,5	9,8	8,8	7,8	39,9	33,7	3515	
		86	13.6	14 »	12,5	10,5	9,8	8,8	7,9	39,9	33,8	3660	
		158	13,7	14,4	12,7	10,7	10 »	8,0	7,9	40,1	34,1	3430	
47	Pas.	»	13,1	13,8	11,7	9,7	10 »	8,3	8 »	38,7	33 »	3500	
		21	13,3	13,5	11,7	10,1	10,1	8,5	8,2	38,4	33,6	»	
		46	13,4	13,5	11,7	10,2	10,1	8,5	8,2	38,4	33,9	3225	
		94	13,4	13,5	11,8	10,2	10,1	8,5	8,3	38,5	33,9	3305	
		166	12,5	13,6	11,9	10,3	10,2	8,5	8,3	39 »	34 »	3409	
50	Peu marquée.	»	12,9	14 »	12 »	10,2	9,7	8,3	7,9	32.2	32,8	3500	
		24	13,5	13,5	12 »	10,6	9,8	8,4	7,9	38,8	33,3	»	
		48	13,5	13,6	12,1	10,5	9,8	8,4	7,9	38,8	33,3	3210	
		96	13,5	13,6	12,2	10,5	9,7	8,4	7,9	38,8	33,3	3230	
		168	15,5	13,9	12,2	10,7	9,8	8,5	7,9	39 »	33,5	3180	
49	Peu marquée.	»	12,7	14 »	11,7	10 »	9,4	8,2	8,2	39 »	32 »	3450	
		21	13 »	13,5	11,9	10,3	9,6	8,3	8,3	37,7	32,2	»	
		45	13 »	13,4	11,9	10,3	9 7	8,4	8,3	37,5	33,4	3317	
		93	13 »	13,5	12 »	10,3	9,6	8,5	8,3	37.7	33,4	3278	
		168	13,2	13,7	12,2	10,4	9,8	8,65	8,6	38 »	33,6	3324	

Nº DE L'OBSERVATION	NOM DE LA FEMME	AGE	NOMBRE DE GROSSESSES	DERNIÈRES RÈGLES	Apparition des premières douleurs.	Rupture des membranes.	Date de l'accouchement.	Heure de la terminaison.	Durée totale.	Durée après la rupture des membranes.	POSITION	SEXE
16	Jacques.......	23 ans.	2e	14 janvier. 1875.	10 h. m. 9 oct.	2 h. 12 s.	9 oct.	2 h. 15	4 h. 15	3 m.	O. I. G. A.	M.
17	Thill..........	43	8e	17-25 déc. 1874.	8 h. m. 11 oct.	Spont. 9 h m.	11 oct.	11 h. 40	3 h. 40	2 h. 40	O. I. G. P. réduite.	F.
18	Stedi	26	1re	25-30 déc. 1874.	10 oct. 11 h. s.	Spont. 5 h. 30 m.	11 oct.	2 h. s.	15 h.	8 h. 30	O. I. D. P. réduite.	F.
19	Celina Gir....	31	1re	20-22 déc. 1874.	Minuit. 11 oct.	2 h. 1/2 soir. 11 oct.	11 oct.	4 h.	16 h.	1 h. 1/2	O. I. G. A.	F.
20	Bouge........	38	4e	26-31 déc. 1874.	3 h. s. 12 oct.	13 oct. 10 h. m.	13 oct.	6 h. s.	27 h.	8 h.	O. I. G. A.	M.
21	Volla.........	24	1re	4-6 janvier 1875.	1 h. m. 13 oct.	5 h. 30 s.	13 oct.	7 h. s.	18 h.	1 h. 1/2	O. I. D. P. réduite.	F.
22	Gobill	29	2e	18 janvier 1875.	9 h. m. 16 oct.	Spont. 9 h. 30	16 oct.	1 h. s.	4 h.	3 h. 1/2	O. I. G. A.	M.
23	Raym... (Guillaume)......	25	3e	25-30 janv. 1875.	17 oct. 3 h. m.	Artific. 6 h. 30 m.	17 oct.	6 h. 50 m.	3 h. 50	10 m.	O. I. G. A.	M.

LONGUEUR	BOSSE SÉRO-SANGUINE	Nombre d'heures après l'accouchement où la mensuration a été faite.	DIAMÈTRE occipito-mentonnier.	Diamètre maximum.	Diamètre occipito-frontal.	DIAMÈTRE sous-occipito bregmatique.	Diamètre bi-pariétal.	Diamètre bi-temporal.	Diamètre bi-mastoïdien.	Grande circonférence.	Petite circonférence.	Poids de l'enfant.	OBSERVATIONS
49 cm.	Pas.	•	13,5	13,9	12 »	10 »	10,1	8,7	8,5	40 »	34,2	3950	La tête n'offre pas de déformations au moment de l'accouchement qui a été très rapide.
		21	13,5	13,9	12 »	10 »	10,1	8,7	8,5	40 »	34,2	»	
		45	13,5	13,8	12,1	10 »	10 »	8,7	8,5	39,8	34,2	3820	
		93	13,7	13,8	12,3	10 »	10 »	8,7	8,6	40 »	34,2	3781	
		168	13,7	13,8	12,4	10 »	10 »	8,8	8,6	40 »	34,2	3790	
49	Presque nulle.	»	12,3	13,5	11,6	9,1	9,1	7,5	7,6	39 »	30,8	3405	
		23	12,8	13,3	11,8	9,4	9,25	7,8	7,5	38,3	31,2	3302	
		28	12,9	13,3	11,8	9,4	9,25	7,9	7,6	38,3	31,2	3191	
47	Très-marquée au sommet à gauche.	»	12 »	14,2	10,8	8,9	9,2	7,6	7,5	39 »	30 »	3160	Ossification incomplète des pariétaux. Grande résistance du périnée au moment de l'accouchement.
		21	12,8	13,7	11,25	8,3	9,2	8,3	7,6	38 »	31,2	3018	
		43	12,9	13,5	11,3	9,4	9,3	8,3	7,5	38 »	31,6	2930	
		91	12,9	13,5	11,3	9,5	9,3	8,3	7,7	38 »	31,6	2785	
		153	13 »	13,5	11,4	9,5	9,45	8,4	7,8	38,1	31,7	2880	
50	Presque nulle.	»	12,5	13,7	11,9	9,5	9,8	8,4	7,3	38,7	31,2	3060	
		18	12,7	13,2	11,9	9,9	9,7	8,4	7,3	37,6	32 »	2988	
		40	12,8	13,3	11,9	9,9	9,8	8,4	7,3	37,7	32,1	2925	
		88	12,9	13,3	11,9	9,8	9,7	8,6	7,4	37,7	32,1	2908	
		150	13 »	13,5	12 »	9,0	9,8	8,6	7,5	37,9	32,3	2860	
50	Presque nulle.	»	12,0	13,7	11,8	9,5	9,1	8,1	7,9	37,7	31,2	3200	
		22	13,1	13,4	12 »	9,7	9,2	8,3	8 »	37,1	31,8	»	
		42	13,1	13,4	12 »	9,7	9,2	8,3	8 »	37,»	31,9	3060	
		89	13,2	13,6	12,2	10 »	9,2	8,4	8 »	37,4	32,3	3125	
		161	13,4	13,7	12,2	10,3	9,3	8,2	8 »	37,7	38,8	3213	
47	Moyenne sur pariétal gauche.	»	12,2	12,9	11 »	9,1	8,9	7,7	7,7	36,6	30,3	2950	Ossification incomplète des deux pariétaux, surtout du gauche. Elle porte principalement sur les bords supérieurs et postérieurs de ces os.
		21	12,35	12,5	11,3	9,5	9,1	7,9	7,9	36 »	31,1	»	
		40	12,4	12,5	11,5	9,5	9,1	7,8	7,9	36 »	31,1	2792	
		88	12,5	12,6	11,6	9,7	9,1	7,8	7,9	36,2	31,3	2760	
	•	160	12,6	12,8	11,7	9,9	9,1	7,8	8,»	36,5	31,5	2720	
49	Peu marquée.	»	12,4	13,3	11 »	9,5	9,3	8,3	7,4	38 »	32 »	»	
		22	12,7	13,1	11,2	9,8	9,3	8,3	7,4	37,5	32,4	2827	
		46	12,7	13,1	11,2	9,8	9,3	8,1	7,5	37,5	32,4	2774	
45	Pas.	»	11,9	12,2	10,9	9,2	8,9	7,8	7,3	35 »	30,2	2225	Grossesse gémellaire, le 1er enfant présentant le sommet sort à 6 h. 40, et celui-ci, 10 minutes après, à 6 h. 50. Il ne paraissait exister aucune déformation du crâne.
		25	11,8	12,3	10,7	9,3	9,1	7,6	7,2	35 »	20,5	2259	
		49	11,9	12 »	10,8	9,4	9 »	7,7	7,3	34,8	30,6	2047	
		73	11,9	12 »	10,8	9,5	8,9	7,6	7,2	34,7	30,6	1997	

N° DE L'OBSERVATION	NOM DE LA FEMME	AGE	NOMBRE DE GROSSESSES	DERNIÈRES RÈGLES	Apparition des premières douleurs.	Rupture des membranes.	Date de l'accouchement.	Heure de la terminaison.	Durée totale.	Durée après la rupture des membranes.	POSITION	SEXE
24	Lemait.......	26 ans.	3e	14-15 janv. 1875.	17 oct. 8 h. s.	17 oct. 11 h. s.	18 oct.	7 h. m.	11 h.	8 h.	O.I.D.P. réduite.	M.
25	Gav..........	23	2e	6-8 janvier 1875.	18 oct. 1 h. m.	1 h. m.	18 oct.	8 h. 30	7 h.	7 h.	O.I.D.P. réduite.	M.
26	Lebl..........	18 1/2	1re	25 décemb. 1874.	17 oct. 8 h. s.	Spont. 18 oct. 3 h. s.	18 oct.	3 h. s. m.	19 h.	»	O.I.D.P.	M.
27	Mull..........	25	2e	20 janvier.	19 oct. 6 h. s.	Spont. 6 h. m. 20 oct.	20 oct.	8 h. m.	14 h.	2 h.	O.I.G.A.	»
28	Ken..........	38	2e	1er-6 janv.	20 oct. 7 h. s.	21 oct. 8 h. m.	21 oct.	8 h. 35	13 h. 1/2	35 m.	O.I.G.A.	F.
29	Call..........	21	1re	24 janvier.	21 oct. 9 h. s.	11 h. s. 21 oct.	22 oct.	8 h. 30	11 h. 30	9 h. 30	O.I.G.A.	M.
30	Morge........	27	2e	10-13 janv.	21 oct. 4 h. s.	22 oct. 2 h. m.	22 oct.	8 h. 45	28 h. 45	6 h. 45	O.I.D.P. réduite.	F.
31	Ren..........	22	1re	9 janvier.	21 oct. 10 h. s.	Spont. 10 h. m. 22 oct.	22 oct.	2 h. 30	16 h. 30	4 h. 1/2	O.I.G.A.	M.

LONGUEUR	BOSSE SÉRO-SANGUINE	Nombre d'heures après l'accouchement où la mensuration a été faite.	DIAMÈTRE occipito-mentonnier.	Diamètre maximum.	Diamètre occipito-frontal.	DIAMÈTRE sous-occipito-bregmatique.	Diamètre bi-pariétal.	Diamètre bi-temporal.	Diamètre bi-mastoïdien.	Grande circonférence.	Petite circonférence.	Poids de l'enfant.	OBSERVATIONS
51 cm.	Peu marquée à gauche.	»	13,1	14 »	11,8	10,3	9,3	8 »	8 »	39 »	33 »	3730	
		28	13,4	13,6	12 »	10,8	9,6	8,1	8,3	28,2	33,8	3544	
		50	13,4	13,5	12,25	10,8	9,75	8,3	8,4	38,1	33,9	3508	
		98	13,4	13,5	12,4	10,8	9,85	8,4	8,4	38,2	34 »	3658	
		170	13,5	13,8	12,7	11 »	9,9	8,5	8,4	40,2	35,8	3770	
»	»	»	12,8	13,5	11,35	9,5	9,5	7,9	7,2	37,8	31,7	3200	
		26 1/2	13 »	13,4	11,6	9,9	9,5	8 »	7,5	37,7	32,2	2947	
		48	13,1	13,4	11,7	10,05	9,6	8,2	7,7	37,7	32,4	3950	
		96	13,1	13,5	11,7	10,1	9,85	8,3	7,7	37,8	32,5	3103	
»	Assez marquée surtout sur le pariétal gauche.	»	12,8	14,3	11,8	9,9	9,3	7,9	7,55	40,1	32,3	3550	
		20	13,1	14 »	12,1	10,15	9,4	8,1	7,55	39,5	32,8	3467	
		42	13,1	13,8	12,2	10,3	9,5	8,3	7,7	39,3	33 »	3367	
		90	13,3	13,9	12,3	10,4	9,5	8,4	7,8	39,4	33,2	3445	
		186	13,5	14 »	12,35	10,7	9,75	8,7	7,8	39,6	34 »	3700	
48	»	»	12 »	12,3	11,2	9,5	9,2	7,8	7,3	36,6	31,6	3250	Tête qui n'est presque pas déformée.
		24	12,35	12,4	11,45	9,6	9,15	7,8	7,5	36,6	31,6	3090	
		51	12,35	12,6	11,5	9,75	9,1	8 »	7,5	36,7	31,7	3068	
		147	12,5	12,8	11,8	9,9	9,3	8,2	7,75	37,1	32,3	3235	
		195	12,6	12,9	11,95	10 »	9,4	8 »	7,75	37,3	32,4	3337	
»	Considérable sur le côté droit.	»	13,3	14,8	12,2	9,2	9,6	7,8	7,9	40,2	31,5	»	
		27	13,5	13,8	12,3	10 »	9,6	8,1	7,9	39 »	31,8	2918	
		51	13,4	13,7	12,3	10 »	9,7	8,1	7,9	38,9	32 »	2933	
		123	13,5	13,8	12,4	10,1	9,8	8,1	7,9	39,1	32,4	2967	
		171	13,7	14 »	12,6	10,3	9,9	8,2	8,2	39,3	32,7	3107	
		271	14 »	14,3	12,9	10,5	10 »	8,4	8,1	39,8	33,1	3355	
»	Considérable sur le sommet de la tête.	»	12,65	14,9	10,8	9,7	9,35	7,2	7,7	40,5	31,4	3830	
		26	13,5	14,4	11,8	10,1	9,5	7,5	8,1	39,8	32,4	3615	
		81	13,8	14,3	11,8	13,1	9,5	7,7	8,1	39,7	32,4	3560	
		153	13,9	14,5	12,1	10,1	9,5	8 »	8,1	40 »	32,4	3520	
		225	13,9	14,6	12,3	10,3	9,5	8 »	8,1	40,1	32,7	3510	
»	»	»	12,45	13,7	11,4	9,8	9,4	8,3	7,5	37,4	31,3	2950	Les sutures et les fontanelles étaient devenues excessivement larges à la fin de la première semaine.
		26	12,5	13,3	11,6	10,15	9,75	8,3	7,6	37 »	32,4	2823	
		74	12,5	13,4	11,7	10,3	9,8	8,4	7,6	37,1	32,6	2909	
		146	12,6	13,6	11,9	10,4	10 »	8,6	7,7	37,6	33 »	3069	
		218	13 »	13,7	12 »	10,5	10 »	8,7	7,8	38 »	33,5	3185	
49	Moyenne.	»	13,2	14,6	12,4	9,8	9,3	8,6	8 »	40,8	33 »	3790	
		20	13,6	13,9	12,7	10,25	10 »	8,9	8,3	39,5	33,7	3713	
		74	13,8	14,»	12,6	10,2	10,2	9,1	8,5	39,8	34 »	3684	
		141	13,9	14,2	12,9	10,35	10,35	9,1	8,5	40,2	34,2	3760	
		213	14 »	14,3	12.9	10,8	10,3	9,2	8,5	40,3	34,4	3760	

N° DE L'OBSERVATION	NOM DE LA FEMME	AGE	NOMBRE DE GROSSESSES	DERNIÈRES RÈGLES	Apparition des premières douleurs.	Rupture des membranes.	Date de l'accouchement.	Heure de la terminaison.	Durée totale.	Durée après la rupture des membranes.	POSITION	SEXE
32	Jeann........	19 ans.	1re	17-20 déc. 1874.	21 oct. 11 h. s.	22 oct. 3 h. s.	22 oct.	4 h. 20	17 h.	1 h. 20	O.I.D.P. réduite.	M.
33	Laill..........	35 ans.	6e	9 au 17 fév. 1875.	22 oct. 2 h. m.	Spont. au moment de l'expulsion.	22 oct.	4 h. 40	14 h.	0	O.I.G.A.	F.
34	Félia........	24	1re	20-28 janv. 1875.	22 oct. 4 h. s.	23 oct. 7 h. 15 m.	9 h. m.	9 h.	17 h.	8 h. 3/4	O.I.G.A.	M.
35	Laro..........	27	2e	26 janvier 1875.	25 oct. 4 h. m.	8 h. m.	25 oct.	9 h. 40	4 h. 40	1 h. 40	O.I.G.A.	M.
36	Weil..... ...	25	1re	29 décemb. au 2 janvier 1875.	24 oct. 11 h. s.	7 h. 20	25 oct.	7 h. 30 m.	8 h. 30	10 m.	O.I.G.A.	M.
37	Repp........	40	6e	15-20 janvier 1875.	25 oct. 3 h. m.	28 oct. 1 h. m.	25 oct. 7 h. 45 m.	»	4 h. 50	6 h. 45	O.I.D.P. réduite.	F.
38	Guilb.........	20	2e	18 janvier.	24 oct. 3 h. s.	En accouchant.	25 oct.	11 h. m.	20 h.	»	O.I.G.A.	F.

LONGUEUR	BOSSE SÉRO-SANGUINE	Nombre d'heures après l'accouchement où la mensuration a été faite.	DIAMÈTRE occipito-mentonnier.	Diamètre maximum.	Diamètre occipito-frontal.	DIAMÈTRE sous occipito-bregmatique.	Diamètre bi-pariétal.	Diamètre bi-temporal.	Diamètre bi-mastoïdien.	Grande circonférence.	Petite circonférence.	Poids de l'enfant.	OBSERVATIONS
»	Peu considérable.	»	12,65	14 »	11,4	10 »	9.75	8.55	8,2	39 »	32,6	3900	
		19	13,3	13,7	11,7	10 »	9,7	8,6	8,3	38.3	32,6	3695	
		54	13,4	13,6	11,9	10 »	9.7	8,7	8,4	38,4	32,7	3550	
		126	13,4	13,7	12 »	10 »	9,8	8,7	8,5	38,6	32,8	3498	
		198	13,4	13,9	12 »	10 »	9,8	8,75	8,5	38,7	32,9	3422	
47 cm.		»	11.8	12,9	11,3	9,1	8,8	7,4	7,5	35,5	30,1	2700	
		19	12.2	12.8	11.4	9,4	8,95	7,6	7,5	35,6	30,9	2638	
		91	12,2	12,7	11,4	9,5	9 »	7,6	7,5	35,6	31 »	2625	
		139	12,4	12,9	11,6	9,9	9 »	7,6	7,5	36 »	31,4	2730	
		211	12,5	13,2	11,7	10 »	9 »	7,85	7,5	36,2	31,6	2715	
»	Sur le sommet de la tête.	»	12,6	13,8	11,95	10 »	9,7	7,8	7,9	38,5	32,3	3010	
		50	12,85	13,7	12,2	10,4	9,9	8 »	7,95	37,5	33,2	2910	
		72	13 »	13,3	12,2	10,5	10 »	8,2	8 »	37,4	33,5	2870	
		120	13 »	13 3	12,2	10,8	10 »	8,2	8,1	37,4	33,9	2865	
		192	13,2	13,5	12,3	10,8	10,15	8,3	8,1	37,8	34 »	2952	
50	Considérable sur le sommet de la tête.	»	12,5	14,9	11,3	9,6	8,85	7,3	8 »	41,6	30,2	3500	Chevauchement très considérable de l'occipital et du frontal sous les pariétaux. Ossification incomplète des pariétaux. La bosse séro-sanguine était volumineuse; il fut, le premier jour, difficile d'en faire totalement abstraction pour les mensurations.
		26	12,9	14,4	11,7	10,2	8,9	7,5	8 »	39,7	31,1	3200	
		46	13 »	14,1	11,8	10,35	9 »	7,6	8 »	39,4	31,3	3134	
		118	13,2	14,3	12 »	10,4	9 »	7,7	8 »	39,9	31,4	3160	
		190	13,4	14,4	12,5	10,4	9 »	7,6	8 »	»	»	3220	
52	Pas.	»	13,3	14 »	11,8	9,9	9 »	7,3	7,9	38,6	31,2	3845	
		28	13,3	13,4	12 »	10,1	9,2	7,5	8 »	37,9	31,7	3640	
		50	13,35	13,4	12 »	10,4	9,2	7,5	8 »	37,9	31,9	3609	
		101	13,15	13,7	12 »	10 »	9,3	7,8	8,2	38,2	32,5	3735	
		142	13,6	13,8	12,25	10,6	9,4	7,9	8,2	38,3	32,8	3700	
45	—	»	12,4	12,9	11,4	10 »	9,1	7,5	8 »	37 »	32 »	3000	
		32	12,6	12,9	11,4	10,15	9,1	7,7	8 »	37 »	32,1	2887	
		52	12,6	12,9	11,5	10,15	9,1	7,7	8 »	37 »	32,1	2887	
		126	12,7	13 »	11,5	10,2	9,3	7,7	8 »	37,1	32,3	3015	
		169	12.7	13,1	11.5	10,4	9,3	7,8	8 »	37,2	32,6	2995	
44	Pas.	»	11,5	12,9	11,3	9 »	9,4	7,9	7,3	35,5	30,»	2550	
		28	11,7	12,2	11,4	9,4	9,4	8 »	7,4	35,5	30,5	»	
		48	11,7	12.3	11,4	9,7	9,3	8 »	7,5	35,4	30,9	2340	
		96	11,9	12,3	11,4	9,5	9,4	8,2	7,5	35,6	30,7	2285	

N° DE L'OBSERVATION	NOM DE LA FEMME	AGE	NOMBRE DE GROSSESSES	DERNIÈRES RÈGLES	Apparition des premières douleurs.	Rupture des membranes.	Date de l'accouchement.	Heure de la terminaison.	Durée totale.	Durée après la rupture des membranes.	POSITION	SEXE
39	Dumer.......	25 ans.	1re	22 au 26 janv. 1875.	25 oct. 1 h. m.	25 oct. 2 h. s.	25 oct.	3 h. s.	14 h.	1 h.	O.I.G.A.	F.
40	Jan...........	26	6e	7 janvier.	24 oct. 10 h. s.	Artif. 25 oct. 5 h.30 s.	25 oct. 5 h.40 s.	1 h.	19 h. 1/2	10 m.	O.I.G.T.	F.
41	Salomé K.....	30	2e	15-20 janv.	26 oct. 11 h. s.	27 oct. 6 h. 30	27 oct.	7 h. 40 m.	8 h. 40	10 m.	O.I.G.A.	M.
42	Descuf........	31	1re	2-8 janv.	26 oct. 6 h. 8	27 oct. 1 h. s.	27 oct.	5 h. 15 soir.	23 h.15	4 h. 15	O.I.G.A.	F.
43	Marie C......	22	2e	16-20 janv.	28 oct. 11 h. m.	28 oct. 11 h. m.	28 oct.	2 h. 25 s.	3 h. 25	3 h. 25	O.I.G.A.	F.
44	Louise L.....	19	1re	fin janvier.	29 oct. 4 h. m.	7 h. m.	29 oct.	11 h.30	7 h. 1/2	4 h. 1/2	O.I.G.A.	F.
45	Eugénie P....	22	1re	15 janvier.	29 oct. 11 h. s.	30 oct. midi.	30 oct.	12 h.25	13 h.25	25 m.	O.I.G.A.	M.

LONGUEUR	BOSSE SÉRO-SANGUINE	Nombre d'heures après l'accouchement, où la mensuration a été faite.	DIAMÈTRE occipito-mentonnier.	Diamètre maximum.	Diamètre occipito-frontal.	DIAMÈTRE sous-occipito-bregmatique.	Diamètre bi-pariétal.	Diamètre bi-temporal.	Diamètre bi-mastoïdien.	Grande circonférence.	Petite circonférence.	Poids de l'enfant.	OBSERVATIONS
48 cm.	Légère sur le sommet de la tête.	»	12 »	13,6	10,8	»	8,9	7,4	7,45	37,1	29,3	2750	Au niveau de leur bord inférieur, au niveau de chaque suture temporo-pariétale, c'est-à-dire au-dessus de l'écaille du temporal, les pariétaux étaient déprimés assez fortement.
		24	12,7	13,1	10,9	9,7	9,25	7,8	7,8	37 »	30,8	2625	
		44	12,7	12,25	11,2	9,6	9,4	7,9	8 »	37,2	30,7	2584	
		92	12,7	13,3	11,3	9,6	9,3	7,9	8 »	37,3	30,6	2682	
		164	12,75	13,2	11,4	9,7	9,5	8 »	8 »	37,2	31 »	2762	
48	Pas.	»	11,9	12,5	11 »	9,3	9 »	7,9	7,5	36,5	30,2	2600	
		21	12 »	12,4	11,2	9,55	9,15	8 »	7,5	36,5	30,4	2522	
		41	12 »	12,4	11,3	9,6	9,15	8 »	7,5	36,5	30,4	2464	
		89	12,2	12,6	11,4	9,6	9,15	8 »	7,6	36,7	30,6	2510	
		161	12,4	12,8	11,5	9,95	9,3	8,2	7,6	37 »	31,3	2632	
50	Pas.	»	13 »	13,8	11,9	9 »	9,4	7,8	7,9	39,6	31,5	3367	
		28	13,3	13,5	12,2	9,5	9,5	8,2	8 »	39 »	32 »	3215	
		52	13,3	13,5	12,2	9,6	9,55	8,35	8 »	38,8	32,2	3170	
		100	13,3	13,6	12,2	9,7	9,5	8,3	8,1	38,8	32,2	3167	
		200	13,4	13,7	12,3	9,8	9,7	8,4	8,2	38,9	32,5	3655	
»	Assez marquée sur sommet.	»	11,7	12,9	11,2	9,3	9,15	7,8	7,7	36,7	31,1	2825	
		18	12 »	12,7	11,4	9,7	9,15	7,9	7,7	36,5	31,9	2687	
		42	12,2	12,5	11,4	10 »	9,2	7,95	7,9	36,2	32,2	2625	
		90	12,2	12,4	11,4	10 »	9,2	8 »	7,9	36 »	32,1	2632	
50	A peine marquée sur le sommet de la tête.	»	12,3	13,1	11,35	9,6	9,4	8,4	8,1	38 »	32,2	3560	
		21	12,4	12,9	11,5	10,3	9,5	8,8	8,1	37,7	33,1	3397	
		72	12,6	12,9	11,9	10,4	9,5	8,7	8,1	37,8	33,1	3360	
		120	12,6	13 »	11,95	10,6	9,55	8,7	8,1	37,9	33,4	3475	
		192	12,7	13,2	12 »	10,6	9,7	8,85	8,1	38,2	33,5	3488	
49	Moyenne.	»	13,3	14,8	11,6	9,7	9,5	8,4	8 »	41 »	32 »	3730	Il y a quelques points où l'ossification est incomplète sur le pariétal droit.
		24	13,4	14,2	11,9	10,3	9,75	8,5	8 »	40,1	33,1	3620	
		51	13,5	14,1	12,2	10,3	9,7	8,5	8 »	40 »	33,1	3607	
		95	13,7	14,2	12 »	10,2	9,7	8,55	8,2	40,1	33 »	3567	
		177	13,7	14,5	12,35	10,35	9,8	8,7	83,5	40,4	33,1	3525	
53	Pas.	»	13,1	14 »	12,25	9,7	9,2	7,9	7,8	39,2	31 »	3140	
		26	13,2	13,7	12,3	10,1	9,5	8,25	7,7	38,7	32,1	3012	
		46	13,3	13,8	12,5	10,3	9,5	8,4	8,85	38,7	32,4	2945	
		142	13,3	13,9	12,6	10,3	9,6	8,4	7,9	38,8	32,6	3050	
		190	13,5	14,1	12,7	10,6	9,7	8,5	7,9	39,2	32,8	3045	

N° de l'observation	Nom de la femme	Age	Nombre de grossesses	Dernières règles	Apparition des premières douleurs.	Rupture des membranes.	Date de l'accouchement.	Heure de la terminaison.	Durée totale.	Durée après la rupture des membranes.	Position	Sexe
46	Vold	30 ans.	1re	10-13 janv.	31 oct. 4 h. m.	Spont. 11 h. 15 m.	31 oct.	11 h.30	7 h. 1/2	15 m.	O.I.G.A.	M.
47	Péral	21	1re	4 février.	1er nov. minuit.	artific. 1er nov. midi 15	1er nov.	h. s.	13 h.	45 m.	O.I.G.A.	F.
48	Fan	28	2e	27 janvier.	1er nov. 10 h. m.	Artific. 5 h. s.	1er nov.	5 h. s.	7 h.	0	O.I.G.A.	M.
49	Etiennette	25	2e	1-4 février.	5 nov. 6 h. 1/2 m.	5 h. 1/2 m.	5 nov.	11 h.	4 h. 1/2	5 h. 1/2	O.I.G.A.	F.
50	Bacu	28	2e	?	7 nov 7 h. s.	Artific. 8 nov. 9 30 m.	8 nov.	9 h. 45 m.	14 h. 45	15 m.	O.I.D.	F.
51	Boit..........	18	1re	1er-6 fév.	8 nov. 8 h. s.	9 nov. 3 h. s.	9 nov.	4 h. s.	20 h.	1 h.	O.I.D.A.	M.
52	Kock	22	1re	25-29 fév.	9 nov. 8 h. m.	artific. 9 nov. 2 h. s.	9 nov.	3 h. 40 s.	7 h. 40	1 h. 40	O.I.G.A.	F.

LONGUEUR	BOSSE SÉRO-SANGUINE	Nombre d'heures après l'accouchement où la mensuration a été faite.	DIAMÈTRE occipito-mentonnier.	Diamètre maximum.	Diamètre occipito-frontal.	DIAMÈTRE sus-occipito-bregmatique.	Diamètre bi-pariétal.	Diamètre bi-temporal.	Diamètre bi-mastoïdien.	Grande circonférence.	Petite circonférence.	Poids de l'enfant.	OBSERVATIONS
50 cm.	Pas.	»	12,5	13,65	11,6	10,1	9,5	7,7	7,9	38,2	32,5	3310	Six jours après l'accouchement les sutures et les fontanelles sont excessivement larges.
		28	12,8	13,3	12,2	10,5	9,9	8,4	7,8	38,2	33 »	3220	
		43	12,9	13,3	12,2	10,5	9,9	8,4	7,9	38,2	33 »	3187	
		115	12,9	13,4	12,3	10,6	10,1	8,5	8 »	38 »	33,6	3239	
		165	13 »	13,5	12,6	10,9	10,3	8,5	8,1	39,6	34,1	3370	
		213	13,1	13,6	12,6	11 »	10,3	8,5	8,1	39,2	34,2	3505	
»	Moyenne.	»	11,3	12,9	10,7	9 »	8,5	7,6	7,3	35,4	29 »	2415	Ossification incomplète des deux pariétaux. Pl. II et III.
		22	11,6	12,4	11 »	9,7	8,8	7,6	7,5	35 »	30,6	2385	
		94	11,7	12,35	11,3	9,8	8,9	7,8	7,5	34,9	30,8	2345	
		144	11,9	12,5	11,4	10 »	9 »	7,9	7,6	35,1	31,1	2372	
		190	12 »	42,5	11,4	10,1	9,1	8 »	7,7	35,2	31,3	2367	
48	Pas.	»	12,5	13,55	11,7	9,75	9,3	8 »	7,6	38,3	31,8	3092	
		18	12,8	13,3	11,8	10 »	9,3	8 »	7,6	38 »	32 »	2970	
		90	12,9	13,3	12 »	10,3	9,4	8,3	7,7	38 »	32,4	2945	
		140	13,1	13,5	12,2	10,4	9,5	8,3	7,7	38,3	32,6	3080	
		186	13,3	13,7	12,3	10,4	9,5	8,3	7,7	38,6	32,6	3090	
48	Légère.	»	12,4	13,2	11,5	9,5	9,5	8,35	7,7	38,1	31,9	3520	
		32	12,6	13 »	11,6	9,7	9,5	8,6	7,7	38,1	32,2	3365	
		50	12,6	13 »	11,8	9,7	9,6	8,6	7,7	38,1	32,4	3260	
		96	12,7	13,2	12 »	9,8	9,7	8,6	7,7	38,3	32,6	3282	
		168	13 »	13,4	12 »	10 »	9,7	8,8	7,8	38,6	32,8	3310	
50	Pas.	»	13,8	14,2	12,2	10,1	9,7	8,6	8,2	39,4	33,5	3865	
		25	13,8	13,9	12,4	10,5	9,8	8,7	8,3	39,3	34 »	3640	
		49	13,8	13,9	12,4	10,6	9,8	8,75	8,4	39,3	34 »	3575	
		97	13,9	14,1	12,5	10,7	9,8	8,8	8,4	39,5	34,1	3630	
		193	14 »	14,3	12,7	10,7	9,9	8,8	8,4	39,8	34,2	3795	
»	Peu marquée.	»	13,4	14,2	12,3	9,6	9,8	8 »	7,9	39,5	32,3	3400	
		19	13,5	13,8	12,2	10,1	10,1	8,4	8 »	39,2	33 »	3280	
		43	13,5	13,7	12,3	10,3	10 »	8,4	8,1	39 »	33,3	3175	
		91	13,5	13,7	12,2	10,3	10,2	8,5	8,1	39 »	33,3	3140	
		163	13,5	13,8	12,2	10,4	10,3	8,6	8,1	39,3	33,5	3080	
»	Peu marquée.	»	13,3	14 »	12 »	10 »	9,5	8 »	7,6	37,6	31,8	3725	La tête était très ossifiée. Les sutures étaient à peine reconnaissables et la fontanelle antérieure était si petite que le tissu fibreux enlevé, elle ne se serait pas laissé traverser par un petit pois.
		20	13,4	13,9	12,2	10,2	9,5	8,2	7,6	37,6	32,1	3630	
		44	13,4	13,7	12,35	10,2	9,6	8,3	7,6	37,6	32,2	3540	
		92	13,5	13,8	12,4	10,2	9,7	8,3	7,6	37,8	32,4	3510	
		164	13,7	14,2	12,5	10,4	9,8	8,4	7,6	38,5	32,7	3635	

N° DE L'OBSERVATION	NOM DE LA FEMME	AGE	NOMBRE DE GROSSESSES	DERNIÈRES RÈGLES	Apparition des premières douleurs.	Rupture des membranes.	Date de l'accouchement.	Heure de la terminaison.	Durée totale.	Durée après la rupture des membranes.	POSITION	SEXE
53	Burg.........	30 ans.	2e	20 février 1875.	10 nov. 4 1/2 m.	Artific. 9 h. 1/2 m.	10 nov.	9 h. 45 m.	5 h. 15	15 m.	O.I.G.A.	F.
54	Den..........	24	2e	?	9 nov. 1 h. s.	Artific. 10 nov. 6 h.40 s.	10 nov.	7 h. 10 s.	30 h.10	1/2 h.	O.I.G.A.	F.
55	Blaise........	25	1re	19-21 janv.	10 nov. 4 h. s.	Spont. 11 nov. 9 h. 15	11 nov.	1 h. s.	21 h.	3 h. 45	O.I.G.A.	M.
56	Cavai.........	24	1re	??	1 h. m. 13 nov.	8 h. m.	13 nov.	10 h.5	9 h. 5	2 h. 5	O.I.G.A.	F.
57	Blauch	32	3e	20-23 janv.	13 nov. 3 h. s.	14 nov. 8 h. 1/2 m.	14 nov.	10 h.5	19 h.	1 h. 35	O.I.D.P. réduite.	F.
58	Remy	22	1re	4-7 février.	15 nov. 11 h. s.	16 nov. 7 h. m.	16 nov.	11 h.15	12 h. 1/4	4 h. 15	O.I.D.P. réduite.	F.
59	Blanc.........	18	1re	22-25 févr.	5 déc. 1 h.	Artific. 3 h.15 s.	5 déc.	3 h.1/4 s.	14 h. 1/4 s.	15 m.	O.I.D.P. réduite.	F.

LONGUEUR	BOSSE SÉRO-SANGUINE	Nombre d'heures après l'accouchement où la mensuration a été faite.	DIAMÈTRE occipito-mentonnier.	Diamètre maximum.	Diamètre occipito-frontal.	DIAMÈTRE sous-occipito bregmatique.	Diamètre bi-pariétal.	Diamètre bi-temporal.	Diamètre bi-mastoïdien.	Grande circonférence.	Petite circonférence.	Poids de l'enfant.	OBSERVATIONS
47 cm.	Pas.	»	11,9	12,5	11 »	9 »	8,8	7,4	7,4	35 »	30 »	2565	
		25	11,9	12,3	11 »	9,3	8,9	7,6	7,4	35 »	30,3	2470	
		49	12,1	12,35	11 »	9,3	8,8	7,8	7,5	35,1	30,3	2410	
		96	12,3	12,4	11 »	9,3	8,85	8 »	7,5	35,2	30,3	2385	
		168	12,3	12,5	11,1	9,4	9 »	8 »	7,6	35,3	30,4	2452	
50	Pas.	»	12,75	13,3	11,5	10,2	9,75	8,2	8 »	37 »	32,7	3190	
		16	12,9	13,3	11,5	10,2	9,7	8,2	8 »	37,1	32,7	3184	
		40	12,9	13,4	11,5	10,2	9,6	8,1	8 »	37,1	32,7	3065	
		88	12,9	13,4	11,55	10,2	9,5	8 »	8 »	37	32,6	2952	
		160	13,1	13,5	11,6	10,3	9,5	8 »	8 »	37,2	32,7	2940	
51	Assez considérable sur le pariétal droit.	»	13 »	14,4	11,6	9,5	9,6	8,2	7,9	39,8	32,3	3486	
		22	13,3	14 »	11,9	10,1	9,8	8,6	8 »	39,4	33 »	3310	
		46	13,5	13,9	12,3	10,3	9,8	8,7	8,1	39,3	33,2	»	
		118	13,5	14 »	12,5	10,4	9,9	8,7	8,1	39,6	33,5	3460	
		190	13,9	14,3	12,8	10,45	9,9	8,7	8,3	40 »	33,6	3565	
»	Presque nulle.	»	12,9	13,9	11,85	9,9	9,5	7,8	8 »	38,3	32,1	3990	
		24	13,2	13,65	12 »	10,2	9,7	8,1	8,1	38 »	32,5	3740	
		72	13,2	13,5	12 »	10,4	9,8	8,1	8 »	38 »	32,8	3660	
		120	13,3	13,6	12,4	10,4	9,8	8,3	8,2	38,2	32,8	3640	
		192	13,4	13,7	12,4	10,4	9,8	8,5	8,2	38,3	32,8	3670	
»	Sur le sommet.	»	13,9	14,7	12,9	10,6	10 »	8,5	8 »	41,8	34,4	4050	
		28	14 »	14,3	12,95	10,9	10 »	8,7	8 »	41,3	34,7	3850	
		48	14 »	14,3	13 »	10,9	10 »	8,7	8,1	41,3	34,7	3809	
		96	14,1	14,5	13,1	11 »	10,1	8,9	8,2	41,5	34,9	3980	
		168	14,3	14,7	13,2	11,2	10,2	9 »	8,3	41,8	35,2	4060	
»	»	»	12,9	14,4	11,5	9,3	9,1	7,8	7,4	38 »	30,2	2700	
		24	13,1	13,9	11,9	9,5	9,25	8,2	7,4	37,5	30,05	2625	
		48	13,1	13,5	12,2	9,6	9,3	8,2	7,4	37,2	30,7	2565	
		96	13,2	13,6	12,2	9,7	9,3	8,2	7,5	37,3	30,8	2560	
		168	13,3	13,7	12,4	9,8	9,3	8,3	7,5	37,5	30,9	2587	
»	Peu marquée.	»	12,9	14,4	11,4	8,8	9 »	7,7	7,5	37,8	29,5	3010	
		28	13 »	13,8	11,65	9,5	9,2	7,75	7,7	37,5	30,7	2819	
		49	13,1	13,65	11,75	9,7	9,2	7,9	7,7	37,4	31 »	2825	
		97	13,1	13,7	11,8	9,8	9,3	7,9	7,7	37,5	31,1	2912	
		155	13,2	13,85	11,9	10 »	9,5	8 »	7,7	37,7	31,4	3000	

OBS. LXI. — *Présentation du sommet, O. I. G. A. Lenteur du travail. Application de forceps.*

Prie…. primipare, âgée de 26 ans, d'une bonne constitution, bassin normal, réglée pour la première fois à 12 ans et depuis régulièrement tous les mois, pendant trois jours. La dernière époque menstruelle eut lieu du 26 au 30 septembre 1874. Les douleurs commencèrent le 4 juillet à 1 heure du matin. A 10 heures, on fit monter la malade à la salle d'accouchements. L'orifice utérin était dilaté de la grandeur d'une pièce de deux francs. L'enfant se présentait par le sommet en O. I. G. A. Le travail fut très lent et la dilatation ne fut complète que le 5 juillet à deux heures et demie du matin. Les membranes s'étaient rompues à une heure du matin. M. Polaillon fit une application de forceps à 5 heures 15. Le travail avait duré 29 heures.

L'enfant, du sexe féminin, vivante, pesait 3.380 gr. On dut faire la délivrance artificielle.

Les diamètres de la tête étaient les suivants : O M. 12,8. — Max. 13,8. O F. 11. — Ss. O B. 7,3. — Bi P. 8,7. — Bi T. 8. — Bi M. 7,3.

Le 13 juillet, huit jours après l'accouchement, on trouva les diamètres suivants : O M. 12,8. — Max. 13. — O F. 11,3. — Ss. O B. 10,3. — Bi P. 8,6. — Bi T. 7,9. — Bi M. 7.3. — Poids de l'enfant, 2.850 gr.

OBS. LXII. PL. IV et V. — *Présentation du sommet, O. I. D. P. réduite. — Accouchement naturel. — Déformation considérable du crâne.*

Le 2 juillet 1875, à 1 h. 1/2 du matin, entrait à la Maternité la nommée Chopp…, âgée de 17 ans, primipare. Les premières douleurs étaient apparues la veille, 1er juillet, à 10 heures du soir. Les dernières règles étaient venues du 15 au 20 septembre 1874. Rupture spontanée des membranes le 3 juillet à 2 h. 45 du matin. La dilatation est complète le même jour à 8 h. 20. Présentation du sommet en O. I. D. P..; elle se réduit, et l'accouchement a lieu le 3 juillet à 10 h. 30 du matin. Durée totale du travail, 36 h. 1/2. L'enfant était du sexe masculin, avait une longueur de 52 cent. et pesait 4.200 gr.

Les diamètres de la tête étaient les suivants :

(Voy. PL. IV) O M. 13,8. — Max. 15,7. — OF. 12,8. — Ss. O B. 9,3. — Bi P. 10,4. — Bi T. 8,5. — Bi T. 8,8.

Le 4 juillet on trouve : O M. 14. — O F. 13. — Bi P. 10,6. — Bi T. 8,6.

Le 8 juillet on a : O M. 14,3. — Max. 14,8. — OF. 13,1. — Ss. O B. 11,5. — Bi P. 10,8. — Bi T. 8,7. — Bi M. 9. (Voy. PL. V.)

B. *Présentation du sommet. L'occiput se dégage en arrière, au-devant de la commissure antérieure du périnée.*

Il existe sur ce sujet, dans notre travail, une véritable lacune.

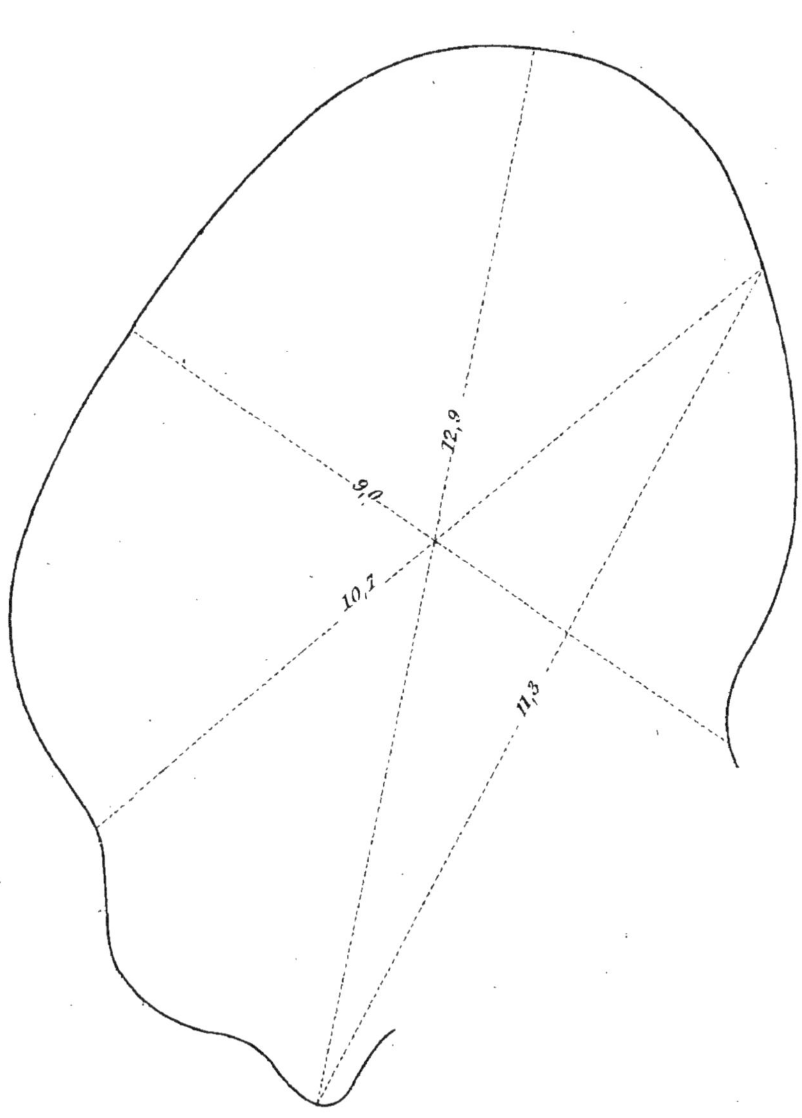

SOMMET.

Obs. 47 — 1er Novembre

O. Doin, Editeur, Paris.

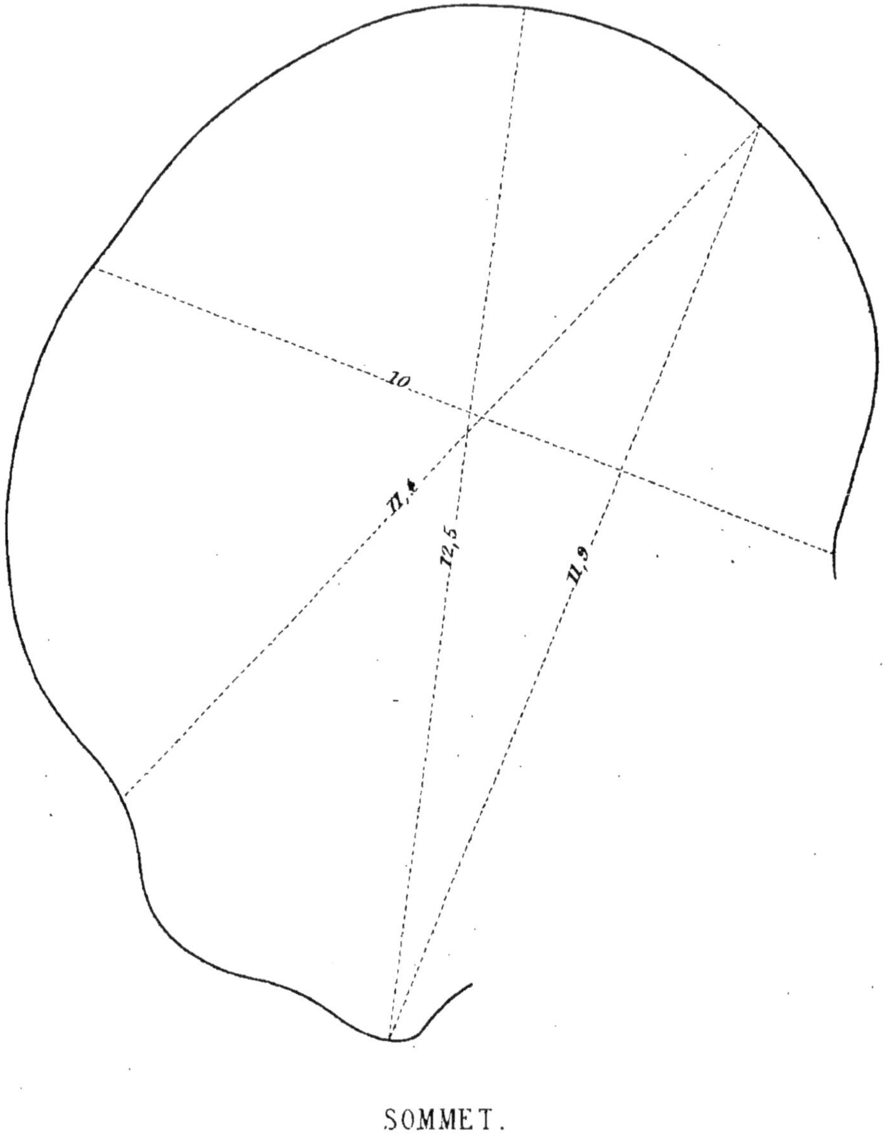

SOMMET.

Obs. 47 _ 7 Novembre.

O. Doin, Editeur, Paris.

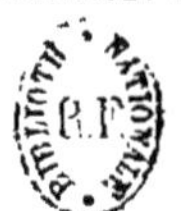

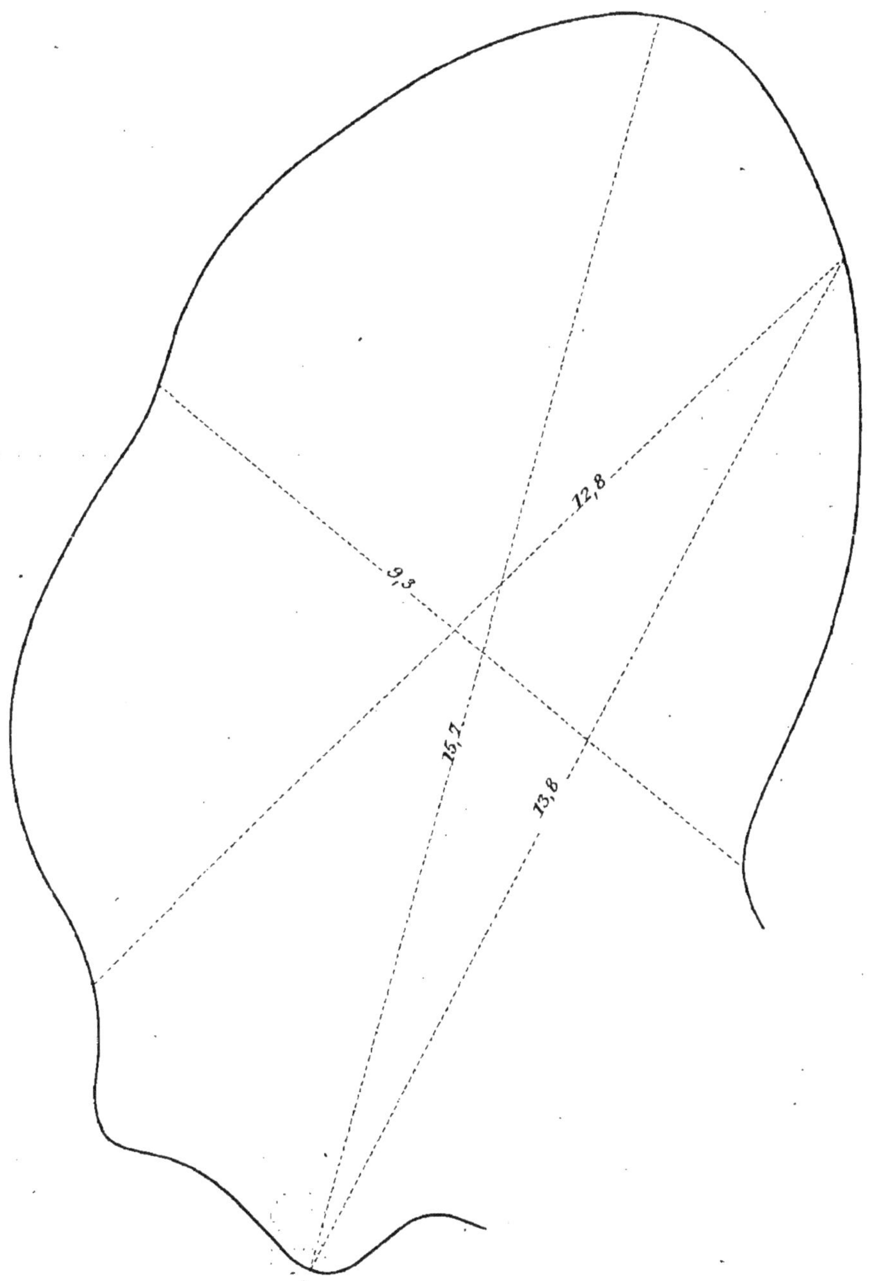

SOMMET
Obs. 62 — 3 Juillet.

O. Doin, Editeur, Paris

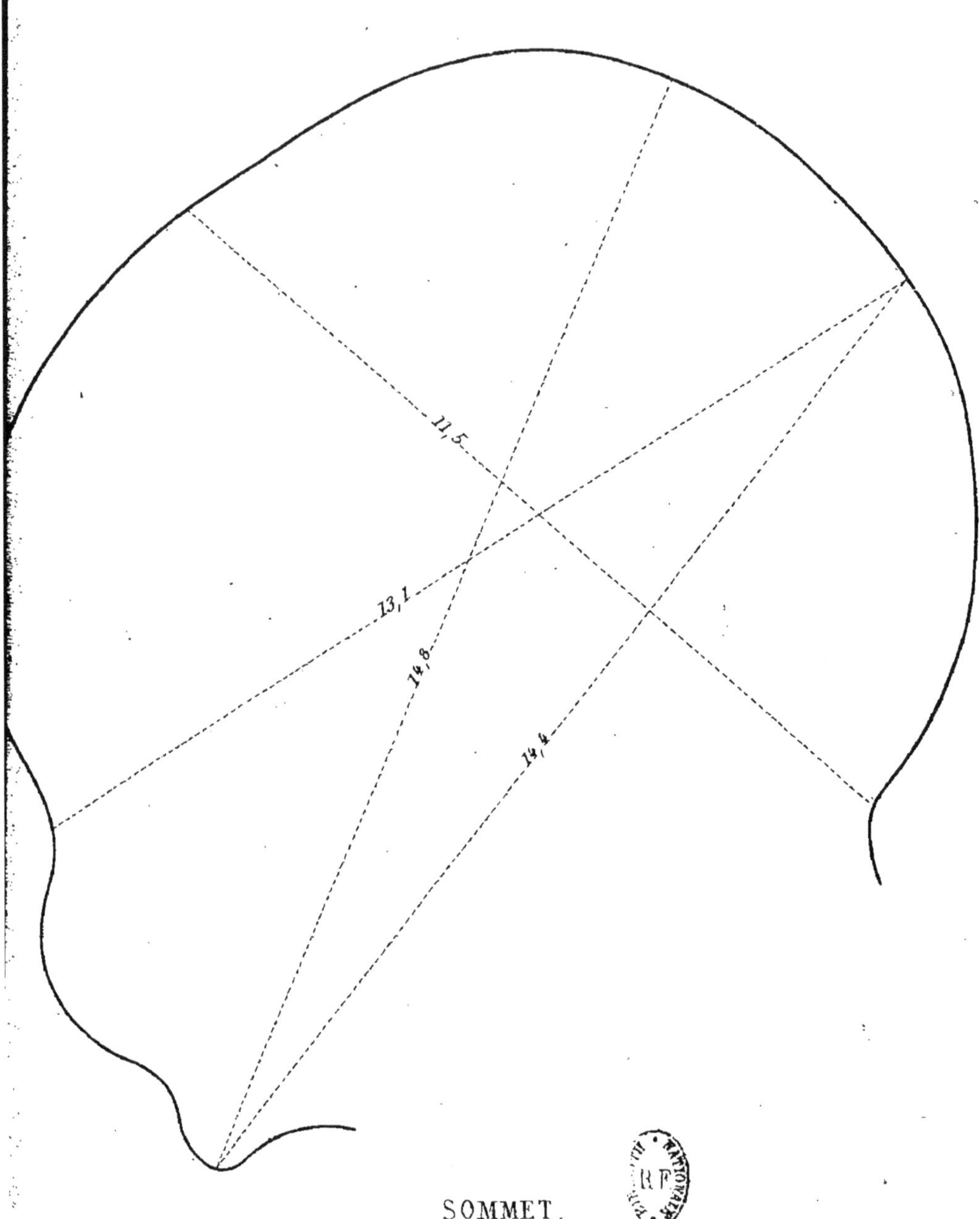

SOMMET.

Obs. 62 — 8 Juillet.

O. Doin, Editeur, Paris.

Toutes les occipito-postérieures que nous avons rencontrées se sont réduites spontanément ou ont été réduites par nous artificiellement (dans trois cas) par le procédé que nous avait indiqué M. Tarnier [1], et nous n'avons pu étudier si les modifications qui surviennent lorsque la réduction n'a pas lieu sont différentes de celles qui existent lorsque l'occiput primitivement dirigé en arrière vient au dernier moment se placer sous la symphyse pubienne. Nous ne le croyons pas cependant, car bien souvent, dans les occipito-postérieures, l'expulsion de la tête a lieu quelques minutes seulement après que le mouvement de rotation s'est exécuté. Mais, si l'occiput se dégage en arrière, le travail de l'accouchement étant d'habitude plus long, la déformation peut être très considérable. « Le sommet de l'extrémité céphalique, dit M. Tarnier, fait une saillie conique; l'occiput est aplati et repoussé en avant, de sorte que le dos de l'enfant, la nuque et l'occiput sont sur une même ligne droite. La tête a la forme d'un pain de sucre, dont le point culminant serait formé par la suture bipariétale [2]. »

Nous allons rapporter une observation de présentation du sommet en O. I. D. P. non réduite qui remonte à l'année 1872. Nous avions fait mouler la tête sur les conseils de M. Tarnier. Bien que sa forme puisse être dans ce cas l'objet de critiques, car l'enfant était mort depuis quelque temps et une application de forceps avait été nécessaire pour amener son extraction, on verra combien cette forme se rapproche de celles représentées sur les Pl. V (O. I. D. P réduite) et II (O. I. G. A.).

Obs. LXIII. — *Présentation du sommet en O. I. D. P. non réduite. — Application de forceps. — Enfant né mort. — Déformation considérable de la tête fœtale.*

Lel..., primipare, bonne constitution, haute taille, bassin normalement conformé; menstruation régulière depuis l'âge de quatorze ans;

1. Tarnier, *Considérations sur l'accouchement dans les positions occipito-postérieures et sur la possibilité de transformer ces positions en occipito-antérieures, à l'aide du doigt* (*Ann. de Gynécologie*, 15 déc. 1875).
2. Tarnier, *Loco cit.*

dernière apparition des règles du 24 au 25 décembre 1871. Rupture des membranes le 7 octobre 1872. Apparition des premières douleurs, le 9 octobre, à 4 heures du soir. Elle se présente à la Maternité, le 10 octobre, à 11 heures du matin. On constate une dilatation de l'orifice utérin égale au diamètre d'une pièce de 2 francs, et une présentation du sommet, qui n'est que faiblement engagé. La malade est envoyée chez une sage-femme. Le travail se prolongeant indéfiniment et inutilement, bien que les contractions fussent fortes et rapprochées, elle fut ramenée à la Maternité, le 12 octobre, à 4 heures du matin.

A son arrivée, la sage-femme en chef constata que la dilatation était grande comme la paume de la main; mais l'orifice utérin présentait un bourrelet rigide encerclant la tête, qui l'avait à moitié franchi. — Peau chaude, pouls fréquent. — On n'entendait pas les bruits du cœur fœtal. Le ventre était excessivement ballonné, très distendu, au point de déterminer la gêne de la respiration. — MM. Tarnier et B. Anger arrivèrent à 10 heures. La femme avait eu de violentes contractions et une assez grande quantité de sang s'était écoulé par la vulve. Ils ne trouvèrent plus aucune rigidité du col, la tête reposait sur le périnée. Une application de forceps fut décidée et faite sans difficulté à 10 h. 30. On vit d'abord apparaître sous la symphyse pubienne la région bregmato-frontale, puis se dégagèrent le bregma, les pariétaux, l'occiput, qui étaient dirigés en bas; enfin la partie inférieure du front et de la face qui étaient dirigés en haut. L'enfant était mort, du sexe masculin, pesant 3 500 gr. Il était altéré, mais les os du crâne avaient conservé leur résistance. Aussitôt après l'accouchement, il s'écoula par la vulve une grande quantité de liquide, mélangé de gaz qui s'échappaient en produisant un gargouillement très sonore. Ce liquide répandit dans la salle une odeur infecte. En même temps disparaissait le ballonnement considérable du ventre.

L'utérus ne se contractant pas, la délivrance n'eut pas lieu naturellement; on attendit jusqu'à 4 heures du soir : la sage-femme en chef introduisit alors la main dans la cavité utérine où elle trouva le placenta décollé et l'amena au dehors sans difficulté. L'introduction de la main avait été très facile, car le col était en lambeaux. La malade présentait sur toute la surface du corps des taches violacées caractéristiques d'une affection syphilitique. Elle fut transportée en médecine, où elle succomba trois jours après à une métro-péritonite. L'enfant mesurait une longueur totale de 54 cent. du sommet à l'ombilic, 23 de l'ombilic aux talons. Sa tête avait une forme très remarquable; elle était excessivement allongée, le front et la partie de la tête qui fait suite au front jusqu'au bregma étaient situés sur une même ligne verticale.

Le moule en plâtre de la tête, exécuté par M. Baretta, a été déposé au Musée de la Maternité.

La tête présentait les diamètres suivants : Diamètres O M. 13,9. — Max. 15,6. — O F. 10,8. — Ss. O Bg. 9,4. — Bi P. 9,5. — Bi T. 8,5.

§ IV. — PRÉSENTATION DE L'EXTRÉMITÉ CÉPHALIQUE, TÊTE DÉFLÉCHIE.

Les présentations de la face sont assez rares, nous avons cependant eu la bonne fortune de pouvoir en très peu de temps en observer 4 cas. Les tracés qui accompagnent la relation de ces faits sont presque tous calqués sur le même type et ce type diffère totalement de celui qu'on rencontre dans les présentations du sommet. Il en est pour ainsi dire l'antithèse. Nous reviendrons, du reste, plus tard sur ce sujet, et nous nous expliquerons sur ce point particulier. (Voy. p. 121.)

Obs. LXIII. — *Présentation de la face M. I. D. P.*

Jul..., vingt-deux ans, bonne constitution, bassin normal, enceinte pour la seconde fois, arrive à la salle d'accouchements de la Maternité, le 5 août 1875, à 1 heure du matin. Elle souffrait depuis 11 heures du soir. Dernières règles du 18 au 22 novembre 1874.

A 5 heures et demie, alors que la dilatation était grande comme la paume de la main, on constata que la partie fœtale qui se présentait était la tête, mais qu'elle était défléchie et que la face était en position M. I. D. P.

Prévenu aussitôt, nous arrivâmes au moment où l'accouchement se terminait naturellement, à 6 heures du matin. Le travail n'avait duré que 7 heures. — L'enfant, du sexe masculin, était bien portant et pesait 3650 gr. — Délivrance naturelle. Suites de couches normales. — Les diamètres de la tête étaient les suivants :

O M. 14,1 — Max. 14,2 — O F. 13,1 — Ss. O B. 9,9 — Bi P. 9,5 — Bi T. 7,9 — Bi M. 8,8.

La tête examinée le 7 août, donne les diamètres suivants : O M. 13,8 — Max. 14 — O F. 12,5 — Ss. O B. 9,8 — Bi P. 9,5 — Bi T. 8,1 — Bi M. 8,8.

Obs. LXIV. — *Présentation de la face en M. I. G. T.*

Le 19 novembre 1875, entrait à la salle d'accouchements de la Maternité, à 3 heures de l'après-midi, la nommée Somm..., primipare, âgée de dix-neuf ans. Ses dernières règles étaient apparues du 15 au 19 mars, et les premières douleurs avaient commencé le 19 novembre à 6 heures du matin.

En examinant cette femme à 3 heures et demie et après lui avoir demandé les quelques renseignements qui précèdent, voici ce que nous avons constaté : au palper, les parois abdominales sont très molles et se laissent facilement déprimer. Au-dessus du détroit supérieur, on sent la tête; mais tandis que d'un côté à droite existe une partie arrondie qui vient se mettre en rapport avec le dos du fœtus dirigé de ce côté, on trouve, au contraire, du côté gauche du détroit supérieur une surface plane dirigée en haut, surface qui se termine par un arc osseux : c'est manifestement le maxillaire inférieur et le menton. Donc, la tête est défléchie et est encore au-dessus du détroit supérieur. Il y a une présentation de la face en M. I. G. T. A l'auscultation, on entendait les battements du cœur à droite, mais ils étaient très sourds; à gauche, au contraire, on les percevait très nettement par la région antérieure du fœtus.

Au toucher, on sentait un commencement de dilatation : le front occupait le centre du bassin; on arrivait sur la fontanelle antérieure qui était en rapport avec le bord droit du détroit supérieur. Du côté gauche, on arrivait sur le nez, mais son extrémité et l'ouverture des narines étaient encore au-dessus du détroit supérieur. Il y avait donc une présentation de la tête défléchie, variété frontale.

A 5 heures et demie, le front est remonté à droite, on ne peut plus atteindre la fontanelle antérieure et on arrive à gauche au delà du nez. — A 7 heures et demie le front s'est encore élevé davantage, il y a une véritable présentation de la face. — A 8 heures et demie, la dilatation étant complète et la tête restant au détroit supérieur, on rompt les membranes. Immédiatement la tête s'engage et à 9 heures et demie l'accouchement était terminé. L'enfant était une fille vivante et mesurant 50 centimètres de longueur. La tête était déformée, l'occiput était refoulé en arrière, et son extrémité supérieure, sa pointe était recourbée en forme de bec. Au niveau de la suture fronto-pariétale, l'extrémité antérieure du pariétal semblait être sur un plan inférieur à celui du frontal : il n'y avait pas chevauchement, mais plutôt une simple dépression au niveau de la suture.

Les diamètres de la tête ce jour-là et les jours suivants furent :

HEURES APRÈS L'ACCOUCHEMENT	O. M.	MAX.	O. F.	SS.O.B.	BI. P.	BI. T.	BI. M.	GR. C.	PET. C.	POIDS
»	23 »	13,15	12,5	9 »	9,3	8 »	7,9	36,5	30,4	3050
10	12,8	13,2	12,2	9,8	9,3	8,3	7,9	36,7	31,1	2885
34	12,9	13,3	12,25	9,8	9,35	8,3	7,9	36,8	31,1	2865
88	13,3	13,65	12,4	9,9	9,35	8,4	7,9	37,3	31,2	2875
100	13,4	13,8	13,5	10,1	9,35	8,3	7,9	—	31,4	2900

Obs. LXV. — *Présentation de la face M. I. D. P.*

La nommée Bout..., âgée de vingt-huit ans, enceinte pour la seconde fois, entre à la salle d'accouchements de la Maternité, le 27 novembre 1875. Les

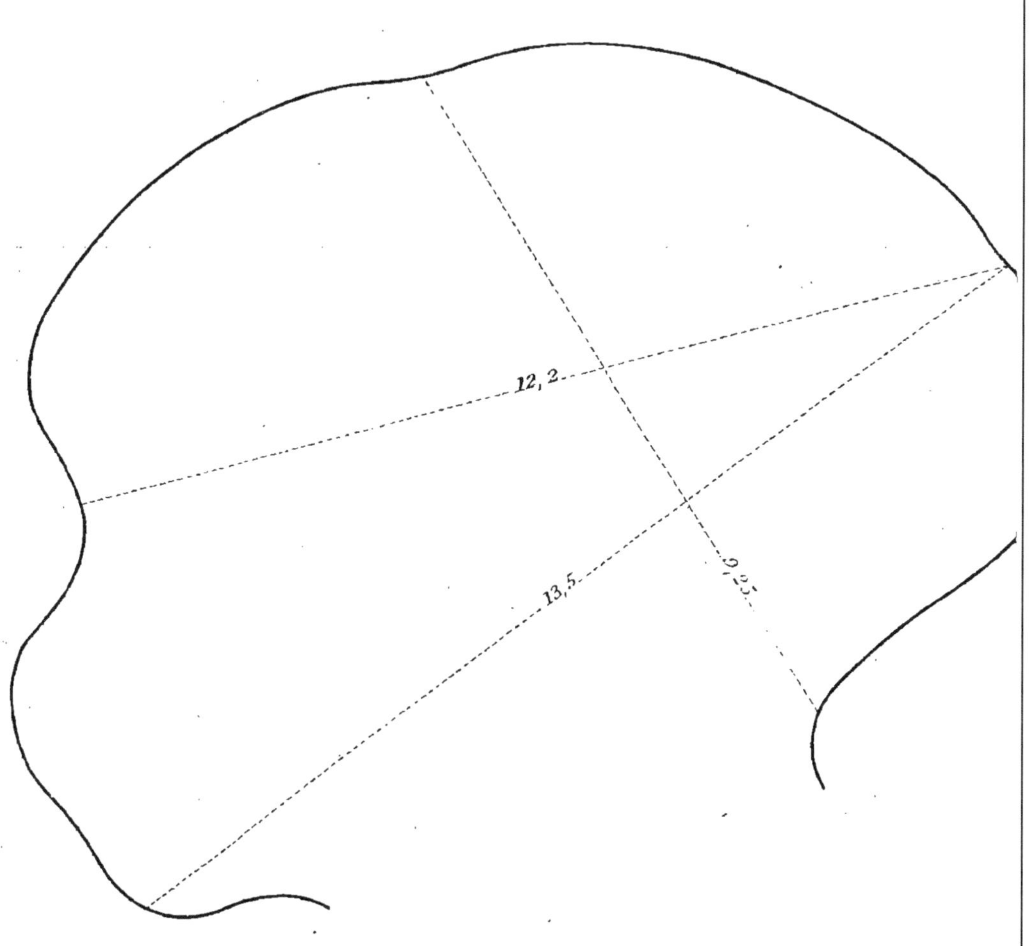

FACE.

Obs. 66 — 16 Décembre.

O. Doin, Editeur, Paris.

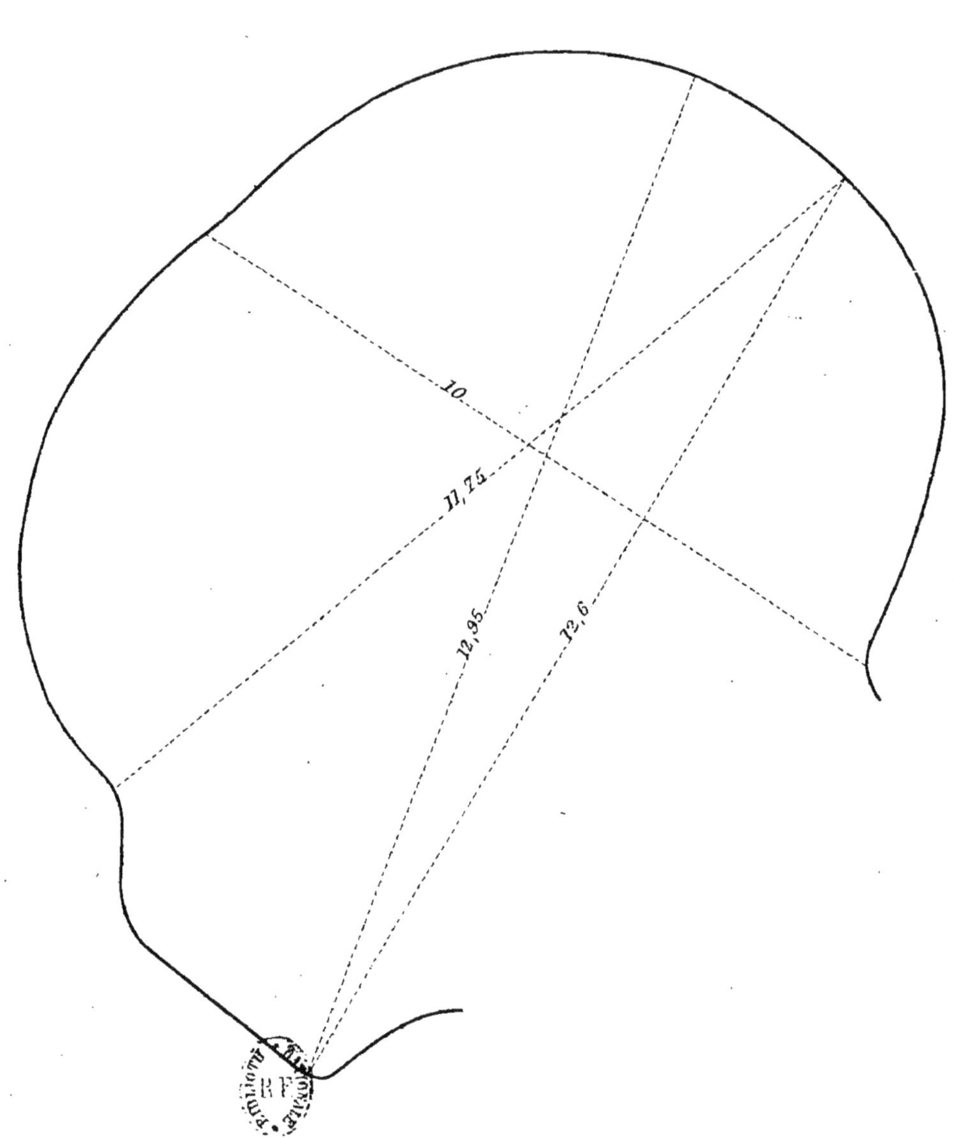

FACE.

Obs. 66_17 Décembre.

O. Doin, Editeur, Paris.

dernières règles étaient apparues du 26 au 28 février. Le bassin est normal; la grossesse n'a présenté aucune complication. Les premières douleurs surviennent le 27 novembre à 11 heures du matin. La dilatation était complète le même jour à 8 heures 1/2 du soir. La rotation se fit rapidement et à 9 heures l'accouchement était terminé. La durée totale du travail avait été de 10 heures. — Enfant vivant du sexe masculin. — La tête n'était pas considérablement déformée; l'occiput était un peu refoulé en arrière. Les pariétaux chevauchaient sous le frontal; la fontanelle postérieure était large. La tête, aussitôt après la naissance et les jours suivants, mesurait :

HEURES APRÈS L'ACCOUCHEMENT	O. M.	MAX.	O. F.	SS. O. B.	BI. P.	BI. T.	BI. M.	GR. C.	PET. C.	POIDS
12	12,5	12,5	12,4	9,4	9,5	7,9	8 »	35,5	30,5	2920
14	12,2	12,7	11,8	9,8	8,9	7,9	8 »	35,7	30,7	2735
38	12,2	12,7	11,8	9,8	9 »	8 »	8 »	35,7	30,7	2715
86	12,5	12,9	12 »	10,5	9 »	8,2	8,2	35,9	31,9	2720
158	12,8	13,2	12,3	10,3	9 »	8,3	8,3	36.3	31,3	2723

Obs. LXVI. Pl. VI et VII. — *Présentation de la face M. I. G. A.*

La nommée Vois..., vingt-trois ans, primipare, accouche à la Maternité le 16 décembre 1875. — Dernières règles du 20 au 24 février. — Apparition des premières douleurs le 15 décembre à 4 heures du soir. — Rupture des membranes spontanée le 16 décembre, à 6 h. 40 du matin, la dilatation étant complète. — Prévenu immédiatement, nous arrivons au moment de l'expulsion du fœtus, qui eut lieu à 7 h. 40. — Durée totale du travail, 15 h. 40. — Enfant vivant, du sexe féminin. — Longueur totale, 51 cent. Les diamètres furent pris aussitôt après l'accouchement. Dès le lendemain, la tête avait repris sa forme normale.

HEURES APRÈS L'ACCOUCHEMENT	O. M.	MAX.	O. F.	SS. O. B.	BI. P.	BI. T.	BI. M.	GR. C.	PET. C.	POIDS
0	13,5	13,5	12,2	9,25	9 »	7,35	7,5	36,9	30,2	3120
30	12,6	12,95	11,75	10 »	9,1	7,8	7,5	36,4	31,1	2985
50	12,8	13,1	11,9	10,25	9,2	7,6	7,9	36,6	31,4	2978
122	12,8	13,1	11,9	10,3	9,2	7,6	7,9	36,6	31,5	2890

L'observation qui suit n'est pas en réalité une observation de présentation de la face. Il s'agit d'une présentation du sommet, tête défléchie en variété frontale. Certains auteurs étrangers, qui ne craignent pas d'établir des subdivisions, n'hésiteraient pas à donner à ce cas exceptionnel le nom de présentation du front. En effet, pendant l'expulsion, le mécanisme n'a été ni celui de l'accouchement par le sommet, ni celui de l'accouchement par la face, ni l'occiput ni le menton n'ayant rempli le rôle capital qu'ils jouent dans ces deux présentations. Du reste, la déformation de la tête, si elle se rapproche beaucoup de celle qu'on rencontre à la suite de l'accouchement par la face, en diffère par quelques petites particularités, surtout par la forme de la partie antérieure de la voûte du crâne.

Obs. LXVII. — *Présentation du sommet. — Tête défléchie. — Variété frontale.*

La nommée Françoise P..., âgée de vingt-cinq ans, enceinte pour la seconde fois, accouche à la Maternité le 18 octobre 1875. Bassin normal. Le premier accouchement a eu lieu sans aucune difficulté. Les dernières règles datent du 6 au 8 janvier. Les premières douleurs apparaissent le 17 octobre à 8 heures du soir. Le 18 à 6 heures du matin, les membranes se rompent spontanément. En examinant cette femme. à 8 heures 1/4 du matin, nous constatons par le palper que la tête est en bas, au-dessus du détroit supérieur. On la reconnaît très nettement, ses deux extrémités font saillie transversalement, l'une à droite, l'autre à gauche : celle qui est dirigée à gauche est beaucoup plus marquée. Comme les parois abdominales sont assez souples, en poussant plus loin la palpation on sent que cette partie qui est à gauche fait proéminence à une certaine distance de la face antérieure du tronc. Le dos est dirigé à droite, légèrement incliné en avant. A l'auscultation, on entend le maximum des bruits du cœur à droite, à une certaine hauteur, presque au même niveau que l'ombilic. Au toucher, la partie fœtale est très élevée; on reconnaît manifestement la tête, ses os et ses sutures. On arrive sur la fontanelle antérieure qui est juste au centre du bassin; la suture sagittale est placée tout à fait transversalement. En la suivant, on arrive à gauche sur le front, qui est à l'extrémité transversale du détroit supérieur. On peut même, en enfonçant profondément la main, atteindre l'arcade sourcilière et la racine du nez. Du côté opposé, on ne peut, en suivant la suture sagittale, arriver qu'avec peine jusqu'à la pointe de l'occiput.

Les douleurs étant devenues assez vives à 9 heures 40, on trouve la fontanelle antérieure, non plus au centre du bassin, mais rapprochée du bord droit du détroit supérieur. La tête est, du reste, située transversalement.

A 10 heures 2, on trouve la fontanelle antérieure tout près du bord

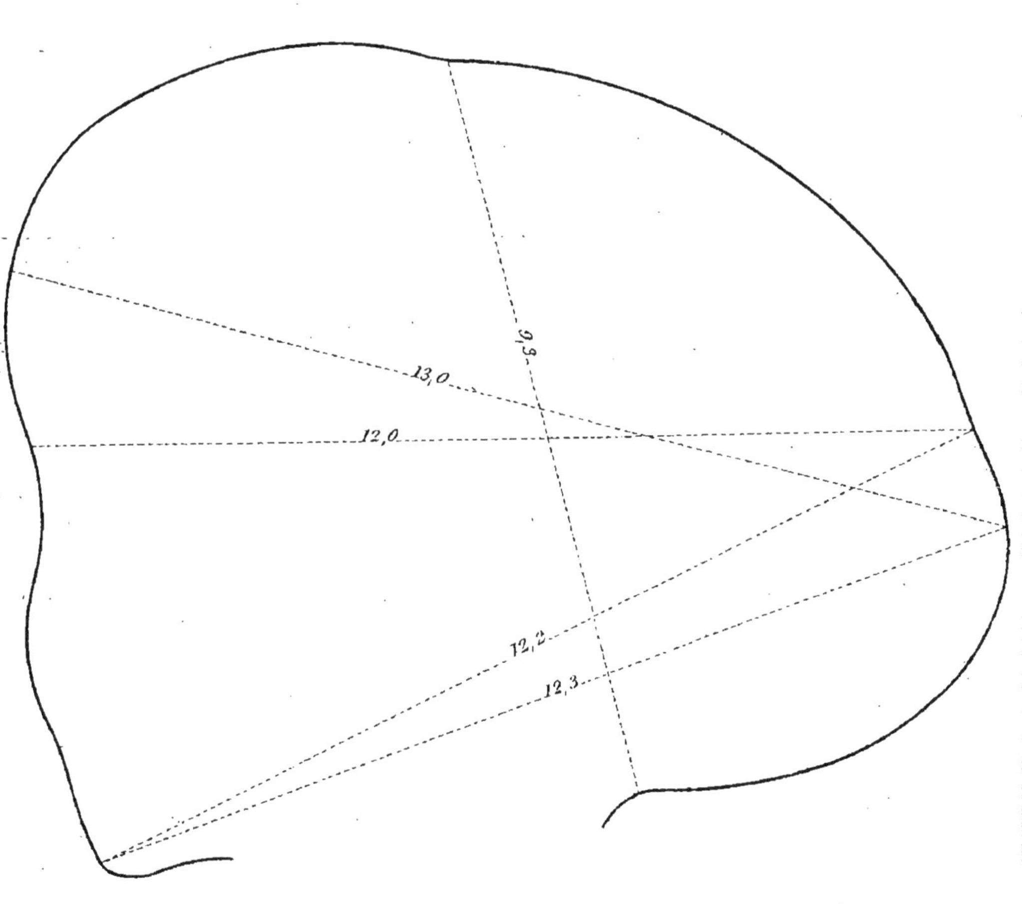

FRONT.

Obs. 67 — 18 Octobre.

O. Doin, Éditeur, Paris.

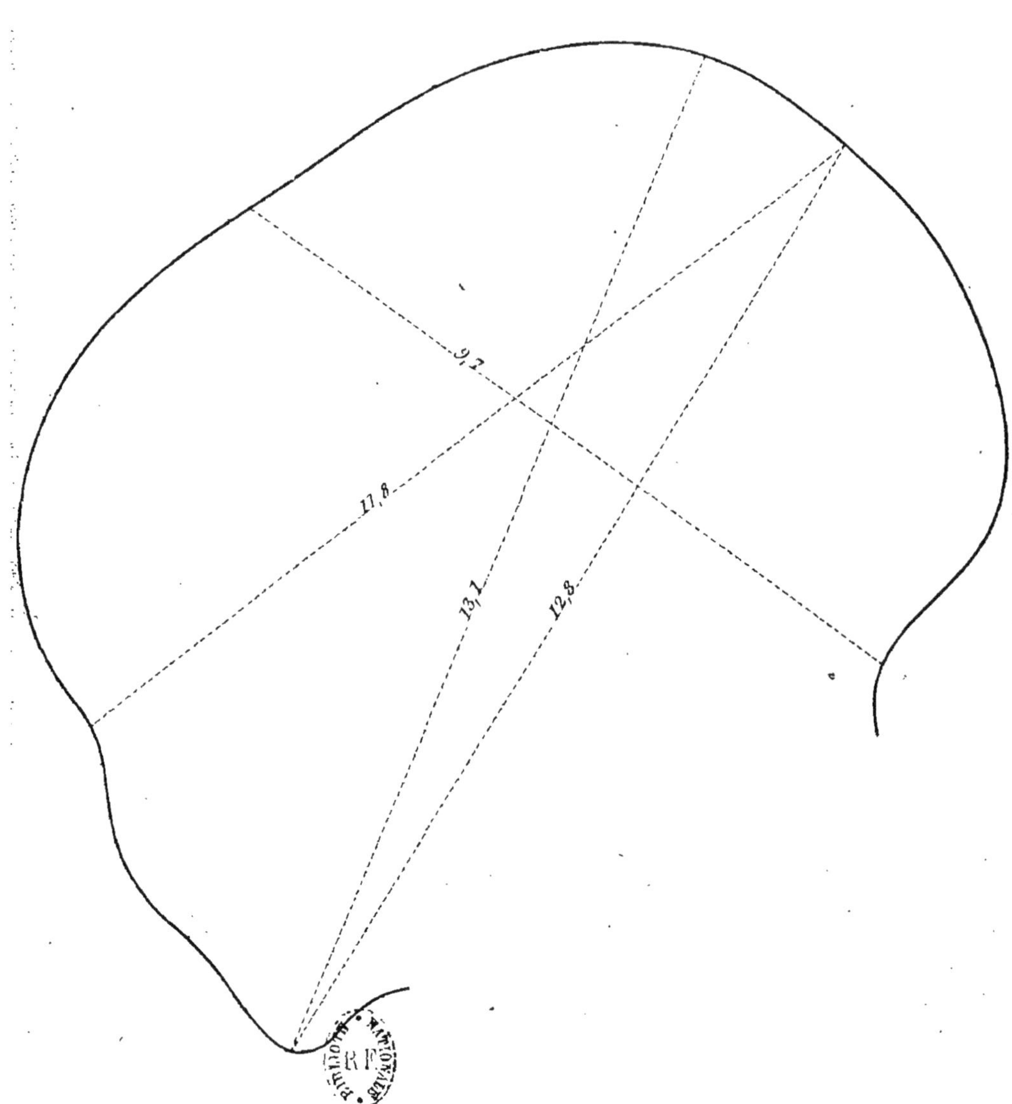

FRONT.

Obs. 67 — 22 Octobre.

O. Doin, Editeur, Paris.

droit du détroit supérieur; le front est donc au centre du bassin. A gauche, on trouve le nez et on arrive jusqu'à l'arcade alvéolaire du maxillaire supérieur. La suture frontale est encore placée transversalement. Le menton restait toujours au-dessus du bord gauche du détroit supérieur.

Tout à coup, à 10 h. 5, à la suite d'une violente contraction, la femme crie qu'elle accouche. En effet, la tête a pénétré dans l'excavation, elle est arrivée au détroit inférieur et le front tourné maintenant en avant, placé au-dessous de la symphyse pubienne, est à la vulve. — Une minute après, une nouvelle douleur survient, le bord alvéolaire du maxillaire supérieur est appliqué sous le bord inférieur de la symphyse; les arcades sourcilières, le nez, le maxillaire supérieur font saillie, hors de la vulve, et le mouvement de sortie s'arrête. — Une nouvelle contraction arrive; le vertex, puis l'occiput se dégagent au-devant de la commissure antérieure du périnée. Cela fait, la tête s'abaisse et le maxillaire inférieur, qui était resté fixé derrière la symphyse pubienne, sort à son tour. L'enfant, pourrait-on dire, mordait la symphyse. La tête reste ainsi sortie, l'occiput dirigé en arrière. Après quelques instants, une nouvelle contraction utérine survient, l'occiput tourne alors à droite, le front à gauche, les épaules s'engagent et sortent ainsi que le tronc.

L'enfant, du sexe féminin, est un peu violacée; elle crie, on la laisse largement respirer : au bout de 1 m. 1/2 les battements du cordon cessent; 2 m. après, on lie et on sectionne la tige funiculaire. En examinant la tête, on constate l'existence d'une bosse séro-sanguine qui occupe tout le front depuis la fontanelle antérieure jusque près de la base du nez. Lorsqu'on appuie sur le maxillaire inférieur, on éprouve un soubresaut : cet os glisse et place son arcade au-dessous de celle du maxillaire supérieur; c'est alors qu'on sent un choc. Du côté de la voûte du crâne, les deux pariétaux chevauchaient fortement l'un sur l'autre; le gauche avait glissé sous le droit et ce dernier faisait une saillie très marquée. En outre, les deux pariétaux s'enfonçaient sous la pointe de l'occiput : cette pointe faisait en dehors une saillie très marquée, et son extrémité était un peu recourbée en avant en forme de bec.

Les deux pariétaux, au niveau de leur bord antérieur, s'enfonçaient sous le frontal. Ce dernier os était donc placé sur un plan supérieur à celui des pariétaux. Les diamètres de la tête, pris après la naissance et quelques jours après, mesuraient :

NOMBRE D'HEURES APRÈS L'ACCOUCHEMENT	O. M.	MAX.	O. F.	SS. O. B.	BI-P.	BI-T.	BI-M.	GR. C.	PET. C.	POIDS
0	12,3	12,3	12 »	9,3	8.6	7,4	7,6	36 »	30 »	3105
24	12,6	12,9	11,83	9,6	8,7	7,8	7,7	36,5	30,7	»
47	12,7	13,1	11,8	9,6	8,7	7,8	7,7	36,7	30,9	2903
95	12,8	13,1	11,8	9,7	8,8	7,9	7,8	»	37,1	3022
191	12,9	13,3	13 »	9,85	9,3	7,9	7,9	»	»	3160

§ V. — DÉFORMATIONS EXCEPTIONNELLES.

Dans ce paragraphe, nous rapporterons quelques observations qui n'ont pu rentrer dans les précédents. Mille causes, en effet, peuvent amener les déformations les plus diverses de la tête : parmi ces causes, les plus fréquentes sont les rétrécissements, les tumeurs du bassin, etc. Nous ne voulons pas, du reste, insister sur ce sujet, nous nous contenterons de relater quelques-uns des faits qu'il nous a été donné d'observer.

L'un de ces faits est assez curieux : il s'agit d'une grossesse gémellaire. Le premier enfant avait présenté le siège, au moment où on voulut terminer l'accouchement, l'extraction de la tête fut impossible : l'extrémité céphalique du second enfant était venue se loger au-dessous de la première et l'empêchait de descendre. Comme de fortes tractions avaient été exercées, il en était résulté des dépressions assez profondes sur les deux têtes, sur l'une surtout.

Obs. LXVIII. — *Présentation du sommet. — Rétrécissement du bassin. — Diamètre promonto-sous-pubien, 8 cm. 1/4. — Application du forceps. — Enfant vivant.*

Bén..., âgée de vingt et un ans, célibataire, primipare, entre à la Maternité le 26 juin 1875, à 1 heure du soir. La dernière époque des règles datait du 23 au 25 septembre 1874; la malade se croyait donc arrivée presque à terme lorsque, le 25 juin 1875 à 2 heures du soir, les membranes se rompirent et le liquide amniotique s'écoula.

En l'examinant le 26 juin à 5 heures du soir, on trouve une femme ayant une taille un peu au-dessous de la moyenne. Elle dit n'avoir commencé à marcher qu'à l'âge de 4 ans. Les deux tibias sont déformés, ils offrent une convexité dirigée en avant; la courbure du fémur droit est un peu exagérée, mais le fémur gauche est normal. La colonne vertébrale est droite.

Le ventre est assez volumineux. Au palper on trouve la tête au-dessus du détroit supérieur sur lequel elle repose : le dos est dirigé en avant et à gauche, le siège est dans l'hypochondre droit. A l'auscultation, on entend le maximum des bruits du cœur fœtal à gauche et un peu au-dessous de l'ombilic. Au toucher, le col est effacé, mais non encore dilaté. L'excavation du sacrum présente une courbure concave exagérée et on arrive sur l'angle sacro-vertébral qui est proéminent, placé sur la ligne médiane : la saillie qu'il forme est très marquée, mais la surface saillante est de peu d'étendue. En avant, la symphyse pubienne est très obliquement dirigée en bas et en arrière, le diamètre promonto-sous-pubien mesure 8 cm. 1/4.

Les premières douleurs apparurent le même soir, 26 juin, à 7 heures. La femme fut admise le lendemain à 7 h. 1/2 du matin à la salle d'accouchements : les douleurs devinrent fréquentes et fortes; à 11 heures, la dilation offrait un diamètre plus grand qu'une pièce de 5 francs. Il y avait une bosse séro-sanguine assez considérable; le sommet de la tête paraissait s'engager; on ne pouvait plus atteindre l'angle sacro-vertébral, mais la base du crâne ne s'engageait pas, on la sentait par le palper abdominal qui restait au-dessus du détroit supérieur.

Malgré l'existence de douleurs fréquentes et vives, le travail n'avançait pas, la tête étant, du reste, toujours en O. I. G. A., on fit quérir M. Polaillon qui résolut de faire une application de forceps et d'employer les tractions mécaniques.

A 4 heures on endormit la malade; elle fut fixée sur l'appareil de M. le Dr Pros; le forceps ordinaire fut appliqué; un dynamomètre et le tracteur furent attachés au niveau de l'articulation du forceps. Des tractions furent alors exercées, qui montèrent progressivement jusqu'à 30 kilogrammes.

La tête cependant ne s'engageait pas : de nouvelles tractions furent faites; on alla jusqu'à 35 kilogrammes, et la tête pénétra dans l'excavation. Les tractions furent continuées lentement, l'aiguille restant stationnaire entre 20 et 25 kilog., et bientôt la tête apparut à la vulve. La tige presque droite de l'appareil gênant, on la détacha, et l'accouchement fut terminé avec le forceps seul. La tête sortie, on dégagea les épaules. L'opération, depuis le début des tractions, avait duré 7 minutes environ. L'enfant était en état de mort apparente; on le flagella, on fit la respiration artificielle et on parvint à le ranimer.

La tête était très déformée : elle présentait les diamètres suivants : O M. 12,6 — Max. 14,7 — O F. 10,9 — Bi P. 7,5 — Bi T. 7,5. — Bi M. 7,6.

La bosse séro-sanguine occupait le sommet et la région postérieure du crâne; elle s'étendait sur la partie postérieure du pariétal droit.

Des déformations plus caractéristiques existaient encore, et il fallait véritablement distinguer deux parties dans le crâne : une partie supérieure, la voûte, et une partie inférieure, la base.

Du côté de la voûte, on trouvait, à droite, au niveau de la base du frontal, en arrière et surtout au niveau de la base du pariétal, un sillon très marqué, long de 8 à 9 centimètres. La base du pariétal et un peu celle du frontal s'étaient laissé très fortement déprimer, repousser vers l'intérieur de la cavité crânienne. Mais au-dessous d'elles se trouvait, faisant alors une saillie d'autant plus marquée, le bord supérieur de l'apophyse écailleuse du temporal, bord qui arrêtait le doigt placé dans le sillon ci-dessus décrit. Ce sillon, s'étendant surtout derrière l'oreille, correspondait, avant l'accouchement, au bord supérieur du pubis sur lequel il reposait et sur lequel la base du crâne se trouvait arrêtée.

Du côté opposé, à gauche, il existait une dépression très marquée au-dessus et en avant de l'oreille dans une région qui correspondait à la partie inférieure du bord antérieur du pariétal gauche, à la partie inférieure du bord postérieur du frontal et à l'apophyse du sphénoïde : il y avait là un véritable enfoncement qui avait reçu la saillie faite par l'angle sacro-vertébral. Cet enfoncement était au-dessus et en avant de l'oreille gauche. Le diamètre qui s'étendait du sillon existant sur le côté droit de la tête à l'enfoncement situé au côté gauche mesurait 7 cm. 6.

Le reste de la voûte était très déformé et se dirigeait en pointe, le sommet de cette pointe aboutissant à la suture bipariétale à une certaine distance au-dessus de l'extrémité de l'occipital.

Les deux branches du forceps avaient été appliquées, la branche gauche derrière l'oreille gauche du fœtus sur la partie latérale gauche de l'occiput; la branche droite, sur la joue droite, descendant presque au bas de la face. Cette branche droite avait glissé au début des tractions, jusqu'à ce que le bord de la cuiller vînt s'accrocher sur l'arcade sourcilière droite : elle avait pris là un point d'appui. C'est ce qu'indiquaient les contusions faites par l'instrument en ces différents points.

Pendant l'opération, la mère avait vomi sous l'influence du chloroforme : après l'opération on la laissa se réveiller tranquillement. La délivrance fut naturelle. — Quand on fut pour transporter la malade dans le service de médecine, elle fut prise de syncopes à trois reprises et trois fois elle vomit très abondamment : aucun autre accident ne survint dans la soirée. — L'enfant avait été complètement ranimé, il pesait 3.250 gr. Il eut un certain nombre de secousses convulsives dans les membres inférieurs et supérieurs. Il fut passé en médecine avec sa mère. — Les suites de couches de la mère furent bonnes. Elle sortit guérie le 11 juillet 1875.

La tête de l'enfant, revenue à une forme qui se rapprochait de la normale, offrait, le 30 juillet, les diamètres suivants : O M. 13.1 — Max. 12,4 — O F. 11,6 — Ss. O Br. 10,5 — Bi P. 8,5 — Bi T. 7,8 — Bi M. 7,8.

L'enfant alla bien pendant quelques jours; les convulsions avaient cessé. Puis il refusa de têter pendant 4 ou 5 jours; et on le nourrit en lui faisant couler du lait dans la bouche. Enfin, il commença à reprendre vie et on le conserva à la Maternité jusqu'à la fin du mois de juillet : à cette époque il quitta l'hôpital, en assez bon état de santé.

Obs. LXIX. — *Rétrécissement du bassin. — Accouchement spontané. — Enfoncement du crâne du fœtus.*

Fresl..., âgée de trente-quatre ans, célibataire, couturière, entre à la Maternité le 8 janvier 1875, un quart d'heure après midi. Cette femme, petite, rachitique, ayant une incurvation très marquée des cuisses et moins marquée des jambes, ne présente aucune déviation de la colonne vertébrale. Elle est enceinte pour la quatrième fois; elle a déjà mis au monde deux garçons et une fille. Les deux premiers enfants, bien que nés à terme, étaient peu volumineux : pour l'accouchement du dernier, qui était plus gros, on dut l'endormir, et elle ignore quelle opération fut pratiquée, probablement une application de forceps; l'enfant fut extrait vivant, il succomba deux jours plus tard.

Les règles sont apparues pour la dernière fois du 6 au 8 avril 1874. Les premières douleurs surviennent dans la nuit, la rupture des membranes se fait spontanément à 8 heures du matin, la dilatation était grande comme une pièce de 1 franc.

A l'examen de la femme, on trouve, par le palper, la tête au niveau du détroit supérieur, le siège en haut et à droite, le dos dirigé en avant et à gauche. A l'auscultation, on entend le maximum des bruits du cœur au-dessus de l'ombilic et à gauche. Au toucher vaginal, on trouve la tête au-dessus du détroit supérieur. L'angle sacro-vertébral fait une saillie très marquée. Le diamètre promonto-sous-pubien mesure 85 millimètres. L'accouchement spontané eut lieu le même jour, 8 janvier, à 3 heures du soir. Délivrance naturelle à 3 h. 20.

L'enfant était du sexe féminin et naquit vivante; elle pesait 2,450 grammes. Sa longueur totale était de 48 cent. La tête mesurait les diamètres suivants : O M. 12, 1/2. — O F. 10. — Ss. O Br. 8.

Sur la partie antérieure du crâne, sur le frontal gauche existe un enfoncement assez considérable. Cet enfoncement commence à partir de l'angle externe gauche de la fontanelle bregmatique. Il a une forme à peu près ovalaire et mesure : 4 cent. 1/2 dans son plus grand diamètre, qui est oblique de haut en bas et de dedans en dehors; 2 cent. 1/2 dans son plus petit diamètre et 5 millim. environ de profondeur, lorsqu'on applique une feuille de papier sur le crâne pour le constater. Près de la suture qui sépare les deux frontaux existe une lame osseuse qui est intacte. — L'enfoncement part de la suture fronto-pariétale.

Du côté opposé, c'est-à-dire du côté droit, il existe une dépression de la partie inférieure du pariétal; cette dépression paraît plus marquée à cause de la saillie que fait le bord supérieur de l'écaille du temporal.

L'enfoncement du frontal gauche avait, sans aucun doute, été produit par la saillie que faisait l'angle sacro-vertébral. La dépression du pariétal droit devait correspondre au point qui était appliqué sur la symphyse pubienne. Du reste, la bosse séro-sanguine siégeait en arrière et à droite de la tête. Le diamètre bipariétal, mesuré dix minutes après l'accouchement, était de 8 cent. Un diamètre s'étendant de la dépression à droite au centre de l'enfoncement du frontal gauche mesurait également 8 cent. L'enfant n'offrait aucune trace de paralysie du côté droit, aucune déviation; les pupilles étaient également dilatées.

9 janvier, matin. — Aucune paralysie apparente, mais l'enfant a vomi

plusieurs fois depuis la veille. T. R. 36°, 2. Les vomissements, quoique moins fréquents, ont persisté chez l'enfant. En le pesant le 16 janvier, on constate un amaigrissement de 200 grammes depuis sa naissance : il n'existe aucun phénomène de paralysie.

Douze jours après sa naissance, il sortit bien portant.

Obs. LXX. — *Grossesse gémellaire. — 1er enfant : présentation du siège; 2e enfant : présentation du sommet. — Obstacle à l'accouchement dû à l'engagement de la tête du second fœtus avant la sortie complète du premier. Mort des deux enfants. — Déformations.*

Le 14 novembre 1875, en montant à 8 heures et 1/2 du matin à la salle d'accouchements de la Maternité, je trouvai couchée sur un lit une femme grande et forte qui avait déjà été l'objet, depuis son arrivée, d'un examen très attentif. Cette malade, nommée Catherine B...., âgée de vingt-neuf ans, célibataire, d'origine alsacienne, offrait un ventre considérablement développé ; elle avait de l'œdème des deux membres inférieurs et un œdème sus-pubien très prononcé qui s'étendait en haut jusqu'au niveau de l'ombilic. Ses urines contenaient une quantité considérable d'albumine ; elle avait eu la veille et pendant la nuit une céphalalgie assez intense et quelques troubles de la vue.

Menstruée pour la première fois à l'âge de dix-neuf ans, elle l'était très irrégulièrement ; l'écoulement sanguin se faisait toutes les 4, 6 ou 7 semaines; aussi elle ne peut dire à quelle époque sont survenues ses dernières règles, elle l'ignore complètement. A part le développement considérable du ventre et l'œdème, la grossesse n'avait rien présenté de particulier; la veille, à 10 heures du soir, étaient apparues les premières douleurs. Quelques instants auparavant (14 novembre à 8 h. 30 du soir) les membranes s'étaient rompues.

La palpation de l'abdomen ne fournissait aucun renseignement : l'utérus très volumineux était dur, résistant, ne se laissait pas déprimer, et il était impossible de distinguer aucune partie fœtale.

A l'auscultation, on entendait les bruits du cœur en deux régions, d'une part à gauche, en bas et en avant; d'autre part en haut, au-dessus de l'ombilic et un peu à droite. Il existait donc un maximum en deux points, et en promenant le stéthoscope d'un point à l'autre, on ne pouvait entendre les bruits du cœur fœtal dans l'intervalle. De plus, en comptant simultanément le nombre de battements, on trouvait par minute 170 battements à gauche et en bas, 150 en haut et à droite. Cette recherche ayant été renouvelée, on obtint une seconde fois le même résultat.

Au toucher, le col était effacé et l'orifice utérin dilaté offrait un diamètre égal à celui d'une pièce de 2 francs. On sentait très nettement un pied et, au-dessus, le siège. Il y avait une présentation du siège complète ; on put même soupçonner dans la matinée que ce premier enfant était du sexe masculin.

Le travail marcha avec une certaine lenteur. Vers 2 heures 45, la dilatation était complète et le siège descendit bientôt jusqu'à la vulve. Pour activer le travail et rendre les contractions utérines plus efficaces, la sage-femme en chef fit administrer deux grammes de seigle ergoté. Au bout d'un quart d'heure, le siège sortit, et le tronc descendit lentement. La malade, qui était très pusillanime, au lieu de faire des efforts pour faciliter l'expulsion du fœtus, criait sans cesse et n'aidait que peu à l'accouchement. La partie supérieure du tronc restant élevée, l'enfant, commençant à souffrir, la sage-femme exerça des tractions et parvint enfin avec beaucoup de peine à dégager les épaules. Mais la tête ne venait pas; le tronc était sorti en S. I. G. A.; l'épaule gauche était en avant, l'épaule droite en arrière, l'occiput était dirigé vers la gauche, le menton vers la droite, et malgré les tractions faites sur le tronc et sur le cou, la tête ne descendait pas. En vain elle essaya d'introduire les doigts dans la bouche, elle ne put y parvenir; le menton était resté très haut et elle ne pouvait atteindre l'orifice buccal. Au bout de sept à huit minutes, après des efforts considérables, mais infructueux, la sage-femme me pria d'intervenir pour me rendre compte des difficultés qu'on pouvait rencontrer dans des cas semblables.

Soutenant le fœtus de la main droite, j'introduisis la main gauche dans les parties génitales, je la glissai sur la face antérieure du cou et j'atteignis le larynx; j'arrivai ensuite avec beaucoup de difficultés jusqu'au menton sans pouvoir le dépasser; ce menton était repoussé très fortement en avant, au-dessus de la symphyse pubienne sur laquelle il se trouvait placé. A quoi pouvait tenir cette situation? Je reportai la main en arrière, je sentis bomber la seconde poche des eaux; en la déprimant légèrement, j'arrivai sur la tête d'un second fœtus, qui était placée en arrière et à droite. C'était la présence de cette seconde tête qui, engagée au-dessous de la première, empêchait son extraction. Elles étaient fortement serrées l'une contre l'autre et immobilisées. Leur volume était trop considérable pour leur permettre de descendre en même temps dans l'excavation. J'essayai alors de repousser cette seconde tête qui gênait la sortie de la première, mais l'utérus très fortement contracté sous l'influence de l'ergot de seigle offrait une grande résistance; après trois ou quatre minutes d'efforts soutenus, je sentis cette tête glisser et remonter complètement au-dessus du détroit supérieur; je retirai alors la main, pensant qu'il serait désormais possible d'extraire le premier fœtus. La sage-femme tenta cette extraction, la tête s'étant abaissée, elle put introduire deux doigts dans la bouche de l'enfant; s'attendant à rencontrer quelque résistance, elle tira fortement et la tête sortit tout d'un coup; elle franchit la vulve, le menton dirigé en avant et à droite, l'occiput en arrière et à gauche.

Le premier enfant paraissait mort, on n'entendait plus les bruits du cœur; malgré tout, ne désespérant pas, une aide se mit à l'insuffler; après dix minutes elle sentit revenir les battements cardiaques, et après vingt minutes, l'enfant faisait une première inspiration. Après trente-cinq minutes, il était revenu à la vie, mais dans la soirée, il eut des convulsions et il succomba à 3 heures du matin.

Sa tête était très aplatie transversalement, et il existait sur le côté droit, à l'union du frontal et du pariétal, près de la base, un peu au-dessus de l'endroit où le frontal, le pariétal et le temporal se rencontrent, une dépression, un enfoncement très marqué qui correspondait au point où s'appliquait la tête du second fœtus. Sur le côté gauche on trouvait un léger sillon résultant de la pression sur la partie antérieure du pourtour du bassin, sur les deux branches horizontales du pubis.

Le second enfant présentait le sommet; en pratiquant le toucher à travers les membranes, on sentait sur la convexité du crâne un enfoncement profond; l'un des quatre os qui aboutissent à la fontanelle antérieure était si déprimé qu'il existait là un creux triangulaire dans lequel pénétrait l'extrémité du doigt. Un quart d'heure après la sortie du premier enfant, le second fut expulsé sans que les membranes se soient rompues. On les déchira et on en retira le fœtus qui était mort : il fut impossible de le ranimer.

La délivrance eut lieu immédiatement, le placenta avait été expulsé en même temps que le second enfant. Ce placenta était unique.

Il y avait seulement deux poches amniotiques. Il fut très facile, grâce à ce qui avait pu être constaté pendant l'accouchement, grâce aux dépressions qui existaient sur les deux têtes, de se rendre un compte très exact de la situation qu'elles occupaient.

La tête du premier enfant, dont le tronc était sorti, avait la face dirigée en avant, son menton était placé au-dessus de la symphyse pubienne; l'occiput était en arrière et à gauche, en rapport avec la symphyse sacro-iliaque gauche. La région latérale gauche de la tête était en rapport avec la moitié gauche du bassin. La région latérale droite dirigée à droite et en arrière était en rapport avec la tête du second fœtus : de là la dépression marquée dont elle était le siège près de sa base. (Voy. fig. 3.)

La tête du second enfant, qui présentait le sommet, était plus déformée que la première; son occiput était dirigé aussi en arrière, mais était en rapport avec la symphyse sacro-iliaque droite; sa face regardait en avant et en haut. La région latérale gauche de la tête était en rapport avec la moitié latérale droite du bassin, et sa région latérale droite tournée à gauche, vers le centre du bassin, était en rapport avec la tête du premier enfant. De ce côté, le frontal droit du deuxième fœtus s'appliquait très fortement sur la région pariéto-frontale droite du premier. C'était ce frontal droit qui, très profondément déprimé, formait, grâce à la mobilité de son extrémité libre, un enfoncement très marqué, un véritable trou triangulaire qui se terminait à la fontanelle antérieure. (Voy. fig. 4.)

Les deux têtes ainsi appliquées l'une contre l'autre avaient leur occiput dirigé en arrière et séparé par la colonne lombo-sacrée. La première occupait pour ainsi dire la moitié gauche, l'autre la moitié droite du bassin.

La tête du second fœtus était située plus bas que la première, dont la base s'appliquait sur elle. Entraînée, engagée de plus en plus par les

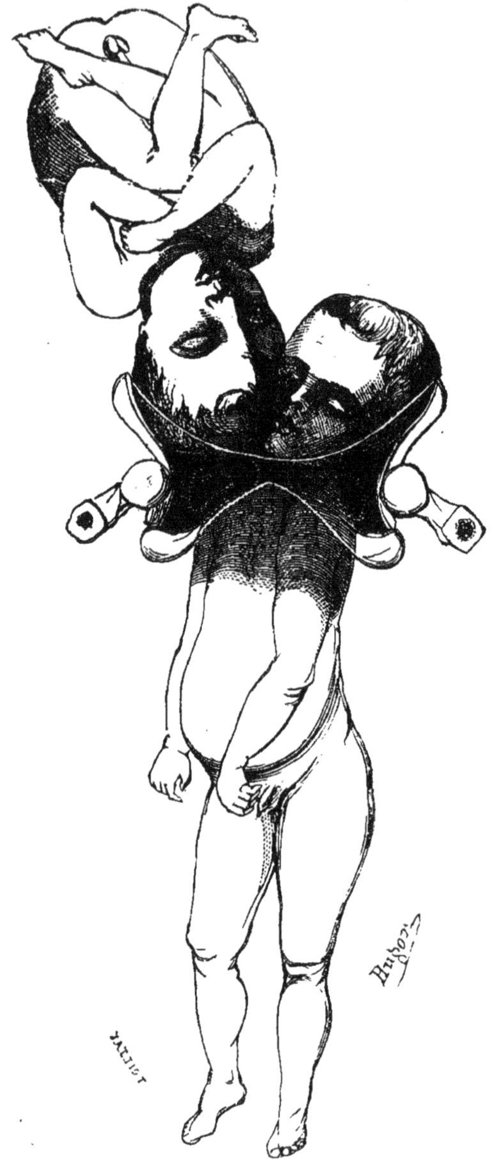

Fig. 3.

tractions exercées sur l'enfant dont le tronc était au dehors, elle s'opposait à sa sortie.

Les fœtus étaient tous deux du sexe masculin. Le premier, qui était assez développé, était le plus volumineux : il mesurait 52 centimètres de longueur et pesait 2.879 grammes. Le point d'ossification de l'extrémité inférieure des fémurs n'existait pas encore. Sa tête mesurée a donné :

Diam. O M. 12,7 — Diam. maximum 13,4 — Diam. O F. 11,8 — Ss. O.B. 10,8. — Bi P. 9,3. — Bi T. 8,2. — Bi M. 7,5. — Grande circonférence, 36 cm. 3. — Petite circonférence, 33 cm.

A l'autopsie, il existait des taches ecchymotiques nombreuses sur le péricarde viscéral : les deux poumons, le foie, les reins étaient très congestionnés.

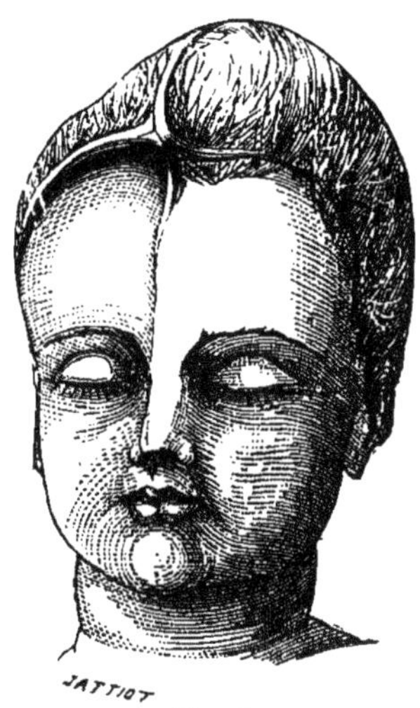

Fig. 4.

Dans la cavité crânienne, il existait une congestion très intense; les vaisseaux de la pie-mère étaient gorgés d'un sang noir très épais, mais il n'existait aucune hémorrhagie. Les os du crâne n'étaient le siège d'aucune fracture.

Le second enfant était moins développé que le premier; il mesurait 47 centimètres de longueur et pesait 1.910 grammes. Il n'existait aucun point d'ossification au niveau de l'extrémité inférieure des fémurs. Les diamètres de la tête étaient les suivants : Diam. O M. 11,4. — Diam. maximum, 12,3. — Diam. O F. 10,7. — Ss. O B. 9,1. — Bi P. 8,9. — Bi T. 6,7. — Bi M. 9,2. — Grande circonférence, 33.9. — Petite circonférence, 29,6.

A l'autopsie, on ne trouva aucune lésion du crâne, aucune fracture, aucune fissure; il y avait un peu de congestion des méninges et du cerveau; il n'existait aucune hémorrhagie.

Les poumons qui avaient été insufflés étaient très pâles. Il y avait quelques taches ecchymotiques sur le thymus et sur le péricarde viscéral. Les viscères abdominaux n'étaient le siège d'aucune altération.

ARTICLE IV

MÉCANISME DES DÉFORMATIONS DU CRANE

La réunion de tous les faits qui précèdent, les mensurations et les tracés graphiques qui les accompagnent, montrent avec quelle facilité la tête du fœtus peut prendre les formes les plus diverses, et combien rapidement aussi elle peut revenir à un aspect qui la rapproche de sa forme primitive.

La forme légèrement ovoïde de la tête normale obtenue par l'opération césarienne, la forme ronde dans les présentations du siège, la forme ovoïde et allongée, d'une façon si considérable parfois, dans les présentations du sommet, la forme aplatie verticalement et allongée du front à l'occiput dans les présentations de la face, constituent autant de types distincts qu'on retrouve dans chaque variété de présentations.

Mais par quel mécanisme ces formes si diverses peuvent-elles se produire? Existe-t-il des conditions anatomiques ou autres qui favorisent ces modifications, modifications qui sont rencontrées les mêmes dans une si grande majorité de cas, que la forme allongée de la tête a pu être longtemps considérée comme la forme normale.

Dans le but de déterminer ce mécanisme, ces conditions, nous avons, on l'a vu, pris indistinctement pendant un certain temps tous les accouchements normaux, toutes les présentations du sommet qui s'offraient à nous; nous avons mesuré plusieurs fois, pendant la première semaine, les différents diamètres de la tête; nous avons enregistré tous nos résultats sans nous inquiéter de ce qu'ils pourraient nous donner, et nous avons cherché à en tirer des conclusions. Nous avons recueilli, de la sorte, 52 observations de présentations du sommet (Obs. 8 à Obs. 59). Dans presque tous les cas, la tête était plus ou moins déformée. Ces déformations ne persistaient pas; après quarante-huit heures en moyenne, c'est-à-dire vers le moment où, d'habitude, nous prenions notre troisième mensuration, la tête paraissait complètement revenue à sa forme primitive. En comparant alors ses diamètres avec ceux qui existaient au moment de la naissance, voici les différences que nous avons trouvées :

TABLEAU A

RÉSULTATS DE LA COMPARAISON DES DIFFÉRENTS DIAMÈTRES DE LA TÊTE AVEC CEUX QUI EXISTAIENT AU MOMENT DE L'ACCOUCHEMENT

NUMÉRO DE L'OBSERVATION	NOMBRE D'HEURES APRÈS L'ACCOUCHEMENT	O. M.	MAX.	O. F.	SS. O. B.	BI P.	BI T.	OBSERVATIONS
8	63	+ 10	— 6	+ 5	+ 12	+ 6	+ 4	
9	37	+ 1	— 4	0	+ 4	0	0	
10	46	+ 1	— 5	+ 4	+ 4	+ 0,5	0	
11	37	0	— 3	+ 1	+ 3	+ 3	+ 3	
12	38	+ 3	— 9	— 3	+ 6	+ 3	+ 3	
13	46	+ 3	— 3	0	+ 5	+ 1	+ 2	
14	48	+ 6	— 4	+ 1	+ 3	+ 1	+ 1	
15	45	+ 3	— 6	+ 2	+ 3	+ 3	+ 2	
16	45	+ 2	— 1	+ 1	0	— 1	0	
17	48	+ 6	— 2	+ 2	+ 3	+ 5	+ 4	
18	43	+ 9	— 7	+ 5	+ 5	+ 1	+ 6	
19	40	+ 3	— 5	0	+ 4	0	0	
20	42	+ 5	— 3	+ 2	+ 2	+ 1	+ 2	
21	40	+ 2	— 4	+ 5	+ 4	+ 2	+ 1	
22	46	+ 3	— 2	+ 2	+ 3	0	— 2	
23	49	0	— 2	— 1	+ 3	0	— 2	Enfant né avant
24	50	+ 3	— 5	+ 4,5	+ 5	+ 4,5	+ 3	terme.
25	48	+ 3	— 1	+ 3,5	+ 5,5	+ 1	+ 3	
26	42	+ 3	— 5	+ 4	+ 5	+ 2	+ 4	
27	51	+ 3,5	+ 3	+ 7,5	+ 5	+ 2	+ 2	La tête ne parais-
28	51	+ 1	— 11	+ 1	+ 8	+ 1	+ 3	sait avoir subi au-
29	81	+ 11,5	— 6	+ 10	+ 4	+ 1,5	+ 5	cune déformation
30	71	+ 0,5	— 3	+ 3	+ 5	+ 4	+ 1	pendant l'accou-
31	20	+ 4	— 7	+ 3	+ 4,5	+ 7	+ 3	chement.
32	54	+ 7,5	— 4	+ 5	0	— 0,5	+ 1,5	
33	91	+ 4	— 2	+ 1	+ 4	+ 2	+ 2	
34	72	+ 4	— 5	+ 2,5	+ 5	+ 3	+ 4	
35	46	+ 5	— 8	+ 5	+ 7,5	+ 1,5	+ 3	
36	50	+ 0,5	— 6	+ 2	+ 2,5	+ 2	+ 2	
37	52	+ 2	0	+ 1	+ 1,5	0	+ 2	
38	48	+ 2	— 6	+ 1	+ 7	— 1	+ 1	
39	44	+ 7	— 5	+ 1	+ 7	+ 5	+ 5	
40	41	+ 1	— 1	+ 3	+ 3	+ 1,5	+ 1	
41	52	+ 3	— 3	+ 3	+ 6	+ 1 5	+ 5,5	
42	42	+ 5	— 4	+ 2	+ 7	+ 0,5	+ 1,5	
43	72	+ 3	— 2	+ 5,5	+ 8	+ 1	+ 3	
44	51	+ 2	— 7	+ 6	+ 6	+ 2	+ 1	
45	46	+ 2	— 3	+ 2,5	+ 6	+ 3	+ 5	
46	43	+ 4	— 3,5	+ 6	+ 4	+ 4	+ 5	
47	94	+ 4	+ 0,5	+ 6	+ 8	+ 4	+ 2	
48	90	+ 4	— 2,5	+ 5	+ 5,5	+ 2	+ 3	
49	50	+ 2	— 2	+ 3	+ 2	+ 1	+ 2,5	
50	49	0	— 3	+ 2	+ 5	+ 1	+ 1,5	
51	43	+ 1	— 5	0	+ 7	+ 3	+ 4	
52	44	+ 1	— 3	+ 3,5	+ 2	+ 1	+ 3	
53	49	+ 2	— 2	0	+ 3	0	+ 4	
54	40	+ 1,5	+ 1	0	0	— 1,5	— 1	La tête n'avait
55	46	+ 5	— 5	+ 7	+ 8	+ 2	+ 5	subi aucune défor-
56	72	+ 3	— 4	+ 1,5	+ 5	+ 3	+ 3	mation.
57	48	+ 1	— 4	+ 1	+ 3	0	+ 2	
58	48	+ 2	— 9	+ 7	+ 3	+ 2	+ 4	
59	49	+ 2	— 7,5	+ 7,5	+ 9	+ 2	+ 2	

Ainsi donc, nous avons trouvé que 48 heures environ après l'accouchement, la tête ayant repris, ou à peu près, sa forme primitive, le *diamètre occipito-mentonnier* avait toujours augmenté, et cette augmentation a été portée jusqu'à 11 mm. 5.

Si on en excepte trois cas dans lesquels il n'avait paru exister aucune déformation consécutive à l'accouchement, le diamètre sus-occipito-mentonnier ou diamètre *maximum* a sans cesse diminué, très souvent même d'une façon considérable. Cette diminution a été plusieurs fois jusqu'à 7, 9 et 11 mm. Ce diamètre sus-occipito-mentonnier est, pour le dire de suite, le seul qui diminue dans les jours qui suivent la délivrance.

Le diamètre *occipito-frontal* a presque toujours augmenté; deux fois seulement il a offert une légère diminution.

L'augmentation du diamètre *sous-occipito-bregmatique* a été constante; cette augmentation fut presque toujours très forte et a pu être portée jusqu'à 12 mm. Le diamètre sous-occipito-bregmatique est, en réalité, celui qui augmente le plus après l'accouchement.

Le diamètre *bipariétal* augmente aussi après l'accouchement, mais cette augmentation n'est pas constante, elle est de beaucoup la moins considérable : sur 52 cas, 2 fois seulement elle a été portée à 5 mm., 1 fois à 6 et 1 fois à 7 mm.

L'augmentation du diamètre bitemporal est, en général, plus marquée que l'augmentation du diamètre bipariétal.

Ce qui revient, sans aucun doute, à dire que, au moment où nous avons pris notre première mensuration, aussitôt après l'expulsion du fœtus, au moment de l'accouchement par conséquent, les diamètres occipito-mentonnier et occipito-frontal avaient, non pas augmenté, comme le disent les auteurs, mais diminué.

Le diamètre aux dépens duquel se fait l'augmentation est le diamètre maximum, le diamètre sus-occipito-mentonnier qu'on a jusqu'ici confondu avec le diamètre occipito-mentonnier véritable.

En ce qui concerne les autres diamètres, celui qui diminue le plus pendant l'accouchement est le diamètre sous-occipito-bregmatique, puis vient le diamètre bitemporal et enfin le diamètre bipariétal. Ainsi donc, tandis que généralement on croit que la réduction la plus considérable de la tête se fait suivant le diamètre bipariétal, il n'en est rien; le diamètre bipariétal, dans les cas de présentation normale du sommet est, au contraire, le diamètre qui se réduit le moins. Et si nous prenions les cas dans lesquels, bien que le bassin fût normal, la déformation a été plus considérable, soit parce que l'accouchement avait duré plus longtemps, soit parce que la tête était au début en position occipito-postérieure, nous verrions que ces différences entre les diamètres existant au moment de la naissance et les diamètres pris quelques jours plus tard sont encore beaucoup plus marquées.

Nous l'avouons, lorsque après avoir, sans parti pris, réuni les chiffres fournis par une trentaine de cas, nous sommes arrivé à prévoir ce résultat, nous avons été considérablement étonné. Nous prenions nos mensurations avec le plus grand soin, cherchant souvent, avant de le noter, si le chiffre que nous obtenions était bien exact, et pour cela replaçant à plusieurs reprises notre céphalomètre. Nous avons cru devoir néanmoins redoubler d'attention; les résultats, on le voit, ont continué à être constamment les mêmes.

Nous avons pensé qu'en notant avec soin ce qui se passait pendant l'accouchement du côté de la tête, et surtout en étudiant l'anatomie du crâne, nous pourrions peut-être arriver à découvrir l'explication de ces faits, et à reconnaître quel est le véritable mécanisme passif de ces changements de forme.

La boîte cranienne se compose d'os, de sutures et de fontanelles.

A. — *Fontanelles.* — L'antérieure, dont l'étendue est très variable suivant les sujets, est de beaucoup la plus considérable de toutes les fontanelles; bien souvent, on le sait, la postérieure en tant qu'espace membraneux n'existe pour ainsi dire pas; quant à celles qu'on trouve aux environs de la base, elles sont, pendant l'accouchement, rarement accessibles au toucher. Toutes ces fontanelles permettent la réductibilité absolue du crâne, réductibilité absolue qui, quoi qu'en dise Grossmann, existe réellement, ainsi que l'ont démontré Kueneke et Fehling. Il est, du reste, facile de la constater lorsque, pendant toute la durée de la contraction utérine, après la rupture des membranes, la tête étant dans l'excavation, on peut mettre et laisser le doigt sur la fontanelle antérieure : on sent alors ses bords qui se rapprochent de plus en plus, puis ils s'écartent lorsque la contraction cesse.

B. — *Sutures.* — Les sutures permettent le chevauchement des os les uns sur les autres; elles permettent aussi à leur niveau la dépression plus facile du crâne dans les accouchements normaux et anormaux.

Lorsque dans une présentation du sommet en O. I. G. A. par exemple, la tête se trouvant dans l'excavation, on cherche au moment d'une douleur le point qui correspond à la fontanelle postérieure, le doigt est naturellement conduit, non pas sur un espace membraneux, mais au sommet déprimé d'un triangle formé par l'extrémité de l'occipital qui s'enfonce, qui chevauche sous les pariétaux.

Dès que la tête a franchi la vulve, si on examine cette région, on constate encore le même chevauchement, la même dépression de l'occipital. En examinant ensuite la suture fronto-pariétale, on constate là encore une inégalité dans la situation des os, les pariétaux et le frontal ne sont pas sur le même plan, ce dernier est déprimé, et son extrémité libre glisse sur les pariétaux.

Quant aux pariétaux eux-mêmes, au niveau de la suture sagittale, il n'est pas fréquent de les voir, après la sortie de la tête, chevaucher l'un sur l'autre; cela n'arrive (nous ne parlons toujours, bien entendu, que des présentations du sommet et des accouchements normaux), cela n'arrive que dans les cas où la tête a été très fortement comprimée, et où le chevauchement de l'occipital et du frontal sont très considérables. Qu'au moment même des douleurs expultrices le chevauchement des pariétaux puisse momentanément exister dans beaucoup de cas, nous ne mettons pas ce fait en doute, car nous avons pu le constater maintes et maintes fois. Mais ce chevauchement est de peu de durée, et ne persiste pas. Nous ne pouvons du reste, dans tous les cas, que constater un diminutif des déformations de la tête; cela se comprend facilement, car elle tend à reprendre vite sa forme primitive. Le chevauchement des pariétaux l'un sur l'autre est donc moins fréquent et moins profondément marqué que le chevauchement du frontal et de l'occipital sous ces deux os.

Telle n'est pas, si nous en exceptons Kueneke et Frankhauser, l'opinion de la plupart des auteurs étrangers; presque tous décrivent comme fait principal, primitif pour ainsi dire, le chevauchement d'un pariétal sur celui du côté opposé, sans arriver à pouvoir préciser si c'est le pariétal postérieur qui passe au-dessus de son congénère, ou au contraire le pariétal antérieur. L'explication de cette opinion, à notre sens erronée, est la suivante. Voulant étudier les modifications de la tête du fœtus pendant l'accouchement, presque tous les auteurs ont chòisi de préférence, pour observer le mécanisme de son passage, les cas dans lesquels existait un rétrécissement du bassin. Evidemment alors, la tête étant en position transversale ou oblique, et se trouvant arrêtée au niveau du détroit supérieur par la saillie que faisait l'angle sacro-vertébral, l'un des pariétaux appuyait sur le promontoire, l'autre sur le pubis, et le premier effet de la contraction, en les faisant glisser sur ces deux surfaces, tendait à les rapprocher l'un de l'autre, puis à les faire chevaucher. Mais, dans les cas normaux, il n'en est nullement ainsi; la tête n'est jamais arrêtée au détroit supérieur, elle descend sans aucune difficulté dans l'excavation, souvent même elle y est descendue dans les derniers mois de la grossesse, et c'est là, au niveau du plancher pelvien, du plancher périnéal et de la vulve, qu'elle va trouver quelques obstacles à sa sortie.

Que cette résistance des parties molles, et M. le professeur Depaul [1], après M. Dubois [2], insiste beaucoup sur ce point, que cette résistance des parties molles détermine dans l'accouchement chez les primipares une durée plus longue de la période d'expulsion, c'est un fait qui ne saurait être mis en doute. Il en résulte aussi une déformation plus marquée de la tête. Les tracés que nous avons rapportés et qui offrent des modifications considérables dans la forme du crâne, sont tous la conséquence d'accouchements chez les primipares. Chez les multipares, au contraire, les déformations sont beaucoup moins remarquables, et souvent sont presque nulles.

Ainsi, il y a en arrière de la tête, enfoncement, chevauchement de l'occipital sous les pariétaux; en avant, chevauchement du frontal sous les mêmes pariétaux. Quant aux pariétaux, ils éprouvent, en conséquence, pour se rapprocher et pour passer l'un au-dessus de l'autre, une certaine difficulté, et ils ne chevauchent que dans des circonstances beaucoup moins fréquentes. Voilà ce que nous avons observé.

Ces faits peuvent déjà expliquer quelques-unes des modifications que subit la tête pendant l'accouchement, quelques-uns des résultats, quelques-uns des chiffres que nous avons rapportés.

Si l'occipital chevauche sous les pariétaux, c'est qu'il se laisse déprimer, repousser en avant, de là la diminution du diamètre occipito-mentonnier.

Si, à ce premier fait, on ajoute que le frontal passe au-dessous des pariétaux, il en résulte, une double cause permet de le comprendre, la diminution du diamètre occipito-frontal.

De ces deux faits qui empêchent, en partie tout au moins,

1. Depaul, Article ACCOUCHEMENT, *Dictionnaire encyclopédique des sciences médicales*, t. I, p. 353, et *Clinique obstétricale*, p. 412.

2. P. Dubois, Article ACCOUCHEMENT, *Dictionnaire en* 30 *v.*, t. I.

le chevauchement des pariétaux, résulte le peu de diminution du diamètre bipariétal.

Quant au diamètre bitemporal que nous avons pris au niveau de la naissance des sutures pariéto-temporales, la facilité avec laquelle ces os, par le fait de la suture, peuvent se laisser déprimer, explique sa réductibilité.

C. — *Os*. — Non seulement les sutures, mais les os eux-mêmes, qui constituent la partie la plus solide, la plus résistante du crâne, jouent un rôle dans les modifications que subit la tête pendant l'accouchement, et ce rôle n'est pas le moins important. Les os de la voûte que nous allons étudier sont : 1° l'occipital; 2° le frontal; 3° les pariétaux.

1° *Occipital*. Lorsque, faisant l'autopsie du crâne d'un enfant nouveau-né, on commence, en se servant de ciseaux, par sectionner la suture sagittale, puis les deux branches de la suture lambdoïde, les sutures pariéto-frontales, et les sutures temporo-pariétales, de façon à détacher complètement les deux pariétaux, on constate du côté de la pointe de l'occipital, pointe qui n'est plus retenue fixée aux pariétaux par ses attaches fibreuses, on constate, dis-je, du côté de la pointe de l'occipital, une mobilité très grande. L'extrémité de l'index, avec la plus grande facilité, la repousse et l'incline soit en avant, soit en arrière. L'écaille de l'occipital est déplacée en totalité et la pointe de l'os décrit un arc de cercle dont le centre se trouve au voisinage de sa base, un peu en arrière de l'articulation occipito-atloïdienne.

Si, poursuivant l'examen, on décolle en dehors le périoste, et en dedans la dure-mère, on constate ce qui suit : à l'union de la portion écailleuse et de la portion basilaire de l'occipital, juste en arrière du trou occipital, et de chaque côté, à droite comme à gauche, il existe une bande de tissu cartilagineux qui, d'avant en arrière, mesure en moyenne 5 à 6 mm. de largeur, et transversalement, 46 mm. de longueur. En dehors de chaque lame cartilagineuse, il y a une plaque plus large constituée par du tissu fibreux, dont la longueur mesure également 10 mm. et qui, dans sa plus grande largeur, d'avant en arrière, offre 9 mm. A l'extrémité externe de chacune de ces plaques fibreuses, on trouve enfin une nouvelle portion de tissu cartilagineux, cartilage qui existe au point où aboutissent l'occipital, le pariétal et le temporal d'un même côté. (Voy. fig. 5.)

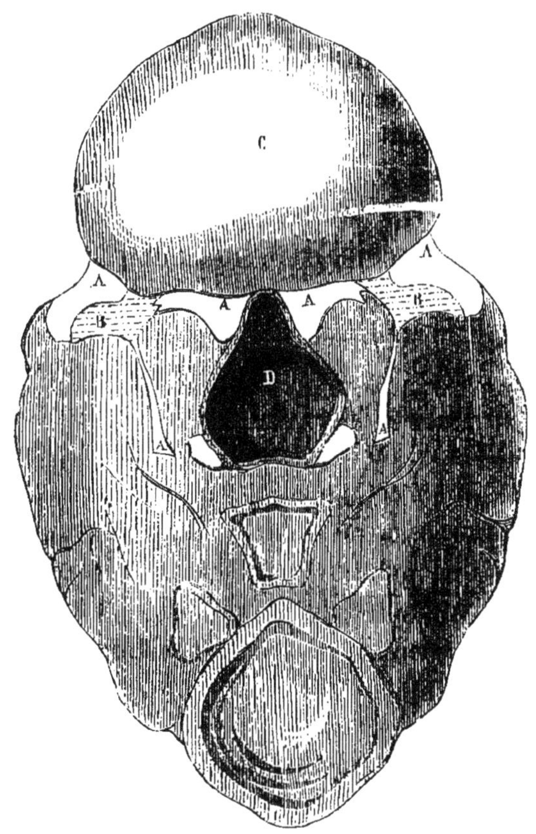

Fig. 5. — A, A, A, A. Tissu cartilagineux. — B. B. Tissu fibreux. — C. Portion écailleuse de l'occipital. — D. Trou basilaire.

Il y a là, en un mot, une véritable charnière cartilagineuse et fibreuse qui permet à la portion écailleuse de l'occipital d'exécuter sur la portion basilaire du même os des mouvements d'avant en arrière et d'arrière en avant, de véritables mouvements de flexion et d'extension.

On peut même, dans certains cas d'accouchements laborieux, voir la portion écailleuse de l'occipital se séparer complètement de la portion basilaire, se luxer, pour ainsi dire, sur elle à ce niveau. Nous avons eu l'occasion d'observer, tout récemment, un cas de ce genre à la Maternité [1].

Cette charnière est beaucoup plus large dans les mois qui précèdent la naissance. Au sixième mois de la vie intra-utérine, alors que l'écaille de l'occipital n'est représentée que

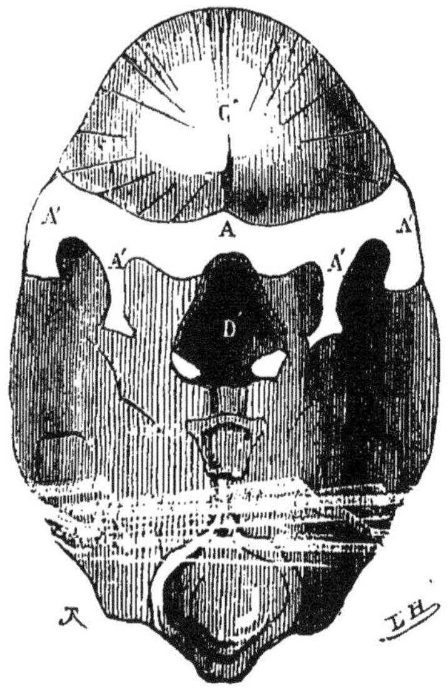

Fig. 6. — A', A', A', A', A'. Tissu cartilagineux. — C'. Portion écailleuse de l'occipital. D'. Trou basilaire.

par une plaque osseuse arrondie, cette charnière est très large, et uniquement constituée par du tissu cartilagineux. (Voy. fig. 6.) Après la naissance, elle est progressivement envahie par du tissu osseux.

C'est à l'aide de cette disposition anatomique que s'expliquent tout naturellement, dans les présentations du sommet, le mouvement de bascule en avant de l'occipital, mouvement

1. Cette lésion est, en général, décrite en Allemagne sous le nom de luxation de Schrœder. Jacquemier (*Manuel des accouchements*, t. II, p. 772, 1846) l'avait décrite dans les termes suivants : « J'ai vu une autre fois la déchirure de la ligne fibro-cartilagineuse qui unit la partie large de l'os aux masses condyliennes, chez des enfants amenés au dehors par l'extrémité pelvienne : dans ces cas, des tractions avaient été exercées pour dégager la tête ».

qui est parfois si prononcé (Voy. Pl. II et IV), et la tendance au chevauchement de cet os sous les pariétaux. C'est elle, également, qui permet à l'occiput, dans les présentations de la face, de se porter en sens inverse, de se laisser refouler en arrière (Voy. Pl. VI).

Cela est si vrai que, dans les jours qui suivent l'expulsion du fœtus, l'occipital reprend sa place, et sa pointe se dirige en arrière s'il s'agit d'une présentation du sommet (Voy. Pl. II et III, IV et V), elle revient, au contraire, en avant, s'il y a eu présentation de la face (Voy. obs. 63, 64, 65, 66 et Pl. VI et VII).

Ainsi se trouve expliquée complètement la diminution, dans l'accouchement par le sommet, du diamètre occipito-mentonnier et aussi celle du diamètre occipito-frontal.

2° *Frontal*. Cet os, qui est unique au niveau de son bord inférieur, lequel contribue à former une partie de la base du crâne, est au contraire bifide au niveau de son bord supérieur qui est libre et qui appartient à la voûte. Son bord inférieur est fixe, très épaissi, immobile (une fois, cependant, nous avons rencontré sa réunion au bord antérieur du sphénoïde constituée par du tissu fibreux qui permettait une certaine mobilité); son extrémité libre, au contraire, qui aboutit à la fontanelle antérieure et à la suture pariéto-frontale est très mince et très souple. On constate facilement cette souplesse sur un crâne préparé comme nous l'avons dit précédemment, c'est-à-dire dont les pariétaux ont été enlevés. Il suffit alors, le crâne reposant sur sa base, d'appuyer sur le frontal pour voir ses extrémités libres s'abaisser de haut en bas. C'est ce mouvement qui facilite le chevauchement du frontal sous les pariétaux, c'est lui qui explique la diminution du diamètre sous-occipito-bregmatique.

Peut-être même, si nous avions pris d'autres mesures, si nous avions considéré le diamètre sous-occipito-bregmatique comme s'étendant du bregma au milieu de l'espace qui sépare le trou occipital de la bosse occipitale; eussions-nous trouvé des différences plus grandes. Mais alors, nous aurions eu du côté de l'occipital un point de repère moins exact que celui que nous avons pris.

Du reste, le diamètre sous-occipito-bregmatique tel que nous l'avons choisi est presque un diamètre vertical, et on voit que ce diamètre, si négligé par les anciens auteurs, n'est pas celui qui est susceptible de subir la moindre déformation; il suffit, pour s'en assurer, de comparer les Pl. II et III, IV et V, VI et VII, etc...

3° *Pariétaux.* Quant aux pariétaux qui laissent chevaucher sous eux l'occipital et le frontal, ils jouent aussi un certain rôle dans les modifications de forme de la tête. Les pariétaux sont les véritables os de la voûte : si ce n'était leur suture pariéto-temporale qui est plus serrée que les autres et qui parfois cependant permet une certaine mobilité, on pourrait dire qu'ils forment deux larges surfaces connexes complètetement libres et indépendantes. C'est sur eux, ou mieux près de leur bord sagittal que passe le véritable diamètre antéro-postérieur maximum de la tête, ou diamètre sus-occipito-mentonnier; — de plus, ces deux pariétaux, surtout au niveau de ce même bord interne ou sagittal, sont très souples.

Quand l'occipital et le frontal sont fortement repoussés, l'un en avant, l'autre en arrière, l'un vers l'autre par conséquent, on voit les pariétaux tiraillés en dedans à leurs deux extrémités se recourber sur eux-mêmes; leur bord sagittal déjà arrondi et convexe devient de plus en plus convexe et forme, d'avant en arrière, un arc qui appartient à un cercle dont le rayon deviendrait de plus en plus petit.

Cette nouvelle forme est même parfois facilitée par l'ossification incomplète des os du crâne; c'est le plus souvent, en effet, sur les pariétaux et au niveau de leur bord interne, sur le bord sagittal, qu'on rencontre cette ossification incomplète, elle laisse alors la forme en cône de la tête s'exagérer (Voy. Pl. II et IV). De là, l'augmentation de plus en plus marquée du diamètre maximum ou diamètre sus-occipito-mentonnier.

S'il en est ainsi dans les présentations du sommet, le contraire arrive dans les présentations de la face. Là, on voit le pariétal s'aplatir, son bord interne devenir de moins en moins convexe et se rapprocher de plus en plus de la ligne droite. Il reprend sa forme primitive après l'accouchement (Voy. Pl. V et VI).

Ainsi donc, en résumé, dans l'accouchement normal par le sommet, le diamètre *occipito-mentonnier* et le diamètre *occipito-frontal,* contrairement à ce qu'on croyait généralement, au lieu d'augmenter, *diminuent.*

Le diamètre antéro-postérieur qui augmente est un diamètre *sus-occipito-mentonnier* ou diamètre *maximum* qu'on a toujours jusqu'ici confondu à tort avec le diamètre occipito-mentonnier.

Le diamètre *sous-occipito-bregmatique* diminue parfois d'une façon considérable pendant l'accouchement.

Le diamètre *bitemporal* diminue aussi pendant l'expulsion du fœtus.

Enfin, le diamètre *bipariétal* n'est pas, comme on le dit, le diamètre qui se réduit le plus, c'est au contraire le diamètre *qui se réduit le moins.*

Ces faits, ce mécanisme passif subi par la tête du fœtus s'expliquent :

A, par l'existence de fontanelles;

B, par la situation des diverses sutures;

C, par la disposition et la structure des os qui concourent à former la voûte du crâne, en particulier :

1° Par l'existence d'une charnière fibro-cartilagineuse qui, au moment de la naissance, réunit la portion écailleuse de l'occipital à sa portion basilaire;

2° Par la grande dépressibilité de l'extrémité libre du frontal;

3° Par la souplesse et parfois l'ossification incomplète du bord interne ou sagittal des deux pariétaux.

ARTICLE V

COMPARAISON ENTRE LA FORME DE LA TÊTE VENUE EN PRÉSENTATION DU SOMMET OU EN PRÉSENTATION DE LA FACE

Nous n'avons pas l'intention de faire l'étude des différents types que peut présenter la tête à la suite des diverses présentations. Les faits que nous avons observés ne sont peut-être pas encore assez nombreux pour nous autoriser à tenter une semblable description. Cependant, après avoir cherché s'il n'existe point parfois quelque différence dans la forme de la tête suivant que l'occiput était primitivement dirigé en avant, ou au contraire en arrière au début du travail, nous ne pourrons nous empêcher de montrer en quelques mots les différences capitales qui existent entre la forme de la tête venue en présentation du sommet et la forme de la tête venue en présentation de la face (Pl. X).

Nous avons vu, les chiffres ainsi que les tracés l'ont surabondamment prouvé, que dans les présentations du sommet où l'occiput vient se dégager en avant sous la symphyse pubienne, les déformations du crâne sont constamment les mêmes, quelle qu'ait été au début la situation antérieure ou postérieure de l'occipital. Nous avons cependant observé une petite différence de détail.

Dans les occipito-postérieures réduites, où la déformation est assez notable, il existe souvent au niveau de la suture fronto-pariétale un sillon dû en partie au chevauchement des os, sillon qu'on retrouve sur la fontanelle antérieure elle-même et qui est assez marqué pour établir, pour ainsi dire, une distinction entre la partie postérieure du crâne, qui se compose des pariétaux et de l'occipital et a une forme conique, et la partie antérieure qui comprend le frontal et la face.

Du reste, le chevauchement des os se fait exactement de la même façon que dans les occipito-antérieures et les modifications qui surviennent dans les diamètres de la tête, pendant les quelques jours qui suivent l'accouchement, sont absolument semblables. Il y a donc seulement, au niveau de la suture fronto-pariétale, une exagération pour ainsi dire de la dépression.

Mais la forme de la tête qu'on retrouve à la suite de toutes les présentations de la face est complètement distincte de celle qui existe après l'accouchement par le sommet. Cette différence porte sur la forme des os de la voûte.

A. Occipital. — Dans les présentations du sommet, la portion écailleuse de l'occipital, mobile autour de la charnière fibro-cartilagineuse, est repoussée en avant (Voy. Pl. II et IV); dans les présentations de la face, au contraire, l'occipital mobile autour de la même charnière se trouve repoussé en arrière (Voy. Pl. VI).

La même disposition anatomique permet deux effets complètement différents. Il en résulte, dans les présentations du sommet une *diminution* des diamètres occipito-mentonnier et occipito-frontal; dans les présentations de la face au contraire, une *augmentation* de ces mêmes diamètres. Et dans les jours qui suivent l'accouchement, tandis que, s'il y a eu expulsion par le sommet, on voit ces diamètres occipito-mentonnier et occipito-frontal augmenter, s'il y a eu expulsion par la face , les diamètres occipito-frontal et occipito-mentonnier diminuent. Le retour de la tête à la forme primitive suffirait, s'il n'existait bien d'autres raisons qui la font rejeter, pour démontrer combien est erronée la théorie de Hecker, théorie qui fait jouer un grand rôle à la longueur et à la direction de l'occipital, à ce qu'il appelle le bras de levier postérieur, comme cause des présentations de la face. Nos tracés démontrent une fois de plus que, comme l'ont dit M. le professeur Depaul [1] et bien des auteurs, Hecker a pris l'effet pour la cause.

Enfin, la forme elle-même de l'occipital a changé. Dans les accouchements par le sommet, plus la déformation de la tête est considérable, plus l'occipital a une tendance à devenir rectiligne; dans les présentations de la face, au contraire, son extrémité, sa pointe se recourbe fortement en avant, et sa face postérieure devient de plus en plus convexe. (Voyez mêmes planches.)

B. Frontal. — Le frontal qui tend à s'aplatir, à devenir fuyant dans les présentations du sommet, reste au contraire arrondi et convexe dans les présentations de la face, et cette forme convexe s'exagère. Mais, dans les deux cas, l'extrémité libre du frontal, celle qui arrive au niveau de la fontanelle antérieure et de la suture fronto-pariétale se laisse déprimer, et il en résulte à la suite des deux présentations une diminution du diamètre sous-occipito-bregmatique.

C. Pariétaux. — Du côté des pariétaux, la différence aussi devient grande : ces os qui sont isolés pour ainsi dire sur la voûte du crâne sont très souples. Tandis que dans les présentations du sommet on voit leur bord sagittal devenir excessivement convexe d'avant en arrière (Pl. II et IV), dans les présentations de la face, au contraire, la courbure normale des pariétaux au niveau de la suture sagittale s'efface, et le bord sagittal forme presque une ligne droite depuis la fontanelle antérieure jusqu'à la fontanelle postérieure (Pl. VI).

De là il résulte que si, dans l'accouchement par le sommet,

1. Depaul, *Leçons de clinique obstétricale*, p. 302.

le diamètre maximum augmente considérablement et s'éloigne de la pointe de l'occipital (Voy. Pl. II et IV), dans les présentations de la face ce diamètre maximum ou bien se rapproche très près de la pointe de l'occipital (obs. 63), ou bien se confond avec le diamètre occipito-mentonnier (obs. 65, 66 et Pl. VI), ou même descend au-dessous de lui (obs. 64). Le diamètre maximum serait dans ce dernier cas un diamètre sous-occipito-mentonnier.

Ces différences sont d'autant plus remarquables que ce sont les mêmes dispositions anatomiques qui les favorisent.

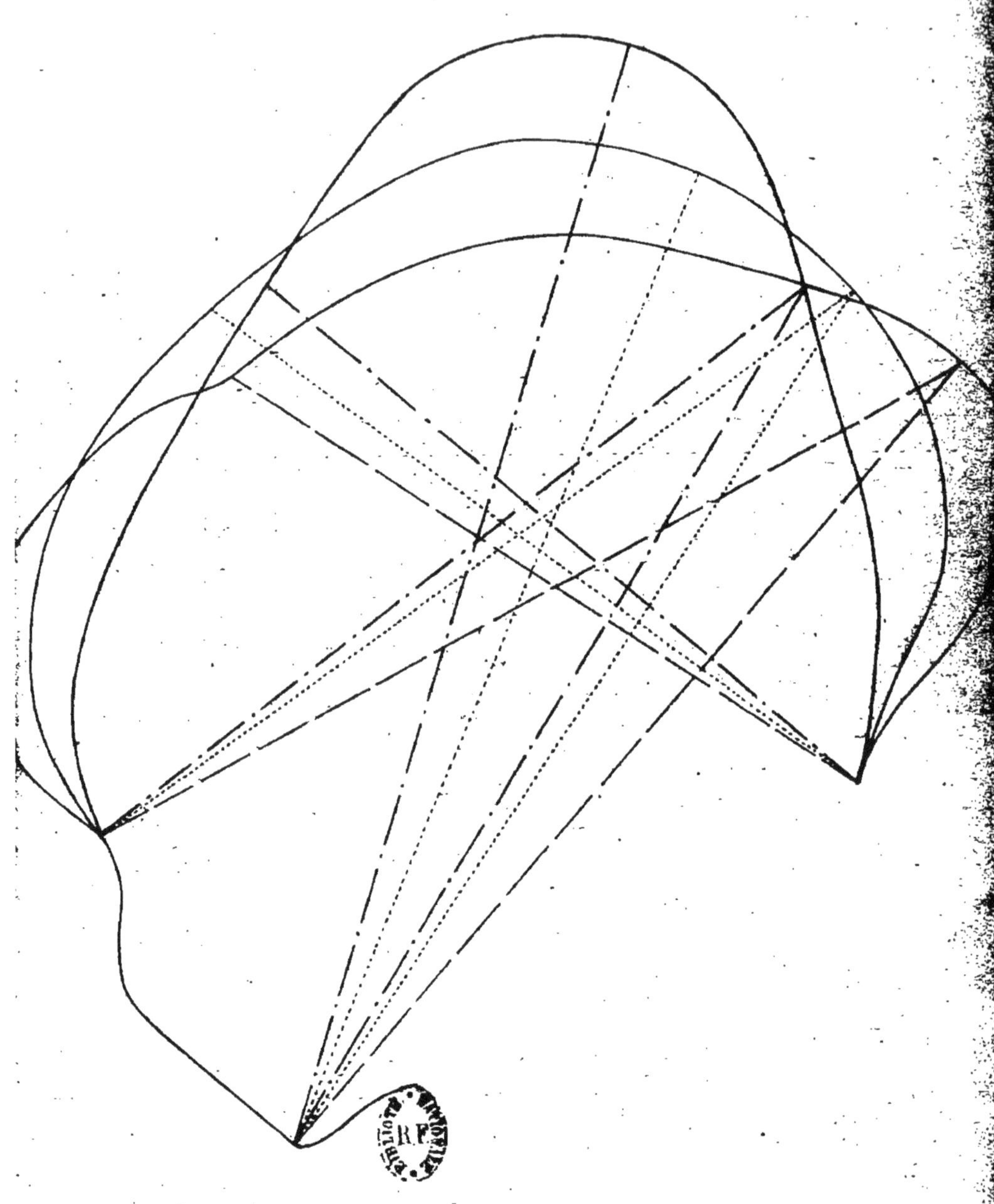

.... Tête Normale ——·—— Présentation du Sommet

Présentation de la Face

TABLEAU B

RÉSULTATS DE LA COMPARAISON DES DIFFÉRENTS DIAMÈTRES DE LA TÊTE AVEC CEUX QUI EXISTAIENT AU MOMENT DE L'ACCOUCHEMENT

NUMÉRO DE L'OBSERVATION	NOMBRE D'HEURES APRÈS L'ACCOUCHEMENT	O. M.	MAX.	O. F.	SS. O. B.	BI-P.	BI-T.	OBSERVATIONS
8	183	+ 8	— 6	+ 5	+ 13	+ 7	+ 5	
9	181	+ 1	— 3	0	+ 4	+ 3	+ 2	
10	141	+ 5	— 3	+ 9	+ 9	+ 3	0	
11	157	+ 2	— 2	+ 4	+ 8	+ 6	+ 4	
12	158	+ 5	— 5	0	+ 8	+ 5	+ 4	
13	166	+ 4	— 2	+ 2	+ 6	+ 2	+ 2	
14	168	+ 6	— 3	+ 2	+ 5	+ 1	+ 2	
15	168	+ 5	— 3	+ 5	+ 4	+ 4	+ 4,5	
16	168	+ 2	— 1	+ 4	0	— 1	+ 1	
17	48	+ 6	— 2	+ 2	+ 3	+ 1,5	+ 4	
18	153	+ 10	— 7	+ 6	+ 6	+ 2,5	+ 6	
19	150	+ 5	— 2	+ 1	+ 4	0	+ 2	
20	161	+ 8	0	+ 4	+ 8	+ 2	+ 3	
21	160	+ 2	— 1	+ 7	+ 4	+ 2	+ 1	
22	46	+ 3	— 2	+ 2	+ 3	0	— 2	
23	73	0	— 2	— 1	+ 3	0	— 2	Enfant faible, né avant terme.
24	170	+ 4	— 2	+ 9	+ 7	+ 6	+ 5	
25	96	+ 3	0	+ 3,5	+ 6	+ 3,5	+ 4	
26	186	+ 7	— 3	+ 5,5	+ 8	+ 4,5	+ 8	
27	195	+ 6	+ 6	+ 7,5	+ 5	+ 2	+ 2	La tête ne paraissait avoir subi aucune déformation pendant l'accouchement.
28	271	+ 7	— 5	+ 7	+ 13	+ 4	+ 6	
29	225	+ 12,5	— 3	+ 15	+ 6	+ 1,5	+ 6	
30	218	+ 5,5	— 3	+ 6	+ 7	+ 6	+ 4	
31	213	+ 8	— 3	+ 5	+ 8	+ 10	+ 6	
32	198	+ 7,5	— 1	+ 6	+ 1	+ 0,5	+ 2	
33	211	+ 7	+ 3	+ 1	+ 4	+ 2	+ 2	
34	192	+ 6	— 3	+ 3,5	+ 8	+ 4,5	+ 5	
35	190	+ 9	— 5	+ 7,5	+ 8	+ 1,5	+ 3	
36	142	+ 3	— 2	+ 4,5	+ 7	+ 4	+ 6	
37	169	+ 3	+ 2	+ 1	+ 4	+ 2	+ 3	
38	96	+ 4	— 6	+ 1	+ 5	0	+ 3	
39	164	+ 7,5	— 4	+ 6	+ 7	+ 6	+ 6	
40	161	+ 5	+ 3	+ 5	+ 6,5	+ 3	+ 3	
41	200	+ 4	— 1	+ 4	+ 8	+ 3	+ 6	
42	90	+ 5	— 5	+ 2	+ 7	+ 4,5	+ 2	
43	192	+ 4	+ 1	+ 6,5	+ 10	+ 3	+ 4,5	
44	177	+ 4	— 3	+ 7,5	+ 6,5	+ 3	+ 3	
45	190	+ 4	+ 1	+ 4,5	+ 9	+ 5	+ 6	
46	213	+ 6	— 0,5	+ 10	+ 9	+ 8	+ 6	
47	190	+ 7	— 0,4	+ 6	+ 11	+ 6	+ 4	
48	186	+ 8	+ 1,5	+ 6	+ 6,5	+ 2	+ 3	
49	168	+ 6	— 2	+ 5	+ 5	+ 2	+ 4,5	
50	193	+ 2	+ 1	+ 5	+ 6	+ 2	+ 2	
51	163	+ 1	— 4	— 1	+ 8	+ 5	+ 6	
52	164	+ 4	+ 2	+ 5	+ 4	+ 3	+ 4	
53	168	+ 4	— 0	+ 1	+ 4	+ 2	+ 6	
54	160	+ 3,5	+ 2	+ 1	+ 1	— 2,5	— 2	
55	190	+ 9	— 1	+ 12	+ 9,5	+ 3	+ 5	
56	192	+ 5	— 2	+ 5,5	+ 5	+ 3	+ 7	
57	168	+ 4	0	+ 3	+ 6	+ 2	+ 5	
58	168	+ 4	— 7	+ 9	+ 5	+ 2	+ 5	
59	155	+ 3	— 5,5	+ 5	+ 12	+ 5	+ 3	

ARTICLE VI

DIAMÈTRES DE LA TÊTE DU FOETUS PENDANT LA PREMIÈRE SEMAINE QUI SUIT L'ACCOUCHEMENT

Les changements survenus dans les diamètres de la tête ne s'arrêtent pas lorsqu'elle paraît avoir repris sa forme primitive. Il suffit pour cela d'examiner les chiffres fournis par les mensurations et on constate que, dans tous les cas, ces diamètres continuent à augmenter. Le diamètre maximum lui-même, qui avait diminué, prend son essor à son tour et s'accroît de telle façon qu'il peut parfois arriver à posséder de nouveau et même à dépasser les dimensions qu'il offrait au moment de l'accouchement. Le tableau suivant (tableau B) indique le résultat de la comparaison entre ces diamètres pris au moment de l'expulsion du fœtus, et ceux mesurés 150 ou 200 heures, c'est-à-dire 7 ou 8 jours plus tard. Il suffirait de mettre les chiffres qui y sont rapportés à côté de ceux du tableau A qui précède pour voir de combien chaque diamètre a continué de s'accroître.

Ainsi donc, dans les huit premiers jours qui suivent l'accouchement, même lorsqu'elle a repris sa forme primitive, la tête continue à augmenter dans tous ses diamètres. Que se passe-t-il après cette première semaine ? Nous ne savons, n'ayant pu poursuivre nos recherches au delà de cette époque.

Cette augmentation des diamètres de la tête est due à l'élargissement parfois très considérable des sutures et des fontanelles : cet élargissement est tel que, dans certains cas, au début, quoique l'enfant fût bien portant, nous nous demandions si nous n'assistions pas au développement d'une hydrocéphalie. Nous étions dans l'erreur, comme nous avons pu

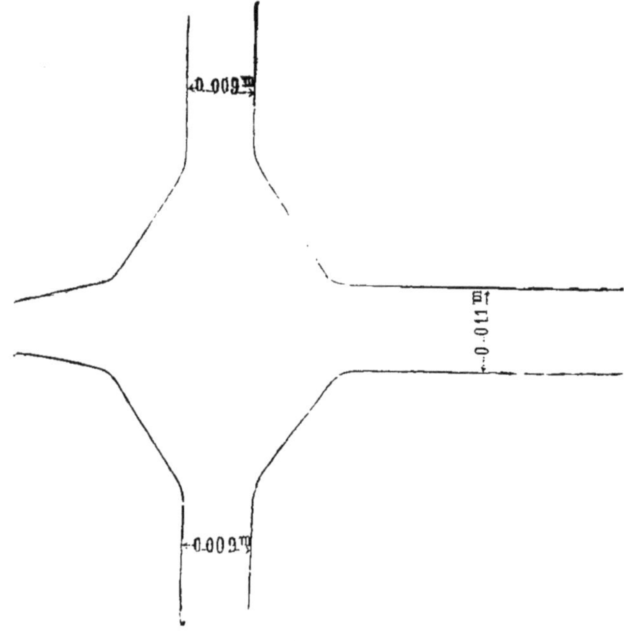

Fig. 7.

le constater maintes fois depuis. Voici ce que l'on constate en général : au moment de la naissance, les os chevauchent les uns sur les autres, l'occipital glisse sous les pariétaux, le frontal sous les mêmes os, et quelquefois un pariétal sous celui du côté opposé. Deux jours plus tard, tous ces os sont situés sur le même plan, et la pointe de l'occipital est de niveau avec l'extrémité postérieure et supérieure des deux pariétaux; enfin dans les jours qui suivent, on voit les sutures s'élargir et les os s'écarter : la pointe de l'occipital s'éloigne de plus en plus et il existe alors une véritable fontanelle postérieure.

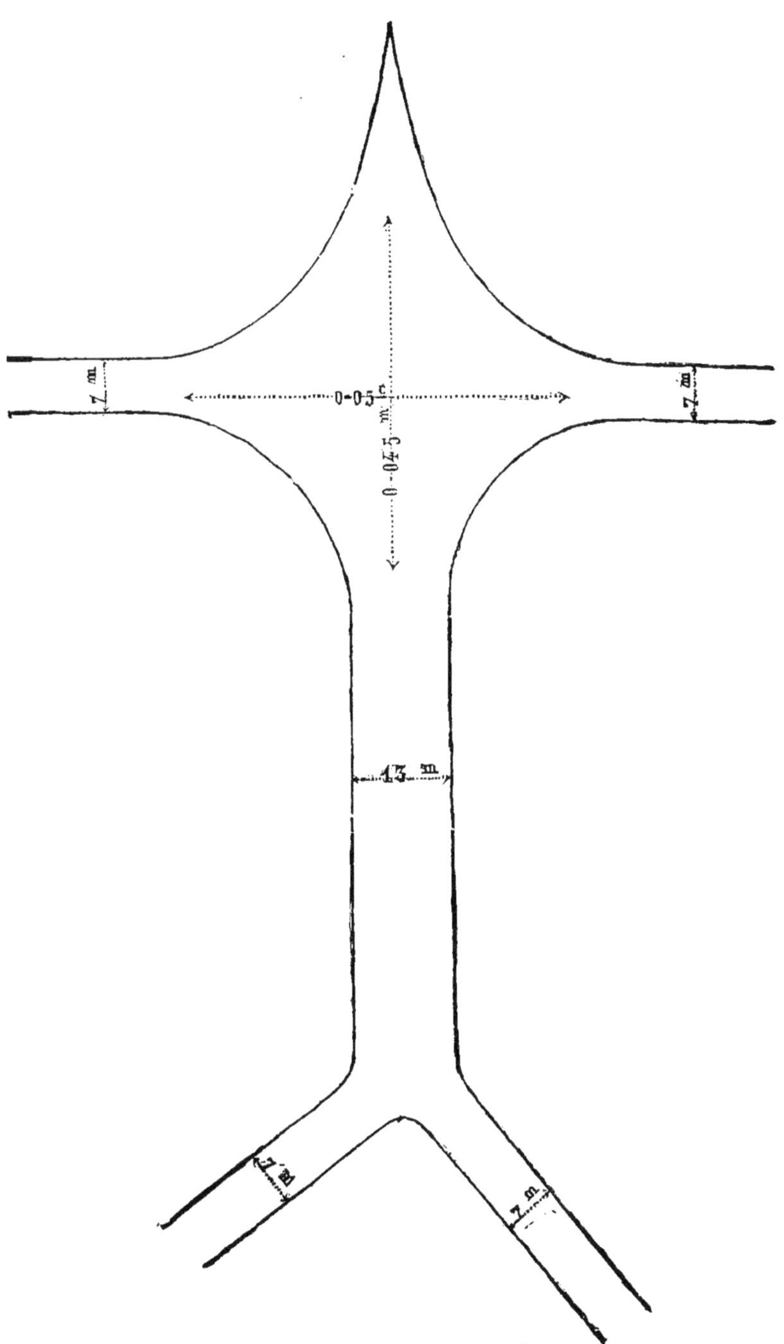

Fig. 8.

On pourrait croire qu'aussitôt après l'accouchement, le travail d'ossification de la tête continuant son cours, les sutures et les fontanelles vont tendre à diminuer, puis à disparaître. Il n'en est donc rien : on les voit au contraire s'élargir, et cet élargissement tantôt est peu notable, tantôt est plus marqué, parfois enfin il est véritablement extraordinaire. Ainsi le 8e jour après la délivrance, dans l'observation XXX (voy. fig. 7), la suture sagittale mesurait 11mm et la suture fronto-pariétale 9mm de largeur; la fontanelle postérieure était très large et la fontanelle antérieure offrait 4cm d'étendue dans son plus grand diamètre transversal, et 3cm dans son plus grand diamètre antéro-postérieur.

Dans l'observation XLVI, l'étendue du tissu fibreux était encore plus considérable. La suture sagittale offrait 13mm de largeur, les sutures occipito-pariétales et pariéto-frontales 7mm; enfin la fontanelle antérieure avait de droite à gauche 5cm de long sur 4cm 5 de large d'avant en arrière. Il était facile d'obtenir ces mensurations à l'aide d'un compas dont on reportait ensuite les branches écartées sur une règle graduée. La figure 8 a été calquée pour ainsi dire sur la tête même de l'enfant. Et cependant, dans ces deux cas, au moment de la naissance, les sutures ne présentaient rien d'anormal dans leur étendue.

L'élargissement des sutures et des fontanelles n'est évidemment pas toujours aussi considérable que dans ces deux observations; bien que moins marqué, il nous a paru exister dans tous les cas où l'enfant était bien portant, et ce fait permet d'expliquer l'augmentation de tous les diamètres du crâne pendant la première semaine qui suit l'accouchement.

DEUXIÈME PARTIE

RECHERCHES EXPÉRIMENTALES

La première partie de notre travail étant achevée, nous avions l'intention de rechercher quelles modifications peut présenter la tête à la suite des accouchements anormaux, de la version, des applications du forceps, du levier, du rétroceps, etc. Mais, dès le début de nos expériences, nous nous sommes laissé entraîner à étudier cette question si discutée : quel est le mode d'extraction préférable dans les rétrécissements du bassin? Lorsque nous eûmes recueilli un certain nombre de faits, faits qui nous frappèrent par leur concordance, les matériaux et le temps nous ont également manqué pour continuer expérimentalement et compléter pour ainsi dire les résultats cliniques que nous avions déjà obtenus.

Nous allons néanmoins : 1° Rapporter toutes les expériences que nous avons faites, soit avec des fœtus à terme, soit avec des fœtus avant terme, dans le but de savoir comment passe la tête dans les bassins rétrécis et quelles sont les conditions les plus favorables à sa sortie.

2° Nous relaterons les recherches que nous avons commencées sur les déformations de la tête et sur les modifications que subissent ses diamètres pendant les opérations; à défaut de résultats nombreux, nous publierons tout au moins les procédés que nous avons mis en pratique, procédés qui, s'ils sont mauvais, seront justement critiqués et rejetés; au contraire, ils pourront être admis par d'autres expérimentateurs, s'ils sont capables de rendre quelque service.

3° Enfin, nous donnerons les mensurations que nous avons prises sur des têtes de fœtus nés à diverses époques de la vie intra-utérine. Tout récemment, dans la discussion d'une thèse d'agrégation fort intéressante sur l'avortement provoqué, l'auteur [1] et l'argumentateur ont vu le terrain leur manquer sous les pieds lorsqu'ils ont recherché, étant donné un rétrécissement extrême et en se fondant sur le volume de la tête, à quel moment précis de la grossesse on pourrait provoquer l'avortement. Très rarement, en effet, on a mesuré les diamètres de la tête du fœtus au 5e et au 6e mois. Nous publierons donc simplement nos observations à titre de document.

1. De Soyre. — Dans quels cas doit-on provoquer l'avortement? Paris, 1875.

ARTICLE PREMIER

EXPÉRIENCES SUR LE PASSAGE DE LA TÊTE DU FŒTUS A TERME OU AVANT TERME DANS UN BASSIN RÉTRÉCI

Nous nous garderons bien de faire l'historique de cette question, les travaux de Lachapelle, Simpson, McClintock, Joulin, Martin (de Berlin), Barnes, etc., sont connus de tous. « La rivalité entre l'extraction par les pieds ou bien à l'aide du forceps dans les cas de rétrécissement du basin existe depuis longtemps, dit le professeur J. Matthews Duncan; mais aujourd'hui encore, la lutte est aussi vive que jamais. Les combattants de chaque côté se font une guerre de mots inutile et vaine. La question est, il est vrai, très difficile; mais ce n'est pas avec des hypothèses ingénieuses et des théories habiles qu'on parviendra à la résoudre; l'observation clinique, les recherches expérimentales et la statistique pourront seules permettre d'arriver à une solution définitive [1]. »

Le problème est, en effet, très complexe. Si la femme est arrivée à terme, doit-on pratiquer la version ou appliquer le forceps? Si la femme est au milieu de sa grossesse, doit-on attendre la fin de la gestation ou bien provoquer avant terme l'accouchement prématuré, et, dans ce dernier cas, devra-t-

1. J. Matthews Duncan, *The Obstetrical Journal*, nov. 1873, p. 540.

on encore préférer le forceps ou la version? On devrait encore tenir compte et du degré et de la forme du rétrécissement; il faudrait pouvoir arriver à la connaissance exacte du volume de la tête, de la longueur de ses différents diamètres, de sa réductibilité, etc. Et, en supposant qu'un jour la question puisse être complètement résolue grâce aux recherches expérimentales et à l'accumulation de nombreuses observations cliniques, il sera toujours laissé beaucoup pour chaque cas particulier à la sagacité du médecin.

Depuis l'époque où Matthews Duncan a prononcé son remarquable discours, deux auteurs, répondant à son appel, ont livré à la publicité les résultats de leur pratique : l'un est William Goodell (de Philadelphie), l'autre Alexander Milne (d'Edimbourg); comme ces travaux sont récents et fort curieux, et comme, de plus, beaucoup de leurs résultats concordent ou peuvent être mis en comparaison avec ceux que nous avons obtenus par l'expérimentation, nous croyons devoir en donner d'abord une analyse succincte.

M. Goodell [1] pratique la version à terme. « Si le rétrécissement est léger, dit-il, on essaie une ou plusieurs applications de forceps; si avec son aide on n'a pu engager la tête de l'enfant au détroit supérieur, il faudra avoir recours à la version. Dans les bassins dont le diamètre conjugué mesure de 7 à 8 cm., il faut d'*emblée* faire la version. »

Il opère cette version d'une façon toute spéciale : il allie de vigoureuses tractions sur le tronc à une forte pression exercée par un aide sur la tête fœtale restée la dernière. — Quels résultats a-t-il obtenus? En résumant ces dix observations, on trouve que, dans quatre cas, les enfants extraits par la version sont nés vivants. Tous présentaient des dépressions ou des enfoncements du crâne qui n'ont été suivis d'aucune complication; l'un avait de plus une luxation de la clavicule. Deux de ces observations sont relatives à des

1. W. Goodell, Mémoire lu devant la Soc. obst. de Philadelphie, févr. 1875.

femmes primipares chez lesquelles aucune application de forceps n'avait été tentée. — Chez les deux autres femmes, on avait déjà, dans des accouchements antérieurs, obtenu des enfants vivants avec le forceps; ces observations ne sont donc pas concluantes. — Trois autres sont des insuccès, les enfants sont nés morts; l'un avait un enfoncement considérable du crâne avec fracture des os; l'autre avait une rupture de la colonne vertébrale. — Restent trois succès véritables, si on veut bien ne tenir aucun compte des lésions produites sur le fœtus : la version a donné des enfants vivants alors que dans les accouchements antérieurs on avait dû pratiquer la craniotomie. L'opérateur a senti une secousse au moment où passait la tête d'un de ces enfants; le second avait un enfoncement du pariétal; le troisième offrait non seulement un enfoncement fort large du crâne, mais encore une fracture de la clavicule. Dans ces trois derniers cas, le diamètre conjugué du bassin mesurait de 7^{cm} 1/2 à 8^{cm} 3/4.

Ainsi donc, Goodell pratique la version chez des femmes arrivées au terme de leur grossesse. Les succès qu'il a obtenus peuvent être fort discutés. On remarquera de plus qu'il produit l'enfoncement presque constant d'un des pariétaux, lésion qui certes, dans beaucoup de cas, est compatible avec la vie, mais qui suffit pour démontrer l'inexactitude de cette assertion : « Quand la tête vient la dernière, elle est saisie par le diamètre conjugué en un point antérieur à sa plus grande largeur, suivant son diamètre bitemporal [1]. » A terme tout au moins, il n'en est pas ainsi.

Le mémoire d'Alexander Milne est excessivement curieux. L'auteur emploie la version dans les rétrécissements du bassin, mais la version combinée avec l'accouchement prématuré, avec l'accouchement provoqué plus ou moins longtemps avant le terme de la gestation suivant le degré du rétrécissement. Il relate l'histoire de six femmes ayant des bassins

1. R. Barnes, *Leçons sur les opérations obstétricales*, traduites par le Dr Cordes, p. 219.

viciés : un bassin était rétréci dans tous ses diamètres et son conjugué mesurait 7 cm. 1/2. Les cinq autres étaient rétrécis suivant leur diamètre antéro-postérieur : 4 mesuraient dans ce sens 7 cm. 1/2 et le cinquième 6 cm. 1/4. Ces six femmes avaient mis au monde 12 enfants dont 11 avaient succombé pendant l'accouchement, soit qu'on eût appliqué le forceps, soit qu'on eût fait la craniotomie. Dans toutes les grossesses qui suivirent, A. Milne provoqua l'accouchement prématuré et fit la version : sur 38 cas, il obtint 35 enfants vivants, 3 seulement vinrent morts. Et la plupart de ces enfants ont survécu : 7 sont morts pendant leur jeunesse, le sort de 11 d'entre eux est ignoré, 17 sont vivants. Milne pense donc que ce procédé est de beaucoup préférable aux autres.

A ces faits cliniques et à tous ceux qu'on pourrait recueillir dans les auteurs plus anciens, nous allons ajouter les résultats de nos expériences. Malgré tous les reproches que certains esprits adressent à la méthode expérimentale, nous croyons qu'elle peut rendre de grands services aussi bien en obstétrique que dans les autres branches de la médecine. — Sur la femme vivante, quelqu'attentif que soit l'opérateur, il ne lui est pas toujours facile d'observer exactement de quelle façon la tête du fœtus s'engage dans le bassin et le traverse, de dire pourquoi elle passe plus aisément dans tel sens que dans tel autre et d'affirmer quel est, en un mot, le mécanisme particulier, s'il en existe un, qui facilite sa sortie. L'expérimentation, au contraire, qui permet d'opérer pour ainsi dire à ciel ouvert, peut être de quelque valeur si elle se rapproche autant que possible des conditions normales, et elle doit arriver à fournir, sinon des résultats complètement satisfaisants, tout au moins beaucoup de renseignements utiles.

Nos expériences se divisent en deux séries : la première comprend les recherches faites sur des enfants arrivés *à terme* et morts, soit au moment de l'accouchement, soit dans les premiers jours qui suivirent la naissance. — Dans la seconde, nous avons réuni les expériences faites sur des enfants nés *avant terme*, au 7e ou 8e mois de la vie intra-utérine.

Pour les pratiquer, nous nous sommes servi du bassin artificiel en bronze construit par M. Collin, bassin à l'aide duquel on peut produire à volonté des rétrécissements plus ou moins marqués. En 1860, un médecin italien, le Dr Fabri (de Bologne) faisait à l'École pratique de la Faculté de Paris un certain

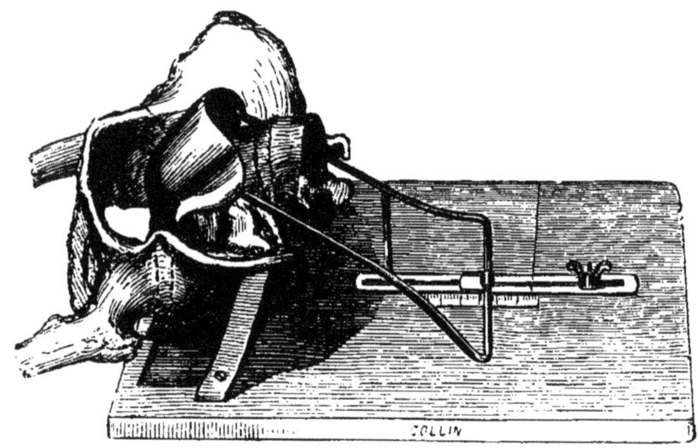

Fig. 9.

nombre de recherches obstétricales; pour cela il avait imaginé d'appliquer sur le bassin d'une femme, bassin recouvert de ses parties molles, une plaque de tôle qui se moulait sur la face antérieure du sacrum et l'angle sacro-vertébral. Joulin, en 1861, mit cette plaque sur un bassin osseux normal A chaque angle du bord supérieur, il fit ajouter une tige métallique assez longue, elles furent réunies à une certaine distance par une troisième tige transversale. Cette dernière fut fixée par un écrou mobile dans une rainure graduée sur ses bords. En imprimant un mouvement à cette tige, on porte en avant l'angle sacro-vertébral artificiel et on peut arriver ainsi à reproduire des rétrécissements du détroit supérieur, rétrécissements suivant le diamètre antéro-postérieur qu'on peut porter jusqu'à 4 cm.

Mais le bassin osseux sur lequel Joulin opérait n'offrait

qu'une résistance insuffisante, aussi était-il obligé d'y ajouter des cercles de fer. M. Tarnier, en 1868, fit alors couler sur un bassin normal un bassin en bronze, et sur ce bassin artificiel il appliqua le mécanisme imaginé par Joulin (fig. 9).

Dans le but de faciliter certaines recherches (Congélation, Voy. p. 158) nous avons fait scier ce bassin aux deux extrémités du diamètre transversal; d'un côté il reste fixé par

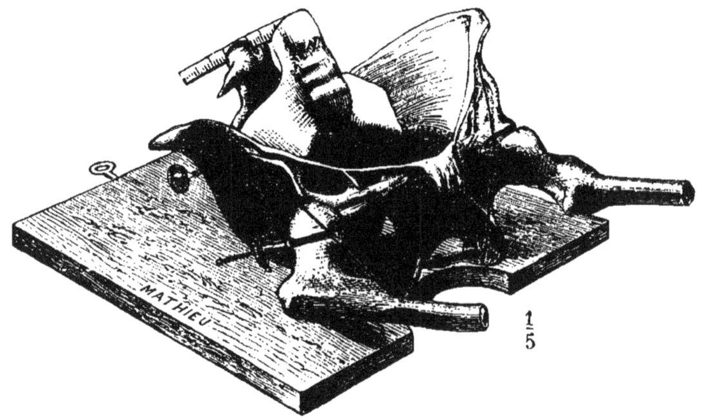

Fig. 10.

deux charnières, de l'autre une vis munie d'un écrou le maintient fermé, mais permet de l'ouvrir à volonté. Nous maintenons tout l'appareil solidement fixé sur une table, grâce à des poids volumineux mis sur le bord de la planchette qui le supporte.

Pour exercer des tractions, nous nous sommes servi de petites moufles : par une de leurs extrémités nous les accrochions à un anneau fixé dans la muraille près du sol, afin de pouvoir tirer dans l'axe du détroit supérieur. Entre le crochet et l'anneau des moufles nous ajoutions un dynamomètre dont nous avons vérifié l'exactitude au début et à la fin de nos expériences. L'autre extrémité des moufles était attachée ou bien à un lacs serré autour des malléoles du fœtus lorsqu'il avait été engagé par les pieds, ou bien à un lien enroulé autour de l'extrémité des branches du forceps.

Le forceps que nous avons employé était un forceps ordinaire, mesurant 45 cent. de longueur, dont 25 cent. de l'extrémité des cuillers à l'articulation, et 20 cent. de l'articulation au bout des manches. Le plus grand écartement des cuillers existait à l'union du tiers supérieur avec le tiers moyen et mesurait 6 cent., leurs extrémités libres étaient séparées par un intervalle de 2 cent. Les cuillers offraient une largeur de 4 cent. et étaient fenêtrées sur une longueur de 14 cent., 5. Nous donnons ces détails, car M. Chassagny (de Lyon) a affirmé qu'on obtenait des résultats différents, suivant qu'on fait usage d'un instrument offrant telle ou telle courbure.

Suivant en cela le précepte donné par Baudelocque, avant d'opérer nous plongions pendant une heure ou deux nos fœtus dans l'eau chaude à la température de 38° ou 40°. De la sorte, nous parvenions à rendre à la tête la souplesse qu'elle offre au moment de la naissance ou pendant la vie. Nous avons, bien entendu, mesuré dans tous les cas, avec notre céphalomètre, la longueur des différents diamètres de la tête.

Il nous est arrivé de répéter deux fois la même expérience sur le même fœtus en variant le degré de rétrécissement. La tête, remise pendant quelques instants dans l'eau chaude, reprenait, en effet, vite sa forme et ses diamètres primitifs. Nous avions, du reste, la précaution, si par la version l'un des pariétaux avait été enfoncé par l'angle sacro-vertébral, de tourner la tête en sens inverse, de façon à mettre l'autre pariétal en rapport avec le promontoire, tandis que le premier venait s'appliquer sur la surface postérieure et plane des pubis.

Enfin, dans le but de nous rapprocher autant que possible des conditions naturelles, nous opérions lentement, progressivement, sans secousses, et nous enduisions de cérat le détroit supérieur ainsi que la tête du fœtus, surtout au niveau des points où ces parties se trouvaient en contact.

PREMIÈRE SÉRIE. — *Fœtus à terme.*

EXPÉRIENCE I. — 4 décembre. Enfant apporté à l'Amphithéâtre des hôpitaux, ayant vécu plusieurs jours. — Longueur, 51 cent., poids, 2940 grammes. Tête assez résistante.

Diamètres : O. M. 13,2 — Max. 13,4 — O. F. 11,6 — S. O. Bg. 9,9. — Bi-P. 9,1 — Bi.-T. 8,3 — Bi. M. 7,9.

Rétrécissement : 8 cent. 1/2. Version : la tête se fléchit très fortement. Elle passe avec une traction de 15 kil. — Pas d'enfoncement du crâne.

Rétrécissement : 8 cent. 1/2. Forceps. La tête passe à 4 kil. sans la moindre difficulté. Le forceps a été appliqué du frontal gauche à la région occipito-pariétale droite. Pendant l'engagement la tête tourne un peu et on voit le frontal gauche et la branche du forceps appliquée sur lui se rapprocher en avant de la symphyse du pubis.

Rétrécissement : 7 1/2. Forceps. Tête prise de la même façon. La tête passe à 30 kil. en tournant comme dans l'expérience précédente.

Même rétrécissement. Version. La tête, au lieu de s'incliner sous l'influence de fortes tractions comme dans l'expérience précédente, reste horizontale. *On introduit un doigt dans la bouche et on force à s'incliner la face qui était retenue au niveau du rétrécissement par la saillie des os malaires.* La tête s'engage alors à 26 k. 500. On entend craquer les ligaments du cou; deux vertèbres cervicales se séparent. Pas d'enfoncement du pariétal.

Même rétrécissement. Version. On laisse la tête *arrêtée par le rétrécissement au niveau de la saillie des os malaires.* A 35 kil. arrachement partiel du cou; la tête passe.

EXPÉRIENCE II. — 14 décembre. Enfant nouveau-né apporté à l'Amphithéâtre des hôpitaux. Il est mort sans doute au moment de l'accouchement, car le cordon ombilical est frais et n'a pas été lié. — Longueur, 53 cent. — Poids, 3610 grammes.

Tête très souple. — Diamètres : O. M. 13,35. — Max. 13,8. — O. F. 11, 6. — Ss. O. Bg. 11,1. — Bi-P. 9,5. — Bi-T. 8,3. — Bi-M. 7,8.

Rétrécissement : 7 1/2. Version. A 22 kil. la colonne cervicale cède; l'enfant ne passe pas, on s'arrête.

Même rétrécissement. Forceps. Appliqué du frontal droit à la région occipito-pariétale gauche. La tête passe à 27 kil. Pas de lésion.

EXPÉRIENCE III. — 15 décembre. Maternité. Enfant de la nommée Torn.. né à terme et ayant vécu 12 jours. — Longueur, 49 cent. — Poids, 2382 gram.

Diamètres de la tête : O. M. 12,2. — Max. 12,7. — O. F. 11,85. — Ss. O. Bg. 9,8. — Bi-P. 9,1. — Bi-T. 7,8.

Rétrécissement : 8. Version. La tête passe à 14 kil. Au fur et à mesure que les tractions augmentent *la tête s'incline, et le menton descend.*

Même rétrécissement. Forceps de la bosse frontale gauche à la région occipito-pariétale droite. — Traction, 14 kil.

Rétrécissement : 7. Version. A 24 kil. le cou craque. Deux vertèbres cervicales se sont séparées, on s'arrête.

Même rétrécissement. Forceps de la bosse frontale gauche à la région occipito-pariétale droite. La tête se trouve placée en O. I. G. P., presque en O. I. G. T. Sous l'influence des tractions. l'occiput tourne et se rapproche du sacrum. En même temps, le frontal gauche se laisse déprimer et se rapproche de la symphyse pubienne. A 21 kil. la tête passe. Pas de lésion.

Expérience IV. — Amphithéâtre des hôpitaux. 14 décembre. Enfant ayant vécu deux ou trois jours. — Longueur, 52 cent. — Poids, 2640 grammes.

Tête assez résistante. — Diamètres : O. M. 13,8. — Max. 14. — O. F. 11, 9. — Ss. O. Bg. 9,6. — Bi-P. 9,7. — Bi-T. 8,3. — Bi-M. 7,9.

Rétrécissement : 8. Version. A 27 kil. le cou cède. La tête ne peut passer. Toute la région bipariétale reste au-dessus du détroit supérieur. Il y a un enfoncement de la base du pariétal droit.

Même rétrécissement. Forceps appliqué du frontal droit à la région occipito-pariétale gauche. La tête passe à 29 kil. Pas de lésion.

Expérience V. — Maternité, 29 novembre 1875. Enfant de la nommée Ray..., né à terme, mort plusieurs jours après la naissance.

Tête très dure, très ossifiée, très résistante. Diamètres : O. M. 12,4. — Max. 12,9. — O. F. 11,4. — Ss. O. Bg. 10. — Bi-P. 9,12. — Bi-T. 7,5. — Bi-M. 8,1.

Rétrécissement : 7 1/2. Version. A 28 kil. les vertèbres cervicales se rompent; on entend deux craquements successifs; le cou s'allonge sous l'influence des tractions; la tête ne passe pas. Elle finit par s'engager lorsque, à l'action des moufles, vient s'ajouter la *vis à tergo*, c'est-à-dire *une très forte pression exercée par M. Tarnier, sur la tête qui restait au-dessus du détroit supérieur.*

On peut constater, avant que la tête sorte du bassin, que l'occiput en arrière et le frontal en avant chevauchent sous les pariétaux. Il existe un enfoncement profond placé au-devant de la bosse pariétale. La partie postérieure de l'enfoncement arrive jusqu'au niveau de cette bosse.

Même rétrécissement. Forceps appliqué du front à l'occiput. A 30 kil. la tête passe sans lésion; il y a seulement une légère dépression du pariétal au niveau de la suture pariéto-temporale.

Expérience VI. — 24 décembre. Amphithéâtre des hôpitaux. Enfant ayant vécu quelques jours. — Longueur, 51 cent., poids, 2630 gr.

Tête assez résistante. Diamètres : O. M. 12,3. — Max. 13. — O. F. 12. — Ss. O. Bg. 9,9. — Bi-P. 9. — Bi-T. 8,3. — Bi-M. 7,7.

Rétrécissement : 7 1/2. Forceps appliqué sur la tête bien fléchie de la région droite à la région occipito-pariétale gauche. La tête passe sans lésion à 38 kil.

Même rétrécissement. Version. A 25 kil., le cou craque. On continue les tractions jusqu'à 28 kil. La tête ne descend pas : elle ne s'était pas fléchie et le front était resté appuyé au niveau du bord du détroit supérieur. Il existe un enfoncement énorme du pariétal droit.

On recommence la même expérience, mais en ayant soin de placer le pariétal droit qui avait été déprimé, en rapport avec la surface large et plane des pubis et le pariétal gauche en arrière. De plus, *on abaisse préalablement le menton aussi fortement que possible*, et on voit la tête s'engager. Elle passe avec une traction de 25 kil. ; la peau du cou est très tendue, mais elle ne cède pas. Il y a un enfoncement du pariétal gauche.

Expérience VII. — 11 décembre. Enfant apporté de l'hôpital des Cliniques, service de M. Depaul, et ayant vécu quelques jours, d'une longueur totale de 47 cent., poids, 1895 gr.

Diamètres de la tête : O. M. 12,2. — Max. 12,5. — O. F. 11,1. — Ss. O Bg. 9,15 — Bi-P. 9. — Bi-T. 8.

Rétrécissement : 8. Version. Traction : 7 kil.

Même rétrécissement. Forceps. Application faite du frontal droit à la région occipito-pariétale gauche. Traction : 6 kil.

Rétrécissement 6 1/2. Version. Les vertèbres du cou cèdent sous une traction de 20 kil. — M. Tarnier *met une main sur le vertex et appuie un peu*. L'enfant passe alors assez facilement. Enfoncement du pariétal droit.

Même rétrécissement. — Forceps. On s'efforce de prendre la tête de l'occiput au front, mais elle glisse entre les branches du forceps, une des bosses coronales vient se placer dans la fenêtre d'une des cuillers. Le fœtus passe à 35 kil. Il existe un chevauchement et un glissement très marqué du frontal droit sous le pariétal du même côté. Ce frontal s'enfonce très loin sous le pariétal, à tel point qu'il existe là un creux qui peut recevoir la moitié de la phalange de l'index.

Expérience VIII. — Amphithéâtre des hôpitaux, 14 décembre. Enfant mort 24 ou 36 heures après sa naissance. La dessiccation du cordon est à peine commencée. Longueur, 51 cent. Poids, 3010.

Tête volumineuse, très souple. Diamètres : O. M. 13,3. — Max. 13,7. — O. F. 12. — Ss. O. Bg. 10,3. — Bi-P. 9,2. — Bi-T. 8. — Bi-M. 7,6.

Rétrécissement : 8. Version. La tête passe à 11 kil. *Le menton descend* rapidement, *la tête s'incline*, temps d'arrêt, puis sortie du diamètre bipariétal. Pas d'enfoncement.

Même rétrécissement. — Forceps. Tête passe à 9 kil.

Expérience IX. — Amphithéâtre des hôpitaux, 24 décembre. — Enfant mort probablement au moment de la naissance, le cordon est tout frais. Longueur, 52 cent. Poids, 2920 gr.

Tête très souple. Diamètres : O. M. 12,7. — Max. 13,4. — O. F. 12. — Ss. O. Bg. 12. — Bi-P. 9. — Bi-T. 7,9. — Bi-M. 7,5.

Rétrécissement : 7,5. — Version. La tête s'incline, puis passe avec une traction égale à 22 kil. Il n'y a pas d'enfoncement du pariétal droit qui était en rapport avec l'angle sacro-vertébral.

Même rétrécissement. Forceps. Tête saisie de la bosse frontale gauche à la région occipito-pariétale droite, passe à 12 kil.

Expérience X. — Maternité. — Enfant né à terme et mort 17 jours après l'accouchement. Il pesait 3340 gr. au moment de la naissance et 2200 gr. au moment de la mort. Longueur, 48 cent.

Tête très dure, très résistante. Diamètres : O. M. 13,1. — Max. 13,5. — O. F. 11,9. — Ss. O. Bg. 9,9. — Bi-P. 9,3. — Bi-T. 8.

Rétrécissement : 8. Version. — La tête passe à 27 kil. 1/2 avec enfoncement du pariétal droit. On remarque toujours, *lorsque l'occiput arrive à se mettre en rapport avec le bord du détroit supérieur, une flexion de la tête qui s'accentue de plus en plus.*

Même rétrécissement. Forceps appliqué de la bosse frontale gauche à la région occipito-pariétale droite. Sous l'influence des tractions, a flexion de la tête s'exagère, elle tourne, et la branche gauche du forceps vient se placer entre l'éminence iléo-pectinée et la symphyse. La tête passe avec une traction de 14 kil.

Expérience XI. — Maternité, 3 décembre. — Enfant syphilitique venu de l'hôpital des Cliniques, probablement arrivé presque à terme, service de M. Depaul. La dernière apparition des règles est inconnue. — Longueur totale, 48 cent. — Poids, 1983 gr.

Diamètres : O. M. 12, 3. — Max. 12,7. — O. F. 11,3. — Ss. O. Bg. 9,3. — Bi-P. 9,1. — Bi-T. 8,2.

Rétrécissement : 7 1/2. — Forceps appliqué d'une bosse frontale au côté opposé de l'occiput. Traction 31 kil. Pas de lésion.

Même rétrécissement. Version. L'enfant passe à 18 kil. Enfoncement du pariétal droit qui correspondait à l'angle sacro-vertébral.

Rétrécissement : 7. Forceps appliqué de la même façon. La tête passe à 35 kil. Pas de lésion.

Même rétrécissement. — Version. — L'enfant passe à 25 kil. Large enfoncement du pariétal gauche.

Expérience XII. — 14 décembre. — Amphithéâtre des hôpitaux. — Enfant très maigre, mort quelques jours après la naissance. — Longueur, 46 cent. — Poids, 1940 gr.

Diamètres de la tête : O. M. 12,5. — Max. 12,9. — O. F. 11,3. — Ss. O. Bg. 9,6. — Bi-P. 9,5. — Bi-T. 7,5. — Bi-M. 7,4.

Rétrécissement, 8. — Version. — L'enfant passe à 8 kil. Enfoncement du pariétal droit.

Même rétrécissement. — Forceps appliqué du frontal gauche à la région occipito-pariétale droite. — 16 kil. Pas de lésion.

Rétrécissement, 7 1/2. Version. — 12 kil. — Large enfoncement et fracture du pariétal gauche qui était en rapport avec le promontoire.

Même rétrécissement. — Forceps appliqué comme précédemment. — 22 kil. — Pas de lésion.

DEUXIÈME SÉRIE. — *Fœtus avant terme.*

EXPÉRIENCE XIII. — Maternité, 20 novembre 1875.

La nommée Gor..., 29 ans, primipare, accouche le 19 novembre à 1 h. du matin. Les dernières règles datent du 22 au 26 avril. — 7 mois de grossesse environ. — Enfant vivant. Sexe masculin. — Poids, 1700 gr. Longueur, 43 cent. Il vit jusqu'à 6 h. du soir.

Diamètres de la tête : O. M. 10,9. Max. 11,3. — O. F. 10,1. — Ss. O. Bg. 8,5. — Bi-P. 8,4. — Bi-T. 6,9. — Bi-M. 6,5.

Rétrécissement : 5 cent. 1/2. — On engage l'enfant par les pieds, la tête passe, mais à frottement; il faut employer une certaine force qui n'est pas cependant exagérée. Après sa sortie, il n'y a aucune lésion du crâne.

Même rétrécissement. On met la tête en présentation du sommet en position O. I. D. T. Les branches du forceps sont appliquées aux extrémités du diamètre O. F. On ne parvient à faire passer la tête qu'avec les plus extrêmes difficultés. M. Tarnier est obligé de s'arc-bouter sur deux chaises, de tirer fort et longtemps. Enfin elle passe. On constate après sa sortie une fracture du pariétal droit qui était en rapport avec l'angle sacro-vertébral.

Si on met la tête dans une position oblique en O. I. G. A., la tête prise avec le forceps ne passe pas, il y a impossibilité absolue.

EXPÉRIENCE XIV. — Maternité, 20 novembre. — La nommée Salm... qui a une insuffisance mitrale, accouche avant terme le 16 novembre à 6 h. 15 du soir. — Les dernières règles dataient du 8 au 10 avril. Age probable de la grossesse, 7 mois et quelques jours. — Longueur, 42 cent. — Poids, 1450 gr. — L'enfant meurt dans la nuit du 19 au 20 novembre. — Poids de l'enfant, après sa mort, 1390 gr.

Diamètres de la tête : O. M. 10,2. — Max. 10,4. — O. F. 10. — Ss. O. Bg. 8,3. — Bi-P. 8,2. — Bi-T. 7. — Bi-M. 6.

Rétrécissement : 6. Forceps appliqué du front à l'occiput, la tête étant en O. I. G. T. La tête passe avec des tractions de 23 kil.

Même rétrécissement. — Version. — La tête passe à 9 kil.

Rétrécissement : 5 1/2. Forceps. Tête placée transversalement passe à 33 kil.

Même rétrécissement. — Version. — La tête passe à 14 kil.

EXPÉRIENCE XV. — Maternité, 2 décembre. — Enfant jumeau apporté de l'hôpital des Cliniques (service de M. Depaul). Dernière apparition des règles : avril. Epoque présumée de la grossesse, 7 mois.

Poids, 1060 gr. — Longueur, 38 cent.

Diamètres de la tête : O. M. 9,8. — Max. 10. — O. F. 9. — Ss. O. Bg. 7,6. — Bi-P. 7,25. — Bi-T. 6. — Bi-M. 5,6.

Rétrécissement : 5. Enfant engagé par le siège passe à 5 kil.

Même rétrécissement. — Forceps appliqué directement de l'occiput au front, la tête étant placée en position transversale. — Traction, 22 kil. 500.

Rétrécissement, 4 1/2. — Version. — Passe à 7 kil.

Même rétrécissement. Forceps appliqué de la même façon. La tête passe sous une traction de 23 kil. 500.

Expérience XVI. — Maternité, 10 décembre. La nommée Mong... accouche le 9 décembre à 2 h. 1/2 du soir. Les dernières règles étaient apparues du 6 au 9 mai. Age probable de l'enfant, 7 mois. Fille qui vit pendant 4 heures. Longueur, 40 cent. — Poids, 1355 gr.

Diamètres de la tête : O. M. 10,4. — Max. 10,85. — O. F. 9,5. — Ss. O. Bg. 8,3. — Bi-P. 7,4. — Bi-T. 6,4. — Bi-M. 6,15. — Gde. circ. 29,3. — Pte circ. 26. — De la naissance de la suture pariéto-temporale à la nuque, 5,15. — Du même point à la pointe de l'occiput, 6.

Rétrécissement : 5 1/2. Version. Traction : 7 kil. Il se produit une dépression au niveau de la région fronto-pariétale. On voit, pendant l'engagement de la tête, *le diamètre bi-temporal qui vient se mettre en rapport avec le diamètre minimum du bassin. De plus, le menton s'abaisse progressivement.*

Même rétrécissement. — Forceps. Une des cuillers s'applique sur la bosse frontale gauche et l'autre sur la région occipito-pariétale droite. Traction : 16 kil.

Expérience XVII. — Maternité : 3 décembre. — La nommée Marie S... accouche le 25 novembre à 4 h. 15 du matin. Les dernières règles étaient apparues le 15 avril; âge probable : 7 mois et quelques jours. Fille pesant 1900 gr. Longueur, 43 centimètres. L'enfant vit pendant 5 jours. Le lendemain de sa mort, il pesait 1655 grammes.

Diamètres de la tête : O. M. 11,6. — Max. 12,3. — O. F. 10,6. — Ss. O. Bg. 9,2. — Bi-P. 8,7. — Bi-T. 7,2. — De la naissance de la suture fronto-pariétale à la nuque, 6 centimètres. — Du même point à la pointe de l'occiput, 7 centimètres.

Rétrécissement : 7. — Forceps appliqué du milieu du front à l'occiput, le front touchant le bord gauche du bassin. Le pariétal gauche répond au pubis, la région occipito-pariétale droite au promontoire. L'occipital chevauche sous le pariétal droit et le pariétal gauche est au-dessus du frontal gauche. La tête passe à 26 kil. sans lésion.

Même rétrécissement. Version. — On place la face en rapport avec le côté droit du bassin. *Dès qu'on tire, on voit l'occiput qui se porte à gauche et qui vient toucher le bord gauche du détroit supérieur. Dès que la tête s'enfonce, l'occiput qui appuie sur le côté gauche du bassin se relève et la face s'abaisse, le menton vient se placer de plus en plus bas.* L'enfant passe à 10 kil. 250.

— Enfoncement de la partie antérieure du pariétal droit qui était en rapport avec le promontoire.

Rétrécissement : 6 1/2. — Forceps appliqué du frontal droit à la région occipito-pariétale gauche. L'enfant passe en tournant, c'est-à-dire la tête glisse de telle façon que les branches du forceps qui étaient aux deux extrémités du diamètre transversal du bassin viennent se placer un peu obliquement, l'une en avant et l'autre en arrière. L'enfant passe à 31 kil. Pas d'enfoncement.

Même rétrécissement. Version. — On dirige le pariétal gauche en arrière et on tourne en avant le pariétal droit, qui, bien qu'ayant repris sa forme primitive, pouvait être plus facilement dépressible. L'enfant passe à 12 kil. 500. Dépression aux dépens du bord inférieur du pariétal gauche au niveau de la suture temporo-pariétale.

Expérience XVIII. — 24 décembre. — Amphithéâtre des hôpitaux. — Enfant né avant terme, très maigre; longueur, 40 cent., poids, 1320 gr.

Tête très dure. — Diamètres : O. M. 11,3. — Max. 11,5. — O. F. 10, 2. — Ss. O. Bg. 8,8. — Bi-P. 7,7. — Bi-T. 6,6. — Bi-M. 6,8. — De la partie inférieure de la suture fronto-pariétale à la nuque, 6,3. — Du même point au sommet de l'occiput, 7,7.

Rétrécissement : 6 1/2. Version. — Traction : 9 kil. 500. — La tête a glissé doucement; *le menton s'est abaissé progressivement et un diamètre un peu postérieur au diamètre bi-temporal est venu se mettre en rapport avec le diamètre minimum du bassin.* Enfoncement léger du pariétal droit.

Même rétrécissement. — Forceps. Du frontal gauche à la région occipito-pariétale droite. Traction : 14 kil. — Pas de déformation.

Rétrécissement : 6. — Version. — Le pariétal gauche est tourné en arrière. *Le même mouvement de flexion de la tête s'exécute.* Traction : 12 kil. 500. Enfoncement du pariétal gauche.

Même rétrécissement. — Forceps appliqué de la même façon que précédemment. La tête passe à 18 kil. 500.

PREMIÈRE SÉRIE. — ENFANTS A TERME

NUMÉRO DE L'EXPÉRIENCE	DIAMÈTRE BI-PARIÉTAL	DIAMÈTRE BI-TEMPORAL	DEGRÉ DU RÉTRÉCISSEMENT	VERSION	FORCEPS
I.	9,1	8,3	8 1/2 7 1/2	15 kil. 26 k. 500. Les vertèbres cervicales se séparent.	4 k. 30 k. Pas de lésions.
II.	9,5	8,3	7 1/2	22 k. La colonne cervicale cède. La tête ne passe pas. On s'arrête.	27 k. Pas de lésions.
III.	9,1	7,8	8 7	14 k. 24 k. Craquement. Les vertèbres cervicales se sont séparées.	14 k. 21 k.
IV.	9,9	8,3	8	27 k. 500. Le cou cède. Il est impossible de faire passer la tête.	29 k.
V.	9,1	7,5	7 1/2	28 k. Les vertèbres cervicales se séparent. La tête finit par passer, grâce à une forte pression exercée sur le vertex.	30 k.
VI.	9 »	8,3	7 1/2	25 k. Le cou craque. La traction est portée à 28 k. La tête ne passe pas.	38 k.
VII.	9 »	8 »	8 6 1/2	7 k. 20 k. Le cou cède. On appuie avec la main sur la tête qui passe assez facilement.	6 k. 35 k.
VIII.	9,2	8 »	8	11 k. Pas de lésion.	9 k.
IX.	9 »	7,9	7 1/2	22 k. Pas d'enfoncement.	12 k.
X.	9,3	8 »	8	27 k. 500. Enfoncement du pariétal.	14 k.
XI.	9,1	8,2	7 1/2 7	18 k. Enfoncement du pariétal droit. 25 k. Large enfoncement du pariétal gauche.	31 k. 35 k.
XII.	9,5	7,5	8 7 1/2	8 k. Enfoncement du pariétal droit. 12 k. Large enfoncement et fracture du pariétal gauche.	16 k. 22 k.

DEUXIÈME SÉRIE. — ENFANTS NÉS AVANT TERME

NUMÉRO DE L'EXPÉRIENCE	DIAMÈTRE BI-PARIÉTAL	DIAMÈTRE BI-TEMPORAL	DEGRÉ DU RÉTRÉCISSEMENT	VERSION	FORCEPS
XIV	8,2	7 »	6 5 1/2	9 k. 14 k.	23 k. 33 k.
XV	7,25	6 »	5 4 1/2	5 k. Pas d'enfoncement. 7 k. —	22 k. 500 23 k. 500
XV	7,4	6,4	5 1/2	7 k.	16 k.
XVII	8,7	7,2	7 6 1/2	10 k. 250. Enfoncement du pariétal. 12 k. 500. Enfoncement du pariétal.	26 k. 35 k.
XVIII	7,7	6,6	6 1/2 6	9 k. 500. 12 k. 500. Enfoncement du pariétal gauche.	14 k. 18 k. 500

En résumé, toutes nos expériences sur des têtes de fœtus *à terme* ont été faites dans des bassins rétrécis dont le diamètre minimum ou promonto-pubien mesurait 7 cent. à 8 cent. 1/2. (Une seule fois 6 cent. 1/2.)

Dans les expériences, I, II, III, IV, V, VI et VII, le fœtus étant engagé par les pieds, il y a eu séparation, arrachement des vertèbres cervicales sans parler de l'enfoncement presque constant du pariétal qui se trouvait en rapport avec l'angle sacro-vertébral. Au contraire, on put extraire la tête avec le forceps sans déterminer de lésions du crâne.

Dans les expériences VIII, IX et X, la tête a traversé le rétrécissement venant aussi bien la dernière qu'après avoir été saisie avec le forceps, mais toujours la traction a dû être plus forte lorsqu'on pratiquait la version. De plus, il y a eu une fois enfoncement du pariétal (expér. X) et, dans ce cas, la traction était arrivée à un chiffre auquel dans d'autres expériences on avait vu céder les ligaments vertébraux

Dans les expériences XI et XII enfin, la traction sur le fœtus venant par les pieds a été moindre que celle exercée sur le forceps. Mais chaque fois, dans ce cas, on a vu survenir un enfoncement plus ou moins considérable des pariétaux qui semblaient plus souples, plus faciles à déprimer qu'ils ne le sont habituellement.

Donc, à terme, le forceps est préférable, dans l'intérêt de l'enfant, pour les rétrécissements de 7 à 8 cent. 1/2 que nous avons étudiés.

Si on fait la version, on peut réussir, mais on s'expose à produire la séparation des vertèbres du cou; de plus, presque toujours, il faut employer une force plus considérable qu'avec le forceps, ou bien, si la traction est moindre, c'est que les pariétaux sont peu résistants et se laissent profondément enfoncer. On dira peut-être que cet accident n'est pas grave, ou tout au moins n'est pas incompatible avec la vie du fœtus; mais, en appliquant le forceps, on aurait pu obtenir l'extraction de l'enfant sans éprouver de difficultés et sans s'être exposé à produire cet accident.

Enfin, dans les rétrécissements au-dessous de 7 cent., la version semble ne devoir point permettre la sortie d'un fœtus à terme vivant ou viable.

Au contraire, les expériences faites sur des fœtus nés *avant terme*, surtout vers le septième mois de la vie intra-utérine, expériences faites dans un bassin beaucoup plus rétréci, mesurant de 4 cent. 1/2 à 7 cent., ont donné les résultats suivants.

La traction est toujours moindre lorsqu'on fait la version, et beaucoup plus considérable lorsqu'on emploie le forceps; l'application du forceps ne paraît réussir que si, la tête étant en position transversale, on la saisit fléchie et du front à l'occiput.

Parfois il n'y a pas d'enfoncement du crâne à la suite de la version; d'autres fois au contraire, mais beaucoup moins souvent que dans les cas de la première série, il y a une dépression ou un léger enfoncement d'un des pariétaux. Il semble donc que le précepte formulé par Barnes [1] soit exact : « Quand le diamètre conjugué est rétréci, la version est le complément obligé de l'accouchement prématuré à 7 ou 8 mois. »

Bien que ces conclusions se rapprochent beaucoup, sinon complètement, des résultats cliniques obtenus par Goodell et Alexander Milne, nous ne les donnons qu'en faisant des réserves. Elles ne s'appliquent, en effet, qu'à nos recherches expérimentales, et il serait possible qu'en pratique on obtienne quelquefois des résultats différents. Nous n'avons étudié qu'une seule sorte de rétrécissement, le bassin aplati d'avant en arrière, celui qu'on rencontre le plus souvent; mais l'angle sacro-vertébral restait sur la ligne médiane, tandis que parfois, on le sait, il est fortement dévié latéralement; le diamètre transversal demeurait toujours normal, mais la plaque de tôle était assez large, et elle ne laissait pas sur les côtés du bassin tout l'espace qu'on y rencontre parfois chez les femmes vivantes.

Ces chiffres, tout concluants qu'ils peuvent paraître, ne nous ont point semblé suffisants. Il était intéressant de voir quelles conditions favorisaient la sortie de la tête venant la dernière ou entraînée par le forceps, suivant qu'elle appartenait à un fœtus à terme ou avant terme; il était curieux de bien observer, de bien étudier le mécanisme par lequel s'exécutait sa sortie.

Toutes les fois qu'un *fœtus de 7 mois* était engagé par les pieds, la tête étant placée transversalement au-dessus du détroit supérieur, aussitôt que commençaient les tractions on voyait la tête se fléchir, le menton s'abaissait de plus en

1. R. Barnes, *Leçons sur les opérations obstétricales*, trad. par le D. Cordes, p. 217.

plus, puis la traction étant continuée, le crâne franchissait le rétrécissement. Il y avait donc deux mouvements : un premier de flexion, un second de descente.

Ce mouvement de flexion a pour conséquence de venir placer en rapport avec le diamètre antéro-postérieur ou minimum du bassin le diamètre transversal le plus réductible et en même temps le plus petit de la tête du fœtus, c'est-à-dire le diamètre bitemporal. En effet, lorsque la tête est droite (voyez fig. 13), la distance qui sépare l'origine de cette suture

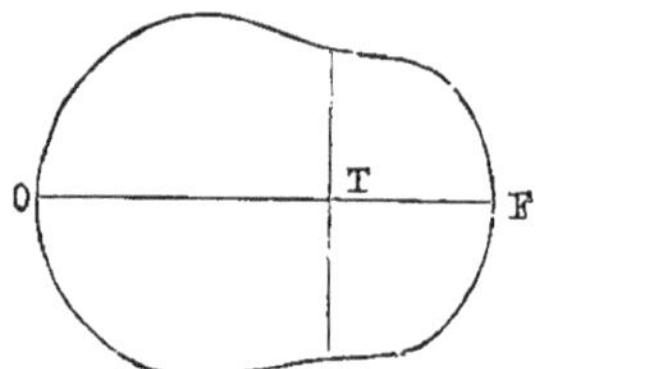

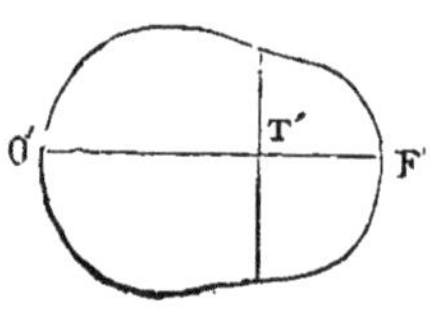

Fig. 11 et 12. — Comparaison entre la tête du fœtus à terme et la tête du fœtus avant terme. — O F et O' F', diamètre occipito-frontal. — T et T', point où le diamètre bitemporal croise le diamètre occipito-frontal.

fronto-pariétale (T) de la pointe de l'occipital (O), est plus considérable que la moitié du diamètre transverse du bassin ; au fur et à mesure que la tête se fléchit, à cette ligne en succède une autre plus courte (voy. fig. 14) qui s'étend de l'origine, en bas, de la même suture fronto-pariétale (T) à la nuque (N).

Le diamètre bitemporal peut ainsi se mettre en rapport avec le diamètre promonto-pubien. Et, non seulement il est le diamètre transverse le plus court de la tête, mais encore il est plus réductible que le diamètre bipariétal, puisque de chaque côté il aboutit à une suture. Aussi, voit-on, en commençant les tractions, la tête s'abaisser, glisser pour ainsi dire toute seule ; ce mouvement est facilité par deux choses : 1° par l'arrêt de la surface postérieure de l'occipital sur le bord du détroit supérieur, et 2° par l'inclinaison, l'obliquité de la surface du pariétal, surface inclinée et surtout dépressible d'arrière en avant, de la bosse pariétale vers la suture pariéto-frontale.

Par ce mécanisme, on voit donc un diamètre plus petit

succéder à un diamètre plus grand, ce qui facilite la sortie de la tête.

Chez le *fœtus à terme*, le même mouvement de flexion s'exé-

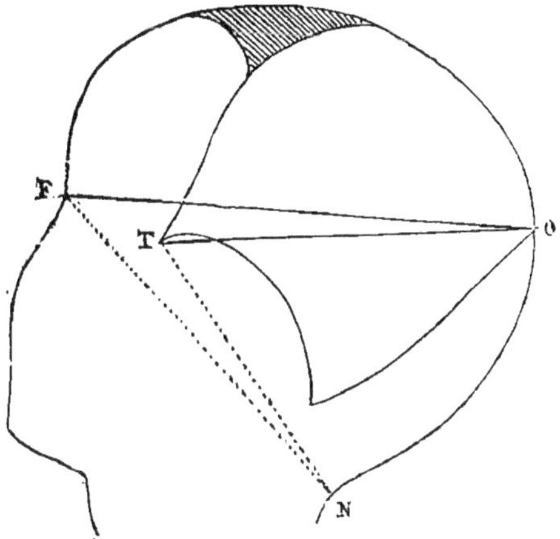

Fig. 13. — Tète droite.

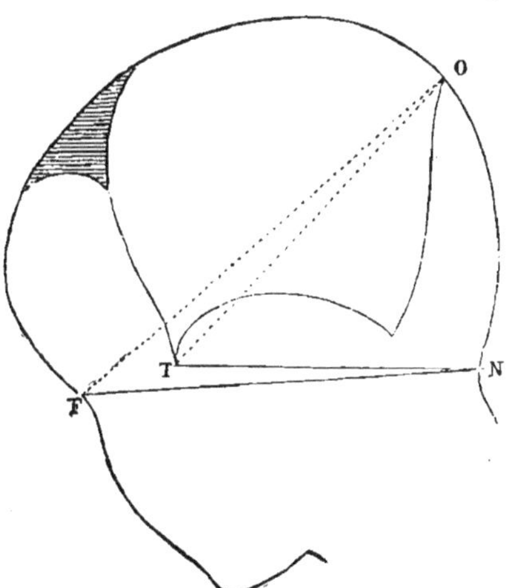

Fig. 14. — Tète fléchie.

Fig. 13 et 14. — T O, de la suture fronto-pariétale à la pointe de l'occiput. — T N, de la suture fronto-pariétale à la nuque. — O F, diamètre occipito-frontal.

cute, mais la ligne qui s'étend de la suture fronto-pariétale à la pointe de l'occiput (T O) et même à la nuque (T N), est toujours trop considérable pour permettre au diamètre bitemporal de se mettre en rapport avec le diamètre promonto-pubien du bassin. De là la difficulté et quelquefois l'impossibilité de l'accouchement, car c'est non seulement un diamètre plus large, mais encore un diamètre moins réductible, un diamètre bipariétal qui arrive à se placer parallèlement au diamètre antérieur du détroit supérieur. De là aussi cette fréquence si grande de l'enfoncement d'un pariétal chez le fœtus à terme.

Dans un certain nombre de cas, nous avons mesuré les distances O T et T N à l'aide d'un instrument qui rappelle le pelvimètre de Coutouly. A l'extrémité d'un double décimètre nous avons fait placer une barre transversale qui passe par le zéro et s'avance d'un seul côté. Cette barre est appliquée soit sur la pointe de l'occipital, soit sur la nuque. La tige graduée est placée parallèlement aux diamètres antérieurs de la tête, et sur elle glisse une virole qu'on arrête à l'origine de la suture fronto-pariétale. Au septième mois, nous avons trouvé que le diamètre O T mesurait en moyenne 6 à 7 cm., et O N 5 cm. 5 à 6 cm. 5. A terme au contraire, OT mesure de 7 cm. à 8 cm. 5 et NT de 9 cm. 5 à 7 cm. 5. Ces dernières distances sont plus considérables que la moitié du diamètre transverse du bassin; les premiers diamètres s'en rapprochent [1].

Ces faits permettent de comprendre comment, toute proportion étant même gardée du côté du pelvis, la tête passe plus facilement avant terme qu'à terme dans un bassin rétréci d'avant en arrière. Mais ils ne montrent pas pourquoi, avant terme, elle passe plus aisément venant la dernière, que si, venant la première, elle a été saisie par le forceps. En voici la raison :

Lorsque la tête s'engage par les pieds et lorsque le diamètre bitemporal est venu se mettre en rapport avec le détroit supérieur, si on continue les tractions, ce diamètre bitemporal diminue, mais tous les autres diamètres peuvent augmenter, aussi bien les diamètres antéro-postérieurs que les diamètres verticaux.

1. Voyez Champetier de Ribes. *Thèse de Paris*, 1879, p. 132-134.

Au contraire, si la tête se présente la première, elle est en général saisie du front à l'occiput et, lorsqu'on l'engage, la réduction du diamètre bitemporal est beaucoup moins aisée, car la tête saisie de quatre côtés ne peut plus augmenter que suivant ses diamètres verticaux [1]. De là, la nécessité de tractions plus fortes à la suite de l'application du forceps.

Nous avons supposé, chez les fœtus avant terme, la tête venant la première située transversalement et prise du front à l'occiput, situation qui, le forceps étant appliqué sur les côtés du bassin, permettait au diamètre bitemporal de se mettre en rapport avec le diamètre promonto-pubien. Il nous est arrivé plusieurs fois de mettre cette tête non plus en position transversale, mais en position oblique, O. I. G. A. par exemple, et de placer les deux branches de l'instrument comme précédemment, c'est-à-dire aux deux extrémités du diamètre transverse. Dans ces cas, il nous a été impossible d'extraire la tête : très molle à cet âge, elle se laissait facilement déprimer, son vertex venait buter sur le bord supérieur du pubis et elle ne passait pas (Voy. Expér. XIII). Mais nous n'osons insister sur ce point, car de nouvelles recherches nous semblent absolument nécessaires pour l'élucider complètement.

Lorsque le forceps est appliqué, il amène la sortie du fœtus sans déterminer de lésions, apparentes tout au moins. La tête, comprimée de toutes parts, se trouve en effet mieux soutenue. Jusqu'à quel degré cette pression peut-elle s'exercer sans danger sur le vivant, c'est ce qu'on ne saurait encore dire aujourd'hui.

Nous avons vu, en général, les ligaments qui réunissent les vertèbres cervicales céder à la suite d'une traction de 25 à 30 kilog. Ces chiffres sont moins considérables que ceux rapportés par Joulin [2], et même que ceux de Matthews Duncan [3].

1. Voyez E. Labat, *Thèse de Paris*, 1881, p. 95-99.
2. Joulin, *Du forceps et de la version dans les rétrécissements du bassin*, 1863.
3. J. Matthews Duncan, *Mécanisme de l'accouchement*, traduction française, p. 144.

Mais les expériences de Joulin, outre qu'elles sont peu nombreuses, n'ont pas porté exclusivement sur des nouveau-nés. La différence qui existe entre nos résultats et ceux obtenus par Matthews Duncan tient peut-être à ce que nous avions plongé nos enfants dans l'eau chaude. Nous avons, nous le répétons, vérifié notre dynamomètre au début et à la fin de nos expériences. Il est toujours resté exact.

Les tractions qu'on peut, sans danger, exercer sur le cou de l'enfant ne sont donc pas aussi considérables qu'on serait tenté de le croire. Le mémoire de Carl Ruge [1] publié récemment a du reste déjà attiré l'attention sur ce fait. De plus, on voit qu'en introduisant un doigt dans la cavité buccale, non seulement on prend sur le maxillaire inférieur un nouveau point d'appui qui permet d'exercer des tractions plus considérables, mais encore on force l'occiput à se relever, la tête à s'incliner et à se placer dans une situation beaucoup plus favorable pour sa sortie. Cette manœuvre est d'autant plus importante, chez les enfants à terme, qu'on peut voir quelquefois la tête se défléchir, les saillies des os malaires se trouvant arrêtées au niveau du rétrécissement [2]. (Voyez Exp. I et VI.)

1. *Des lésions du fœtus à la suite de l'extraction dans les présentations de l'extrémité pelvienne, soit primitive, soit consécutive à la version*, par Carl Ruge; traduit par le docteur Charpentier. *Bullet. gén. de thérapeutique*, juillet et août 1875.

2. Cette question du forceps et de la version dans les bassins rétrécis suivant leur diamètre antéro-postérieur, n'est pas encore complètement résolue. Dans nos expériences, nous avons fait usage du forceps de Levret; depuis 1877, des modifications capitales ont été apportées à cet instrument et la plupart des accoucheurs emploient aujourd'hui soit le forceps de Tarnier, soit un forceps modifié suivant les principes indiqués par le professeur de la Faculté de Paris. De nouvelles recherches devront être faites dans lesquelles on comparera les résultats obtenus avec la version et avec le forceps de Tarnier.

Dans un certain nombre de circonstances, la version comme complément de l'accouchement prématuré, ou même de l'accouchement à terme dans des conditions déterminées, nous a donné les meilleurs résultats; nous publierons bientôt ces observations cliniques quand nous aurons pu compléter nos recherches expérimentales.

A propos de cette question, nous ne saurions trop appeler l'attention sur la remarquable thèse de notre collègue et ami le Dr Champetier de Ribes : *Du passage de la tête fœtale à travers le détroit supérieur rétréci du bassin dans les présentations du siège*. Paris, 1879. On y trouvera minutieusement décrite, et *c'est là un point capital en pratique*, la manière dont on doit opérer pour faire passer la tête fœtale à travers la filière pelvienne (1885).

ARTICLE II

MODIFICATIONS QUE PEUVENT SUBIR LES DIAMÈTRES DE LA TÊTE PENDANT LA VERSION ET L'APPLICATION DU FORCEPS

Baudelocque, Pétrequin et Delore ont étudié les modifications que subit le crâne saisi, sur une table, entre les branches du forceps : les différences obtenues peuvent indiquer le degré de réductibilité des divers diamètres, mais ne sauraient montrer absolument ce qui se passe lorsque la tête, prise entre les cuillers, franchit le détroit supérieur d'un bassin rétréci. En effet, à la compression de l'instrument s'ajoute alors la compression exercée par le bassin au niveau des deux extrémités du diamètre minimum. Pour constater les changements survenus dans les diamètres de la tête, il fallait la mesurer une fois engagée dans le bassin. Nous avons pensé que la congélation pourrait nous rendre quelques services. Après avoir, à l'aide d'une traction mesurée par le dynamomètre, obligé la tête à franchir en partie le détroit supérieur, nous la laissions en place toujours retenue par les moufles, et nous la couvrions d'un mélange réfrigérant composé de deux parties de glace pilée et d'une partie de sel. La température s'abaissait jusqu'à — 18° ou — 20°, et au bout de 45 minutes la tête se trouvait complètement gelée. Il suffisait de tourner la vis qui retenait le bassin fermé, d'ouvrir pour ainsi dire l'excavation, d'enlever la tête, et on pouvait mesurer exactement ce qu'était devenu chacun de ses diamètres. La tête était alors comme un bloc de pierre et on ne pouvait qu'avec une certaine difficulté retrouver les points de repère. Un trait à l'encre fait sur le cuir chevelu ne suffisait pas, car la peau glissait. Aussi, au niveau de la pointe de l'occiput enfoncions-nous une épingle dont la tête, restant seule au dehors, nous indiquait exactement où se trouvait l'extrémité postérieure du diamètre occipito-mentonnier. De même, au milieu de la fontanelle antérieure, on enfonçait une autre épingle. Enfin, il faut avoir soin de coudre les deux lèvres de la bouche, car pendant l'opération le maxillaire inférieur peut s'abaisser, et il est alors impossible, vu la congélation des tissus, de relever le menton avec le doigt et de prendre exactement les diamètres occipito-mentonnier et maximum.

Expérience XIX. — Maternité, 2 décembre. Enfant venant de l'hôpital des Cliniques (service de M. Depaul), le second d'une grossesse gémellaire. — Dernière apparition des règles chez la mère au mois d'avril. Époque présumée de la grossesse, 7 mois. L'accouchement a lieu le 28 novembre, à 10 h. 1/2 du soir. — Poids au moment de l'expérience : 965 gr. — Longueur totale : 37 cent.; de l'ombilic au talon, 17 cent.

Diamètres de la tête : O. M. 9,6. — Max. 10. — O. F. 8,55. — Ss. O. Bg. 7,5. — Bi-P. 6,9. — Bi-T. 5,55. — Bi-M. 5,6.

Rétrécissement : 53 mm. — Version. La tête est engagée avec une traction de 5 kil. On la gèle dans cette situation.

Après cette congélation on trouve : Diam. max. 10,3. — O. F. 9,1. — Ss. O. Bg. 7,7. — Diam. transv. min. allant du bord antérieur du pariétal droit à la suture temporo-pariétale gauche : 5,3. Il y a une légère dépression du pariétal droit.

On met l'enfant dans l'eau chaude pendant 3/4 d'heure. La tête a repris tous ses diamètres primitifs; le diamètre occipito-frontal seul mesure 8,55 au lieu de 8,65.

On applique le forceps du front à l'occiput, la tête étant en position transversale. On l'engage avec une traction de 16 kil. Lorsqu'elle est engagée, on s'arrête, en la maintenant en place à l'aide d'une certaine traction. On congèle. Après la congélation, on ouvre le bassin et on retire la tête. Ses diamètres sont alors : Max. 10,2. — O. F. 8. — Ss. O. Bg. 9. — Diam. min. transv. 5,3.

A l'aide d'un trait de scie vertical, on divise la tête gelée. On constate alors le chevauchement de l'occipital sous les pariétaux, et du frontal sous les mêmes os.

EXPÉRIENCE XX. — Maternité, 25 novembre. Fœtus très jeune, dont la tête, après avoir été mise dans l'eau chaude, mesure : O. M. 9,25. — O. F. 8,2. — Bi-P. 6,4. — Bi-T. 5,9. — Ss. O. Bg. 7,3.

On saisit la tête entre les branches d'un forceps allant de l'occiput au front. La tête, assez fortement comprimée, est laissée sur la table et gelée dans cette position. On enlève alors le forceps; on prend de nouveau les mesures, et on trouve : O. M. 8,4. — O. F. 7,9. — Bi-P. 7,3. — Bi-T. 6,6. — Ss. O. Bg. 8,7.

Une section faite à travers le crâne montre l'occiput qui chevauche sous les pariétaux; cela est même très facile à voir, car en raclant la surface de l'os avec un scalpel, sa coloration blanche tranche nettement sur la coloration rouge des autres tissus.

EXPÉRIENCE XXI. — Maternité, 21 décembre. Enfant de la femme D..., né la veille, à terme, en présentation du siège, et mort pendant l'accouchement.

Diamètres de la tête : O. M. 13. — Max 13,3. — O. F. 12,1 — Ss. O. Bg. 10,4. — Bi P. 9,5. — Bi T. 8,6. — Bi-M. 7,5.

Rétrécissement : 8 cent. Engagement par les pieds. Traction à 18 kil. 500 qui, pendant la congélation, est maintenue à 12 kil.

Les diamètres de la tête sont alors les suivants : O. M. 13,6. — Max. 13,9. — Ces deux diamètres n'étaient peut-être pas absolument exacts, car on n'avait pas fait la suture des lèvres, et la bouche s'était entr'ouverte. — O. F. 12,1. — Ss. O. Bg. 11,3. — Transv. 8.

Le pariétal droit chevauche sous le pariétal gauche. L'occipital a son bord gauche plus en arrière et en dehors que le bord postérieur du pariétal gauche. A droite, le bord postérieur du pariétal et antérieur de l'occipital paraissent être sur le même plan. Il existe une dépression très marquée aux dépens des deux tiers antérieurs du pariétal gauche.

La tête est placée pendant un certain temps dans l'eau chaude. Elle reprend sa forme. Forceps appliqué de la bosse coronale droite à la région occipito-pariétale gauche. Engagement à 20 kil. Traction maintenue à 9 kil. — Après la congélation, les diamètres de la tête mesurent : O. M. 13,9. — Max. 14,3. — O. F. 12,5. — Ss. O. Bg. 11,1. Transv. min. 8,1. Ce diamètre va de l'extrémité inférieure de la suture fronto-pariétale droite à la partie moyenne de la suture fronto-pariétale gauche.

EXPÉRIENCE XXII. — Maternité, 31 décembre. Enfant de la nommée Reig...., né la veille, à terme, en présentation du siège S. I. G. A., mort pendant l'accouchement. Dernières règles chez la mère du 24 au 28 mars 1875. — Poids, 2950 gr. Longueur, 49 cent.

Diamètres de la tête : O. M. 12,7. — Max. 13,3. — O. F. 11,35. — Bi-P. 9,6. — Bi-T. 8. — Bi-M. 7,8. — Ss. O. Bg. 9,6.

Le forceps étant enlevé, on laisse la tête revenir à sa forme primitive. On engage le fœtus par les pieds dans le bassin rétréci de 7 centimètres 5. Traction, 14 k. La tête engagée est congelée. On ouvre le bassin au bout d'une heure, on retire la tête et on trouve les diamètres suivants : O. M. 12,6. — Max. 13,8. — O. F. 10,8. — Ss. O. Bg. 10,4. — Transv. min. 7,5. Il existe un enfoncement considérable du pariétal gauche; un chevauchement très marqué de l'occipital sous les pariétaux et des frontaux, surtout du gauche, sous les mêmes os.

Ces expériences sont trop peu nombreuses pour que nous puissions en tirer des conclusions précises. Cependant elles prouvent, comme celles de Pétrequin, Delore et Joulin, que, si la tête vient à être comprimée dans un sens, ses diamètres opposés augmentent. Elles mettent de plus en lumière l'importance des modifications du diamètre sous-occipito-bregmatique, importance signalée par ces deux derniers auteurs et déjà démontrée plus haut par nos recherches cliniques [1].

1. Voyez les très intéressantes expériences faites depuis par E. Labat, *Recherches cliniques et expérimentales sur la tête du fœtus au point de vue obstétrical*, p. 95-99. Paris, 1881.

ARTICLE III

DIAMÈTRES DE LA TÊTE CHEZ DES FŒTUS NÉS AVANT TERME

Obs. LXXI. — La nommée Baun..., âgée de vingt-huit ans, accouche à la Maternité, le 6 novembre 1875. Dernières règles du 15 au 17 mai. Epoque présumée de la grossesse, 5 mois 1/2. Longueur du fœtus, 32 cm. Poids, 775 gr. Les mouvements réflexes de l'enfant persistent pendant une demi-heure. Poids du placenta, 250 gr. Diamètres de la tête: O. M. 8,5. — Max. 8,8. — O. F. 7,8. — Ss. O. Bg. 7. — Bi-P. 6,5. — Bi-T. 5,5. — Bi-M 5,3.

Obs LXXII. — La nommée Alina R..., âgée de dix-huit ans, entre à la Maternité le 25 novembre 1875. Elle accouche prématurément le même soir, à 5 h. Elle est atteinte d'une affection cardiaque, insuffisance et rétrécissement mitral; elle était très irrégulièrement menstruée et ne peut dire exactement à quelle époque elle est devenue enceinte. Fœtus du sexe féminin pesant 1250 gr. et mesurant 39 cm. de longueur, a vécu 2 h. 1/2. Les diamètres de la tête sont : O. M. 10,4. — Max. 11. — O. F. 9,1. — Ss. O. Bg. 8,3. — Bi-P. 7,34. — Bi-T. 6,2. — Bi-M. 6. — Grande Circ. 30,1. — Petite Circ. 25,2. — De l'extrémité inférieure de la suture fronto-pariétale à la nuque, 4,9. — Du même point à l'extrémité de l'occiput, 5,8.

Obs. LXXIII. — La nommée Baud..., âgée de vingt et un ans, entre à la Maternité, le 18 novembre, et expulse à 8 heures du soir un produit de conception. Les dernières règles étaient apparues du 10 au 15 juin. Epoque présumée de la grossesse, 5 mois. Enfant du sexe masculin, vit pendant 30 m. Poids, 700 gr. Longueur totale, 31 cm. Le placenta pèse 310 gr. Les diamètres de la tête sont : O. M. 7,8. — Max. 8,3. — O. F. 7,2. — Ss. O. Bg. 6,8. — Bi-P. 5,8. — Bi-T. 5,3. — Bi-M. 4,8.

Obs. LXXIV. — La nommée Pra..., âgée de dix-huit ans, expulse à la Maternité un produit de conception, le 11 décembre, à deux heures et demie du matin. La date exacte de la dernière apparition des règles est inconnue. Présentation du sommet. Enfant du sexe masculin. Longueur totale, 35 cm. 20 du sommet à l'ombilic. Poids, 960 gr.

Diamètres de la tête : O. M. 9,5. — Max. 9.8. — O. F. 8,5. — Ss. O. Bg. 7,4. — Bi-P. 6,9. — Bi-T. 6,15. — Bi-M. 6. — Grande Circ. 27. — Petite Circ. 22,7. — De l'origine de la suture fronto-pariétale à la nuque, 4,7. — Du même point à l'angle supérieur de l'occipital, 5,4.

Obs. LXXV. — La nommée Bonn..., âgée de quarante-deux ans, entre à la Maternité le 15 novembre 1875, pour des hémorrhagies considérables. Dernière apparition des règles du 29 au 31 mai. Le 23 novembre à sept heures trois quarts, elle expulse, à 5 mois de grossesse, un fœtus pesant 972 gr. Les diamètres de la tête étaient les suivants : O. M. 9,6. — Max. 10. — O. F. 8,8. — Ss. O. Bg. 7,5. — Bi-P. 6,6. — Bi-T. 6,2, — Bi-M. 5,5. — De l'extrémité inférieure de la suture fronto-pariétale à la nuque, 4,6. — Du même point à l'extrémité supérieure de l'occiput, 5,6.

CHAPITRE V

RECHERCHES SUR LES DIMENSIONS DE LA TÊTE DU FŒTUS

(EN COLLABORATION AVEC LE Dr RIBEMONT) [1]

Le volume de la tête du fœtus a déjà été l'objet d'un très grand nombre de recherches qui présentent, au point de vue de l'obstétrique, un vif intérêt. En effet, « l'adaptation de la tête du fœtus aux voies maternelles est, dit Simpson [2], si intime et si exacte pendant l'accouchement chez la femme de notre race, que de très légères déviations dans les dimensions relatives du crâne de l'enfant et du canal pelvien de la mère peuvent, si on les considère sur une grande échelle, conduire à des différences très appréciables et très remarquables dans l'innocuité relative ou le danger de l'accouchement. »

Ce sont ces différences que l'illustre professeur d'Edimbourg s'est efforcé de mettre en lumière. En se fondant sur des données puisées dans le livre du Dr Collins [3], Simpson a montré que : 1° parmi les mères qui meurent des suites de l'accouchement, un bien plus grand nombre ont donné naissance à des garçons qu'à des filles; 2° que dans les accou-

1. *Archives de tocologie.* 1879, p. 449 et suiv.

2. Simpson, *On the sex of the child as a cause of difficulty and danger in human parturition* (in *Selected obstetrical Works*, p. 307).

3. Collins, *A practical treatise of midwifery, containing the result of 16.654 birth occuring in the Dublin Lying-in Hospital.* London, 1836.

chements qui présentent des complications et des difficultés, l'enfant est bien plus souvent mâle que femelle; 3° que parmi les enfants morts-nés, il y a un plus grand nombre de garçons que de filles (fait qui avait déjà été démontré par Quetelet [1] en 1833); 4° que parmi les enfants qui meurent pendant la parturition même, le nombre des garçons est plus grand que celui des filles.

Ces résultats seraient expliqués par ce fait que le volume des garçons est en moyenne plus considérable que celui des filles. Simpson rappelle qu'en effet Clarke, à la fin du siècle dernier, a pesé 120 enfants, dont 60 garçons et 60 filles. Il a vu que le poids moyen des garçons était de 3.340 grammes, tandis que celui des filles n'était que de 3.055 grammes.

Simpson [2], de son côté, a fait peser par son assistant, le Dr Johnstone, 50 garçons et 50 filles nés à la Maternité d'Édimbourg dans les derniers mois de 1842 et dans la première partie de 1843. Les résultats obtenus montrent que la moyenne des garçons était de 3.430 grammes, tandis que la moyenne des filles était de 3.061 grammes.

Le volume des garçons est donc plus considérable que celui des filles. « Mais, ainsi que le fait remarquer Simpson, le volume général du corps de l'enfant n'est pas, au point de vue du mécanisme de l'accouchement, aussi directement important que le volume de la tête elle-même; c'est des dimensions de cette dernière que dépend surtout la facilité ou la difficulté de l'expulsion. » Clarke [3] avait, en 1786, pris plusieurs mensurations sur la tête des nouveau-nés; il mesura 1° la plus grande (?) circonférence de la tête qui passe par la partie la plus saillante de l'occiput et par les sinus frontaux; 2° la distance qui va transversalement de la partie antérieure et supérieure d'une oreille au point semblable sur l'autre oreille, en passant par la grande fontanelle.

1. Quetelet, *Sur l'homme et le développement de ses facultés*. Paris, 1835, p. 123.
2. Simpson, *Loc. cit.*, p. 327.
3. Clarke, *Philosophical Transactions*. vol. LXXVI.

La circonférence de la tête ainsi obtenue mesurait en moyenne 34 cm. 957 chez les garçons et 34 cm. 042 chez les filles. La distance d'une oreille à l'autre en passant par la fontanelle antérieure était chez les garçons de 18 cm. 572 et chez les filles de 18 cm. 052.

La différence qui existe entre ces chiffres suffirait, d'après Simpson, pour permettre de considérer l'excès de volume de la tête de l'enfant mâle comme une cause de complications et d'accidents pendant l'accouchement.

En se fondant sur les statistiques du département de la Seine, Chéreau [1] a confirmé les données de Simpson et a montré « qu'il mourait, pendant le travail même de l'accouchement, beaucoup plus de fœtus du sexe masculin que du sexe opposé ». Cependant les idées de Simpson avaient trouvé des adversaires dans Casper et dans Veit. Pour Casper [2], la résistance vitale des filles est plus considérable que celle des garçons, aussi bien avant qu'après la naissance. Pour Veit [3], si le poids du corps et les circonférences de la tête sont plus considérables chez les garçons que chez les filles, la différence est beaucoup moins grande que celle indiquée par Simpson. Il s'efforce, en outre, de prouver qu'à poids égal il meurt toujours au moment de la naissance plus de garçons que de filles. Ce ne serait donc pas la différence de poids qui constituerait seule la cause de la mort.

Pfannkuch [4] a, dans un mémoire fort intéressant, en se fondant sur les pesées de 714 nouveau-nés et sur les mesures de la circonférence de leur tête, cherché à démontrer : 1° non seulement que les garçons ont en moyenne un poids plus élevé que les filles, mais encore 2° qu'à poids égal, les

1. Chéreau, *Du sexe de l'enfant considéré comme une cause de difficultés et de dangers dans la parturition humaine;* in *Annales d'hygiène publique et de médecine légale*, t. XXXVI, 1846, p. 65.

2. Voyez Veit, *Beiträge zur geburtshülflichen Statistik.* in *Monatschrift für Geburtskunde*. Bd VI, 1855, p. 116.

3. Veit, *Loc. cit.*, p. 119.

4. W. Pfannkuch, *Ueber die Korperform der Neugeborenen.* in *Arch. f. Gynæk.*, 1872, IV Bd. 2 Heft., S. 297.

garçons ont une tête plus volumineuse que celle des filles. Pour lui, la circonférence de la tête serait fournie par le total de trois diamètres, le bipariétal, l'occipito-frontal, l'occipito-mentonnier, et serait de 33 centimètres 405 en moyenne pour les garçons et de 32 centimètres 895 en moyenne pour les filles. Cette circonférence plus considérable de la tête des garçons pourrait donc expliquer pourquoi, à poids égal, ils meurent plus souvent pendant l'accouchement que les filles.

On n'a pas seulement étudié les dimensions de la tête dans leur rapport avec le corps. Ahlfeld [1], puis Pfannkuch et Soutouguine [2] (de Saint-Pétersbourg) ont montré que les dimensions de la tête augmentaient proportionnellement à la longueur totale du corps. A une longueur déterminée du corps correspondraient donc des diamètres de la tête fœtale; or il est possible, d'après Ahlfeld et Soutouguine, d'apprécier chez la femme enceinte la longueur de l'ovoïde fœtal, c'est-à-dire celle du fœtus replié sur lui-même dans la cavité utérine. Cette longueur étant exactement la moitié de la longueur totale, il est facile d'obtenir cette dernière. Les dimensions longitudinales du fœtus étant connues, on pourrait alors facilement en déduire le volume de la tête.

Les recherches que nous avons entreprises, tout en venant infirmer ou confirmer quelques-uns des résultats ci-dessus résumés, ont eu un objectif principal un peu différent. Lorsqu'on cherche dans les auteurs classiques français et étrangers quelle est l'étendue des différents diamètres de la tête du fœtus à terme, on constate que l'évaluation des dimensions de ces diamètres varie avec chaque auteur.

Pour Cazeaux, par exemple, la tête du fœtus à terme mesure :

Occipito-mentonnier	13 centim. 5
Occipito-frontal	11 — 5
Sous-occipito-bregmatique	9 — 5
Bipariétal	9 à 9 — 5
Bitemporal	8 — 5

1. Ahlfeld. *Bestimmungen der Grosse und des Alters der Frucht vor der Geburt*. in *Arch. f. Gynæk.*, 1871, II Bd. 3 Heft., S. 353.
2. Soutouguine. *On the means of ascertaining the length of gestation*, in *Obstetrical Journal*, vol. III, p. 197.

Dans Nægele et Grenser, on trouve les dimensions suivantes :

Occipito-mentonnier	13 à 13 centim. 5	
Occipito-frontal	11,5 à 12 —	»
Bipariétal	9 —	5
Circonférence	38 à 40 —	5

Hubert (de Louvain) indique :

Occipito-mentonnier	13 centim. 5
Occipito-frontal	11 — »
Sous-occipito-bregmatique	9 — 5
Bipariétal	9 — »
Bitemporal	7 — »

De son côté, Leishman donne :

Occipito-mentonnier	13 centim. 75
Occipito-frontal	12 — 25
Bipariétal	8 — 75

Pour Playfair, ces dimensions sont :

Occipito-mentonnier	13 à 13 centim. 5
Occipito-frontal	11,5 à 12 — 5
Sous-occipito-bregmatique	8 — 5
Bipariétal	10 — »
Bitemporal	8 — 5

Pour Schrœder, elles seraient :

Occipito-mentonnier	13 centim. 5
Occipito-frontal	11 — 75
Sous-occipito-bregmatique	9 — 5
Bipariétal	9 — 25
Bitemporal	8 — »
Circonférence	34 — 5

Enfin Spiegelberg indique les mêmes chiffres que Schrœder pour les diamètres et y ajoute pour les circonférences les dimensions suivantes :

Circonférence occipito-mentonnière	36 centim.
— occipito-frontale	33 à 34 —
— sous-occipito-bregmatique	28 à 29 —

En présence de variations aussi considérables, nous avons pensé qu'il y aurait intérêt à établir, après examen d'un nombre suffisant d'enfants, les longueurs moyennes de chacun des diamètres de la tête chez le fœtus à terme. Tel a été notre point de départ. Mais une des raisons pour lesquelles ces chiffres ne s'accordent pas, c'est que, ainsi que l'a fait remarquer Budin [1], « quand on étudie dans les traités classiques et dans les manuels d'accouchements la tête du fœtus à terme, rien n'y est moins exactement déterminé que ses différents diamètres. Quel est leur point de départ précis? Quel est, au juste, leur point d'arrivée? Il serait difficile de trouver sur ce sujet deux auteurs qui s'accordent complètement; il y a plus, et rien ne saurait mieux fournir une idée de la confusion qui règne en général, les figures données dans les livres et représentant ces diamètres sont, le plus souvent, en désaccord complet avec le texte même de l'auteur.

« Le diamètre occipito-mentonnier, par exemple, pour la plupart des auteurs, pour Nægele, Jacquemier, Cazeaux, Leishman, Verrier, s'étend de la petite fontanelle au menton, tandis que pour d'autres, Chailly-Honoré et Joulin, il va du menton à la protubérance occipitale; enfin pour Schrœder et Stadfeldt il va du menton à la partie la plus élevée du crâne au voisinage de la petite fontanelle.

« Le diamètre occipito-frontal pour Cazeaux, Chailly-Honoré, Velpeau, Verrier, Leishman, Joulin s'étend de la protubérance occipitale à la bosse coronale; pour Nægele et Schrœder, il va de la racine du nez à la partie la plus saillante de l'occiput; pour Jacquemier, du front au milieu de l'espace compris entre la fontanelle postérieure et la bosse occipitale. Enfin Joulin et Verrier le figurent comme s'étendant de la pointe de l'occiput au milieu du front.

« Quant au sous-occipito-bregmatique, il va de la limite entre l'occipital et la nuque au milieu de la grande fontanelle pour Scrhœder et Pénard; au contraire il s'étend du bregma

1. P. Budin, *De la tête du fœtus au point de vue de l'obstétrique*. Paris, 1876, p. 16.

au milieu de l'espace qui sépare le trou occipital de la bosse occipitale pour Cazeaux, Jacquemier, Chailly, Verrier, Joulin, etc...

« Enfin, la plupart des auteurs admettent que le plus grand diamètre antéro-postérieur de la tête est le diamètre occipito-mentonnier qu'ils viennent de décrire.

« A part deux ou trois cas exceptionnels, il n'en est absolument rien, et ce point a une certaine importance. Le plus grand diamètre antéro-postérieur de la tête est un diamètre sus-occipito-mentonnier; il s'étend du menton à la suture sagittale, se terminant en un lieu qui varie entre la pointe de l'occiput et la fontanelle antérieure. »

Budin lui a attribué la dénomination de diamètre *maximum* (Max).

« Outre ce premier diamètre, nous avons choisi et étudié les suivants :

« Le diamètre *occipito-mentonnier* (O. M.), qui pour nous va de la pointe de l'occiput au menton;

« Le diamètre *occipito-frontal* (O. F.), de la pointe de l'occiput à la racine du nez;

« Le diamètre *sous-occipito-bregmatique* (S. O. B.), du point de rencontre de l'occipital et de la nuque au milieu de la grande fontanelle, au niveau du point où se croiseraient la suture sagittale et la suture pariéto-frontale;

« Le diamètre *bipariétal* (Bi. P.) ou diamètre transverse maximum postérieur;

« Le diamètre bitemporal (Bi. T.) ou diamètre transverse minimum antérieur, qui s'étend de la naissance de la suture pariéto-frontale d'un côté à la naissance de la suture pariéto-frontale du côté opposé;

« Et le diamètre bimastoïdien (Bi. M.), d'une apophyse mastoïde à l'autre.

« A ces diamètres nous avons ajouté deux circonférences : l'une, grande circonférence (Gr. C.), passe par les extrémités du diamètre antéro-postérieur maximum; la seconde, petite circonférence (Pet. C.), par les extrémités du diamètre sous-occipito-bregmatique. »

Nous avons conservé ces diamètres choisis par Budin parce qu'ils aboutissent à des points qu'il est toujours facile de retrouver. L'extrémité supérieure de l'occipital, la racine du nez, la pointe du menton, le point de rencontre de l'occipital et de la nuque, la suture fronto-pariétale, remplissent le mieux cette condition. Quant au diamètre bipariétal, comme il représente le diamètre transverse postérieur maximum, à l'aide d'un instrument exact il est toujours facile de le mesurer. Il suffit pour cela de faire passer doucement et à plusieurs reprises horizontalement et verticalement les deux branches du céphalomètre qui glissent ainsi à frottement sur les bosses pariétales. Pour prendre ces mesures, nous nous sommes servis d'un instrument qui permet d'avoir des chiffres exacts, à un demi-millimètre près.

Des critiques, fort bienveillantes du reste, ont été adressées par le professeur Stadfeldt (de Copenhague) aux dénominations des diamètres que nous avons acceptées [1]. « Je saisis l'occasion, dit-il dans une lettre adressée aux *Annales de gynécologie*, de proposer un moyen tendant à éviter ces différentes dénominations des diamètres de la tête. Nous nous sommes servis en obstétrique de plusieurs termes qui ont produit une certaine difficulté à nous comprendre mutuellement, parce que ces termes ont eu un sens différent chez les différents auteurs. Quelques-uns de ces termes se sont maintenant modifiés par un accord tacite, mais il nous en reste encore, et entre autres les dénominations des diamètres de la tête. Puisque, dans l'obstétrique, il nous faut tout naturellement considérer les mesures de la tête à un point de vue pratique, tandis que les mesures anatomiques nous sont d'une moindre importance, il me semble moins convenable de déterminer des distances entre certains points

1. Stadfeldt, *Annales de gynécologie*, t. VII, 1877, p. 34.

anatomiques intermédiaires de la tête, d'autant plus qu'il n'existe pas de désaccord là-dessus. D'autre part, il convient mieux d'indiquer les dimensions de la tête dans *les différents sens*, puisque c'est bien là le point principal. C'est pourquoi je préfère les termes : D. recta à occipito-frontal; D. oblique major à D. occipito-mentonnier; D. perpendicularis à D. sous-occipito-bregmatique; D. transversa posterior et D. transversa anterior à D. bipariétal et D. bitemporal, puisque par là on évite toute équivoque. »

Malgré les remarques qui précèdent, nous avons conservé les dénominations anatomiques ; nous pensons en effet, qu'en écrivant, les *à peu près* qui peuvent à la rigueur suffire dans la pratique doivent être évités, et qu'il faut toujours se servir d'expressions aussi précises, aussi scientifiques que possible, et qui puissent être comprises par les lecteurs des différents pays, quelles que soient les dénominations usitées chez eux. Or tandis que les expressions D. recta, D. oblique major, D. perpendicularis, etc., laissent de l'incertitude dans l'esprit du lecteur, les dénominations anatomiques D. occipito-mentonnier, D. sous-occipito-bregmatique, etc., précisant les points de départ et d'arrivée des différents diamètres, pourront être comprises par tous.

Mais les enfants à terme ou qu'on a tout lieu de croire tels, présentent parfois, on le sait, des différences considérables de poids. Nous n'avons pas tardé à nous apercevoir que les dimensions de la tête variaient beaucoup, ainsi que cela avait du reste déjà été indiqué, avec le poids total du fœtus. Au lieu de nous limiter, comme nous en avions eu d'abord l'intention, aux enfants à terme, nous avons pensé qu'il valait mieux élargir notre cadre, afin d'étudier en outre les variations offertes par les diamètres dans leurs rapports avec le poids et la longueur du corps. Nous avons donc pris les mesures d'un certain nombre d'enfants dont le poids était supérieur ou inférieur au chiffre moyen. Après avoir établi deux grandes divisions qui devaient nous permettre de comparer les diamètres des garçons avec ceux des filles, nous avons dans chacune d'elles distingué six classes :

La première A	comprend les enfants	qui pèsent de	1.500 à 2.000 gr.
La deuxième B	—	—	2.000 à 2.500 —
La troisième C	—	—	2.500 à 3.000 —
La quatrième D	—	—	3.000 à 3.500 —
La cinquième E	—	—	3.500 à 4.000 —
La sixième F	—	—	4.000 à 4.500 —

Nous avons rapporté nos observations sous la forme plus rapide de tableaux et nous avons, à propos de chacune d'elles, indiqué l'époque des dernières règles de la mère, le poids de l'enfant, l'étendue des diamètres et des circonférences de sa tête et la longueur totale de son corps. Cette dernière donnée nous permettra d'étudier la longueur du fœtus comparée à son poids et aux dimensions de sa tête.

Le poids de l'enfant indiqué est le poids initial, c'est-à-dire celui pris aussitôt après la naissance; quant aux diamètres, ils ont été mesurés de 48 à 72 heures plus tard; c'est en effet à ce moment, comme l'a indiqué Budin, que la tête déformée par les pressions qu'elle a subies pendant l'accouchement paraît complètement revenue à sa forme primitive.

Nos observations sont au nombre de 211; les unes ont déjà été rapportées dans la thèse de Budin qui les avait prises alors qu'il était l'interne de M. le Dr Tarnier, à la Maternité; d'autres ont été recueillies par Ribemont dans le pavillon Tarnier et consignées par lui dans un mémoire déposé à l'Assistance publique en 1877 et resté inédit; d'autres enfin ont été prises récemment par Budin à la Clinique obstétricale de la Faculté, dans le service de M. le professeur Depaul.

TABLEAU I. ENFANTS PESANT DE 1500 A 2000 GRAMMES CLASSE A — GARÇONS.

Nº d'observation.	NOMS	Age.	Nombre des grossesses.	ÉPOQUE DES DERNIÈRES RÈGLES	HEURE ET MODE DE TERMINAISON	DIAMÈTRES									LONGUEUR	POIDS
						Max.	O. M.	O. F.	S.O.B.	Bi-P.	Bi-T.	Bi-M.	Grande circonf.	Petite circonf.		
1	Vign.	28	3e	10 juin 1878.....	6 janvier 4 h 20 s.	11,40	11,15	10,0	8,20	8,10	6,70	6,90	32,0	27,0	41 »	1730
2	Wint.....	28	2e	15 sept. 1878...	23 juin. Midi 10.	11,60	11,40	10,6	8,60	8,20	6,90	6,50	32,0	27,0	41,7	1690
				Total....................		23,00	22,55	20,06	16,80	16,30	13,60	13,40	64,0	54,0	82,7	3420
				Moyenne...............		11,5	11,275	10,3	8,40	8,15	6,80	6,70	32 »	27 »	41,35	1710

TABLEAU II. ENFANTS PESANT DE 1500 A 2000 GRAMMES CLASSE A — FILLES.

Nº d'observation.	NOMS	Age.	Nombre des grossesses.	ÉPOQUE DES DERNIÈRES RÈGLES	HEURE ET MODE DE TERMINAISON	DIAMÈTRES									LONGUEUR	POIDS
						Max.	O. M.	O. F.	S.O.B.	Bi-P.	Bi-T.	Bi-M.	Grande circonf.	Petite circonf.		
3	Lebo.....	27	2e	8 juillet.	2 mars. 9 h. 5 s.	11,60	11,25	10,30	8,35	8,15	6,70	6,40	32,5	26,5	42 »	1910
4	Myri.	36	7e	Fin août, commencement sept. 1878.	18 mars. 9 h. m.	10,85	10,30	9,75	8,50	8,20	6,50	6,60	30,5	27,5	44 »	1520
				Total....................		22,45	21,55	20,05	16,85	16,35	13,20	13,00	63,0	5,40	86 »	3430
				Moyenne................		11,225	10,775	10,025	8,425	8,175	6,60	6,50	31,5	2,70	43 »	1715

TABLEAU III. ENFANTS PESANT DE 2000 A 2500 GRAMMES CLASSE B — GARÇONS.

Numéro d'observation.	NOMS	Age.	Nombre des grossesses.	ÉPOQUE DES DERNIÈRES RÈGLES	HEURE ET MODE DE TERMINAISON	DIAMÈTRES									LONGUEUR	POIDS
						Max.	O. M.	O. F.	S.O.B.	Bi-P.	Bi-T.	Bi-M.	Grande circonf.	Petite circonf.		
5	Moch	29	2e	3 juin 1878.	14 mars 6 h. 30 s.	12,85	12,45	11,45	9,80	9,20	7,60	7,40	36,50	30,60	46 »	2250
6	Forq	23	2e	10 avril 1878.	9 janvier. 9 h. 45 s.	12,50	12,10	11,00	9,70	8,90	7,60	7,20	35,00	30,50	45 »	2340
7	Dum	27	2e	Fin avril 1878.	19 déc. 3 h. 20 s.	13,30	11,90	10,50	8,90	8,30	7,50	6,30	33,70	28,50	43,50	2005
8	Caill......	21	1re	14 mars 1878.	24 déc. 8 h. 10 s.	12,90	12,40	11,30	9,90	9,30	7,50	7,30	36,20	30,50	44 »	2300
9	Raym	25	3e	25 au 30 janvier 1875.	17 oct 6 h. 50 m.	12 »	11,90	10,80	9,40	9 »	7,70	7,30	34,80	30,60	45 »	2225
10	Bele	22	2e	14 sept. 1878.	22 mai. 3 h. 30 m	12,7	12,5	11 »	9,45	8,8	7,60	7,20	35,2	30 »	46 »	2360
11	Wint.....	28	2e	15 sept. 1878.	23 juin. Midi 20.	12,4	12 »	11 »	9,50	8,9	7,15	6,90	34,5	30,5	43 »	2150
12	Roh	18	1re	29 avril au 2 mai.	9 février. 10 h. 10 m.	12,50	12 »	10,85	9,50	8,85	7,50	7,50	35,50	29 »	48 »	2310
13	Thin	23	1re	15 juillet.	10 avril. 4 h. m.	12,50	12,20	11 »	10 »	8,60	7,40	6,50	34,80	29,50	52 »	2300
14	Perce	46	5e	2 au 4 juillet.	12 avril. 4 h. 10 s.	12 »	11,50	10,85	9 »	8,50	7,85	7 »	34,30	29 »	45 »	2150
				Total		125,65	120,95	109,75	95,15	88,35	75,40	70,60	350,50	298,70	457,50	22690
				Moyenne....................		12,565	12,095	10,975	9,515	8,835	7,540	7,060	35,050	29,870	45,75	2269

TABLEAU IV. ENFANTS PESANT DE 2000 A 2500 GRAMMES. CLASSE B — FILLES.

Numéro d'observation.	NOMS	Age.	Nombre des grossesses.	ÉPOQUE DES DERNIÈRES RÈGLES	HEURE ET MODE DE TERMINAISON	DIAMÈTRES									LONGUEUR	POIDS
						Max.	O. M.	O. F.	S.O.B.	Bi-P.	Bi-T.	Bi-M.	Grande circonf.	Petite circonf.		
15	Peral.....	21	1re	4 février.	1er nov. 1 h. s.	12,35	11,70	11,30	9,80	8,90	7,80	7,50	34,90	30,80	45 »	2415
16	Val. jum..	32	2e	Fin juin.	?	12,25	12,20	11 »	9 »	8,70	7,20	6,50	34 »	28,70	45 »	2220
17	Id. jum...	32	2e	Fin juin.	?	12,30	11,90	10,60	9,15	8,45	7,20	6,35	33,30	29 »	43 »	2060
18	Barre.....	25	1re	18 avril 1878.	28 déc. 7 h. 30 s.	11,70	11,30	10 »	9,10	8,50	7,15	6,90	32,20	29 »	43 »	2090
19	Pier......	23	1re	10 août 1878.	11 mai. 11 h. m.	13,35	12 »	10,60	9,50	9,25	7,60	7,40	34,50	30,50	44 »	2350
20	Bam......	23	3e	8 août 1878.	10 mai. 6 h. 25 m.	12,50	11,90	11,20	9,30	8,10	7 »	6,60	34,00	28,30	46,5	2210
21	Gese.....	18	1re	26 sept. 1878.	9 juin. 10 h. 30 s.	12,50	12,10	10,30	9,50	8,85	7,80	7,50	34 »	29,20	44 »	2250
22	Comt.....	23	2e	Fin juillet.	3 mai. 6 h 30 m.	12 »	11,50	10,50	9 »	8,80	7,70	7 »	33,40	29 »	50 »	2130
23	Zil.......	21	1re	Août.?	27 mai. 10 h. s.	12,10	11,05	10,50	9 »	8 »	7,20	7 »	34 »	28 »	42 »	2090
24	Baum.....	32	3e	27 au 29 août.	26 juin. 6 h. 30 s.	11,50	11 »	10 »	9,50	8,50	7 »	6,50	33,50	27,50	49 »	2000
25	Huil......	19	2e	10 au 14 oct.	4 juillet. Min. 20.	12,30	12 »	10,70	9,10	9 »	7,20	7 »	33,80	29 »	45 »	2410
				Total...................		134,85	128,95	116,70	101,95	95,05	80,85	76,25	371,60	319	496,50	24225
				Moyenne................		12,26	11,721	10,609	9,268	8,640	7,35	6,931	33,781	29	45,136	2202

TABLEAU V. ENFANTS PESANT DE 2500 A 3000 GRAMMES CLASSE C — GARÇONS.

Nº d'observation.	NOMS	AGE	Nombre des grossesses.	ÉPOQUE DES DERNIÈRES RÈGLES	HEURE ET MODE DE TERMINAISON	DIAMÈTRES									LONGUEUR	POIDS
						Max.	O. M.	O. F.	S.O.B.	Bi-P.	Bi-T.	Bi-M.	Grande circonf.	Petite circonf.		
26	Le Tho...	24	3e	??	19 déc. 6 h. 45 s.	13.50	12.70	11.30	9.70	9 »	7.90	7 »	36.50	30.20	48 »	2650
27	Mass.....	28	2e	Fin avril.	23 déc. 7 h. 30 m.	12.40	12 »	?	9.90	8.30	?	7.40	35 »	29.50	44.50	2580
28	Debr.....	28	4e	1er avril 1878.	30 déc. 10 h. 15 m.	13 »	12.50	11.50	10 »	9.30	7.40	7,50	36 »	31.50	45 »	2760
29	Pri.......	25	1re	Fin juin 1878.	17 mars. 3 h. s.	13.50	12.40	11.60	10 »	9 »	7,70	7.90	36 »	31 »	48 »	2900
30	Web.	22	1re	23 juin 1878.	26 mars. 2 h. m.	12.60	12.30	11.60	9.80	9.50	8.35	7.35	36 »	32 »	49 »	2830
31	Vog......	31	3e	14 mars 1878.	1er janvier. 5 h. 15 m.	13 »	12.30	11.80	9.80	9 »	7.70	7.20	35.50	31 »	48 »	2620
32	Cret.	21	1re	1er juin.	2 mars. 10 h. m.	12.70	11,90	10.95	9.40	8.90	7.55	7.15	36.20	30.30	49 »	2900
33	Lag......	17	1re	15 juin 1878.	14 mars. 7 h. 20 m.	13 »	12.50	10.50	9.20	10.35	7.35	6.50	36.80	30.40	46 »	2780
34	Fr.......	24	?	?	?	12.90	12.40	11.80	10.30	10 »	8.70	7.80	37.60	33.50	51 »	2970
35	Rou.	24	1re	26 au 29 décemb.	27 sept. 1 h. 45.	13.40	12,60	11.40	9.50	8.60	7.70	7.60	37 »	31 »	45 »	2700
36	Gobi	29	2e	18 janvier 1875.	16 oct. 1 h. s.	13.10	12.70	11.20	9.80	9.30	8.10	7.40	37.50	32.40	49 »	2850
37	Bou......	?	?	?	?	12.70	12.20	11.80	9.80	9 »	8 »	8 »	35.70	30.90	46 »	2920
38	Duss.....	25	1re	19 août 1878.	18 mars. 8 h. 10 s.	13.50	13 »	12.40	9.90	8.65	8 »	8 »	37 »	30.50	47 »	2590
39	Rob......	25	3e	15 au 18 avril.	18 janvier. 4 h. 15	12.75	12.70	11.25	9.50	8.75	7,80	7,50	36,50	29.50	42 »	2620
40	Gerb.....	26	4e	?	13 février. 8 h. m.	12.50	12,50	11.50	9.25	9 »	7,89	7.50	35 »	30 »	48 »	2950
41	Rob......	20	1re	17 au 20 août.	24 mai. 10 h. 40 m.	12.50	11.85	11 »	10 »	9.25	7.60	7.25	35.70	30 »	49 »	2640
				Total........		207.05	198,55	171.60	155.85	145.90	117,65	119.05	580 »	493.70	754.50	44260
				Moyenne........		12.93	12.40	11.44	9.74	9.118	7,84	7.44	36.25	30.856	47.156	2766

TABLEAU VI. ENFANTS PESANT DE 2500 A 3000 GRAMMES. CLASSE C — FILLES.

Numéro d'observation.	NOMS	Age.	Nombre des grossesses.	ÉPOQUE DES DERNIÈRES RÈGLES	HEURE ET MODE DE TERMINAISON	DIAMÈTRES									LONGUEUR	POIDS
						Max.	O. M.	O. F.	S.O.B.	Bi-P.	Bi-T.	Bi-M.	Grande circonf.	Petite circonf.		
42	Mou......	27	2e	10 au 13 janvier.	22 octobre. 8 h. 45.	13,40	12,50	11,70	10,30	9,80	8,40	7,60	37.10	32,60	47 »	2950
43	Lail......	35	6e	9 au 17 février.	22 octobre. 4 h. 30.	12.70	12,20	11,40	9,50	9 »	7,60	7.50	35,60	31 »	47 »	2700
44	Guil......	20	2e	18 janvier.	25 octobre. 11 h. m.	12,30	11,70	11,40	9,70	9,30	8 »	7.50	35,40	30,90	44 »	2500
45	Dum	25	1re	22 au 26 janvier.	25 octobre. 3 h. s.	13,25	12,70	11,20	9,60	9,40	7,90	8 »	37,20	30,70	48 »	2750
46	Jan.......	26	6e	7 janvier.	25 octobre. 1 h. s.	12,40	12 »	11,30	9,60	9,15	8 »	7,50	36,50	30,40	48 »	2600
47	Desc	31	1re	2 au 8 janvier.	27 octobre. 5 h. 15 s.	12,50	12,20	11,40	10 »	9,20	7.95	7.90	36,20	32,20	48 »	2825
48	Bur	30	2e	20 février 1875.	10 nov. 9 h. 45 m.	12,35	12,10	11 »	9,30	8,80	7,80	7,50	35,10	30,30	47 »	2565
49	Rem	22	1re	4 au 7 février.	16 nov. 11 h. 15.	13,50	13,10	11,20	9,60	9,30	8,20	7,40	37,20	30,70	49 »	2700
50	Jall	17	1re	4 décemb. 1874.	29 sept. 9 h. 20 s.	12,40	12 »	10,90	9,30	8,30	7,40	7,20	34,80	30,10	46 »	2770
51	Voll	24	1re	4 au 6 janvier.	13 octobre. 7 h. s.	12,50	12,40	11,50	9,50	9,10	7,80	7,90	36 »	31,10	47 »	2950
52	Pour	25	1re	9 au 11 janv. 1875.	25 octobre. 1 h. 30 s.	12,90	12,70	11,40	10,50	10 »	8,80	8,10	37,30	33,90	48 »	2730
53	Garc	26	1re	24 au 27 mars.	5 décemb. 6 h. s.	13 »	12,40	11,90	10,30	9,30	8,20	7,70	35,90	32,70	48 »	2830
54	Gaub.....	22	1re	6 juin.	7 mars. 3 h. 15 s.	13,10	12,70	11,35	9,50	9,20	7,40	7,30	36,30	30,50	45 »	2770
55	Barb	22	1re	15 au 20 juin 1878.	15 mars. 4 h. m.	13 »	12,35	12,45	9,40	9,15	7,60	6,90	36,50	31 »	45 »	2680
56	Coud.....	21	1re	28 mai 1878.	16 mars. 11. h 30 m.	12,85	12,30	11,40	9,75	9,40	7,60	7,60	36,50	31,50	47 »	2730

Numéro d'observation.	NOMS	Age.	Nombre des grossesses.	ÉPOQUE DES DERNIÈRES RÈGLES	HEURE ET MODE DE TERMINAISON	DIAMÈTRES									LONGUEUR	POIDS
						Max.	O. M.	O. F.	S.O.B.	Bi-P.	Bi-T.	Bi-M.	Grande circonf.	Petite circonf.		
57	Calog.....	27	3e	6 juin 1878.	6 mai. 8 h. 15 s.	12,80	12,40	11,10	9,70	8,80	7,50	7,20	36 »	31 »	46 »	2730
58	Naud.....	21	1re	22 juin 1878.	17 mars. 4 h. 40 m.	12,90	12,40	11,15	9,60	8,55	7,80	7 »	36 »	30 »	46 »	2980
59	Séna......	25	2e	Juin 1878.	14 mai. 9 h. s.	13,50	13 »	11,60	10,35	8,85	7,60	7,30	37 »	31,20	49,50	2950
60	Villeb	30	1re	8 mai 1878.	11 mars. 6 h. 40 m.	14,20	12,50	11,90	10,20	8,70	7,80	7,40	35,70	32,50	48,50	2680
61	Chou	25	2e	26 mai 1878.	2 mars. 4 h. 20 m.	13 »	12,65	11,65	9,50	9 »	7,40	7,60	36,40	30,6	46 »	2940
62	Grav	26	2e	28 février.	24 déc. 9 h. 5 m.	13 »	12,70	11,70	10 »	9,90	8,50	7,50	37 »	32 »	50 »	2920
63	Led	21	1re	4 mai 1878.	8 février. 11 h. m.	13,30	12,90	11,50	10,40	8,80	8 »	7,50	36 »	32,5	48,50	2780
64	Band	22	1re	8 avril.	5 janvier 7 h. 30 m.	13 »	12,35	11,10	9,80	9 »	7,70	7,20	36 »	30 »	45 »	2570
65	Bala	25	2e	24 mars.	5 janvier. 8 h. 45 m.	13,10	12,70	11,80	9,75	9,20	7,55	7,40	35,50	31,2	48 »	2570
66	Harl......	21	2e	?	29 janvier. 2 h. 30 m.	13,20	12,60	11,90	10 »	9,20	7,55	7,70	38 »	31,5	49 »	2740
67	Molar.....	24	3e	?	23 mai. 2 h. 50 m.	12,90	12,40	11,50	9,75	8,90	7,80	7,30	36 »	30,50	45 »	2580
68	Gass......	25	1re	Sept. 1878.	8 juin. 6 h. 40 m.	12,30	12,10	10,90	9,20	9,10	7,50	7,50	36 »	31 »	47 »	2940
69	Poir......	20	1re	10 au 15 septembre 1878.	24 juin. 6 h. 45 m.	13 »	12,50	11,80	9,15	9,20	7,40	7,70	39 »	37 »	45,50	2890
70	Pabo	24	2e	27 au 30 mars.	13 janvier. 11 h. 13 m.	12,50	12,30	10,50	9,10	9,05	7 »	7,50	36 »	29 »	55 »	2715
71	Chal......	17	1re	22 au 25 avril.	13 janvier. 11 h. 15 s.	13,25	12,85	12,20	9,35	10 »	8,25	8,50	37 »	31 »	48 »	2980

TABLEAU VI (suite et fin). CLASSE C — FILLES.

Numéro d'observation.	NOMS	Age.	Nombre des grossesses.	ÉPOQUE DES DERNIÈRES RÈGLES	HEURE ET MODE DE TERMINAISON	DIAMÈTRES Max.	O. M.	O. F.	S. O. B.	Bi-P.	Bi-T.	Bi-M.	Grande circonf.	Petite circonf.	LONGUEUR	POIDS
72	Bern	28	1re		5 février. 3 h. 45 s.	13 »	12 »	11.25	9,50	8,85	7,50	8 »	35,50	30 »	44 »	2550
73	Kem	22	1re	1er au 2 juin.	1er mars. 11 h. s.	12,50	12 »	10,85	9,85	8,85	7,80	7 »	35 »	29,50	52 »	2590
74	Gari	22	1re	2 au 6 juillet.	6 avril. 10 h. 45 s.	12,85	12,85	11,50	9,50	9,25	7,85	7 »	37,30	31 »	50 »	2910
75	Creu......	23	2e	15 au 20 juillet.	28 avril. 10 h. 5 s.	12,50	12,50	11 »	9 »	9,10	7,50	7,25	35 »	30 »	46 »	2530
76	Lamb.....	21	1re	Juillet.	3 mai. 8 h. 10 m.	12,90	12,25	11 »	9,50	9,50	8 »	7,20	36,20	31 »	54 »	2560
77	Hug......	29	3e	15 au 20 août.	5 mai. Midi 30.	12,50	11,50	10,60	9,80	9,15	8 »	7,20	36,50	30,50	48 »	2950
78	Id.	29	3e	Id.	5 mai. 1 h. 5 s.	12,80	12,50	10,85	9,50	9 »	7,60	7,50	36,50	30 »	45 »	2880
79	Druh	22	1re	17 au 20 août.	15 mai. 2 h. 30 m.	13.25	12,75	11,30	9,60	8,85	8 »	7,40	36,50	30,10	53 »	2750
80	Gerb	19	1re	15 au 18 août.	31 mai. 6 h. 55 s.	13 »	12.25	10,80	9,70	9,20	7.50	7,40	37,50	30,50	47 »	2620
81	Fene	23	1re	15 au 18 août.	5 juin. Midi 30.	12 »	11,85	10,50	8,60	8,50	7,50	7,35	35,50	29 »	49 »	2530
82	Locq	21	1re	Septembre.	11 juin. 4 h. s.	12 »	12,50	11,50	9,60	9,50	7,50	7.30	35 »	30,05	56 »	2790
83	Nol	21	1re	3 au 8 sept.	18 juin. 4 h. 45 s.	12,50	12,25	11,20	10,25	9 »	7.25	7,05	36 »	29 »	41 »	2805
84	Lebr	29	3e	24 au 27 sept.	28 juin. 11 h. 45 s.	12,50	11,85	10,10	9 »	8.35	7,50	7 »	36 »	28,50	50 »	2500
				Total		552,40	532,75	485,45	406,10	391,75	333,50	320,55	1559,70	1329,75	2056	115980
				Moyenne		12.84	12.118	11.289	9.44	9,45	7,75	7.45	36,27	30.92	47,8	2649

TABLEAU VII. ENFANTS PESANT DE 3000 A 3500 GRAMMES CLASSE D — GARÇONS.

Numéro d'observation.	NOMS	Age.	Nombre des grossesses.	ÉPOQUE DES DERNIÈRES RÈGLES	HEURE ET MODE DE TERMINAISON	DIAMÈTRES									LONGUEUR	POIDS
						Max.	O. M.	O. F.	S.O.B.	Bi-P.	Bi-T.	Bi-M.	Grande circonf.	Petite circonf.		
85	Baud.....	22	2e	Mai ?	16 février, 10 h. 40 m.	13 »	12,85	12 »	10 »	9,25	8 »	8 »	36,80	30 »	44 »	3320
86	Merc. Ba.	35	1re	21 au 30 mai.	17 mars, 4 h. 15 s.	13 »	12.50	11,25	10,20	9,60	8,50	75,0	37,30	32,50	53 »	3000
87	Brun.....	26	2e	5 juin.	20 mars, 9 h. 45 s.	13,85	13,50	11,50	9,95	9,20	8,25	7,50	37,70	30,80	46 »	3150
88	Oi........	27	5e	7 au 10 juillet.	31 mars, 7 h. m.	13 »	12 »	11,25	10 »	8,70	7,85	7,50	37,20	30 »	51 »	3030
89	Goo......	24	1re	6 au 10 juillet.	12 avril, 6 h. 20 s.	12,25	12 »	10,85	9,50	9 »	8 »	7,20	37,40	30,50	46 »	3150
90	Age......	22	1re	2 au 5 juillet.	21 avril, 5 h. m.	13,50	13 »	12,25	9,50	10,25	8 »	8 »	37,60	32 »	48 »	3050
91	Roll......	18	1re	20 au 23 juillet.	28 avril, midi 25.	13,50	13 »	11 »	9,50	9,25	7,85	7,25	37,60	31 »	50 »	3160
92	And......	29	1re	12 au 14 août.	28 avril, 9 h. 35 s.	12,85	12,50	11,50	9,25	9,25	7,50	7,25	37,40	30,50	50 »	3020
93	Joll.......	22	1re	12 au 17 août.	10 mai, 5 h s.	13,20	12,90	11,50	10,20	9,70	8 »	7,60	37,50	32 »	49 »	3200
94	Fau......	21	1re	1er au 3 août.	11 mai, 4 h. 25 s.	14 »	13 »	11,85	9,85	10,50	8,25	8 »	38,60	32,50	48 »	3450
95	Fum......	19	1re	3 au 6 août.	17 mai, 10 h. 20 s.	13,50	13 »	11,50	10,20	9,50	7,50	7,30	37,50	32 »	47 »	3280
96	Mitt.... .	18	1re	8 au 15 mai.	19 février, 9 h. s.	14 »	13,50	12 »	10,50	9,50	8,50	8 »	38,30	32 »	51 »	3435
97	Big......	20	1re	25 au 30 juillet.	17 mai, 11 h. 45 s.	13,50	13 »	12 »	10 »	9,85	8 »	7,60	38,10	31,50	45 »	3340
98	Garc.....	29	2e	23 au 25 août.	26 mai, 5 h. s.	13,20	12,50	11,50	10 »	9,50	8,20	7,50	37,50	32 »	48 »	3200
99	Balo......	25	1re	3 au 5 septembre.	30 mai, 2 h. 20 m.	13 »	12,20	11,50	10,25	9,50	9,20	7,50	38,10	32 »	47 »	3350
100	Lowb.....	25	1re	1er au 4 octobre.	29 mai, 2 h. 15 s.	12,85	12,50	11 »	9,20	9 »	7,85	7,50	37,40	30,00	48 »	3040
101	Bour.....	21	1re	2 au 5 octobre.	5 juillet, 3 h. 25 m.	13,50	12,50	11,20	10,45	9,50	8 »	7,60	36,30	32 »	52 »	3220

TABLEAU VII (suite). CLASSE D — GARÇONS.

Numéro d'observation.	NOMS	Age.	Nombre des grossesses.	ÉPOQUE DES DERNIÈRES RÈGLES	HEURE ET MODE DE TERMINAISON.	DIAMÈTRES Max.	O. M.	O. F.	S.O.B.	Bi-P.	Bi-T.	Bi-M.	Grande circonf.	Petite circonf.	LONGUEUR	POIDS
102	Mail......	20	1re	4 au 9 février.	13 déc., 9 h. m.	15 »	14 »	12,20	10,70	8.90	8,50	7,50	39,50	31.2	52 »	3350
103	Couch....	21	1re	10 mars 1878.	17 déc., 6 h. 45 s.	13,90	13,30	11,90	10,40	9.90	8 »	7.90	37.80	32.50	50 »	3200
104	Latr......	18	1re	6 au 10 mars.	15 déc., 1 h. 30 m.	13.40	12.40	11.80	10,40	9,30	7,80	7.40	38 »	33 »	50 »	3250
105	Giro......	25	3e	1er janvier.	9 octobre, 2 h. 15	13,40	13 »	11,90	10,30	9,70	8,40	8,30	37,50	33.40	49 »	3450
106	Solo. K.	30	2e	15 au 20 janvier.	27 octobre, 7 h. 40 m.	13,50	13,30	12.20	9.60	9.55	8,35	8 »	38,80	33,20	50 »	3367
107	Eug. P.	22	1re	15 janvier.	30 octobre, 11 h. 25	13,80	13,30	12,50	10,30	9.50	8,40	8,85	38,70	32.40	53 »	3140
108	Verd.....	30	1re	10 au 13 janvier.	31 octobre, 11 h. 30	13,30	12,90	12,20	10,50	9,90	8,40	7,90	38,20	33 »	50 »	3310
109	Farn.....	28	2e	27 janvier.	1er nov., 5 h. s.	13,30	12,90	12 »	10,30	9,40	8,30	7,70	38 »	32,40	48 »	3092
110	Boil......	18	1re	1er au 6 février.	9 nov., 4 h. s.	13,70	13,50	12,30	10,30	10,10	8,40	8,10	39 »	33,30	50 »	3400
111	Blai......	25	1re	19 au 21 janvier.	11 nov., 1 h. s.	13,90	13,50	12,30	10,30	9,80	8,70	8,10	39,30	33,20	51 »	3486
112	Péti......	24	1re	20 au 28 janvier.	23 octobre, 9 h.	13,30	13 »	12,20	10,50	10 »	8,20	8 »	37,40	33,50	46 »	3010
113	Bou......	38	4e	26 au 31 déc.	13 octobre, 6 h. s.	13,40	13,10	12 »	9,70	9,20	8,30	8 »	37 »	31,90	47 »	3200
114	Gar......	23	2e	6 au 8 janvier.	8 octobre, 8 h. 20	13,40	13,10	11,70	10,05	9,60	8,20	7,70	37,70	32,40	50 »	3200
115	Dai.......	22	2e	13 mai.	7 février, 1 h. 45 m.	12,50	12,15	11,70	10,40	9,85	8,10	8,10	38,50	33 »	52 »	3290
	Total......					415,50	399,90	364,55	312,20	295,75	253,50	240,35	1175,20	991,60	1521	100141
	Moyenne......					13,40	12,90	11,75	10,06	9,50	8,17	7,75	37,90	31,98	49,06	3230

TABLEAU VIII. ENFANTS PESANT DE 3000 A 3500 GRAMMES CLASSE D — FILLES.

Numéro d'observation.	NOMS	Age.	Nombre des grossesses.	ÉPOQUE DES DERNIÈRES RÈGLES	HEURE ET MODE DE TERMINAISON	DIAMÈTRES									LONGUEUR	POIDS
						Max.	O. M.	O. F.	S.O.B.	Bi-P.	Bi-T.	Bi-M.	Grande circonf.	Petite circonf.		
116	Teis......	26	2e	Fin mai.	17 février, 4 h. s.	3 »	12.50	10 »	9 »	8,50	7 »	7,25	37.50	30 »	48 »	3000
117	Lami.....	25	2e	20 au 23 avril.	28 janvier, 10 h. 30 m	13.10	12.75	11,60	10,40	9,25	8,10	7,50	37,80	31,50	48 »	3130
118	Bertr.....	21	1re	10 au 13 juin.	19 février, 2 h. 45 s.	13.50	13,10	11.87	9,50	9.50	8,50	7,50	38,50	31 »	49 »	3140
119	Beno.....	24	1re	27 au 31 mai.	9 mars, 3 h. 45 s.	13,40	13,20	11,50	9.50	9,50	8,25	7,25	37,50	30 »	50 »	3020
120	Cop......	28	6e	15 au 20 mai.	13 mars, 8 h. 30 s.	13,20	12,85	11,25	9,50	9,85	8 »	7.50	37.70	31,40	50 »	3410
121	Gois.....	18	1re	10 au 12 juillet.	31 mars, 11 h. 20 m.	12,85	12,45	11 »	9.50	8,50	8 »	7,50	38,10	29,50	50 »	3410
122	Reid......	27	1re	26 au 29 juin.	31 mars, 10 h. 45 m.	13,20	12,85	11,50	9,60	9,50	7,50	7,50	37,80	31 »	48 »	3220
123	Mavo....	29	2e	?	11 avril, 7 h. m.	12,85	12,50	11,50	9,50	9 »	8 »	7,25	37,90	32 »	60 »	2430
124	Jan.......	20	1re	?	11 avril, 9 h. m.	13.60	13 »	11,50	9,85	9,85	8 »	7,50	38,70	31,50	50 »	3240
125	Mass.....	30	2e	10 au 16 juillet.	12 avril, 6 h. s.	12,60	12,50	11 »	9,20	9 »	7,50	7,50	37 »	30 »	44 »	3245
126	Robe.....	24	1re	27 au 30 juillet.	20 avril, 7 h. 45 s.	13 »	12,85	11,25	9,50	9.25	7,50	7,60	38 »	30 »	56 »	3290
127	Moni.....	29	2e	15 au 20 juin.	4 avril, 10 h. 30 m.	13 »	12.85	11 »	9,25	9,50	8 »	7,85	38,50	31 »	48 »	3490
128	Rafe.....	27	3e	10 au 12 août.	24 mai, 6 h. 20 s.	12,30	12,60	11.20	9,50	9,25	8,01	7,50	37,70	32 »	48 »	3140
129	Reiss.....	26	3e	12 au 15 août.	1er juin, 7 h. 40	13.50	13,40	11,85	10 »	9,50	8.10	7,90	38 »	31,50	47 »	3280
130	Rape.....	19	1re	?	5 juin, 10 h. 10 s.	13 »	12,70	11 »	9,85	9,30	8,40	7,70	38 »	30,80	46 »	3160
131	Lesa......	22	1re	Fin août.	14 juin, 11 h. 40 s.	13,25	12,75	10,90	9.25	9,30	8 »	7.50	37,90	30,50	46 »	3215
132	Jacque....	28	3e	3 au 7 septembre.	16 juin, 7 h. 30 m.	13 »	12.50	11.50	9.60	9,50	8 »	7.40	38 »	31,50	50 »	3280

TABLEAU VIII (suite). CLASSE D — FILLES.

Nombre d'observation.	NOMS	AGE	Nombre des grosseses.	ÉPOQUE DES DERNIÈRES RÈGLES	HEURE ET MODE DE TERMINAISON	DIAMÈTRES									LONGUEUR	POIDS
						Max.	O. M.	O. F.	S. O. B.	Bi-P.	Bi-T.	Bi-M.	Grande circonf.	Petite circonf.		
133	Delp......	23	2e	26 au 30 août.	16 juin, 2 h. 40 s.	12,90	12.60	11,50	9,25	9,40	8,25	7,40	37,50	31 »	48 »	3090
134	Gesn	29	4e	?	16 juin, 2 h. s.	13,60	13 »	11,30	10,50	9,60	7,90	7,20	38,50	31,50	47 »	3210
135	Carr......	26	2e	septembre.	28 juin, 6 h. 40 m.	12,50	12 »	11 »	9,50	9	7,90	7,40	38 »	30 »	49 »	3080
136	Som......	19	1re	15 au 19 mars.	19 nov., 9 h. 30.	13,30	12,90	12,25	9,80	9,35	8,30	7,90	36.50	31,10	50 »	3050
137	Vois......	23	1re	20 au 24 février.	16 déc., 7 h. 40 s.	13,10	12,80	11,90	10,25	9,20	7,90	7,60	36,60	31,40	51 »	3120
138	Franç. P.	25	2e	6 au 8 janvier.	18 octobre, »	13,10	12,70	11,80	9,60	8,70	7,80	7,70	36.70	30,90	48 »	3105
139	Gabr	18	1re	22 au 25 février.	5 déc., 3 h. 30 s.	13,65	13.10	11,75	9,70	9,20	7,90	7,70	37.40	31 »	48 »	3010
140	Den	24	2e		10 nov., 7 h. 10 s.	13,40	12,90	11,50	10,20	9,60	8,10	8 »	37,10	32,70	50 »	3190
141	Mull......	25	2e	20 janvier.	20 octobre, 8 h. m.	12,60	12,35	11,50	9,75	9,10	8 »	7,50	36,70	31,70	48 »	3250
142	Kern	38	2e	1er au 6 janvier.	21 octobre, 8 h. 35.	13.70	13,40	12,30	10 »	9,70	8,10	7,90	38,90	32 »	51 »	3280
143	Thill	43	8e	17 au 25 déc.	11 octobre, 11 h. 40	13,30	12,90	11,80	9,40	9,25	7,90	7,60	38,30	31,2	50 »	3405
144	Stedi......	26	1re	25 au 30 déc.	14 octobre, 2 h.	13,50	12,90	11,30	9,40	9,30	8,30	7,50	38 »	31,60	47 »	3160
145	Cél. Gir.	31	1re	20 au 22 déc.	11 octobre, 4 h. 30.	13,30	12,80	11,90	9,90	9,80	8,40	7,30	37,70	32,10	50 »	3060
146	Repp.....	40	6e	15 au 20 janvier.	25 octobre, 7 h. 45 m.	12,90	12,60	11,50	10,15	9,10	7,70	8 »	37 »	32,10	45 »	3000
				Total........................		407,20	396,360	354,72	299,90	288,35	247,31	234,40	1169,50	935,50	1520	99110
				Moyenne....................		13,135	12,78	11,442	9,674	9,972	7,562	7,562	37,725	31,145	49	3197,1

TABLEAU IX. ENFANTS PESANT DE 3500 A 4000 GRAMMES CLASSE E — GARÇONS.

Numéro d'observation.	NOMS	Age.	Nombre des grossesses.	ÉPOQUE DES DERNIÈRES RÈGLES	HEURE ET MODE DE TERMINAISON	DIAMÈTRES									LONGUEUR	POIDS
						Max.	O. M.	O. F.	S.O.B.	Bi-P.	Bi-T.	Bi-M.	Grande circonf.	Petite circonf.		
147	Trou	29	2e	10 juin 1878.	5 mars, 12 h. 20 m.	14.10	13.80	12 »	10 »	9 »	8 »	7.40	38 »	32.50	51 »	3840
148	Trou	28	2e	25 avril 1878.	12 mars, minuit 45.	14 »	13.50	12.15	10.70	9,50	8.70	8.25	39 »	34.50	53 »	3760
149	Ag	19	1re	21 avril.	21 mars, 7 h. 20 m.	13,50	13 »	12,45	10,50	10.15	8,50	8 »	39,30	32,60	50 »	3600
150	Osber.....	27	2e	24 avril 1878.	14 mars, 3 h. m.	13.90	13.50	12.40	10,50	10 »	8.35	8.30	40 »	33 »	50 »	3600
151	Kei.......	20	1re	Fin mars 1878.	30 déc., 2 h. 30 s.	13.60	13 »	12.40	10.30	9,30	8.30	8.10	38.20	31 »	51 »	3530
152	Sta	22	2e	3 mars 1878.	17 déc., 7 h. s.	14.50	14 »	11,80	10 »	9.60	8.30	7.90	39,50	32,25	51.50	3530
153	Prér......	29	1re	12 avril.	23 février, 2 h. 45 s.	14.50	14 »	13.10	10,40	9,90	8,40	7,90	40,50	33,50	53 »	3900
154	Juli.......	22	2e	18 au 22 nov.	5 août, 6 h. m.	14 »	13.80	12.50	9.80	9,50	8.10	8.80	?	?	?	3650
155	Bouil	28	1re	20 au 22 déc.	1er octob., 7 h. 20 s.	14.20	13.70	12,40	10,10	9,80	8,70	7.80	40 »	33,30	52 »	3880
156	Fouch	23	1re	16 au 24 déc.	1er octob., 9 h. 10 s.	14 »	13.50	12.40	10,50	9,80	8.80	7.80	39.90	33,70	50 »	3750
157	Rich......	20	1re	25 décembre.	2 octobre, 1 h. 15 s.	13,50	13.40	11,70	10,20	10,10	8.50	8.20	38,40	33,90	47 »	3500
158	Jacq......	23	2e	14 janvier.	9 octob., 2 h. 15	13.80	13,50	12,10	10 »	10 »	8.70	8.50	39,80	34.20	52 »	3950
159	Lema	26	3e	14 au 15 janvier.	18 octobre, 7 h. m.	13.50	13.40	12,25	10,80	9.75	8.30	8.40	38.10	33.90	54 »	3730
160	Lebl......	18	1re	25 décemb. 1874.	18 octobre, 3 h. s.	13.80	13.10	12,20	10.30	9,50	8.30	7,70	39,30	33 »	51 »	3550
161	Call	21	1re	24 janvier.	22 octobre, 8 h. 30 s.	14.30	13,80	11.80	10,10	9,50	7.70	8.10	39,70	32,40	54 »	3830
162	Reu.	22	1re	9 janvier.	22 octobre, 2 h. 30.	14 »	13.80	12,60	10,20	10,20	9.10	8,50	39,80	34 »	49 »	3790
163	Jean......	19	1re	17 au 20 décemb.	22 octobre, 4 h. 30 s.	13.60	13.40	11.90	10 »	9.70	8.70	8.40	38,40	32.70	48 »	3900

Numéro d'observation.	NOMS	Age.	Nombre des grossesses.	ÉPOQUE DES DERNIÈRES RÈGLES	HEURE ET MODE DE TERMINAISON	DIAMÈTRES Max.	O. M.	O. F.	S.O.B.	Bi-P.	Bi-T.	Bi-M.	Grande circonf.	Petite circonf.	LONGUEUR	POIDS
164	Laro......	27	2e	26 janvier.	25 octobre, 9 h. 40.	14.10	13 »	11,80	10.35	9 »	7.60	8 »	39.40	31.30	50 »	3500
165	Weib.....	25	1re	29 déc. au 2 janv.	25 octobre, 7 h. 30 m.	13.40	13.35	12 »	10,15	9,20	7.50	8 »	37.90	31.90	51 »	3845
166	Déca.....	29	6e	Juillet?	16 janvier, 11 h. 30 m.	13.50	12.80	11.85	10,25	9.50	8 »	8,50	39 »	34.50	45 »	3650
167	Hem......	24	2e	20 au 24 avril.	26 janvier, 3 h. 30 s.	13.75	13,25	12,10	10,50	9,50	8.75	8,25	39 »	33 »	46 »	3610
168	Gosse.....	21	1re	15 au 18 mai.	9 février, 3 h. s.	13,50	12.50	11 »	9,25	9,50	7,85	7.85	38,60	33,50	56 »	3500
169	Quen.....	29	2e	Fin avril.	28 janvier, 4 h. 15 m.	14 »	13.40	12,25	10.50	9,50	8,25	8,25	39,50	33 »	52 »	3810
170	Clai......	29	1re	22 au 25 mai.	27 février, 4 h. m.	13,50	13,50	11.50	10.50	9.85	8 »	7,85	39,80	33 »	54 »	3520
171	Gren.....	25	2e	?	4 avril, 8 h. 15 s.	13,50	13 »	11,60	10,50	10 »	8,40	7.85	39.10	33 »	45 »	3790
172	Cass......	31	3e	18 au 20 juillet.	5 mai, 7 h. 25 m.	13.85	13,50	11,85	10 »	9.85	8.20	7,50	39 »	32.90	50 »	3540
173	Baup.....	19	1re	?	4 mai, 6 h. 20 s.	12,85	13.50	12,25	9,40	10.25	8 »	8 »	40 »	33,50	46 »	3970
174	Gruss.....	19	1re	16 au 20 août.	7 juin, Minuit 15.	14,10	13,50	12 »	10,20	10.30	8,50	8 »	39,50	23 »	45 »	3950
175	Dav......	17	1re	17 avril 1878.	28 janvier, 2 h. 10 m.	14,10	13,40	12,40	10,30	9.70	8,50	7.90	40 »	33.70	50.20	3950
176	Bign.....	29	5e	Mars ?	3 février, 9 1/2 soir.	14.30	13.90	13 »	11.10	10.50	8,20	7,90	40 »	35,50	51 »	3960
177	Cord....	?	?	?	?	13,90	13,50	11.60	10.50	9,80	8,30	8,25	39,50	33,50	51 »	3830
178	Lero.....	19	1re	18 août 1878.	9 juin, 8 h. 1/2 m.	13.60	13 »	12,20	9,90	9,90	8,50	8,20	39 »	32.50	51 »	3750
				Total..................		442.75	429,30	387,85	327,80	311,65	266	258,35	1217,20	1028.25	1556.70	119465
				Moyenne...............		13,835	13.415	12.511	10.24	9.739	8.312	8.076	38,037	33.169	50.21	3733

TABLEAU X. ENFANTS PESANT DE 3500 A 4000 GRAMMES CLASSE E — FILLES.

Numéro d'observation.	NOMS	AGE	Nombre des grossesses.	ÉPOQUE DES DERNIÈRES RÈGLES	HEURE ET MODE DE TERMINAISON	DIAMÈTRES									LONGUEUR	POIDS
						Max.	O. M.	O. F.	S. O. B.	Bi-P.	Bi-T.	Bi-M.	Grand circonf.	Petite circonf.		
179	Marie	23	2e	16 au 20 janvier.	28 octobre, 2 h. 29 s.	12.90	12.60	11.90	10,40	9.50	8.70	8.10	37,80	33,10	50 »	3560
180	Louise L..	19	1re	Fin janvier.	29 octobre, 11 h. 30	14.10	13.50	12.20	10,30	9,70	8.50	8 »	40 »	33,10	49 »	3730
181	Etienn....	25	2e	1er au 4 février.	5 nov., 11 h.	13 »	12.60	11,80	9,70	9.60	8,60	7,70	38,10	32,40	48 »	3520
182	Baud	28	2e	?	8 nov., 9 h. 45 m.	13,90	13.80	12.40	10.60	9,80	8,75	8.40	39,30	34 »	50 »	3865
183	Koc	22	1re	25 au 29 février.	9 nov., 3 h. 40 s.	13,70	13,40	12.35	10.20	9,60	8,30	7,60	37,60	32,20	49 »	3725
184	Gara......	24	1re	?	13 nov., 10 h. 5	13,50	13,20	12 »	10,40	9,80	8,10	8 »	38 »	32,80	50 »	3990
185	Somm	23	1re	13 décembre.	31 octobre, 14 h. 10 m.	13,60	13,50	12,10	10,50	9,80	8,40	7,90	38,80	33,30	50 »	3500
186	Louv	21	2e	?	2 février, 1 h. 20 s.	13,30	12.60	11,80	10,30	9,65	8,40	7,50	38,50	33 »	50 »	3680
187	Fira......	26	1re	?	6 janvier, 4 h. 10 s.	14,50	13,80	12 »	10 »	9,30	8,40	7,90	38,70	32 »	50 »	3880
188	Hibo	30	2e.	18 mars 1878.	30 déc., 8 h. 30 s.	14.20	13,70	11,80	10,30	9,70	8,20	7,50	39,70	33 »	51 »	3620
189	Tébr	17	1re	?	19 février, 6 h. m.	14.10	13,80	12,80	10,70	9,95	7,80	8,20	40 »	33,50	51 »	3770
190	Pra	22	1re	7 mai 1878.	6 mars, 9 h. m.	13,50	13 »	11,70	10 »	9,30	7.90	7,60	38,50	32,50	52 »	3530
191	Bonn. ...	21	1re	Fin juillet.	19 mai, 5 h. s.	14.40	13,80	12,50	10.50	9 90	8,40	8	40 »	33,50	52 »	3650
192	Blond	29	5e	11 au 16 août.	23 mai, 9 h. 20 m.	14.10	13,60	12,40	10,50	9,80	8 »	8,10	39 »	33,50	53 »	3980

TABLEAU X (suite). CLASSE E — FILLES.

Numéro d'observation.	NOMS	AGE	Nombre des grossesses.	ÉPOQUE DES DERNIÈRES RÈGLES	HEURE ET MODE DE TERMINAISON	DIAMÈTRES									LONGUEUR	POIDS
						Max.	O. M.	O. F.	S. O. B.	Bi-P.	Bi-T.	Bi-M.	Grande circonf.	Petite circonf.		
193	Mar......	26	2e	15 au 20 août.	9 juin, 11 h. 30 m.	13,30	13,10	11.80	9,90	9,20	8,10	7,90	37 »	31 »	50 »	3680
194	Cham.....	26	2e	13 sept. 1878.	24 juin, 3 h. m.	14,50	13,50	12,40	10 »	10,25	8,40	8,10	39.50	33.50	51,50	3870
195	Laha.....	24	3e	28 mars 2 fév.	15 janvier, 2 h. 30	13,50	13 »	11,50	10,50	9,50	8,60	8 »	39,50	33 »	48 »	3830
196	Smet.....	24	2e	?	1er mars, 8 h. 20 s.	13.50	13,50	11,50	10 »	9,50	8 »	7,85	39,30	32 »	49 »	3980
197	Aubr.....	21	2e	Juin?	27 mars, 3 h. 40 s.	12.40	12.10	10,50	9 »	9 »	8,50	7 »	37,10	30,70	49 »	3640
198	Leluq.....	30	1re	10 au 15 juin.	30 mars, 10 h. 30 s.	12.85	12,50	11,25	10 »	9,25	8,25	7,70	37.40	32 »	42 »	3520
199	Smon.....	24	4e	Juillet.	4 avril, 4 h. 40 s.	12.85	12,50	11,50	9,25	9 »	8 »	7,50	38,90	31,50	48 »	3690
200	Rou......	27	4e	28 juin 2 juillet.	14 avril, 6 h. s.	13,50	13,20	11,60	9,85	9,50	7,50	7.50	39,20	31,50	48 »	3910
201	Romp ...	27	1re	16 au 22 juillet.	23 avril, 5 h. 40 m.	13,80	13,10	11,60	10,50	9,55	8,20	8,20	39 »	33 »	52 »	3550
202	Délid.....	28	2e	20 au 25 juillet.	25 avril, 7 h. 40 m.	14 »	13,50	11,50	9,50	9,20	7,85	7.80	39 »	32,50	50 »	3510
203	Col.......	19	1re	8 au 12 août.	20 mai, 4 h. m.	13,70	13 »	11,85	10,50	9,50	8 »	7.50	38 »	31,50	54 »	3950
				Total		340,70	329,90	296,75	253,40	23,875	205,85	195,55	967,90	814,10	124,650	93130
				Moyenne		13.628	13,156	11,87	10.136	9.55	8.234	7.822	38,716	32,564	4.986	3685

TABLEAU XI. ENFANTS PESANT DE 4000 A 4500 GRAMMES. CLASSE F — GARÇONS.

Numéro d'observation.	NOMS	Age.	Nombre des grossesses.	ÉPOQUE DES DERNIÈRES RÈGLES	HEURE ET MODE DE TERMINAISON	DIAMÈTRES Max.	O. M.	O. F.	S.O.B.	Bi-P.	Bi-T.	Bi-M.	Grande circonf.	Petite circonf.	LONGUEUR	POIDS
204	Bour.	32	7e	15 mars 1878.	21 déc., 4 h. 20 s.	13.70	13.20	11.90	10.50	9.80	9 »	8.40	39 »	32.70	54 »	4220
205	Bern.	37	3e	15 au 20 avril.	12 février, 7 h. 30 m.	13.50	13.25	11.50	10.15	9.90	8.30	8.10	38.80	33.50	52 »	4020
206	Ler.	39	10e	Fin juillet.	19 mai, 4 h. 45 m.	14.10	13.70	12.70	10.55	10.10	8,70	8.20	40.50	33.50	50.50	4090
207	Tabe	23	1re	20 au 25 décemb.	30 sept., 8 h. s.	13.60	13.10	11.90	10.50	9.75	8.80	8.30	39.30	34.50	49 »	4150
208	Fauc.	23	3e	25 au 29 août.	16 mai, 2 h. 25 s.	13.50	13 »	12 »	10 »	9.10	8 »	7.85	37 »	32 »	50,40	4040
				Total.		68.40	66.25	60.00	51.70	48.65	42,80	40,85	194,60	166,20	255,90	25020
				Moyenne, ...		13.68	13.25	12 »	10.34	9.73	8.56	8,17	38.92	33,24	51.18	4104

TABLEAU XII. ENFANTS PESANT DE 4000 A 4500 GRAMMES. CLASSE F — FILLES.

Numéro d'observation.	NOMS	Age.	Nombre des grossesses.	ÉPOQUE DES DERNIÈRES RÈGLES	HEURE ET MODE DE TERMINAISON	DIAMÈTRES Max.	O. M.	O. F.	S.O.B.	Bi-P.	Bi-T.	Bi-M.	Grande circonf.	Petite circonf.	LONGUEUR	POIDS
209	Blan.	32	3e	20 au 23 janvier.	14 nov., 10 h. 5.	14.30	14 »	13 »	10.90	10 »	8.70	8.10	41.30	34.70	51 »	4050
210	Thiéb. . . .	24	3e	25 avril 1878.	24 février, 4 h. 30 m.	14,50	14.10	12,20	10.90	9.50	8.40	7,80	41 »	33 »	54 »	4150
211	Phil.	39	4e	20 août 1878.	25 mai, 8 h. m.	13.80	13.40	12.50	10,25	9.9	8.50	8.25	40 »	34,20	51 »	4260
				Total.		42.60	41.50	37.70	32.05	29.40	25.60	24,15	122.30	101.90	156 »	12760
				Moyenne.		14.20	13.883	12.566	10.683	9.80	8.533	8.05	40.766	33.966	52 »	4253

TABLEAU XIII. TABLEAU RÉSUMANT LES MOYENNES OBTENUES POUR CHAQUE CLASSE. GARÇONS.

CLASSE	NOMBRE	MOYENNE GÉNÉRALE									LONGUEUR	POIDS
		Max.	O. M.	O. F.	S. O. B.	Bi-P.	Bi-T.	Bi-M.	Grande circonfér.	Petite circonfér.		
A.	2	11,5	11,275	10,30	8,40	8,15	6,80	6,70	32 »	27 »	41,35	1710
B.	10	12,565	12,095	10,975	9,515	8,835	7,54	7,06	35,05	29,87	45,75	2269
C.	16	12,93	12,40	11,44	9,74	9,118	7,84	7,44	36,25	30,856	47,156	2766
D.	31	13,40	12,90	11,75	10,06	9,50	8,17	7,75	37,90	31,98	49,06	3230
E.	32	13,835	13,415	12,511	10,24	9,739	8,312	8,076	38,037	33,169	50,21	3733
F.	5	13,68	13,250	12 »	10,34	9,73	8,56	8,17	38,92	33,24	51,18	4104

TABLEAU XIV. TABLEAU RÉSUMANT LES MOYENNES OBTENUES POUR CHAQUE CLASSE. FILLES.

CLASSE	NOMBRE	MOYENNE GÉNÉRALE									LONGUEUR	POIDS
		Max.	O. M.	O. F.	S. O. B.	Bi-P.	Bi-T.	Bi-M.	Grande circonfér.	Petite circonfér.		
A.	2	11,225	10,775	10,025	8,425	8,175	6,60	6,50	31,50	27 »	43 »	1715
B.	11	12,26	11,721	10,609	9,268	8,64	7,35	6,931	33,781	29 »	45,136	2202
C.	43	12,84	12,118	11,289	9,44	9,45	7,75	7,45	36,27	30,92	47,8	2649
D.	31	13,135	12,786	11,442	9,674	9,301	7,97	7,562	37,725	31,145	49 »	3197,1
E.	25	13,628	13,156	11,87	10,136	9,55	8,234	7,822	38,716	32,564	49,86	3685
F.	3	14,20	13,833	12,566	10,683	9,80	8,533	8,05	40,766	33,966	52 »	4253

TABLEAU XV.

	NOMBRE	MOYENNE DES ENFANTS DE CHAQUE SEXE ENTRE 3000 ET 3500.									LONGUEUR	POIDS
		Max.	O. M.	O. F.	S. O. B.	Bi-P.	Bi-T.	Bi-M.	Grande circonf.	Petite circonf.		
Garçons.	31	13,40	12.90	11,75	10,06	9,50	8,17	7,75	37,90	31,98	49,06	3230
Filles....	31	13,135	12,780	11,412	9,674	9,301	7,975	7,562	37,625	31,145	49,032	3197
	62	26,535	25,086	23,192	19,734	18,801	16,145	15,312	75,625	63,125	98,092	6427
MOYENNE DES GARÇONS ET FILLES RÉUNIS ENTRE 3000 ET 3500.												
	31	13,267	12,843	11,596	9,867	9,400	8,07	7,656	37,812	31,562	49,046	3213
Soit en chiffres ronds.		13 1/2	13 »	11 1/2	10 »	9 1/2	8 »	7 1/2	38 »	31 1/2	49 »	3 k. 250

TABLEAU XVI.

MESURES DES FILLES COMPARÉES A CELLES DES GARÇONS.

CLASSE	Max.	O. M.	O. F.	S. O. B.	Bi-P.	Bi-T.	Bi-M.	Grande circonf.	Petite circonf.	LONGUEUR	POIDS
B.	— 0,3	— 0.3	— 0.3	— 0.3	— 0.2	— 0.2	— 0.1	— 1.2	— 0.8	— 0,6	— 67
C.	— 0.1	— 0.3	— 0.1	— 0.1	+ 0.3	— 0.1	=	=	=	+ 0.6	— 117
D.	— 0.2	— 0.1	— 0.3	— 0.4	— .2	— 0.2	— 0.2	— 0.2	— 0,1	=	— 33
E.	— 0.2	— 0.3	— 0.2	— 0,1	— 0.2	— 0.1	— 0.2	— 0,5	— 0.1	— 0.3	— 48
F.	+ 0.5	+ 0.5	+ 0.5	+ 0.3	+ 0.1	=	— 0,1	+ 1,8	+ 0.7	+ 1,8	+ 157 gr.

Tels sont les diamètres de la tête obtenus par nos mensurations.

Pour connaître les diamètres moyens de la tête des enfants à terme, nous avons procédé de la façon suivante. On sait qu'habituellement les enfants pèsent de 3.000 à 3.500 grammes. Tous les enfants, garçons ou filles, ayant ce poids et appartenant par conséquent à la classe D, ont été réunis par nous, et il nous a dès lors été facile d'obtenir la moyenne cherchée. (Voy. Tabl. XV.)

On voit que, en chiffres ronds, pour un enfant pesant 3.250 grammes, on a :

Diamètre	maximum	13	centim.	1/2
—	occipito-mentonnier	13	—	
—	occipito-frontal	11	—	1/2
—	sous-occipito-bregmatique	10	—	
—	bipariétal	9	—	1/2
—	bitemporal	8	—	
—	bimastoïdien	7	—	1/2
Grande circonférence		38	—	
Petite circonférence		34	—	1/2
Longueur		49	—	

A ces différents diamètres de la tête fœtale, nous aurions pu en ajouter un autre sur lequel Matthews Duncan [1] a récemment appelé l'attention : c'est le diamètre sous-occipito-frontal, auquel répond une circonférence, la circonférence sous-occipito-frontale qui passe par le point de rencontre de l'occipital et de la nuque et par les bosses frontales. Cette circonférence n'est pas sans importance. En effet, lorsque, pendant l'accouchement par le sommet, la tête se dégage à travers les orifices vaginal et vulvaire, la région sous-occipitale étant appliquée sur le bord inférieur de la symphyse pubienne, au fur et à mesure que la tête se défléchit, on voit successivement se dégager les diamètres sous-occipito-bregmatique et sous-occipito-frontal, dont l'étendue va en augmentant. Souvent, ainsi que l'a dit Duncan, et on observe particulière-

1. J. Matthews Duncan. *Papers on the female perineum*, p. 81 et 89.

ment bien ce fait lorsque la femme accouche sur le côté, l'orifice vulvaire reste intact jusqu'au moment où le front va sortir, et c'est à l'instant où il se dégage que la déchirure de la commissure postérieure de la vulve et celle du périnée se produisent. C'est que ce diamètre sous-occipito-frontal est plus étendu et que la circonférence qui lui correspond est également plus grande. Nous avons dans 58 cas mesuré les dimensions du diamètre et de la circonférence sous-occipito-frontale. Afin de ne pas compliquer nos tableaux, nous n'avons pas rapporté ces mensurations, mais nous avons vu qu'en moyenne le diamètre sous-occipito-frontal mesure presque 1 centim. de plus que le diamètre sous-occipito-bregmatique. Quant à la circonférence sous-occipito-frontale, elle est de 1 centim. à 1 centim. 1/2 plus considérable que la circonférence sous-occipito-bregmatique.

Si on prend les enfants de la classe D, du poids moyen de 3.250 grammes, on voit que le diamètre sous-occipito-frontal mesure 11 centim. environ et la circonférence sous-occipito-frontale, de 32 cm. 1/2 à 33 centimètres. Ces chiffres sont à peu près semblables à ceux qu'avait indiqués Matthews Duncan. Duncan avait en effet trouvé, tout en notant que ses chiffres ne reposaient que sur un petit nombre de cas, 10 centim. 1/2 pour le diamètre et 32 centim. 1/2 pour la circonférence sous-occipito-frontale.

La tête doit donc, pour sortir, trouver au niveau de l'utérus, du vagin et de la vulve, un canal et des orifices dilatés, au point de mesurer 33 à 33 centim. 1/2 de circonférence et 11 centim. de diamètre.

Il en sera de même, ainsi que l'a fait remarquer Budin [1], dans les cas d'opération césarienne où la tête doit passer à travers des incisions faites à la paroi utérine et à la paroi abdominale. Ces incisions devront mesurer de 16 à 17 centim. environ de longueur, afin que leurs lèvres puissent, en s'écar-

1. In Albert Masson, *De la gastro-élytrotomie*. Paris, 1877, p. 53.

tant, limiter une ouverture capable de laisser passer la circonférence sous-occipito-frontale.

En examinant les tableaux XIII et XIV (voir p. 191) qui donnent les moyennes des dimensions obtenues chez les enfants de poids différents, on pourrait penser, en comparant les chiffres fournis par les garçons et ceux fournis par les filles, que les diamètres de la tête des garçons sont toujours, pour un poids donné, plus considérables que ceux des filles. Pfannkuch avait déjà exprimé cette idée en disant qu'à poids égal, la tête est plus grosse chez les garçons que chez les filles et qu'il en est de même pour la longueur du corps. Dans le tableau XVI (v. p. 192), nous avons comparé les poids et les dimensions obtenus chez les filles à ceux obtenus chez les garçons.

Si on laisse de côté la classe A, qui ne comprend que deux garçons et deux filles, par conséquent un nombre d'observations insuffisant pour permettre des comparaisons légitimes, on voit que dans les classes B, C, D, E, les différents diamètres de la tête des filles sont un peu moins considérables que ceux de la tête des garçons. Les conclusions de Pfannkuch [1] pourraient donc sembler exactes. Mais en réalité on voit que dans toutes ces classes B, C, D, E, le poids des filles est aussi moins considérable que celui des garçons, car les hasards des pesées ne nous ont pas permis d'obtenir des poids absolument égaux. Ce n'est donc probablement pas le sexe qui possède une influence, mais le poids de l'enfant. Et ce qui vient encore confirmer cette opinion, c'est que dans la classe E, où le poids des filles, au lieu d'être moindre, est de 149 grammes plus considérable que celui des garçons, les diamètres sont alors chez elles plus étendus que chez les garçons.

Donc, on n'est pas autorisé à dire avec Pfannkuch qu'*à poids égal* les diamètres de la tête sont plus considérables

1. Pfannkuch, *Loc. cit.*, p. 300.

chez les garçons que chez les filles. Ce n'est point par conséquent le sexe, mais le poids de l'enfant qui fait varier le volume de la tête.

En examinant avec attention les tableaux XIII et XIV (v. p. 191), on voit que les dimensions de la tête et la longueur du corps augmentent assez régulièrement avec le poids des enfants. Pour mieux mettre ces augmentations en lumière, nous les avons, dans les tableaux XVII et XVIII qui suivent (v. p. 197), exprimées en centimètres et en millimètres. Les chiffres de chaque classe ont été comparés avec ceux de la classe qui précède.

Pfannkuch, qui a observé des faits analogues, a dit que la grosseur de la tête et la longueur du corps croissaient toujours en même temps que le poids de l'enfant, mais que le poids total augmentait cependant plus vite que la longueur du corps ou les dimensions de la tête. Pour lui donc, c'est le développement du tronc et des extrémités qui, dans les derniers temps de la vie intra-utérine, fait augmenter le poids de l'enfant, tandis que la tête reste en arrière relativement au corps. L'examen des tableaux XVII et XVIII conduit absolument au même résultat.

TABLEAU XVII.

TABLEAU INDIQUANT LES RÉSULTATS QU'ON OBTIENT QUAND ON COMPARE LES DIMENSIONS D'UNE CLASSE AVEC LES DIMENSIONS DE LA CLASSE QUI PRÉCÈDE

GARÇONS.

NOMBRE	CLASSE	Max.	O. M.	O. F.	S. O. B.	Bi-P.	Bi-T.	Bi-M.	Grande circonfér.	Petite circonfér.	LONGUEUR	POIDS
2	A.											
10	B.	+ 1 »	+ 0,8	+ 0,6	+ 1,1	+ 0,7	+ 0,7	+ 0,3	+ 3 »	+ 2,8	+ 4,4	+ 559
16	C.	+ 0,3	+ 0,3	+ 0,5	+ 0,2	+ 0,3	+ 0,3	+ 0,4	+ 0,7	+ 1 »	+ 1,4	+ 497
31	D.	+ 0,4	+ 0,5	+ 0,3	+ 1,3	+ 0,4	+ 0,3	+ 0,3	+ 1,6	+ 1,1	+ 1,1	+ 464
32	E.	+ 0,4	+ 0,6	+ 0,7	+ 0,2	+ 0,2	+ 0,1	+ 0,3	+ 1,3	+ 1,2	+ 1,1	+ 563
5	F.	— 0,1	— 1 »	— 0,5	+ 0,1	+ 0,2	+ 0,2	+ 0,1	— 0,1	— 0,9	+ 0,9	+ 371

TABLEAU XVIII.

TABLEAU INDIQUANT LES RÉSULTATS QU'ON OBTIENT QUAND ON COMPARE LES DIMENSIONS D'UNE CLASSE AVEC LES DIMENSIONS DE LA CLASSE QUI PRÉCÈDE

FILLES.

NOMBRE	CLASSE	Max.	O. M.	O. F.	S. O. B.	Bi-P.	Bi-T.	Bi-M.	Grande circonfér.	Petite circonfér.	LONGUEUR	POIDS
2	A.											
11	B.	+ 1 »	+ 1 »	+ 0,6	+ 0,8	+ 0,5	+ 0,7	+ 0,4	+ 2,2	+ 2 »	+ 2,1	+ 487
43	C.	+ 0,5	+ 0,4	+ 0,7	+ 0,2	+ 0,8	+ 0,4	+ 0,5	+ 2,5	+ 1,9	+ 1,6	+ 447
31	D.	+ 0,3	+ 0,6	+ 0,1	— 0,2	— 0,1	+ 0,2	+ 0,1	+ 1,4	+ 0,2	+ 1,2	+ 548
25	E.	+ 0,5	+ 0,4	+ 0,4	+ 0,5	+ 0,2	+ 0,3	+ 0,3	+ 1 »	+ 1,4	+ 0,8	+ 488
3	F.	+ 0,6	+ 0,6	+ 0,7	+ 0,5	+ 0,2	+ 0,3	+ 0,2	+ 2 »	+ 1,4	+ 2,1	+ 568

On peut donc dire que les diamètres de la tête, comme la longueur du corps, augmentent en général d'une façon progressive avec le poids du fœtus.

Il n'en est pas moins vrai que cette augmentation, tout en étant progressive, n'est pas proportionnelle à l'augmentation de poids. En effet, si on prend les enfants de la classe B qui pèsent un peu plus de 2,000 grammes et ceux de la classe F qui pèsent un peu plus de 4,000 grammes, c'est-à-dire qui ont un poids presque double, on voit que les diamètres de la tête arrivent à mesurer 1 et même parfois 2 centim. de plus. Ces diamètres, tout en ayant subi une augmentation très notable et très importante au point de vue du mécanisme et des difficultés de l'accouchement, sont cependant bien loin d'avoir doublé comme les poids.

Il en est de même des circonférences de la tête et de la longueur totale du corps qui, tout en s'accroissant d'une façon progressive, n'augmentent pas proportionnellement au poids du fœtus.

Nous résumerons dans les conclusions suivantes les différents points qui ont été discutés et, croyons-nous, résolus dans ce travail.

I. — Les dimensions de la tête d'un enfant du poids moyen de 3,250 grammes, sont : Max. 13 centim. 1/2 ; — O. M. 13 centim. ; — O. F. 11 centim. 1/2 ; — S. O. B. 10 centim. ; — Bi P. 9 centim. 1/2 ; — Bi T. 8 centim. : — Bi M. 7 centim. 1/2 ; — grande circonf. 38 centim. ; — petite circonf. 31 centim. 1/2.

II. — Le diamètre sous-occipito-frontal et la circonférence correspondante pour un enfant du poids moyen de 3,250 grammes sont tels que la tête doit traverser au niveau de l'utérus, du vagin et de la vulve un canal et des orifices dilatés au point qu'ils mesurent 11 centim. de diamètre et de 32 centimètres 1/2 à 33 centim. de circonférence.

III. — Les diamètres de la tête ne semblent pas être, *à*

poids égal, plus considérables chez les garçons que chez les filles. Ce n'est donc pas le sexe, mais le poids de l'enfant qui ferait varier le volume de la tête.

IV. — Les dimensions de la tête (diamètres et circonférences) et la longueur totale du corps augmentent d'une façon progressive au fur et à mesure que le poids du fœtus s'accroît.

V. — Les augmentations des dimensions de la tête et de la longueur du corps, si elles sont *progressives*, sont cependant loin d'être *proportionnelles* à l'augmentation du poids de l'enfant.

CHAPITRE VI

FETOMETRIA [1]

QUELQUES REMARQUES CRITIQUES

Il y a deux ans, nous avons donné, en collaboration avec notre ami le Dr Ribemont, le résultat d'un certain nombre de recherches faites sur les dimensions de la tête du fœtus [2]. Au moment où notre mémoire paraissait, un accoucheur italien fort distingué, M. le Dr Marchionneschi, assistant du professeur Minati à la Clinique obstétricale de Pise, avait commencé un travail analogue qu'il a publié depuis en 1880, dans les numéros 9 et 10 des *Annali di Ostetricia Ginecologia e Pediatria* [3].

Pour le dire de suite, les résultats obtenus par M. Marchionneschi viennent confirmer presque absolument ceux que nous avions annoncés, et comme il a réuni 202 observations personnelles, en venant s'ajouter aux 211 faits qui nous étaient propres, elles donnent une force plus grande à certaines conclusions que nous avions formulées et qui étaient en opposition avec les idées émises précédemment par Clarke, sir J. Simpson, Pfannkuch, etc. M. Marchion-

1. *Archives de Tocologie*, 1881, p. 360 à 365.
2. *Recherches sur les dimensions de la tête du fœtus*, in *Archives de Tocologie*, 1879, p. 449. (Chapitre V de ce volume.)
3. Fetometria, *Studi ed Osservazioni del Dott. O. Marchionneschi*, in *Annali di Ostetricia Ginecologia e Pediatria*, nos 9 et 10, 1880.

neschi conclut en effet avec nous : 1° que les diamètres de la tête ne sont pas, à poids égal, plus considérables chez les garçons que chez les filles; 2° que les dimensions de la tête (diamètres et circonférences) et la longueur totale du corps augmentent d'une façon progressive au fur et à mesure que le poids du fœtus s'accroît; 3° que les augmentations des dimensions de la tête et de la longueur du corps, si elles sont progressives, sont cependant loin d'être proportionnelles à l'augmentation du poids de l'enfant.

En raison de cet accord, on peut être autorisé à penser que ces conclusions sont acquises définitivement à la science; quant aux idées émises par sir J. Simpson et ayant eu pour points de départ des résultats inverses, elles peuvent, par cela même, être plus que jamais critiquées.

Si, relativement à ces conclusions, il y a accord complet entre M. Marchionneschi et nous, il existe sur d'autres points de légères différences dont nous demandons à dire quelques mots; enfin, M. Marchionneschi a formulé une conclusion nouvelle qui nous paraît discutable ou qui, tout au moins, semble devoir nécessiter de nouvelles recherches avant de pouvoir être acceptée.

Comme résultat de nos mensurations, nous avons trouvé que les dimensions de la tête d'un enfant du poids moyen de 3.250 grammes étaient en chiffres ronds les suivants : Diamètre maximum, 13 centimètres 1/2; — D. occipito-mentonnier, 13; — D. occipito-frontal, 11 1/2; — D. sous-occipito-bregmatique, 10; — D. bipariétal, 9 1/2; — D. bitemporal 8; — D. bimastoïdien, 7 1/2; — grande circonférence, 38; — petite circonférence, 31 1/2.

M. Marchionneschi, sur des enfants dont le poids variait entre 3.000 et 3.500 grammes, a obtenu les chiffres suivants :

D. occipito-frontal, 10,96; — D. occipito-mentonnier, 12,27; — D. bipariétal, 8,79; — D. occipito-bregmatique, 8,69; — D. trachéo-bregmatique, 10,10; — D. mento-facial, 6,49; — D. bizygomatique, 6,53; — circonférence faciale, 28,28;

— circonférence basilaire, 34,64; — D. bisacromial, 10,95; — D. bitrochantérien, 9,28; — distance de l'ombilic au bregma, 24,81; — distance de l'ombilic aux pieds, 24,50.

En réalité parmi tous ces diamètres il n'y en a que trois qui semblent pouvoir être comparés aux nôtres, ce sont les diamètres occipito-mentonnier, occipito-frontal et bi-pariétal, et on voit que les chiffres obtenus par M. Marchionneschi sont un peu moindres que les nôtres de quelques millimètres. La différence est donc minime, elle tient sans doute, comme le fait remarquer lui-même M. Marchionneschi, à ce fait qu'au lieu de donner comme exprimant les dimensions normales du crâne les chiffres obtenus par la mensuration faite immédiatement après l'accouchement, nous avons donné les chiffres obtenus de 48 à 72 heures après la naissance, les déformations subies par la tête pendant son passage à travers la filière pelvienne ayant alors généralement disparu. Or, ces diamètres occipito-mentonnier, occipito-frontal et bipariétal, réduits plus ou moins de volume pendant l'accouchement, augmentent d'étendue pendant les heures qui suivent [1].

Quant aux autres chiffres donnés par M. Marchionneschi, ils ont une valeur toute personnelle, car ils représentent des mesures que nous n'avons pas prises de la même manière ou que nous n'avons pas prises du tout, ayant limité nos recherches à la tête du fœtus. Nous demanderons cependant à notre distingué collègue de Pise la permission de lui signaler un oubli. Nulle part il n'indique quels sont les points de départ ou les points d'arrivée des diamètres dont il parle, il aurait dû dire ce que représentent exactement pour lui ces mots : diamètre occipito-bregmatique, diamètre mento-facial, circonférence basilaire, etc. Cela est important à savoir pour tous les accoucheurs, qui devront à l'avenir tenir compte de ses conclusions; cela est important, surtout

1. P. Budin, *De la tête du fœtus au point de vue de l'obstétrique*, p. 67 et 76. Voyez aussi page 112 de ce volume.

pour ceux qui devront faire des recherches analogues aux siennes. Les comparaisons ne seront possibles qu'avec des mensurations exactement semblables.

Nous exprimerons en outre le regret que M. Marchionneschi n'ait pas étudié le diamètre bitemporal ou diamètre transverse minimum antérieur, qui s'étend de la suture fronto-pariétale d'un côté à la suture pariéto-frontale du côté opposé. Lorsqu'un accouchement a lieu dans un bassin rétréci, ce qui, dans la grande majorité des cas, importe le plus, ce n'est pas de connaître le diamètre bipariétal sur lequel ont jusqu'ici presque exclusivement insisté les auteurs, mais de connaître le diamètre bitemporal. Le bipariétal est peu réductible, le bitemporal l'est davantage, et dans les bassins aplatis, en particulier, la tête surtout tend à passer par son diamètre bitemporal [1].

M. Marchionneschi croit que le diamètre bipariétal peut, pendant l'accouchement, se réduire de 2 centimètres et même de 2 centimètres 1/2; or il verra en lisant la récente et remarquable thèse de M. Labat [2] que, même dans les conditions les plus favorables, on ne peut compter sur une telle réductibilité du diamètre bitemporal et encore moins du diamètre bipariétal.

Enfin M. Marchionneschi, mesurant la longueur du fœtus, a étudié comparativement la distance qui va de l'ombilic au sommet de la tête, distance qu'il appelle ombilico-céphalique, et la distance qui va de l'ombilic aux pieds, distance ombilico-podalique. Il est arrivé à cette conclusion que chez les filles à terme, contrairement à ce qu'on observe chez les garçons, la distance ombilico-céphalique est plus petite que la distance ombilico-podalique.

1. Voyez à ce propos : Matthews Duncan, *Sur le mécanisme de l'accouchement*, p. 244. — P. Budin, *Sur la tête du fœtus*, thèse, p. 102, et page 153 de ce volume. — Champetier de Ribes, *Du passage de la tête dernière à travers le détroit supérieur rétréci du bassin*, p. 40 et passim.

2. E. Labat, *Recherches cliniques et expérimentales sur la tête du fœtus*, 1880, p. 88.

Il semble étrange au premier abord que les filles aient ainsi l'ombilic plus haut placé que les garçons, mais en étudiant de près les chiffres donnés par M. Marchionneschi, on voit qu'ils peuvent être discutés.

Les nouveau-nés ont été divisés par lui en six classes d'après leur poids. Dans les six classes, lorsqu'il s'agit des garçons, la distance de l'ombilic au sommet de la tête est toujours plus grande que la distance de l'ombilic aux pieds. Chez les filles, on a trouvé les résultats suivants :

Dans la 1re classe (1.500 à 2.000 gr.), les deux longueurs sont parfaitement égales;

Dans la 2e classe (2.000 à 2.500 gr.), la distance ombilico-céphalique surpasse l'autre de 0 cm., 4;

Dans la 3e classe (2.500 à 3.000 gr.), elle la dépasse de 0 cm., 74;

Dans la 4e classe (3.000 à 3.500 gr.), le résultat obtenu est inverse, c'est la distance ombilico-podalique qui dépasse de 0 cm., 14 la distance ombilico-céphalique.

Il en est de même dans la 5e classe (3.500 à 4.000 gr.), où la distance ombilico-podalique est supérieure de 0 cm.. 69, et dans la 6e classe (4.000 à 4.500 gr.), où elle est supérieure de 1 centimètre.

Or, en analysant les tableaux de M. Marchionneschi, on voit que sa 1re classe ne comprend que trois observations, ce qui ne serait pas suffisant pour autoriser une conclusion, et que de plus il y a une erreur; les chiffres véritables seraient 21 cm., 66 pour la longueur ombilico-céphalique, et 21 cm., 33 pour la longueur ombilico-podalique. Dans la 2e et dans la 3e classe, la distance ombilico-céphalique est plus grande que la distance ombilico-podalique. Dans la 4e classe, si les chiffres pris dans les colonnes sont exacts, il existe une erreur au total. On aurait dû trouver 24 cm., 70 pour la distance ombilico-podalique, et 24 cm., 63 pour la distance ombilico-céphalique, c'est-à-dire la différence excessivement minime de 0 cm., 07. Il doit s'être également glissé une erreur dans la 5e classe, car on trouve que dans un cas (observation 187) la distance ombilico-céphalique était de 22 centimètres et la distance ombilico-podalique de 28 cent. Est-il possible qu'on ait noté réellement une telle différence de 6 centimètres? Ce fait, à lui seul, comme il n'y a que neuf observations dans la série, change tous les résultats. Enfin dans la 6e classe, le nombre de trois faits est insuffisant.

Ainsi, grâce à quelques erreurs probables de calculs dans certaines classes, la conclusion à laquelle est arrivée M. Marchionneschi, que chez les filles à terme la distance ombilico-céphalique est plus petite que la distance ombilico-podalique, ne repose pas sur des données assez certaines.

Il serait également intéressant de savoir comment M. Marchionneschi a fait pour avoir des mesures bien exactes. Les distances ombilico-céphalique et ombilico-podalique ne sont pas toujours faciles à prendre; en outre, l'ombilic mesurant près de 1 centimètre en hauteur, on comprend qu'une différence de quelques millimètres n'ait pas une grande importance. Il serait facile d'imaginer un appareil dans lequel l'enfant serait maintenu bien allongé; une tige droite, cheminant perpendiculairement sur l'un des bords qui serait gradué, indiquerait exactement le niveau de l'ombilic.

Telles sont les réflexions que nous a suggérées le très intéressant mémoire de M. Marchionneschi. Il a pour nous d'autant plus de prix qu'il confirme presque complètement les conclusions auxquelles nous sommes arrivé, en 1879, avec M. le Dr Ribemont. Relativement à la différence entre la longueur ombilico-céphalique et la longueur ombilico-podalique chez les filles, M. Marchionneschi, qui, dans son travail sur la « Fetometria » et dans d'autres mémoires, a déjà montré un si grand amour de la science et une méthode si rigoureuse, n'hésitera pas, nous en sommes sûr, à nous donner bientôt le résultat de nouvelles recherches qui infirmeront ou confirmeront la conclusion encore discutable à laquelle il est arrivé.

CHAPITRE VII

LES DERNIÈRES EXPÉRIENCES SUR LA COMPRESSION CÉRÉBRALE

ENVISAGÉES AU POINT DE VUE DE L'OBSTÉTRIQUE [1]

Les communications si intéressantes faites par M. Duret à la Société de biologie [2], les magnifiques recherches qu'il vient de publier dans sa thèse [3] méritent d'attirer tout particulièrement l'attention des accoucheurs. M. Duret a étudié avec grand soin la commotion, la contusion et la compression cérébrales : pour trouver l'explication des phénomènes survenus dans ces circonstances, il a eu recours à la méthode expérimentale; il a pu de la sorte reproduire d'abord les symptômes, puis trouver les lésions, étudier leur siège et découvrir enfin le mécanisme de leur production. Or, pendant l'accouchement, la tête fœtale, on le sait, est comprimée plus ou moins fortement : cette compression est due, soit aux contractions utérines auxquelles vient, à la fin du travail, s'ajouter l'effort de la femme, soit dans certains cas exceptionnels, à l'application d'instruments et, par-dessus tout, du forceps.

D'autre part, la tête, au moment de la naissance, possède

1. *Le Progrès médical*, 1879, p. 162.

2. *Note sur la physiologie pathologique des traumatismes cérébraux*, in *Le Progrès médical*, 1877.

3. Duret, *Etudes expérimentales et cliniques sur les traumatismes cérébraux*, 1878, Paris.

une constitution particulière; ses os ne sont pas encore soudés les uns aux autres. Ils sont séparés par des espaces membraneux; ils sont non seulement minces et souples par eux-mêmes, mais de plus, mobiles les uns sur les autres. Il en résulte que, pendant le travail, le crâne se laissant déprimer, on peut voir sa forme se modifier et quelques-uns de ses diamètres diminuer ; la tête doit se mouler sur les parties maternelles et franchir ainsi plus facilement la filière pelvienne. Pendant l'application du forceps, on peut produire des changements analogues; la tête doit subir une compression lente, mais quelquefois cette compression, entre les mains de médecins inexpérimentés, est rapide, brusque même. Or, c'est la compression lente et la compression brusque de la boîte cranienne qui ont été étudiées expérimentalement par M. Duret; voyons à quels résultats il est arrivé, et si ces résultats peuvent être de quelque utilité pour l'accoucheur.

« Nous nous étions proposé, dit-il, de rechercher les causes et le mécanisme de la commotion cérébrale, et par des injections brusques à l'intérieur du crâne de liquides non absorbables, qu'aussitôt après nous laissions sortir, nous avions réussi dans une série d'expériences à reproduire les formes cliniques de la commotion. C'était là un résultat, mais nous ignorions les causes réelles de la disparition brusque du fonctionnement encéphalique.

« Un jour, chez un chien vigoureux, d'un coup, brusquement, nous injectâmes par un petit trou au crâne, environ 100 grammes d'eau (dans des expériences précédentes, destinées à étudier les phénomènes de commotion, il nous suffisait de l'injection subite de 10 à 20 grammes d'eau pour tuer l'animal instantanément). Cette violente injection eut pour résultat la mort immédiate de l'animal. — A l'autopsie, nous trouvâmes une large perforation latérale et un éclatement étendu sur la ligne médiane du plancher du quatrième ventricule. En examinant avec soin la forme de cette perforation et de cette déchirure, on reconnaissait qu'elles avaient été produites par une violence agissant du dedans en dehors, de l'intérieur du ventricule vers l'extérieur; de plus, il existait une énorme dilatation de l'aqueduc de Sylvius et du canal central de la moelle dans toute sa hauteur, de nombreux foyers hémorrhagiques occupaient le plancher du quatrième ventricule.

« L'idée lumineuse surgit aussitôt à notre esprit. Cette distension du bulbe, cette rupture de dedans en dehors, cette dilatation de l'aqueduc de Sylvius et du canal central avaient été produites par la tension énorme du liquide céphalo-rachidien. Sous l'influence de la pression considérable subitement exercée à la surface des hémisphères cérébraux, le liquide céphalo-rachidien contenu dans les ventricules latéraux avait été chassé rapidement à travers l'aqueduc de Sylvius dans le quatrième ventricule. L'aqueduc de Sylvius s'était dilaté et déchiré. Le quatrième ventricule, recevant brusquement une énorme quantité de liquide qui ne pouvait trouver un écoulement rapide et suffisant par le canal central ou par la petite ouverture de Magendie sous la pie-mère rachidienne, le quatrième ventricule, disons-nous, s'était trouvé tellement distendu qu'il avait éclaté. Il y avait eu, en même temps, dilatation du canal central de la moelle et déchirure de l'ouverture de Magendie. Le choc avait, d'ailleurs, été trop brusque pour que le liquide céphalo-rachidien eût pu être absorbé en quantité suffisante.

« Du reste, d'autres lésions peuvent survenir sur les hémisphères et à leur base. Tout le liquide céphalo-rachidien, chassé de la convexité, afflue vers les espaces de la base dans lesquels il peut s'accumuler et produit une brusque inondation des territoires environnants. Les petits vaisseaux qui traversent ces espaces, ces lacs, sont rompus, les parties voisines sont inondées de sang, et parfois, la substance nerveuse est entraînée et détruite par le flot envahisseur. Dans certains cas, l'arachnoïde viscérale se rompt, et le sang mélangé au liquide rachidien vient immerger la cavité arachnoïdienne, tantôt remonte vers la convexité des hémisphères, tantôt, ce qui est plus fréquent, descend entre les deux parois arachnoïdiennes autour des pédoncules, de la protubérance et du bulbe. »

Telles sont quelques-unes des lésions produites par la compression brusque. M. Duret, et il prouve son assertion par un grand nombre d'expériences, les attribue au choc du liquide céphalo-rachidien. Or, ces lésions, on les rencontre quelquefois chez le nouveau-né.

« A part le cas où il y a en même temps fracture du crâne, il est extrêmement rare de trouver du sang épanché entre la dure-mère et les os; on le rencontre presque constamment dans la grande cavité de l'arachnoïde. Le sang épanché tantôt fluide, noir, visqueux et comme épaissi, tantôt entièrement coagulé, forme une couche assez étendue qui recouvre plus particulièrement la partie supérieure et postérieure des hémisphères du cerveau, le cervelet, la protubérance annulaire, la moelle allongée. Elle s'étend quelquefois en même temps sur toutes les parties que je viens de désigner, mais le plus souvent elle est limitée à la partie postérieure de l'un des hémisphères du cerveau, au cervelet ou à la moelle allongée [1]. »

Étant donné la grande analogie qui existe entre ces deux descriptions, étant donné cette circonstance que, dans les cas signalés par Jacquemier, il n'existait pas de fracture du crâne, n'est-il pas légitime de se demander si ces lésions n'ont pas été produites par la même cause, par l'excès de tension brusquement produite, par le choc céphalo-rachidien, conséquence, dans la seconde série d'observations, d'une application de forceps?

Il ne serait pas difficile, je pense, de recueillir des faits à l'appui de cette opinion. Tout récemment, nous lisions un travail publié par un auteur allemand, qui avait entrepris des

1. Jacquemier, *Manuel des accouchements*, t. II, p. 768.

recherches sur l'action que la morphine, administrée à la mère pendant l'accouchement, peut avoir sur le fœtus. Dix-neuf fois des injections sous-cutanées furent faites, seize fois l'enfant naquit spontanément et vivant, trois fois l'extraction avec le forceps dut être pratiquée ; ces trois fœtus vinrent morts, bien que l'obstacle à l'accouchement eût été peu considérable, et l'examen cadavérique montra qu'il existait dans chaque cas une hémorrhagie intra-cranienne. L'auteur incrimine la morphine; ne serait-il pas plus légitime, puisqu'elle a été innocente dans seize faits où l'accouchement a été spontané, d'accuser les applications de forceps? Du reste, les auteurs classiques donnent avec juste raison le conseil de tirer lentement, progressivement, et d'éviter tout effort brusque.

« Quand l'accoucheur est debout ou appuyé sur un genou, dit M. Tarnier [1], des tractions énergiques, mais progressives, méthodiquement faites, marqueraient en moyenne 45 kilogrammes sur un dynamomètre ; des tractions aidées d'un coup de reins, font, au contraire, monter brusquement le dynamomètre de 80 à 90 kilogrammes. Ces données nous sont fournies, il est vrai, par des expériences faites sur le mannequin, mais sur le vivant le résultat est assurément le même, et il faut en conclure que les tractions doivent être toujours progressives, exemptes de tout effort brusque pendant lequel l'accoucheur perd la notion de la force qu'il déploie. »

Or bien souvent, s'il rencontre une résistance, le médecin cesse de tirer lentement, et alors spontanément, involontairement, il exerce à l'extrémité des branches une pression subite proportionnelle à la traction, afin d'empêcher les cuillers de glisser sur la tête. Les dangers de cette pression (laquelle est d'autant plus considérable que les branches du forceps sont plus longues et la main appliquée plus près de leur extrémité) sont suffisamment démontrés par les expériences de M. Duret. En effet, le crâne est dépressible, les os qui cons-

1. Tarnier, Article Forceps du *Nouveau Dictionnaire de médecine et chirurgie pratique*, t. XIV, p. 378.

tituent sa voûte sont mobiles, et toute pression brusque exercée à sa surface sera immédiatement transmise et produira le choc céphalo-rachidien.

Notre collègue n'a pas seulement étudié la compression brusque, il a également fait des recherches sur les phénomènes qui sont la conséquence de la compression lente et progressive.

Cette question a déjà été étudiée par Schwartz, Leyden, Pagenstecher, etc., mais il reste encore bien des inconnues, et les résultats obtenus par M. Duret sont intéressants à noter. Il montre que la compression lente, si elle ne dépasse pas un certain degré et ne persiste pas trop longtemps, n'est pas dangereuse.

Le bulbe n'est, en effet, affecté qu'au moment où le degré de pression est voisin du degré de tension artérielle; plus la pression s'élève, plus le pouls se ralentit (phase de lenteur progressive); — enfin, lorsque la pression a dépassé notablement la tension artérielle, le pouls devient petit, incalculable, la mort est proche (phase d'accélération terminale). Or, ce ralentissement des bruits du cœur, ce premier résultat de la compression, on l'observe tous les jours pendant le travail lorsque, les membranes étant rompues, la tête est fortement comprimée, sous l'influence de la contraction utérine. M. Duret, rapprochant ses expériences de celles faites par M. Couty, donne l'explication suivante des phénomènes observés : comme conséquence de la compression il y a une anémie cérébrale et, par suite, une anémie bulbaire; or c'est le bulbe qui tient sous sa dépendance les centres vasculaires et cardiaques, c'est-à-dire les phénomènes de la circulation.

Donc, la compression lente n'est pas dangereuse si elle est peu considérable et de peu de durée. Il faudrait, à l'aide d'expériences analogues, chercher quelle compression peut subir sans danger la tête fœtale. Ce chiffre trouvé, l'accoucheur saurait qu'il ne doit pas le dépasser sous peine de tuer l'enfant; il ne serait même pas impossible d'arriver à graduer le forceps en conséquence, le médecin opérerait alors avec plus de quiétude, connaissant les limites de la force qu'il lui est permis d'employer.

Ces dernières expériences sur la compression lente, modérée, comparée à la compression brusque, diminuent beaucoup l'importance d'une objection qui a été faite au forceps de M. Tarnier par des accoucheurs éminents de Paris et de Londres. Ce forceps, on le sait, se compose de quatre branches; avec deux de ses branches qui sont croisées, on saisit la tête du fœtus (branches de préhension), avec les deux autres, qui sont parallèles, on exerce les tractions nécessaires pour terminer l'accouchement (tiges de traction). Or, pour que les branches de préhension ne glissent point sur l'extrémité céphalique pendant les tractions, on les réunit par une vis mobile placée un peu en arrière de l'articulation, vis dont on fait tourner l'écrou de telle façon que les deux branches de préhension, appliquées sur la tête qu'elles compriment, restent fixées sur elles. On a beaucoup critiqué l'usage de cette vis et cette pression continue exercée sur la tête pendant la durée de l'extraction, mais en pratique nous n'avons vu aucun inconvénient en résulter; parfois même M. Tarnier a laissé pendant cinq ou dix minutes entre les branches de son forceps le fœtus qu'il venait d'extraire vivant, sans qu'il parût en souffrir le moins du monde. Ce résultat peut désormais s'expliquer aisément, puisqu'une compression continue, mais peu considérable, n'est pas dangereuse.

Enfin, dans un autre paragraphe, M. Duret recherche de combien on peut diminuer la capacité du crâne avant d'obtenir des phénomènes de compression. En appliquant à l'adulte le résultat des recherches que Pagenstecher a faites sur le chien, on voit qu'il est possible de diminuer la capacité cranienne de 38 à 40 cent. cubes en moyenne, sans causer de troubles généraux cérébro-bulbaires. Des expériences et des calculs analogues pourraient être faits utilement pour les nouveau-nés, en tenant compte, bien entendu, des conditions particulières dans lesquelles se trouve la tête encore contenue dans la cavité utérine.

Telles sont les réflexions qui nous ont été suggérées par le travail si remarquable de M. Duret. Les idées que nous avons émises en ce qui concerne les applications de ses conclusions à l'obstétrique ne sont évidemment encore que des hypothèses, mais des hypothèses qui, étant donnés les faits déjà connus, nous semblent rationnelles et intéressantes pour les accoucheurs. Elles montrent en effet de quelle façon vraiment scientifique pourront à l'avenir opérer ceux qui voudront faire de nouvelles recherches sur le degré de compressibilité et de réductibilité que peut subir sans danger la tête fœtale.

CHAPITRE VIII

RECHERCHES SUR LES BATTEMENTS DU CŒUR DU FŒTUS. LEUR NOMBRE, ENVISAGÉ AU POINT DE VUE DU SEXE ET DU POIDS DE L'ENFANT, PEUT-IL CONDUIRE A UN RÉSULTAT PRATIQUE [1]?

Est-il possible de reconnaître le sexe de l'enfant alors qu'il est encore contenu dans la cavité utérine? Depuis les temps les plus reculés on a cherché, dans des théories plus ou moins superstitieuses ou hypothétiques, les moyens de résoudre ce problème pour satisfaire la curiosité humaine. Depuis la découverte de l'auscultation obstétricale, un certain nombre d'accoucheurs ont cru trouver enfin, dans cette méthode d'examen, un moyen scientifique et sûr de prédire le sexe de l'enfant avant sa naissance.

En 1859, Frankenhæuser [2], assistant du professeur Martin, de Berlin, prétendit à la suite d'une série d'observations faites sur ce sujet que le cœur du fœtus mâle battait plus lentement que celui du fœtus femelle. Au-dessous de 144 pulsations par minute, a-t-il dit, vous pouvez prédire un garçon; au-dessus de 145 ce sera une fille.

Depuis la publication de cet auteur, des recherches nouvelles ont été faites dans le but de vérifier cette assertion et

1. *Communication faite à la Société de biologie* le 22 mars 1879. En collaboration avec M. Chaignot.
2. Monatsch. für Geb., vol. XIV.

divers travaux ont été publiés [1]. Discutant la valeur des idées de Frankenhæuser, les uns parvinrent à des conclusions affirmatives, les autres à des conclusions négatives. Le docteur James Cumming [2], d'Edimbourg, dans une première série d'observations faites à Edinburgh Materny Hospital, en 1868, arrivait aux résultats suivants : sur 61 cas, 40 fois il avait prédit exactement le sexe de l'enfant (23 garçons, 17 filles) : 21 fois, soit dans 1/3 des cas environ, il s'était trompé dans son diagnostic et avait vu naître un garçon au lieu d'une fille annoncée ou réciproquement; d'où il concluait pouvoir corroborer, jusqu'à un certain point, la théorie de Frankenhæuser. Au contraire, dans une seconde série d'observations faites à Berlin, dans le service du professeur Martin, sur 51 cas, il eut 22 résultats corrects et 29 erreurs, ce qui renversait les conclusions de son premier travail. Il ne renonça pourtant pas à l'espoir de résoudre le problème du diagnostic du sexe, mais ajouta, pour la solution du problème, un facteur à la théorie de Frankenhæuser. Comme il avait remarqué à plusieurs reprises que, dans les erreurs qu'il avait commises, il avait eu une grosse fille alors qu'il avait prédit un garçon, il s'est demandé s'il n'y avait pas un rapport entre le poids du fœtus et le nombre des pulsations cardiaques. Et faisant alors des calculs, en se servant de ses mêmes séries d'observations, il arrive à des conclusions qui établissent un rapport (variable pour chaque sexe) entre le poids et le nombre des pulsations du fœtus, et il se résume en disant que, « à poids égal, le cœur bat plus vite chez les filles que chez les garçons ».

A l'instigation de M. le professeur Depaul, nous avons de notre côté commencé au mois de novembre dernier, à la Clinique d'accouchements de Paris, de nouvelles recherches sur la question. Nous nous contentions de noter, à chacun de nos

1. Palmer, American practitioner, octobre 1873.

2. James Cumming (d'Édimbourg). *Du souffle utérin et des battements du cœur fœtal.* Archives de Tocologie, 1875-1876.

examens des femmes enceintes qui étaient dans le service, le nombre des pulsations fœtales, et, quand une de nos femmes était accouchée, nous ajoutions sur des tableaux dressés à cet effet le poids de l'enfant à sa naissance et son sexe ; de plus, nous avons ausculté tous les enfants et compté les battements du cœur dans les vingt-quatre ou quarante-huit heures qui ont suivi la naissance. Ajoutons que toutes nos observations ont été faites sur des femmes bien portantes, arrivées près du terme, puisqu'on ne les reçoit à la Clinique que quelques semaines au plus avant leur accouchement, que pendant chaque examen la femme était dans la situation horizontale et dans l'immobilité, et que nous comptions les pulsations dans l'intervalle de toute contraction utérine et des mouvements actifs du fœtus. Enfin, ces femmes sont sorties de l'hôpital avec leur enfant en bonne santé de douze à quinze jours après leur accouchement.

Nous avons réuni ainsi 70 cas et il est arrivé que sur ce nombre 41 fois il est né des garçons et 29 fois des filles. En étudiant les tableaux que nous avons dressés, nous sommes parvenus aux conclusions suivantes :

1° Il n'y a aucune relation absolue, *au point de vue pratique,* entre le nombre des battements du cœur fœtal et le sexe de l'enfant. On trouve des chiffres élevés et bas aussi bien chez les uns que chez les autres. A plus forte raison ne peut-on prévoir le sexe quand on a des chiffres moyens, c'est-à-dire de 130 à 140 pulsations.

2° Si on compte les battements du cœur à plusieurs reprises pendant les derniers temps de la grossesse, quelquefois on trouve sensiblement les mêmes chiffres, mais le plus souvent il y a des écarts aux divers examens. On trouve par exemple, pour le même fœtus : 30 novembre, 160; 8 décembre, 138; 12 décembre, 128; 14 décembre, 134.

3° Il y a plus : parfois, la femme étant immobile et dans la situation horizontale, l'observateur maintenant l'oreille sur le stéthoscope plusieurs minutes de suite sans bouger, on obtient d'une minute à l'autre des différences de 15 à 25 pulsations, sans qu'on puisse trouver une cause à ces variations, à tel point qu'on est alors fort embarrassé pour dire quelle est exactement la moyenne des battements.

4° En ce qui concerne le rapport du nombre des battements avec le poids du fœtus, il n'est pas plus fondé. Un grand nombre de pulsations n'indique pas un petit fœtus, et un petit nombre de pulsations un fœtus volumineux. Comme preuve, nous pouvons donner les chiffres suivants; les garçons et les filles ayant été placés par ordre de poids nous avons trouvé :

Garçons : le plus petit 2.175 grammes, 132 pulsations;
le plus gros 4.210 grammes, 144 pulsations.
Filles : la plus petite 2.008 grammes, 128 pulsations;
la plus grosse 3.650 grammes, 140, 150 pulsations.

En ne consultant que ces extrêmes, il semblerait qu'on doive arriver à des conclusions inverses de celles formulées par le docteur Cumming. Mais nous nous hâtons de le dire, les observations intermédiaires offrent une telle variété qu'il n'y a, croyons-nous, aucun rapport entre le poids du fœtus, les battements du cœur et le sexe.

Donc à notre avis, l'auscultation pendant la grossesse ne peut fournir aucun renseignement d'une valeur absolue, au point de vue pratique, en ce qui concerne le sexe de l'enfant, et il faut que les accoucheurs cessent de compter sur ce moyen de diagnostic du sexe.

5° Nous ajouterons à ces conclusions que l'auscultation, après la naissance de cette série d'enfants, a semblé nous montrer que, d'une façon générale, le nombre des battements du cœur diminue un peu, comparé au nombre des pulsations fœtales. Il n'y a pas, en effet, de règle fixe; car un certain nombre de fois, nous avons trouvé, après comme avant l'accouchement, un nombre sensiblement égal; parfois aussi, mais beaucoup plus rarement, une augmentation.

CHAPITRE IX

PERSISTANCE DES BATTEMENTS CARDIAQUES APRÈS LA DESTRUCTION DU BULBE CHEZ UN FŒTUS [1].

Vers la fin du mois dernier, je fus un matin appelé à l'hôpital Tenon pour y accoucher une femme chez laquelle, la veille, à 7 heures du soir, un médecin de la ville avait tenté d'appliquer le forceps et chez laquelle, en outre, trois applications de cet instrument avaient été faites pendant la nuit. A mon arrivée, je trouvai la tête arrêtée au niveau du détroit supérieur, l'enfant se présentait par le sommet en position O. I. D. P. Il existait une bosse séro-sanguine volumineuse; le bassin paraissait un peu rétréci, mais il y avait surtout une tête défléchie et enclavée. La mère était très fatiguée, son pouls était fréquent, sa peau chaude. Les battements du cœur fœtal persistaient, ils étaient rapides, au nombre de 154 environ par minute.

J'appliquai le forceps et je fis à trois reprises de fortes tractions : la tête ne descendit pas. Du méconium s'était écoulé en grande quantité au moment de l'introduction du forceps. L'état de l'enfant étant très compromis, l'état de la mère étant grave, il fallait absolument, dans l'intérêt de cette dernière, terminer l'accouchement. Je me décidai à pratiquer la craniotomie. Le forceps étant laissé en place, j'introduisis

1. *Communication faite à la Société de Biologie*, 25 mai 1883.

le perforateur de Blot dans la cavité cranienne et je dilacérai la substance cérébrale; les battements du cœur fœtal persistaient toujours. Pour éviter tout au moins que l'enfant ne respirât et ne criât, comme cela est arrivé quelquefois (et tout récemment un médecin de la ville publiait une observation où l'enfant extrait après la craniotomie avait crié pendant deux heures), je dirigeai la pointe du perforateur vers le trou basilaire, pour y détruire le bulbe. J'avais presque la certitude d'être dans le canal rachidien, car en imprimant à l'instrument des mouvements de rotation sur lui-même, je le sentais qui frottait par ses bords, ce qui n'aurait pas eu lieu si j'avais été seulement dans une fosse cérébelleuse. Les battements du cœur fœtal, recherchés par l'interne et par M. le Dr Maygrier qui m'assistaient, persistaient aussi nombreux qu'auparavant. Après avoir retiré le perforateur, j'essayai d'entraîner la tête avec le forceps, elle ne vint pas. Pour ne pas fatiguer la femme outre mesure, j'enlevai avec précaution les branches du forceps et j'appliquai lentement le céphalotribe Tarnier à courbure périnéale. J'articulai et je commençai à faire tourner le volant qui sert à rapprocher les manches et les cuillers de l'instrument. Lorsque la vis fut arrivée à 4 centimètres environ du point où elle doit s'arrêter, on entendait encore les battements du cœur; je continuai à la serrer, les bruits du cœur devinrent sourds, puis disparurent. L'extraction de l'enfant fut faite sans difficulté.

En examinant le crâne, on constata, après avoir enlevé les pariétaux, que la pointe du perforateur avait pénétré jusque dans le canal rachidien. La base du crâne avait été saisie et broyée à sa partie antérieure par le céphalotribe. On sectionna le cou de l'enfant en bas, et le crâne, ainsi que la colonne cervicale, furent envoyés au laboratoire de M. Mathias Duval.

La pièce conservée dans l'alcool a été examinée devant nous par MM. Mathias Duval et Laborde. « L'écaille de l'occipital et les lames des cinq premières vertèbres cervicales étant enlevées avec soin, on constate d'abord sur les côtés du trou occipital les traces de la pointe de l'instrument, qui a été dirigé comme dans un entonnoir jusque vers l'origine du canal rachidien. En second lieu, le bulbe a été complètement détruit, il ne reste qu'un tronçon médullaire dont l'extrémité supérieure correspondant au collet du bulbe est affaissée et comme vidée de substance grise. Le reste de ce tronçon montre la moelle cervicale normale avec ses sillons distincts et l'implantation des racines des 2e et 3e, etc. paires cervicales. »

Il n'y aura certainement dans ce fait rien d'extraordinaire pour les physiologistes, mais il vient confirmer chez le fœtus appartenant à l'espèce humaine ce qui a déjà été observé par les expérimentateurs sur les animaux. C'est seulement la compression exercée par le céphalotribe, compression qui a dû être transmise à la moelle cervicale, qui a déterminé la cessation des battements du cœur.

Au point de vue clinique, cette observation a une certaine importance : Les battements du cœur sont considérés, pendant l'accouchement, comme constituant une sorte de baromètre qui indique l'état de santé de l'enfant contenu dans la cavité utérine. Tant que les battements du cœur sont assez nombreux et réguliers, on pense que l'enfant pourra naître vivant et bien portant.

Des réserves doivent évidemment être faites. A la suite d'un travail prolongé, lorsque le fœtus a été exposé à l'asphyxie, lorsqu'il y a eu des applications de forceps et que le crâne a été soumis à des compressions brusques, il peut survenir des hémorrhagies intra-craniennes, des hémorrhagies au niveau de la base comprimant la protubérance et le bulbe, sans que pour cela les battements du cœur disparaissent.

Je me contenterai de rapporter le fait suivant que j'ai observé quand j'étais interne à la Maternité : un enfant avait été extrait avec le forceps; il ne respirait pas, mais les battements de son cœur étaient forts et réguliers. Il fut insufflé avec le tube de Chaussier et on l'enveloppa dans des linges chauds qu'on renouvela. Au bout d'une heure et demie, bien que les battements du cœur persistassent, l'enfant n'ayant fait aucun mouvement spontané d'inspiration, on cessa l'insufflation. A une ou deux reprises, j'avais seulement cru noter quelques petits mouvements du côté de la mâchoire inférieure. Les bruits du cœur persistèrent encore un peu, puis cessèrent.

A l'autopsie, je trouvai une luxation au niveau de la charnière fibro-cartilagineuse de l'occipital, dont la portion écailleuse avait glissé d'arrière en avant sur la portion basilaire. La substance cérébrale à ce niveau était en détritus, et les battements cardiaques avaient continué sans que la respiration pût s'établir.

La persistance des battements du cœur chez l'enfant contenu dans la cavité utérine a beaucoup d'importance pour le médecin qui assiste à un accouchement, mais il faut bien savoir cependant qu'elle n'a pas une valeur absolue au point de vue du bon état de santé ou de la viabilité future du fœtus.

CHAPITRE X

DE CERTAINS CAS DANS LESQUELS LA DOCIMASIE PULMONAIRE EST IMPUISSANTE A DONNER LA PREUVE DE LA RESPIRATION [1].

Je demande à la Société de médecine légale la permission d'attirer son attention sur deux faits dans lesquels, bien que les enfants eussent vécu pendant un certain nombre d'heures, la docimasie pulmonaire hydrostatique n'a donné que des résultats négatifs.

Au moment même où cette question de la docimasie se trouve à l'ordre du jour de la Société, M. le Président m'a assuré que la lecture de ces observations ne manquerait pas d'un certain intérêt.

Obs. I. — La nommée Duss..., célibataire, âgée de vingt-et-un ans, employée de magasin, enceinte pour la deuxième fois, entrait à la salle d'accouchements de la Maternité, le 11 mars 1872, à cinq heures du soir. Le même jour, à sept heures, elle accouchait spontanément d'une fille, du terme de six mois et demi environ, la dernière apparition des règles ayant eu lieu du 17 au 22 août 1871.

L'enfant pesait 1.300 grammes. Sa longueur totale était de 37 centimètres.

Cette enfant, née faible, fut enveloppée dans de la ouate. Elle respira, gémit quelquefois et poussa même, à un certain moment, des cris assez marqués, bien que voilés dans leur timbre et d'une très courte durée. Comme elle ne pouvait prendre le sein, on la nourrit en faisant couler du lait dans sa bouche.

1. Mémoire lu à la Société de médecine légale le 6 mai 1872.

La vie persista jusqu'au surlendemain, et l'enfant succomba le 13 mars 1872, à neuf heures trois quarts du matin. Elle avait donc vécu pendant trente-huit heures quarante-cinq minutes.

Le 14 mars, vingt-quatre heures environ après sa mort, je me rendis à la salle d'autopsie, accompagné de M. le docteur Hervieux : notre but était surtout de vérifier ce qu'avait annoncé M. le professeur Depaul, relativement à la grande résistance que les poumons des nouveau-nés offrent à la rupture, lorsqu'on pratique sur eux l'insufflation forcée.

La cage thoracique ayant été ouverte, les poumons furent trouvés très peu volumineux; ils occupaient la partie postérieure de la cavité; ils étaient appliqués le long de la colonne vertébrale. Ils présentaient le même aspect que dans l'état fœtal : leur coloration était brune, analogue à celle du foie. Il n'existait pas de coloration rosée; l'apparence était la même au sommet qu'à la base : sur les bords seulement, la teinte était moins foncée. On ne voyait, en aucun point de la surface, ni stries sanguines, ni ecchymoses ponctuées.

Les poumons, le cœur, le thymus, enlevés ensemble, furent jetés dans un grand vase rempli d'eau; la masse entière se précipita au fond du liquide. Le cœur et le thymus ayant été détachés, les poumons tombèrent encore au fond de l'eau.

Une ligature très serrée fut appliquée sur la bronche droite; une section, faite en dehors de la ligature, isola le poumon du même côté. Le poumon gauche restait appendu à la trachée et pouvait être insufflé.

Les deux poumons séparés furent encore mis dans l'eau; le résultat fut le même que précédemment. On opéra alors sur le poumon droit; de petites portions coupées en divers points au niveau du sommet, au niveau des bords, au niveau du centre même du poumon, près du hile, furent jetées dans l'eau : toutes plongèrent également.

Cependant, en pressant sur les parties voisines du hile, on vit s'écouler par les canaux bronchiques un liquide séro-sanguinolent, mélangé de petites bulles d'air excessivement fines : ces bulles, à la surface du liquide, ressemblaient à de petits grains de sable entraînés par un courant. Il n'existait, toutefois, aucune crépitation.

Ces parties comprimées, séparées du poumon et jetées dans l'eau, gagnèrent encore le fond du vase.

Des pressions analogues furent exercées le poumon étant plongé dans l'eau; quelques petites bulles très fines, à peine visibles, s'échappèrent et gagnèrent la surface. Le poumon ne surnagea pas davantage. Du reste, le tissu de ce poumon droit était sain, aucun point n'était induré.

Le *poumon gauche* paraissait également sain. Il fut insufflé. Il prit de suite un développement considérable et sa coloration devint d'un rose clair. Jeté alors dans l'eau, il surnagea complètement.

A quelque temps de là, j'eus l'occasion de rencontrer un

fait analogue au précédent, quoique beaucoup moins remarquable. Le voici :

OBS. II. — Le 28 avril 1872, à huit heures du soir, la nommée Virginie Dub..., âgée de vingt-deux ans et demi, primipare, accouchait à la Maternité d'une fille du terme de six mois et demi à sept mois environ. La dernière apparition des règles avait eu lieu du 25 au 30 septembre 1871. La durée totale du travail n'avait été que de quatre heures vingt minutes. L'enfant pesait 1.280 grammes. Sa longueur était de 39 centimètres.

Elle respira, poussa plusieurs cris, mais ces cris étaient très faibles. Sans avoir présenté d'autre particularité, elle succomba le même soir, à onze heures et demie. Elle n'avait vécu que pendant trois heures dix minutes.

L'*autopsie* fut faite le 29 avril, à cinq heures du soir, moins de dix-huit heures après sa mort.

Les *poumons* étaient peu volumineux, appliqués le long de la colonne vertébrale. Leur coloration était lie de vin, moins foncée au niveau des bords. Le tissu paraissait dense, comme carnifié. Les poumons, réunis au cœur et au thymus, jetés dans un vase, plongèrent au fond de l'eau. Le *cœur* et le *thymus* ayant été séparés, le résultat fut le même.

De petites portions détachées des deux poumons, au sommet, à la base, sur les bords, au centre, tombèrent toutes au fond de l'eau. La compression exercée ensuite sur le tissu pulmonaire, près du hile, en fit sortir, sans crépitation aucune, un liquide sanguinolent, mélangé de bulles d'air excessivement fines. Ces petites bulles étaient en quantité beaucoup moins considérable que dans le poumon observé le 14 mars.

Jeté dans l'eau, le tissu qui avait été comprimé plongea rapidement. Les mêmes résultats ont été obtenus pour les deux poumons. Aucun point du tissu pulmonaire n'était engorgé. Il n'existait sous la plèvre aucune ecchymose ponctuée.

Des coupes ont été faites sur ces poumons par notre Maître, M. Cornil, qui nous a communiqué les résultats de l'examen histologique. « Les petites bronches étaient libres; leur lumière était vide, et elles contenaient probablement un peu d'air pendant la vie. Un certain nombre des espaces qui continuent la petite bronche terminale et qui se trouvent au centre du lobule (*infundibula*) n'étaient pas non plus obstrués. Mais tous les alvéoles proprement dits étaient effacés ou remplis.

« Les parois des alvéoles, en effet, sont très épaisses, relativement à la cavité. Cette épaisseur est due, comme cela existe à l'état normal, à du tissu conjonctif embryonnaire et aux vaisseaux capillaires. Ces derniers, remplis de sang, comme tout le système vasculaire dans ce cas, font saillie à la surface des travées alvéolaires et dans l'intérieur des alvéoles.

« Dans ces mêmes alvéoles, on trouve des cellules épithéliales plus ou moins desquamées, qui sont, les unes normales, les autres infiltrées de la matière colorante du sang et présentent alors une coloration jaune. En outre, on trouve, remplissant plus ou moins la cavité alvéolaire et adhérant à la paroi, une masse jaunâtre granuleuse ou des corpuscules rouges bien conservés qui indiquent qu'un épanchement sanguin s'était fait dans les alvéoles.

« En résumé : Poumon présentant, comme cela a lieu à cette période de la vie intra-utérine, des cloisons épaisses de tissu conjonctif embryonnaire et des alvéoles à lumière étroite ; — congestion absolue de tous les vaisseaux et épanchements sanguins dans beaucoup d'alvéoles. L'air ne paraît avoir pénétré que dans les bronches et leurs ramifications ; il n'a pu distendre les alvéoles qui s'y prêtent mal en raison de leur structure anatomique. »

Bien des cas analogues ont été déjà signalés dans la science. — Fodéré [1] en cite quelques-uns : « Suivant la remarque de Cratzien, de Zeller, de Bohn, dit-il, et suivant celle que la pratique des accouchements présente assez souvent, plusieurs enfants naissent vivants, mais si faibles, qu'ils restent pendant quelque temps sans mouvement et sans respiration. Ils peuvent alors, ainsi que le rapporte Heister, avoir vécu et respiré quelque temps, mais si faiblement que, dans l'expérience hydrostatique, les poumons s'enfoncèrent. »

Plus tard, Billard [2] rapporta un cas qu'il avait observé le 22 octobre 1826. Il s'agissait du plus petit de trois jumeaux.

1. Fodéré, *Médec. légale*, 2e édition, 1813, tome II, p. 475.
2. Billard, *Maladies des nouveau-nés.*

Il avait, vers huit heures, poussé des cris d'une nature particulière, et cependant, à l'autopsie, aucune partie des poumons coupés en petits fragments n'avait surnagé.

M. Devergie [1] pensa « qu'il était difficile de voir, dans cette observation de Billard, un état normal des poumons et de considérer la faiblesse de naissance comme la cause de l'absence de la respiration dans le parenchyme pulmonaire. — Les expériences docimasiques avaient été ou mal rendues, ou mal faites. Il croyait à une hépatisation rouge du poumon. »

La question en resta là jusqu'en 1855. A cette époque, M. Tardieu [2], dans un mémoire lu devant l'Académie de médecine, écrivait : « Il m'est arrivé plusieurs fois de rencontrer des taches ecchymotiques sous-pleurales sur des poumons *qui ne surnageaient pas et qui étaient encore dans l'état fœtal le mieux caractérisé.*

« Dans ces trois cas, il s'agissait d'enfants nés vivants avant terme et dans des conditions telles que la vie n'avait pu s'établir d'une manière complète. »

La même année, Blot [3] présentait à la Société de biologie les poumons d'un enfant né au septième mois, ayant vécu plusieurs heures et dont les poumons soit entiers, soit coupés par tranches, tombaient au fond de l'eau. Si, laissant sous l'eau ces fragments de poumons, on venait à les presser entre les doigts, on pouvait en faire sortir quelques bulles extrêmement fines et petites, sans d'ailleurs éprouver du tout, dans les doigts qui exerçaient la pression, la moindre sensation de crépitation.

M. le docteur Bezeth [4], de Rotterdam, signalait deux nouvelles observations où la docimasie pulmonaire hydrostatique avait été insuffisante. La première, due à M. le docteur Lehmann, d'Amsterdam, concernait un enfant né avant terme,

1. Devergie, *Méd. légale*, tome I, p. 392, 3e édition.
2. Tardieu, *Ann. d'Hyg. et de médecine légale*, 1855. Mémoire lu devant l'Académie de médecine (*Bull. de l'Acad. de méd.*).
3. Blot, *Bulletins de la Société de biologie*, 1855.
4. *Gazette des hôpitaux*, 1859.

ayant vécu douze heures après avoir respiré et crié. Dans la seconde, due au docteur Mecklemburg, l'enfant n'avait vécu que quarante-cinq minutes.

Enfin, en 1865, M. Bardinet, de Limoges, rapporta le fait d'un enfant, du terme de huit mois, qui avait vécu pendant quinze heures. La docimasie pulmonaire avait été pratiquée en jetant dans l'eau, d'abord les poumons entiers, puis des fragments de ces mêmes organes. Dans les deux cas, les poumons et les fragments avaient gagné le fond du vase.

Chargé de faire un rapport sur le mémoire de M. Bardinet, M. Devergie[1], comme il l'avait déjà fait en discutant le cas de Billard, fit remarquer que la docimasie avait été pratiquée incomplètement, car les poumons n'avaient pas été comprimés sous l'eau.

En résumé, l'insuffisance de la docimasie pulmonaire hydrostatique a été signalée depuis longtemps, à diverses reprises. Si un certain nombre d'observations, faites incomplètement, ont pu prêter à la critique, d'autres paraissent inattaquables.

Bien que M. Tardieu n'ait consacré que quelques lignes aux trois cas qu'il a cités, l'autorité en médecine légale de cet éminent observateur permet de supposer que la docimasie a été pratiquée par lui dans tous ses temps. Dans le cas signalé par M. Blot et dans ceux que nous avons rapportés avec détails, les poumons qui plongeaient primitivement dans le vase gagnaient encore, après avoir été comprimés dans l'eau, les parties profondes du liquide.

Nous n'avons vu à la surface des poumons aucune trace d'ecchymoses sous-pleurales. Seul, parmi tous les auteurs que nous avons indiqués, M. Tardieu les a signalées. On sait du reste, aujourd'hui, que ces ecchymoses peuvent être rencontrées dans des circonstances très diverses.

De tous ces faits, et sans revenir sur quelques-unes des

1. Devergie, *Rapport sur le mémoire de M. Bardinet* (*Bullet. de l'Académie*, 1864-65).

particularités contenues dans nos observations, nous croyons légitime de tirer les *conclusions* suivantes :

1° Bien que la docimasie pulmonaire hydrostatique, lorsqu'elle donne des résultats positifs, prouve manifestement que la respiration a eu lieu, dans certaines circonstances elle peut devenir insuffisante pour permettre de reconnaître qu'un enfant a respiré.

2° C'est toujours chez les enfants nés avant terme et très faibles qu'on a constaté cette insuffisance.

3° Le poumon a, dans ces cas, conservé l'aspect fœtal.

4° Son état anatomique à cette époque de la vie intra-utérine explique les résultats de l'observation.

5° Lorsque, après avoir fait une incision au niveau du hile, on comprime à l'air le tissu pulmonaire central, on voit s'écouler un liquide séro-sanguinolent qui entraîne à sa surface des bulles d'air extrêmement fines.

6° Si ces mêmes parties sont comprimées sous l'eau, on voit à l'aide d'un examen attentif ces petites bulles gazeuses venir crever à la surface du liquide.

7° Ces deux derniers phénomènes sont les seuls signes indiquant dans ces cas que les poumons ont été pénétrés par l'air.

CHAPITRE XI

HYDROCÉPHALIE ANENCÉPHALIQUE ARRÊT DE CERTAINES PARTIES DU CERVEAU [1].

La nommée M.., sans profession, âgée de vingt-quatre ans, primipare, entrait à la Maternité le 30 mars 1876 à dix heures du matin. Cette femme avait été très régulièrement menstruée depuis l'âge de treize ans. La dernière apparition des règles datait du 15-20 juin 1874. Pendant les deux premiers mois de sa grossesse, elle eut de la céphalalgie et des vomissements; par la suite, elle ne présenta aucun accident.

Lors de son entrée à la salle d'accouchement, on constata une présentation du sommet en O. I. G. A. Le 30 mars, à une heure du soir, on rompit les membranes et l'accouchement spontané eut lieu à cinq heures; l'expulsion fut pénible. L'enfant, qui était une fille pesant 3.980 grammes, avait une tête volumineuse présentant des diamètres anormaux. Le diamètre occipito-frontal mesurait 13 centimètres; l'occipito-mentonnier 17 centimètres, le bipariétal 10 centimètres 1/4 et le sous-occipito-bregmatique 10 centimètres 1/4. A la partie postérieure du crâne, les os étaient incomplètement ossifiés. Le placenta, qui était assez volumineux, présentait des dégénérescences fibro-graisseuses très étendues qui occupaient le tiers environ du volume total de l'organe. Il y avait en outre

1. Société anatomique, 9 avril 1875. *Le Progrès médical*, 1875, p. 475.

dans un point, à la surface fœtale du placenta sous le chorion, de larges lamelles blanchâtres de fibrine. L'enfant vécut pendant 48 heures : il succomba le 1er avril dans l'après-midi, après avoir présenté les phénomènes ci-dessous rapportés : Il n'a jamais tété ; mis au sein, il n'a jamais fait un mouvement pour prendre le mamelon. On fut obligé de lui donner le lait d'une nourrice à l'aide d'une cuiller; il déglutissait sans difficulté. Il but ainsi jusqu'au 31 mars dans la nuit, mais à partir du 1er avril à une heure du matin il ne voulut plus rien prendre; le peu de liquide, soit lait, soit eau sucrée qu'on essayait de lui faire avaler, était immédiatement rejeté. L'enfant allait naturellement à la garde-robe; il rendit son méconium. Abandonné à lui-même, il poussait continuellement un gémissement plaintif uniforme, espèce de cri hydrencéphalique, mais dès qu'on le pinçait ou qu'on pouvait lui faire mal, il criait comme les autres enfants. Du reste, la sensibilité était intacte chez lui; pincé légèrement ou même touché, il retirait ses membres et s'agitait; on n'a remarqué la paralysie d'aucune partie du corps.

L'autopsie fut faite le lendemain de sa mort. Les poumons, le cœur, l'estomac, le foie, les reins, la rate n'étaient le siège d'aucune lésion. L'ovaire droit était beaucoup plus volumineux qu'à l'état normal, il offrait les dimensions d'une noix et présentait plusieurs tumeurs semblables à celles que certains auteurs, M. Cullingworth, entre autres, ont décrit comme étant des kystes de l'ovaire chez des nouveau-nés. Ces ovaires ont été examinés par M. de Sinéty, dont on connaît la grande autorité en pareille matière, et ses préparations démontrent qu'il s'agit tout simplement de vésicules de de Graaf très développées. Ce développement des vésicules de de Graaf est, suivant lui, un fait fréquent chez les enfants nouveau-nés.

On essaye d'ouvrir le crâne à sa base avec une scie très fine. A peine en avait-on donné quelques coups qu'un liquide limpide d'un jaune clair commença à s'écouler. On recueillit

950 grammes de ce liquide. La voûte cranienne ayant été enlevée, on constata la disposition suivante :

Le bulbe, la protubérance, les pédoncules cérébraux, les corps striés, les couches optiques ont atteint leur développement normal : mais les deux hémisphères cérébraux ne sont représentés que par le lobe temporal et le lobe occipital jusqu'à la scissure occipitale interne.

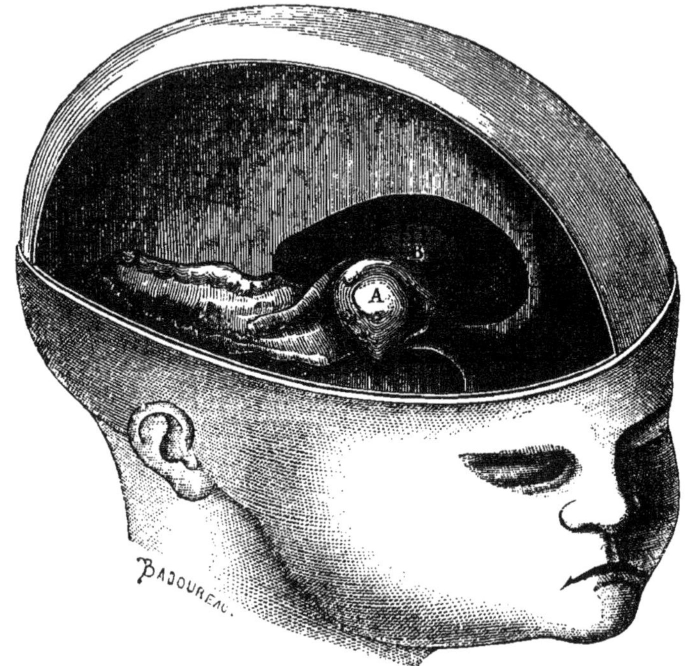

Fig. 15.

Les lobes frontaux et les lobes pariétaux, la voûte du corps calleux et le centre oval de Vieussens font complètement défaut. Le crâne était volumineux, mais on n'y voyait pas cet écartement considérable des os qu'on rencontre ordinairement chez les hydrocéphales. Le reste de la cavité cranienne est rempli de liquide céphalo-rachidien. La dure-mère et la pie-mère se reconnaissent facilement; distendues par du liquide à la partie antérieure, elles formaient, appliquées l'une contre l'autre, une grande poche qui s'appliquait elle-même exactement contre la paroi du crâne.

DISCUSSION

M. Duret. — M. Budin m'ayant fait prévenir, j'ai pu examiner avec soin cette rare et singulière anomalie, et je crois pouvoir en donner l'explication suivante : L'intégrité du corps strié, des couches optiques et des lobes occipitaux ne permettent pas d'adopter pour ce cas particulier, la théorie ancienne de la distension des hémisphères par une quantité de liquide sécrétée anormalement dans les cavités ventriculaires.

L'étendue de la lésion est en rapport avec les territoires vasculaires de la cérébrale antérieure et de la sylvienne. En recherchant ces deux vaisseaux à la base du crâne, on voit que les artères carotides primitives, quoique non oblitérées, sont d'un calibre très petit : elles donnent naissance de chaque côté aux artères cérébrales antérieures et sylviennes qui se ramifient aussitôt dans les membranes et qui ne sont pas elles-mêmes plus volumineuses que les artères correspondantes du cerveau d'un fœtus de quatre mois. J'insiste sur ce fait qu'elles ne présentent pas les arborisations qu'on observe d'ordinaire sur ces circonvolutions des fœtus à terme; comme je l'ai démontré, ces arborisations apparaissent seulement sur le cerveau du fœtus de quatre mois, et leur développement est en rapport avec celui de la substance cérébrale, et, en particulier, de la couche corticale des hémisphères.

Je pense donc qu'une maladie des membranes (congestion, hémorrhagie, etc.) survenue à cette époque dans le champ de distribution des carotides, a été l'origine de cette malformation des hémisphères. Ce qui semble confirmer cette opinion, c'est que la face interne de la pie-mère au niveau des lobes antérieurs, a conservé une teinte rouillée, analogue à celle des anciens foyers hémorrhagiques. A quatre mois, les hémisphères cérébraux de l'embryon sont encore constitués par deux vésicules creuses. Il est digne de remarque que le corps strié, quoique vascularisé par la sylvienne, était épargné; mais ses artères lui viennent directement du tronc de la sylvienne, et ne rampent pas auparavant dans la pie-mère. Il n'est donc pas étonnant que la maladie de cette membrane n'ait pas empêché le développement anormal du corps strié. C'est là, croyons-nous, une anomalie pathologique qui n'avait pas encore été décrite.

CHAPITRE XII

SPINA BIFIDA CRANIEN ET RACHIDIEN. MÉNINGO-ENCÉPHALOCÈLE [1].

Chauve...., célibataire, âgée de vingt-quatre ans, primipare, entra à la Maternité le 12 janvier 1872. La dernière apparition de ses règles datait du 12 juin 1871. Le soir de son entrée, à huit heures quinze minutes, elle accoucha spontanément d'un fœtus mort-né. Cette enfant, du sexe féminin, pesant 750 grammes, paraissant à peine âgée de sept mois, n'était pas altérée, et sa mort ne semblait pas remonter à plus de deux ou trois jours. Elle présentait une tumeur volumineuse siégeant à la partie postérieure du crâne et occupant en haut la région moyenne de l'occipital. Cette tumeur, qui naissait au-dessous de l'angle supérieur de l'occipital, descendait jusqu'aux premières vertèbres sacrées, jusqu'au niveau du bord supérieur de l'os coxal. (Voy. Fig. 16.)

Un fil mené du point de sortie de la tumeur en haut jusqu'à son point d'arrivée en bas donne la mesure de l'arc vertical qui est de 11 centimètres, l'arc transversal est de 16 centimètres. Un troisième arc mesuré d'une apophyse mastoïde à l'autre et passant par le bord supérieur de la tête est de 10 centimètres 1/2. En avant de la tumeur, du sommet de l'occipital à l'épine nasale, la distance est de 7 centi-

1. *Revue photographique des hôpitaux*, 1872, p. 97 à 102.

mètres. On trouve des cheveux sur la peau qui recouvre le segment antérieur de la tumeur; toute la partie postérieure et inférieure en est dépourvue.

Une incision verticale, faite le lendemain de la naissance par mon collègue et ami Cornillon sur la partie moyenne

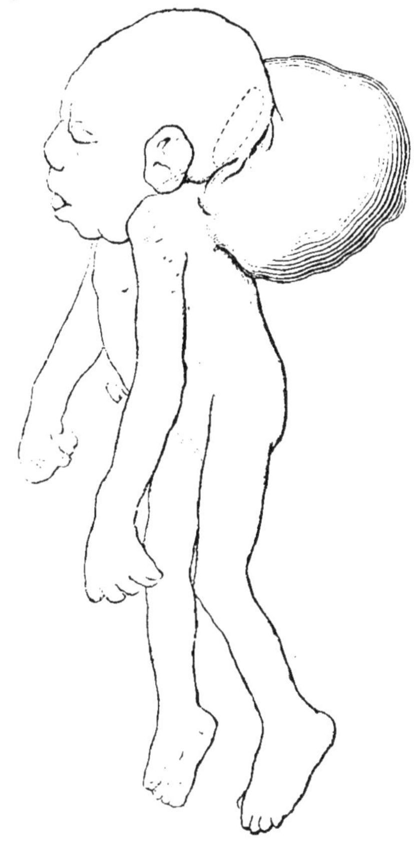

Fig. 16.

de la tumeur, en arrière, permit de constater l'épanchement d'un liquide séro-sanguin entre l'enveloppe cutanée et la dure-mère.

Une seconde incision, faite parallèlement à la première, ouvre les méninges; il en résulte l'écoulement d'une sérosité assez abondante accumulée entre les méninges et la substance cérébrale. Le fœtus est mis alors dans l'alcool, et il ne nous est donné d'achever son examen que le 16 février.

La section de la peau étant complétée, on voit que, au niveau de l'orifice, il existe des adhérences solides entre le tégument externe et les méninges. A droite, ces adhérences sont limitées au pourtour de l'orifice. En haut, elles sont plus étendues et plus fortes. A gauche, elles sont plus étendues encore et envahissent la moitié de cette partie latérale de la tumeur.

La section des méninges est ensuite achevée et on découvre le cerveau, la substance cérébrale est molle, un peu diffluente. La scissure interhémisphérique s'étend sur toute la tumeur. Elle se trouve en haut sur la ligne médiane, elle dévie ensuite légèrement à gauche. Cependant la substance de l'hémisphère gauche existe dans la tumeur en quantité plus considérable que celle de l'hémisphère droit.

Si, au-dessous de la masse encéphalique extra-cranienne, masse formée par la partie moyenne et la partie postérieure des hémisphères cérébraux, on cherche le cervelet, on ne le trouve pas. Il est resté dans la cavité cranienne reposant en grande partie sur la fosse occipitale gauche. De ce côté, en effet, persiste une lame de l'occipital large de 2 centimètres, tandis que, du côté droit, la lame osseuse est réduite à 1 centimètre 1/4.

Au-dessous du cervelet, on trouve le bulbe et la moelle épinière qui se dirigent d'avant en arrière et pénètrent dans la tumeur. Après avoir été en rapport avec la face inférieure du cervelet, ils sont en contact avec les cornes occipitales, formant au-dessous d'elles une sorte de cordon plus résistant que la masse encéphalique. Puis la moelle se replie sur elle-même, marche alors d'arrière en avant et parvient ainsi à l'orifice du canal rachidien dans lequel elle se continue : elle est dans ce double trajet considérablement aplatie. Il n'existe pas de liquide dans les cavités ventriculaires du cerveau; ces cavités ne sont du reste nullement distendues. L'orifice par lequel fait hernie la substance nerveuse est formé aux dépens de l'occipital, des vertèbres cervicales et des six premières vertèbres dorsales. Les dernières vertèbres dorsales et les vertèbres lombaires sont seules intactes. (Voy. Fig. 17.)

Dans cet orifice on peut distinguer trois parties : une supérieure de beaucoup la plus considérable, une moyenne et une inférieure. La partie supérieure forme un trou presque régulièrement arrondi, mesurant 2 centimètres 1/2 dans son diamètre vertical et 2 centimètres 1/2 dans son diamètre transversal. Ce trou est constitué aux dépens de l'occipital.

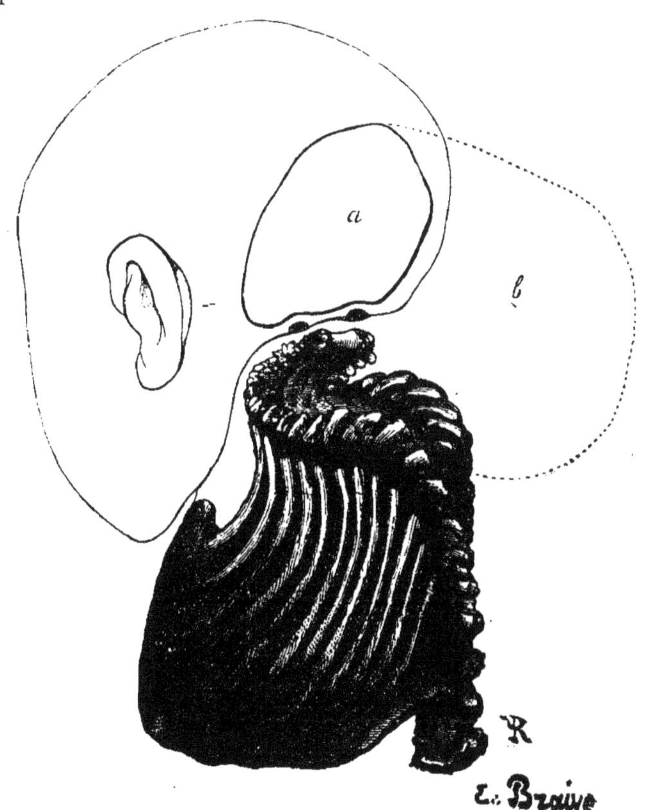

Fig. 17.

La partie inférieure donne un orifice terminé en pointe, ayant un peu l'aspect d'un bec de plume; elle est formée aux dépens des 4ᵉ, 5ᵉ et 6ᵉ vertèbres dorsales.

Quant à la partie moyenne qui comprend les vertèbres

cervicales et les trois premières vertèbres dorsales, elle n'établit que peu de séparation entre les parties supérieure et inférieure qui, vues de loin, paraissent se continuer. Voici comment est composée cette partie moyenne et quelle disposition présentent à ce niveau les vertèbres cervicales et dorsales.

Toutes les vertèbres cervicales et les trois premières vertèbres dorsales sont soudées les unes aux autres. Les deux lames de chaque vertèbre ne se sont pas réunies en arrière, mais elles sont restées sur le même plan antérieur que le corps de la vertèbre. (Voy. Fig. 17.) Ce plan, au lieu de descendre verticalement en bas, comme à l'état normal, se dirige horizontalement d'arrière en avant, puis, se recourbant sur lui-même, marche alors d'avant en arrière pour revenir près du point de départ et se continuer avec les 4e, 5e et 6e vertèbres dorsales. Il y a donc là une anse assez considérable, à convexité antérieure, à concavité postérieure.

Cela explique pourquoi la troisième partie ou partie inférieure de l'orifice se trouve si voisine de la première ou partie formée aux dépens de l'occipital. L'occipital n'existe donc plus que dans son pourtour en haut et de chaque côté. Le tissu osseux qui forme les bords de l'orifice est mince, régulier et ne présente aucun épaississement. En bas et en avant, la gouttière basilaire est normale. Les pariétaux et le frontal, à la voûte du crâne, les temporaux, le sphénoïde, l'ethmoïde, à la base, ne présentent aucune modification.

Les six dernières vertèbres dorsales, les vertèbres lombaires, le sacrum et les os coxaux sont aussi normalement conformés. Mais la cage thoracique présente des modifications, conséquences surtout de la déformation du rachis, conséquences de l'anse osseuse qu'il fait en avant dans sa moitié supérieure. De chaque côté des six premières vertèbres dorsales qui concourent à former le spina bifida, partent, comme dans l'état normal, les six premières côtes. Mais au lieu de se diriger presque horizontalement en avant, cette marche étant impossible, elles descendent presque verticalement.

L'ouverture supérieure du thorax, formée par la réunion des deux premières côtes au sternum, est donc très oblique de haut en bas et d'arrière en avant; les autres côtes, marchant parallèlement à la première, suivent la même direction. Elles font donc toutes avec la colonne vertébrale un angle très aigu ouvert en bas. Leur ensemble constitué par des lignes parallèles et presque verticales donne à la cage thoracique un aspect tout particulier. (Voy. Fig. 17.)

L'enfant présentait un autre vice de conformation : il existait un pied-bot varus du côté droit.

Réflexions. — Spring, dans son remarquable mémoire sur les hernies du cerveau [1], distingue trois variétés de tumeurs congénitales : 1° la méningocèle ou hernie des méninges distendues par un liquide; 2° l'encéphalocèle ou méningo-encéphalocèle, hernie des méninges aqueuse ou non compliquée de hernie de l'encéphale; 3° l'hydrencéphalocèle ou hernie du cerveau distendu par une hydropisie ventriculaire.

Après avoir décrit la méningocèle, Spring pense que la méningo-encéphalocèle congénitale a constamment son point de départ dans une méningocèle, dont elle n'est pour ainsi dire qu'un accident. « Pendant la vie intra-utérine, dit-il, il se forme une hernie des méninges. L'ouverture herniaire est due à la résorption du tissu osseux provoquée à son tour, soit par la pression de la poche arachnoïdienne, soit par un travail inflammatoire. Chaque fois que cette ouverture est grande, il y a prédisposition à la hernie cérébrale, mais celle-ci ne saurait se former qu'après la naissance, attendu qu'avant cette époque aucune force propulsive n'agit sur le cerveau.

« La méningocèle seule est donc congénitale, elle prépare les voies à l'encéphalocèle, en formant une poche dans laquelle une portion de l'encéphale peut s'engager sous l'action de

1. Spring, *Mémoires de l'Académie de Belgique*, t. III.

certaines circonstances, d'efforts de toute espèce, tels que cris, vomissements, toux, etc. » Il y aurait donc nécessairement, pour Spring, deux périodes dans la méningo-encéphalocèle : dans une première période, antérieure à la naissance, la tumeur ne contiendrait que de la sérosité; dans une seconde période, postérieure à la naissance, la tumeur contiendrait de la sérosité et des parties encéphaliques.

Etudiant ensuite l'hydrencéphalocèle, il dit que cette hernie ne se produit jamais sur la ligne médiane, qu'elle correspond toujours à l'extrémité d'une corne ventriculaire remplie de liquide. Il invoque donc, pour la production de ces hernies, une cause mécanique. Il repousse l'opinion qui rattache ces tumeurs à un arrêt, ou mieux, à une anomalie primitive du développement (Isid. Geoffroy Saint-Hilaire, Malgaigne, Richet). Il n'accepte l'assimilation des hernies craniennes qu'avec les spina bifida du rachis.

Sans essayer de réfuter la plupart des idées émises par Spring, ce que Leriche [1] a récemment fait dans sa thèse, nous ferons remarquer que la méningo-encéphalocèle, aussi bien que l'hydrencéphalocèle, peut se développer avant la naissance.

Elle peut même exister au septième mois de la vie intra-utérine. Les deux périodes indiquées par Spring ne sont donc nullement nécessaires.

Dans le cas que nous avons eu sous les yeux, il n'existait sur les parois de l'occipital aucune trace d'altération ou de prolifération annonçant qu'il y avait eu là un travail de résorption ou d'inflammation du tissu osseux.

L'orifice de la hernie occupait la ligne médiane et ce siège est assez fréquent (Leriche). Cet orifice se continuait avec un spina bifida des vertèbres cervicales et des six premières vertèbres dorsales. Il paraît donc y avoir une analogie bien réelle entre l'encéphalocèle et le spina bifida, puisqu'ils peu-

1. Leriche, *Du spina bifida cranien*, 1871.

vent coexister. De là le nom de spina bifida cranien employé par Cruveilhier [1].

Enfin la raison mécanique invoquée par Spring, c'est-à-dire la perforation des parois osseuses du crâne par la pression du liquide contenu soit dans les méninges (méningocèle qui précéderait toujours la méningo-encéphalocèle), soit dans les cavités ventriculaires (hydrencéphalocèle), cette raison mécanique ne paraît pas être la véritable cause des hernies congénitales de la substance nerveuse. La méningo-encéphalocèle paraît donc être due à une anomalie de développement ainsi que Leriche, avec de nouveaux arguments, l'a rappelé pour l'hydrencéphalocèle. D'où il est permis de conclure, avec M. Richet, « que, dans ces cas, le cerveau n'a point fait véritablement hernie à travers les membranes qui devaient le protéger, mais qu'il s'est développé au dedans et au dehors de la cavité [2]. »

1. Cruveilhier, Anatomie pathologique : Spina bifida occipital et spina bifida cervical antérieur réunis, dans *Maladies du système nerveux.*
2. Richet, *Anat. médico-chirurgic.*, 3e édition, p. 298.

CHAPITRE XIII

VICES DE CONFORMATION MULTIPLES [1].

Dissociation des éléments du cordon avant leur arrivée à l'ombilic. — Déformation du thorax. — Pied bot talus du côté droit. — Pied bot varus du côté gauche. — Mains botes, variété cubito-palmaire. — Étendue anormale des sutures et des fontanelles.

Le 9 décembre 1872, à onze heures du soir, accouchait à la Maternité, service de M. le Dr Tarnier, la nommée Marie M...., primipare, vingt-trois ans, offrant une conformation normale du bassin. Dernière apparition des règles du 5 au 10 avril 1872. Fille née vivante, qui succombe à onze heures trente minutes après avoir fait quelques inspirations faibles et espacées. Cette enfant pesait 2,620 gr. et mesurait une longueur totale de 54 cent. (28 cent. du sommet au point d'entrée de la veine ombilicale, 26 de ce dernier point aux talons). La tête offrait les diamètres suivants : occipito-frontal, 11 cent.; occipito-mentonnier, 12 cent.; bi-pariétal, 9 cent. 1/2; sous-occipito-bregmatique, 9 cent. 1/4.

Chez cette enfant on trouva : A, des vices de conformation du côté du tronc; B, des vices de conformation du côté des membres, et C, des lésions du côté du crâne.

A. *Tronc.* — Sur la paroi abdominale on constate une dissociation des éléments du cordon, qui se séparent avant

1. *Bulletins de la Société anatomique*, 1872, p. 589 à 595.

de pénétrer à travers l'orifice ombilical. La veine, après avoir quitté les artères, se dirige en haut, se replie sur elle-même en formant un 8, traverse obliquement la paroi de l'abdomen et va directement en arrière gagner la face inférieure du foie.

Les deux artères disparaissent aussi obliquement à travers les tissus à une distance de 1 cent. 1/2 environ au-dessous de la veine, qu'elles n'ont pas suivie dans son trajet flexueux, puis descendent de chaque côté de l'ouraque et de la vessie.

Quant au bourrelet cutané généralement saillant, il forme un cercle de 3 à 4 cent. de diamètre, cercle indiqué par un aspect particulier de la peau, qui est légèrement ridée. Il semble que ce bourrelet, tiraillé régulièrement comme un anneau de caoutchouc par sa circonférence externe, en est arrivé à former ce large cercle.

La peau apparaît avec son aspect normal au dehors et au delà.

Enfin, sur la face interne de la paroi de l'abdomen, on trouve les deux muscles droits antérieurs largement écartés.

Du côté de la cage thoracique existait une déformation singulière : au niveau des régions de l'épigastre et de l'hypochondre droit, on trouvait un enfoncement, enfoncement persistant après l'enlèvement de la paroi abdominale, grâce à la direction du bord inférieur des côtes. Non seulement les parties molles étaient déprimées et on avait pu contater aisément les battements de l'extrémité du cœur en ce point, mais encore l'extrémité inférieure du sternum était refoulée à gauche, et le bord inférieur des côtes du côté droit décrivait une courbe alternativement concave et convexe.

En allant du sternum vers le bord droit du tronc on trouvait d'abord une concavité assez allongée, puis une légère convexité également allongée, enfin une courte concavité. Si on venait à fléchir les membres inférieurs sur l'abdomen, le genou gauche dirigé en dehors, position obtenue avec la plus grande facilité (et la dissection a démontré plus tard qu'une disposition spéciale des muscles de la cuisse la favorisait), on voyait la face plantaire du pied gauche s'appliquer exactement sur ces courbures; les orteils correspondaient à la plus grande concavité, la région moyenne à la convexité et le talon à la petite concavité.

L'ouverture du thorax et de l'abdomen montra qu'une déformation persistante des cartilages costaux inférieurs et du sternum produisait cet aspect. Quant aux organes, ils étaient normaux; les poumons et la plèvre, le cœur et le péricarde ne présentaient aucun vice de conformation.

Le foie était congestionné, la rate, les reins, la vessie, l'utérus, les ovaires n'offraient aucune particularité notable.

B. *Membres.* — Les deux pieds et les deux mains étaient bots.

Le pied gauche était un varus; sa face dorsale était convexe, saillante et dirigée en dehors. Sa face plantaire était dirigée directement en dedans, légèrement enroulée sur elle-même au niveau des orteils, le piéd cependant avait conservé sa longueur normale. Son bord interne était devenu supérieur, son bord externe inférieur.

On ne pouvait obtenir l'extension complète de la jambe sur la cuisse, il restait toujours un certain degré de flexion.

Le pied droit était un talus. Lorsqu'on mettait le pied dans la position qu'il paraissait avoir occupée normalement, et il suffisait pour cela de placer en haut l'extrémité inférieure de la jambe, on voyait la face dorsale du pied retomber et s'appliquer exactement contre la face antérieure de la jambe; la face plantaire se dirigeait directement en avant. Si, au contraire, on venait à étendre le pied et à le ramener dans sa position normale, on trouvait d'abord un assez profond enfoncement en avant, au niveau du cou-de-pied, entre les deux malléoles, la face dorsale du pied était tournée obliquement en haut et en dehors, la face plantaire en bas et en dedans, le bord interne était un peu plus élevé que le bord externe.

Les deux mains étaient botes et toutes deux appartenaient à la variété cubito-palmaire.

La main droite mise dans la position qui semblait lui être la plus naturelle était fléchie, l'axe de la main et celui du bras formaient par leur réunion un angle aigu presque droit. De plus, le bord interne du petit doigt était dirigé vers le bord cubital de l'avant-bras. La main étant mise dans l'extension, son axe général faisait avec celui du bras un angle très obtus à ouverture dirigée en dedans.

La main gauche était dans une position analogue, mais plus marquée encore; sa flexion sur l'avant-bras était plus considérable.

Lorsqu'on l'étendait, on trouvait comme un enfoncement à la face antérieure du poignet; l'angle formé par la réunion du bord interne de la main et du bord cubital du bras était presque droit.

La situation naturelle des mains dans ce cas était la flexion (variété cubito-palmaire); la face dorsale de chaque poignet présentait donc une surface arrondie comme celle du talon. (Le moule en plâtre des deux pieds et des deux mains, exécuté par M. Baretta, a été déposé au musée de la Maternité.)

C. *Crâne.* — Les sutures étaient très larges, les fontanelles étaient très vastes, de sorte que les os chevauchaient aisément, se recouvrant l'un l'autre et permettant une réduction facile du volume de la tête. Il existait au niveau de la base une hémorrhagie sous-arachnoïdienne plus étendue du côté gauche et une hémorrhagie intra-ventriculaire. Il n'existait ni méningo-encéphalocèle, ni spina bifida, ni bec-de-lièvre. L'examen micrographique de la moelle n'a révélé aucune particularité.

On peut ajouter que la mère était une fille de la campagne, vigoureuse, bien constituée et primipare, on ne pouvait relever chez elle aucun antécédent, ni symptôme de syphilis. Du reste, les os de l'enfant examinés par M. Parrot ne présentaient aucune des lésions caractéristiques dont on constate l'existence en pareil cas.

Elle était, depuis cinq semaines, à l'infirmerie de la Maternité (salle Sainte-Claire), pour une hydrorrhée légère, mais continue.

Les parois abdominales et les parois utérines étaient très résistantes, si bien que par le palper il était difficile de reconnaître quelles parties fœtales se trouvaient sous la main; on avait cependant affaire à une dorso-postérieure (présentation du sommet en O. I. D. P.) et dans ces cas on trouve aisément, en général, les saillies que font les membres.

Lorsque la poche des eaux se rompit, il s'écoula une quantité de liquide si petite que cette rupture passa presque inaperçue; la malade se sentit seulement un peu plus mouillée. Enfin l'accouchement n'eut lieu qu'après un travail qui avait duré 27 heures.

En résumé, chez un enfant né vers le huitième mois de la grossesse, si la date de la dernière apparition des règles donnée par la mère est exacte, on trouvait (du reste aucun point d'ossification n'existait à l'extrémité inférieure du fémur), on trouvait :

1° Du côté de l'ombilic une séparation prématurée des vaisseaux du cordon qui traversaient obliquement la paroi de l'abdomen, un écartement du bourrelet cutané et un espace très large entre les deux muscles droits antérieurs.

2° Une déformation du bord inférieur des côtes du côté droit, déformation ne pouvant être expliquée par aucun vice de conformation des organes internes, mais paraissant se rapporter exactement à la forme de l'un des pieds. Cette hypothèse prend plus de force lorsqu'on rapproche de cette déformation la résistance des parois abdominales et des parois utérines pendant la grossesse et l'existence d'une petite quantité de liquide amniotique.

3° Des déformations multiples des membres, un pied bot

varus à gauche, un talus à droite ; des mains botes appartenant toutes deux à la variété cubito-palmaire.

4° Une hémorrhagie intra-cranienne ayant déterminé la mort. Cette hémorrhagie était sans doute la conséquence de la compression du cerveau, compression due à l'étendue des fontanelles, des sutures, au chevauchement facile des os et à la longueur du travail. Dans un cas d'ossification incomplète des os du crâne, observé par nous à la Maternité, l'enfant avait également succombé peu de temps après sa naissance. Ne pourrait-on pas croire qu'une cause analogue, c'est-à-dire la résistance insuffisante des parois osseuses du crâne, qui ne jouaient plus vis-à-vis de l'encéphale leur rôle protecteur, avait déterminé la mort dans les deux observations?

Nous avons fait l'examen anatomique des membres avec l'aide de notre ami M. Leriche, préparateur de M. Tillaux à l'Amphithéâtre des hôpitaux. Les surfaces articulaires ont été décrites en comparaison avec des surfaces normales étudiées sur le squelette d'un nouveau-né du même âge.

PIED DROIT OU TALUS

A. *Téguments.* — En enlevant la peau on trouve que, au niveau du bord externe du pied, elle adhère intimement au ligament annulaire antérieur; en ce point il n'existe pas de tissu cellulaire sous-cutané. Il n'en est pas de même un peu au-dessus, dans la dépression exagérée que forme le creux calcanéo-astragalien, là le tissu adipeux est plus abondant qu'à l'état normal.

B. *Muscles.* — Les muscles jambier antérieur, extenseur commun des orteils et propre du gros orteil sont rétractés. Pour parvenir à mettre le pied dans la situation normale, il faut exercer une certaine pression qui fait saillir les muscles et surtout leurs tendons. Les péroniers ne sont pas rétractés, ils ont leur volume et leur aspect habituels.

Ils laissent, entre eux et l'extenseur commun des orteils, au niveau de la partie inférieure de la jambe et de l'articulation du cou-de-pied, un large espace libre dans lequel on aperçoit la moitié externe de l'extrémité inférieure du tibia et toute la malléole péronière.

Le tendon d'Achille est allongé, et cet allongement porte sur le tendon lui-même et non sur le corps du triceps sural.

Les muscles de la région postérieure sont au complet et ne présentent aucune particularité. Rien à noter pour le pédieux.

C. *Ligaments articulaires.* — Articulation du cou-de-pied.

Ligaments externes. — Le péronéo-calcanéen est normal. Le péronéo-astragalien antérieur est très aplati, large; il remonte jusqu'au ligament antérieur de l'articulation péronéo-tibiale inférieure. Les fibres des deux ligaments ne peuvent être distinguées que grâce à leur direction différente. Le péronéo-astragalien postérieur, au lieu d'être transversal, est dirigé obliquement de haut en bas, d'avant en arrière et de dehors en dedans, direction qui est en rapport avec la saillie que fait l'astragale à la région postérieure.

Le ligament latéral interne et le ligament antérieur de l'articulation du cou-de-pied ne présentent rien à signaler.

Quant à la partie postérieure de la capsule tibio-tarsienne, elle est représentée par un véritable ligament très épais, très allongé; cet allongement se rapporte encore à la proéminence de l'astragale en arrière. Elle s'insère, du reste, sur la face postérieure de cet os.

Le ligament supérieur de l'articulation astragalo-scaphoïdienne paraît se continuer en haut avec le ligament antérieur de l'articulation du cou-de-pied, et il devient fortement tendu lorsqu'on cherche à ramener dans la position normale le pied qui est fléchi sur la jambe.

Les ligaments qui réunissent le scaphoïde aux cunéiformes, le calcanéum à l'astragale et le calcanéum au cuboïde sont normaux.

D. *Surfaces osseuses.* — Astragale. La face supérieure de cet os présente une forme triangulaire à angles légèrement arrondis. La base du triangle est dirigée en avant, son sommet en arrière.

C'est la partie antérieure et large de cette surface qui s'articule avec l'extrémité inférieure du tibia; quant à la partie postérieure et étroite, elle n'est en rapport qu'avec le ligament postérieur de l'articulation tibio-tarsienne.

Les deux faces articulaires latérales ne sont pas verticales, l'externe est légèrement oblique en bas et en dehors, l'interne est située beaucoup plus en avant; très obliquement dirigée en dedans et en avant, elle s'étend jusqu'à 2 ou 3 millimètres de la surface articulaire de l'astragale avec le scaphoïde.

L'extrémité antérieure ou tête de l'astragale est moins volumineuse, moins longue qu'à l'état normal; elle s'articule avec le scaphoïde, mais au lieu d'être franchement dirigée en avant, elle regarde obliquement en dehors et un peu en haut. Elle n'est pas totalement emboîtée par la face articulaire postérieure du scaphoïde qui recouvre sa portion externe. Si on ramène le pied à la position qui devrait être la normale, le scaphoïde vient alors recouvrir la portion interne, et le tiers externe de la surface articulaire antérieure de l'astragale reste libre; d'où alors l'existence, à ce niveau, d'un creux qui prolonge le creux calcanéo-astragalien.

Enfin, la face inférieure de l'astragale est normale, elle présente ses deux surfaces d'articulation avec le calcanéum.

Ce dernier os et le cuboïde, le scaphoïde (à part la particularité que nous avons signalée) et les cunéiformes sont normaux.

Les vaisseaux et les nerfs présentaient leur distribution habituelle.

On peut résumer cette longue description en faisant remarquer que l'astragale, centre de l'articulation de la jambe avec le pied, est le siège des principales déformations; les dispositions des ligaments et des muscles sont elles-mêmes en rapport avec ces déformations de l'astragale.

M. Lannelongue (Th. d'agrégation, 1869, *Du pied bot congénital*, p. 18) a écrit : « Nous n'avons trouvé aucune description anatomo-pathologique du pied bot talus simple. On trouvera plus loin la relation des lésions d'un talus direct chez un fœtus à terme que nous avons disséqué. »

La rareté de cette conformation explique les détails dans lesquels nous sommes entré.

PIED GAUCHE, PIED BOT VARUS

A. *Téguments.* — L'enlèvement de la peau et du tissu cellulaire sous-cutané n'a permis de constater rien de particulier qu'une insertion d'un muscle au tégument externe, insertion sur laquelle nous allons revenir.

B. *Muscles.* — Le couturier est beaucoup moins long que normalement; son insertion supérieure se fait bien au niveau de l'épine iliaque antérieure et supérieure, mais, en bas, le muscle s'insère directement à la peau de la face interne du membre, à la hauteur de l'articulation du genou. De la disposition du muscle couturier il résulte que le triangle de Scarpa est excessivement allongé et qu'il occupe les deux tiers supérieurs de la cuisse.

Les muscles droit interne et demi-tendineux, ainsi que le demi-membraneux, sont beaucoup trop courts; ils fixent la jambe dans la demi-flexion sur la cuisse, et lorsqu'on cherche à mettre le membre dans l'extension, on ne peut y parvenir et on voit les tendons de ces muscles faire une saillie considérable, saillie qui, située au bord interne de la cuisse, augmente son diamètre transversal. Ces muscles ont, du reste, leurs insertions normales; il en résulte que la patte d'oie n'est constituée que par deux tendons, ceux du droit interne et du demi-tendineux. Du côté de la jambe, les muscles de la région antérieure sont normaux; les tendons des péroniers présentent une longueur exagérée, et on note la présence du péronier antérieur qui n'existait pas du côté opposé; quant aux muscles de la région postérieure, le fléchisseur commun et le jambier postérieur, ils sont très rétractés. Le volume du triceps sural paraît ordinaire, mais le tendon d'Achille est plus court.

A la région dorsale du pied, le muscle pédieux est étalé en surface et aplati.

C. *Ligaments*. — Au-dessous des muscles on trouve la voussure de la face dorsale du tarse considérablement exagérée; c'est sur cette voussure que les tendons allongés des muscles décrivent une courbure à convexité dirigée en dehors, parallèle au bord externe du pied.

Le creux calcanéo-astragalien est à peine marqué.

Le ligament annulaire antérieur du tarse est très apparent et bien constitué.

Articulation du cou-de-pied. — Le ligament antérieur est constitué dans ses deux tiers internes comme à l'état normal par une simple capsule, mais dans son tiers externe on trouve une lame fibreuse qui, partant du bord antérieur articulaire du tibia, se dirige en bas et en dehors, s'épanouit et s'étale en une membrane assez épaisse qui recouvre tout le creux calcanéo-astragalien et vient prendre insertion sur les péroniers et sur l'aponévrose d'enveloppe du muscle pédieux. Cette lame fibreuse, ce faisceau de renforcement constitue un véritable ligament.

Le ligament postérieur est aplati, peu apparent, peu résistant, à direction presque verticale en bas.

Des trois faisceaux du ligament latéral externe : 1° le péronéo-astragalien antérieur est rubané, plus large, plus aplati; 2° le péronéo-calcanéen est épais, résistant, court et formant une véritable corde; 3° le péronéo-astragalien postérieur est un peu épais, à fibres dirigées verticalement en bas.

Le ligament latéral interne de l'articulation du cou-de-pied est normal.

Rien à signaler du côté des ligaments des articulations médio-tarsiennes et tarso-métatarsiennes.

D. *Surfaces osseuses.* — L'astragale est, là encore, le siège des principales déformations.

La face supérieure est aussi triangulaire, à base dirigée en avant, à sommet en arrière, mais les angles sont beaucoup plus arrondis qu'ils ne l'étaient du côté droit.

La face externe articulaire est directement verticale.

La face interne articulaire est obliquement tournée en haut et en avant; elle arrive jusqu'au niveau de la facette articulaire de l'astragale avec le scaphoïde, et elle n'en est séparée que par un très minime espace, un millimètre environ.

L'extrémité antérieure, ou tête de l'astragale, est moins longue et moins volumineuse que normalement; sa surface articulaire, bien emboîtée par celle du scaphoïde, est prolongée sur la face interne de la tête. Si on essaie de mettre le pied dans sa direction normale, la partie interne de cette surface articulaire reste à découvert.

Enfin, la face inférieure présente deux surfaces articulaires avec le calcanéum, l'antérieure aussi étendue que la postérieure.

Le calcanéum est moins long d'un demi-centimètre au moins qu'un calcanéum du même âge; cette diminution porte surtout sur l'apophyse postérieure, qui est très peu saillante. Il est, de plus, tordu sur lui-même dans son ensemble, présentant une convexité externe et une concavité interne très nettement marquées.

A sa face supérieure, on trouve deux portions lisses s'articulant avec l'astragale. La postérieure est normale; mais l'antérieure est très étendue, aussi étendue que la postérieure, elle recouvre l'extrémité antérieure et la petite apophyse du calcanéum

Le scaphoïde emboîte exactement par sa concavité postérieure la convexité de l'astragale et s'applique sur la portion interne de la tête de ce dernier os.

Le cuboïde et les trois cunéiformes sont normaux.

Les vaisseaux et les nerfs présentaient leur distribution habituelle.

En résumé, dans cette variété de pied bot, l'astragale était encore le siège principal des déformations ; le calcanéum était, de plus, modifié dans sa forme. Les ligaments et les muscles de la jambe et du pied présentaient des modifications en rapport avec ces déformations osseuses.

Quelques muscles de la cuisse étaient eux-même anormaux.

MEMBRES SUPÉRIEURS

1° Main droite, main bote, variété cubito-palmaire.

A. *Muscles.* — Les muscles fléchisseurs des doigts, et surtout le fléchisseur propre du pouce, sont très rétractés. Ils empêchent l'extension complète des doigts et de la main; lorsqu'on veut la déterminer, ils font fortement saillie. Le cubital antérieur aussi est rétracté.

Le long supinateur, le grand et le petit palmaire sont normaux.

A la région externe et postérieure, les muscles ont leur forme et leur volume habituels, les tendons des extenseurs sont comme allongés et ils décrivent une courbe à la surface de la convexité que présente le carpe.

B. *Ligaments articulaires.* — Le ligament postérieur de l'articulation radio-carpienne présente seul quelques particularités; il est plus étendu, plus long qu'à l'état normal et en même temps plus résistant et plus épais.

Rien à noter du côté des ligaments articulaires antérieur, externe et interne de cette articulation. Les ligaments des articulations médio-carpiennes et carpo-métacarpiennes sont normaux.

C. *Surfaces osseuses.* — Du côté du radius et du cubitus, les deux apophyses styloïdes existent, celle du cubitus descend cependant un peu moins bas que celle du radius. Il en résulte une obliquité de la surface articulaire qui est dirigée de bas en haut, et du bord radial vers le bord cubital de l'avant-bras.

Première rangée des os du carpe. — La face supérieure des os est large et convexe. Cette face articulaire, lisse, empiète beaucoup sur la face palmaire ou antérieure de ces mêmes os.

Seconde rangée des os du carpe. — Sur une main normale on trouve que le grand os et l'os crochu sont reçus dans la concavité formée par les os de la première rangée, non seulement par leur face supérieure, mais encore par leur face postérieure ou dorsale, ce qui fait que leur face dorsale non articulaire est peu étendue; sur cette main, au contraire, la face postérieure non articulaire était relativement considérable.

Enfin la partie interne de l'os crochu, portion qui est reçue entre la face inférieure du pyramidal et la face supérieure du cinquième métacarpien formait une pyramide triangulaire à sommet très aigu dirigé en dedans.

2° Main gauche, main bote, variété cubito-palmaire.

Le membre supérieur gauche présentait les mêmes déformations, plus exagérées cependant que le membre supérieur du côté opposé. Nous nous contenterons donc de signaler les particularités qui n'existaient pas à droite.

Le muscle long supinateur était dans une rétraction très marquée; il permettait difficilement qu'on mît l'avant-bras dans la supination (l'avant-bras se trouvait, en effet, comme celui du côté opposé, dans la pronation); son insertion supérieure remontait jusqu'à l'extrémité inférieure du V deltoïdien; à ce niveau ses fibres se confondaient avec celles du brachial antérieur.

Le grand et le petit palmaire étaient tiraillés lorsqu'on essayait de mettre les mains dans l'extension.

Le ligament annulaire postérieur était très étalé.

Les surfaces articulaires du radius et du cubitus avec les

deux os de la première rangée du carpe formaient une ligne plus oblique encore en haut et en dedans que celle du côté opposé.

L'apophyse styloïde du cubitus était à peine apparente et n'atteignait même pas le plan inférieur du ligament triangulaire.

Les os du carpe présentaient les mêmes déformations que ceux du côté opposé.

Enfin la distribution des vaisseaux et des nerfs était normale sur les deux membres.

En résumé, dans les deux cas, il existait une longueur moins considérable de certains muscles de la région antérieure de l'avant-bras et des dispositions des ligaments qui étaient en rapport avec la forme nouvelle des surfaces osseuses. L'articulation des os de l'avant-bras avec la première rangée du carpe était surtout modifiée.

CHAPITRE XIV

DÉFORMATION DES POUCES, CONSÉQUENCE D'UNE POSITION VICIEUSE DANS LA CAVITÉ UTÉRINE

Lorsque certaines parties du fœtus ont pris dans la cavité utérine une situation vicieuse, il en résulte parfois des déformations particulières [1] dont on peut, du reste, dans quelques cas, obtenir sans trop de difficultés la disparition.

Le 17 décembre 1875, à 4 h. 40 m. du matin, accouchait à la Maternité la nommée Lay.., femme Locd... L'enfant né vivant était fort, du sexe masculin et pesait 3.980 grammes.

Immédiatement après sa naissance, on remarqua qu'il tenait constamment les doigts des deux mains dans la flexion; chaque pouce était, en outre, placé entre l'index et le médius, de façon à laisser saillir au dehors une grande partie de la phalange unguéale. Venait-on à étendre les doigts et à mettre le pouce dans sa situation normale, au bout de peu d'instants l'enfant le plaçait de nouveau entre l'index et le médius. Cette disposition était surtout accentuée du côté droit.

Lorsque le pouce était isolé, il présentait une forme singulière. La deuxième phalange ou phalange unguéale était

1. Voyez comme exemples de ces déformations : 1° l'observation rapportée à la page 67 de ce volume, et 2° la description de la base du thorax donnée dans le chapitre précédent aux pages 246 et 249.

renversée sur la première : il suffisait d'appuyer légèrement sur la face palmaire pour qu'elle fît avec elle un angle droit. Il n'existait pas de luxation de la première phalange sur la seconde, mais seulement une laxité très grande du ligament antérieur de l'articulation.

Sur la face dorsale du pouce, immédiatement au-dessus de la première phalange, la peau faisait une saillie arrondie très marquée, mais très molle, très dépressible, constituée sans doute par du tissu sous-cutané cellulo-adipeux.

Cette forme du pouce et ce renversement de la seconde phalange étaient moins marqués du côté gauche que du côté droit.

Ces singulières déformations n'étaient, sans aucun doute. que la conséquence d'une position vicieuse prise habituellement dans la cavité utérine.

Nous avons enveloppé les pouces avec des linges, afin qu'ils constituassent une masse plus volumineuse. Il fut alors impossible à l'enfant de les placer entre l'index et le médius. Après cinq ou six jours, ils conservaient spontanément leur situation normale, et toute déformation avait disparu.

CHAPITRE XV

TUMÉFACTION DE LA VULVE CHEZ UN ENFANT NOUVEAU-NÉ[1]

Le 3 avril 1875, à midi, accouchait à la Maternité la nommée Sanc..., multipare, âgée de vingt-trois ans. L'enfant présentait l'extrémité pelvienne en position sacro-iliaque gauche antérieure. Lorsque le dégagement se fit, on reconnut aux parties génitales que l'enfant était du sexe féminin, mais la conformation des organes génitaux externes paraissait anormale.

Les deux grandes lèvres étaient épaisses, volumineuses, arrondies; on eût dit qu'un corps comme le testicule était contenu dans chacune d'elles. Les petites lèvres et le capuchon étaient très marqués, d'un rouge violacé, turgides. Enfin entre les petites lèvres se trouvait, faisant une saillie assez considérable, un corps rouge à extrémité antérieure effilée et dirigée en haut, à base large pénétrant dans le vagin : ce corps rouge, saillant, véritablement en érection, ressemblait à la verge d'un animal appartenant à la race féline. Sur la partie inférieure de ce corps, on voyait une petite membrane résistante, transparente, bombant en avant et dont le bord supérieur libre était concave en forme de croissant. Cette membrane, qui n'était autre que l'hymen, bridait pour ainsi dire la tumeur en avant et dirigeait en haut son extrémité effilée.

En résumé, il semblait exister une tumeur développée

1. *Société anatomique*, séance du 28 mai 1875, et *Le Progrès médical*, 1875, p. 581-582.

dans le vagin, tumeur turgide comme toutes les autres parties à ce moment de l'accouchement à cause de la présentation du siège, le sang du fœtus s'accumulant dans ces régions grâce à la contraction utérine qui comprimait les parties supérieures du tronc. La turgescence des grandes lèvres et leur forme arrondie pouvait aussi faire croire à la présence du testicule dans leur épaisseur. — L'enfant pesait 2.500 grammes; elle avait, de plus, de l'ascite; elle succomba quelques heures après l'accouchement.

A l'examen nécroscopique fait le lendemain, on a pu constater très exactement le rapport des organes qui, du reste, s'étaient considérablement affaissés. Dans la cavité abdominale on trouva l'utérus, les trompes et les ovaires. Une petite sonde en gomme ayant été introduite dans la vessie, elle vint sortir au-dessus de la tumeur au niveau de la partie supérieure du vagin. L'orifice uréthral avait sa position normale. Une autre sonde introduite dans le vagin permettait d'abord d'isoler en partie la membrane hymen de la tumeur placée derrière elle, et de pénétrer profondément jusque dans les culs-de-sacs du vagin, jusqu'au col de l'utérus.

On sectionna la peau du pubis, on ouvrit la symphyse pubienne, on incisa le canal de l'urèthre, on pénétra dans le vagin par sa paroi antérieure. On constata alors que toute la paroi antérieure du vagin était normale; sur la paroi postérieure, les plis normaux de la muqueuse étaient beaucoup exagérés sur la ligne médiane et d'autant plus exagérés qu'ils étaient plus près de l'orifice vulvaire. Ils se continuaient là par une petite tumeur allongée, effilée, véritable débris de la cloison médiane qui s'accolait sur la membrane hymen à laquelle elle était très adhérente. L'extrémité de cette tumeur dépassait de 5 millimètres environ le bord supérieur concave de l'hymen. C'était cette partie externe qui, gonflée pendant le travail de l'accouchement, avait fait paraître la tumeur si volumineuse; la tuméfaction des grandes lèvres s'y ajoutant avait pu faire soupçonner un hermaphrodisme.

CHAPITRE XVI

APOPLEXIE PULMONAIRE CHEZ UN NOUVEAU-NÉ [1]

Elise D..., célibataire, âgée de vingt-trois ans, ayant déjà accouché naturellement, entre le 2 janvier 1875, à 10 h. 15 m. du matin, à la Maternité. La dernière apparition des règles a eu lieu du 20 au 24 avril 1874. Présentation du sommet en O. I. D. P. réduite; l'accouchement a eu lieu spontanément à 1 h. 15 m. du soir. L'enfant, qui est vivant, est du sexe masculin et pèse 2.200 gr. Cet enfant avait été bien portant pendant les trois premiers jours lorsque le 5 janvier, dans la soirée, on constata qu'il avait de l'œdème aux membres inférieurs; en même temps ses extrémités étaient cyanosées, et il respirait plus fréquemment.

L'enfant, examiné le 6 janvier au matin, présentait les mêmes symptômes; de plus, la face était un peu violacée, les mains, les pieds étaient froids. Il avait bien tété depuis la veille, ses fonctions digestives paraissaient bonnes. On ne trouva aucun symptôme anormal, ni à la percussion, ni à l'auscultation du cœur et de la poitrine.

Le soir du même jour, après avoir encore pris le sein plusieurs fois dans la journée, l'enfant succomba.

L'autopsie fut faite le 7 janvier; les deux poumons étaient le

1. Communication faite à la Société anatomique, in *Le Progrès médical*, 1875, p. 178.

siège d'hémorrhagies par infiltrations multiples. Le lobe supérieur du poumon gauche présentait un noyau hémorrhagique ayant envahi le tiers de son étendue environ, et qui, partant de la superficie, s'enfonçait jusque près du hile. Dans le reste de ce lobe et dans le lobe inférieur du même poumon, on trouvait un grand nombre de petites hémorrhagies disséminées à la surface et ayant la forme des lobules. Le poumon droit était le siège d'altérations semblables; près de la moitié de son lobe supérieur était envahie par l'infiltration sanguine; dans tout le reste de l'organe il existait un grand nombre d'hémorrhagies beaucoup moins considérables.

Il n'a été possible de trouver aucune lésion dans les autres parties du corps. Le péricarde et le cœur étaient absolument sains. Le foie était congestionné, la rate avait son volume à peu près normal. Les reins étaient gorgés de sang, mais n'offraient aucune hémorrhagie; l'estomac et l'intestin étaient sains. Les méninges, le cerveau, le bulbe, la moelle n'étaient le siège d'aucune lésion.

Il n'a pas été possible de trouver la cause de cette apoplexie pulmonaire vraiment considérable comme étendue.

DISCUSSION

M. Homolle. L'œdème qu'avait présenté cet enfant ressemblait-il au sclérème? Ce point est important, car les lésions du genre de celles que nous voyons ici ne sont pas rares dans le sclérème.

M. Budin. C'était un œdème simple et il n'existait pas de sclérème; il n'y avait pas eu de refroidissement ni d'insuffisance urinaire.

CHAPITRE XVII

REINS D'UN FŒTUS A TERME, MORT PENDANT LE TRAVAIL DE L'ACCOUCHEMENT. — PRÉSENCE D'INFARCTUS URATIQUES. — ERREUR COMMISE PAR VIRCHOW, QUI ATTRIBUAIT A CES INFARCTUS UNE IMPORTANCE MÉDICO-LÉGALE [1].

On connaît toute l'utilité qu'il y a, en médecine légale, à bien connaître quels sont les signes certains qui permettent d'affirmer si un enfant a respiré, s'il a vécu ou non. L'acquittement ou la condamnation des accusés dépendent parfois de la constatation d'un de ces signes. Le fait suivant, qui est en contradiction formelle avec les allégations de certains auteurs, nous a paru digne d'être présenté à la Société anatomique.

Observation. — Les reins que je présente viennent d'un enfant né à la Maternité, le 6 juillet 1875. L'accouchement fut très laborieux; on dut avoir recours à une application de forceps et l'enfant succomba au moment où l'on commença à exercer des tractions mécaniques. Il fut extrait quatorze minutes plus tard, et il fut impossible de le ramener à la vie. Passant sur les faits cliniques qui sont du domaine de l'obstétrique, je me borne à appeler votre attention sur les reins de ce nouveau-né. Chacun d'eux est le siège d'infarctus uratiques très apparents qui occupent, non pas toutes, mais la

1. Communication faite à la Société anatomique, *Le Progrès médical*, février 1876.

moitié environ des pyramides. Il y a là de petites aigrettes formant des triangles dont le sommet correspond à l'extrémité de la pyramide et dont la partie la plus large est en rapport avec leur base. En pressant entre les doigts, on fait sourdre un liquide trouble contenant une matière pulvérulente jaune.

Ces infarctus ont été décrits depuis longtemps, et leur nature a été très discutée : les uns, Wirchow, Vogel, Cornil, ont cru qu'ils constituaient un produit normal, physiologique; d'autres, au contraire, Vernois, Schossberg et surtout M. Parrot (qui a écrit sur ce sujet une excellente étude, voir *Union médicale*, mai 1872, p. 761) les ont considérés comme un produit pathologique.

Partant de cette idée, que ces infarctus étaient la conséquence d'un état physiologique et qu'on ne les trouvait, en général, qu'entre le second et le dix-neuvième jour après la naissance, et jamais chez le fœtus, M. Virchow en a tiré la conclusion que l'existence de ces infarctus pouvait avoir une certaine importance en médecine légale. Chez un enfant dont les poumons auraient été perdus ou putréfiés, si on trouvait des infarctus de cette nature dans les reins, on pourrait, suivant lui, en conclure que cet enfant a vécu au moins deux jours, et par conséquent, qu'il a respiré.

M. Parrot a réfuté théoriquement et sur bien des points les opinions de M. Virchow sur les infarctus uratiques, mais je ne sais si jusqu'ici on avait signalé l'existence de ces infarctus chez un enfant mort au moment de l'accouchement, mort par conséquent sans avoir respiré. J'ai recherché un certain nombre de fois les infarctus uratiques chez les enfants mort-nés; je n'en avais jamais rencontré. J'attire l'attention sur ce fait, rare sans doute, mais dont l'importance ne peut échapper au point de vue médico-légal.

Donc, l'existence d'infarctus uratiques ne saurait permettre d'affirmer, d'une façon aussi absolue, que l'enfant a respiré et vécu.

CHAPITRE XVIII

RECHERCHES SUR L'HYMEN ET L'ORIFICE VAGINAL[1]

I. — HYMEN ET ORIFICE VAGINAL. ANATOMIE.

On considère, en général, l'hymen comme une membrane qui ferme en partie l'orifice du vagin et est assez mince pour se déchirer pendant les premières approches sexuelles. Au point de vue de sa structure, les uns admettent que cette membrane est formée par un repli de la muqueuse du vagin (Sappey, Kölliker), les autres, qu'elle est constituée par l'adossement des muqueuses vaginale et vulvaire (Tarnier, Courty). Nous croyons ces descriptions insuffisantes.

Voici comment nous avons été conduit à entreprendre sur ce point de nouvelles recherches. Nous faisions un jour l'examen anatomique d'une petite fille en présence de plusieurs personnes. L'une d'elles, préparant un travail sur la morphologie des reins, désirait beaucoup emporter pour les étudier à loisir ceux de l'enfant que nous examinions. Après avoir détaché ces organes, après avoir examiné le rapport des uretères avec le col de l'utérus, nous décidâmes d'enlever non seulement les reins et les uretères, mais encore la vessie et l'urèthre afin de lui offrir l'appareil urinaire dans son

1. *Le Progrès médical*, août 1879. Communication faite à la Société de biologie.

entier. La vessie ayant été isolée, il nous fallait, pour avoir l'urèthre, faire la section de la symphyse pubienne, des parties molles et de la vulve pour arriver jusqu'à la face supérieure du vagin sur laquelle l'urèthre est appliqué.

En examinant les organes génitaux externes avant de les inciser, on vit qu'ils présentaient la disposition habituelle. Les grandes lèvres (*gl*, fig. 18 [1]) ayant été écartées, on aperçut

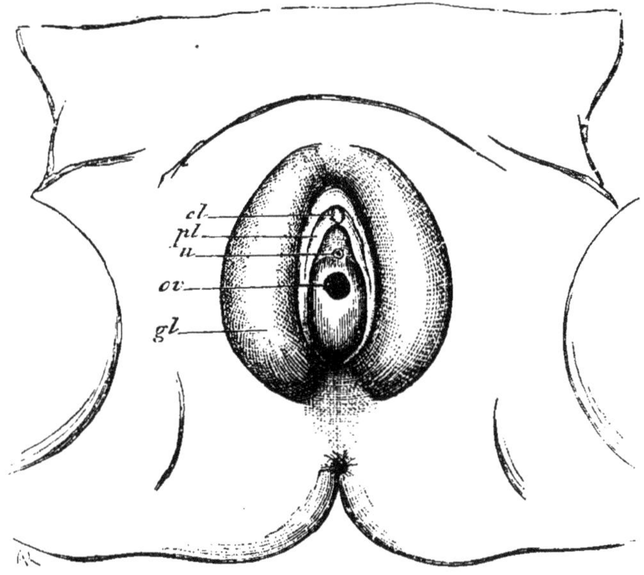

Fig. 18. — *cl*, clitoris; *pl*, petites lèvres; *gl*, grandes lèvres; *u*, méat urinaire; *ov*, orifice hyménéal.

le clitoris (*cl*), les petites lèvres (*pl*) et le méat urinaire (*u*), au-dessous duquel se trouvait l'hymen avec son orifice (*ov*). Cet hymen était circulaire, mais perforé de telle sorte qu'il existait une surface plus étendue au-dessous qu'au-dessus de l'orifice hyménéal. Il faisait enfin entre les petites lèvres une saillie très marquée.

Après avoir incisé la symphyse pubienne, nous fîmes d'un côté la section de la grande lèvre et de la petite lèvre. Nous

1. Nous devons cette figure et toutes celles qui suivent à notre excellent ami le Dr Ribemont, à qui nous adressons nos plus sincères remerciements.

arrivâmes alors sur la face externe du canal vaginal; ce canal facilement isolable au milieu de tissu cellulaire se terminait, en avant, par une partie arrondie, hémisphérique,

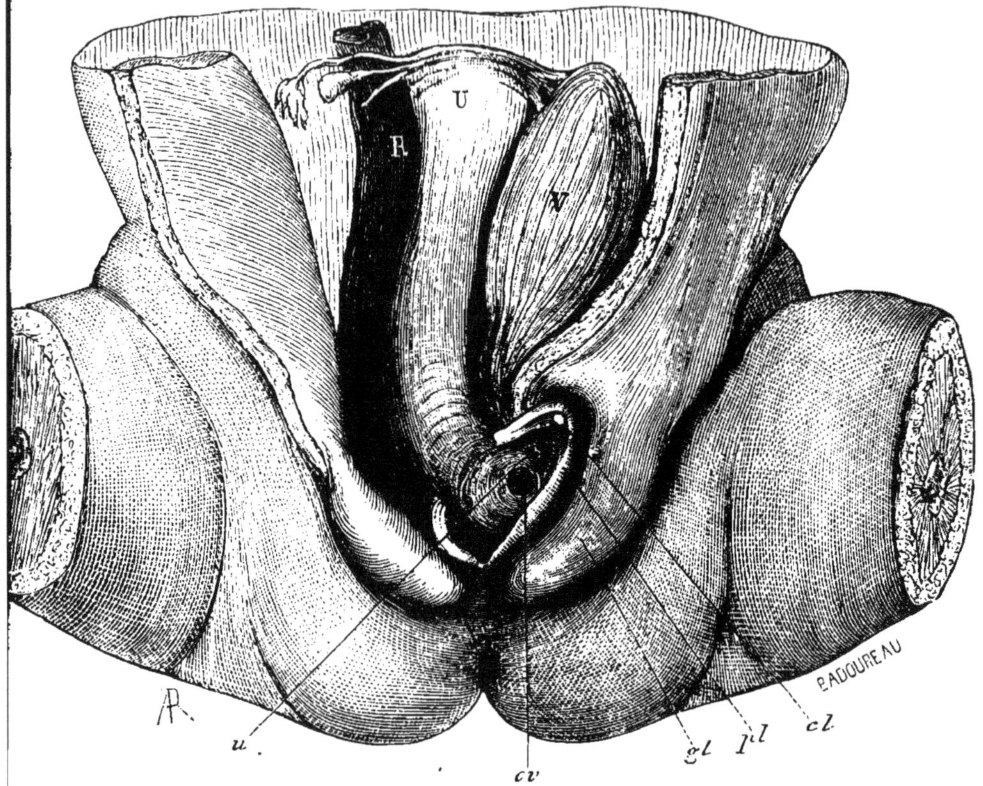

Fig. 19. — R, rectum; U, utérus; V, vessie; *cl*, clitoris; *pl*, petites lèvres; *gl*, grandes lèvres; *u*, méat urinaire; *ov*, orifice vaginal ou hyménéal.

sur le milieu de laquelle existait un orifice assez étroit (*ov*, fig. 19).

Cet aspect singulier nous frappa : où était donc l'hymen? Il ne paraissait plus exister; au-dessous du clitoris (*cl*) et du vestibule, on voyait encore le méat urinaire (*u*) et au-dessous du méat un orifice arrondi qui n'était autre que l'orifice qui terminait le vagin (*ov*). En abaissant le lambeau supérieur et en relevant le lambeau inférieur de la petite lèvre sectionnée, il fut facile de reproduire entre les petites lèvres l'aspect de l'hymen et de s'assurer, par conséquent, qu'il était constitué par l'extrémité antérieure du canal vaginal [1].

On pouvait donc considérer le vagin comme un véritable doigt de gant présentant à son extrémité antérieure un orifice circulaire, et c'est l'extrémité perforée de ce doigt de gant qui, venant s'insinuer et sortir entre les petites lèvres, constituait ce qu'on appelle l'hymen.

En faisant sur la paroi antérieure du canal vaginal à son union avec l'utérus une incision longitudinale, on pouvait faire pénétrer le doigt jusqu'à l'orifice antérieur du vagin. L'orifice arrêtait le doigt et la disposition des parties ainsi distendues était rendue plus nette encore.

Nous avons, depuis ce moment, essayé bien des fois de faire cette préparation sur des cadavres de petites filles, et toujours nous avons retrouvé la même disposition. Quand on pousse plus loin la dissection, on peut même enlever l'utérus et le vagin tout entier, et avec le vagin qui se détache aisément des parties voisines, l'hymen se trouve totalement emporté.

Il est facile, du reste, d'ajouter d'autres preuves à celles fournies par la dissection. Lorsqu'on ouvre le vagin, on voit que les colonnes antérieure et postérieure, qui font saillie sur sa muqueuse, viennent se continuer sur la face interne et jusque sur le bord libre de la membrane hymen, quelquefois même une des colonnes dépassant les bords de l'orifice forme un petit prolongement qui donne à l'hymen un aspect particulier. De même, les rides transversales de la muqueuse du vagin se continuent souvent jusqu'au bord de l'orifice de l'hymen. On peut même constater facilement cette disposition lorsqu'on écarte, de l'extérieur, les bords de l'orifice hyménéal : on voit alors les colonnes et les rides qui viennent se terminer sur ses bords, et cela, non seulement sur les

1. Nous avons fait faire par M. Tramond, pour faciliter notre démonstration devant la *Société de biologie*, une pièce en cire qui représente les organes génitaux avec l'hymen. Un des côtés de la pièce, en se détachant, permet de voir la disposition des parties représentées sur la figure 19.

enfants qui viennent de naître, mais encore sur les jeunes filles et les femmes adultes.

Enfin, ce qu'on appelle l'hymen est en réalité plus épais que ne le laisseraient supposer ces expressions de repli de la muqueuse du vagin ou d'adossement des muqueuses vaginale et vulvaire. Un certain nombre d'anatomistes ont décrit du tissu cellulaire, des vaisseaux et des fibres musculaires lisses dans l'épaisseur de la membrane hymen. Notre ami, M. le docteur de Sinéty, dont on connaît la compétence spéciale, a bien voulu nous faire des coupes histologiques portant sur l'hymen, la vulve et le vagin d'une petite fille. On peut, sur ces préparations, suivre l'épithélium de la muqueuse vaginale sur la face interne de l'hymen; il se continue avec l'épithélium de la muqueuse vulvaire qui en tapisse la face externe, et entre ces deux muqueuses se trouve une couche épaisse de tissu conjonctif qui, à la base de l'hymen, se continue avec celui qui forme la paroi du vagin. On pouvait, sur une des belles préparations faites par M. de Sinéty, voir des sections des vaisseaux et même suivre la coupe longitudinale de l'un d'entre eux, qui, venu de la paroi du vagin, s'avançait dans l'épaisseur de la membrane hymen.

Ledru [1] avait donné une description qui vient confirmer ce qui précède : « Si après avoir fendu le vagin sur la ligne médiane, dit-il, on dissèque la muqueuse de haut en bas, on voit qu'elle tapisse la face interne de l'hymen, se replie sur son bord tranchant, recouvre sa face externe et se continue avec celle de la face interne des petites lèvres. Mais lorsqu'on a disséqué ce feuillet muqueux, l'hymen n'est pas pour cela complètement détruit; on trouve en effet au-dessous une membrane blanchâtre, offrant l'aspect d'un tissu cellulaire condensé, plus large à la base, et s'amincissant vers le bord libre sous forme d'éperon; la base se continue avec le tissu cellulaire sous-muqueux du vagin... » « Le tissu blanc, qui

1. Ledru. — *De la membrane appelée hymen*. Thèse de Paris, 1855, p. 30.

forme pour ainsi dire la charpente de l'hymen, est constitué par des faisceaux très serrés de tissu cellulaire, mêlés d'un grand nombre de fibres élastiques, il y a aussi des faisceaux de fibres musculaires de la vie organique. Ce tissu blanc de l'hymen, ajoute plus loin Ledru, présente tous les caractères microscopiques qu'on trouve dans le tissu sous-muqueux du vagin. »

En résumé : 1° la dissection du vagin dont les parois sont parfaitement isolables et se terminent en avant par une partie hémisphérique perforée; 2° la prolongation des colonnes et des rides de la muqueuse vaginale qui tapissent la face interne et arrivent jusqu'à l'orifice de l'hymen ; 3° l'examen histologique; tout concorde pour montrer que ce qu'on appelle l'hymen n'est autre chose que l'extrémité antérieure du canal vaginal doublée à l'extérieur par la muqueuse vulvaire.

Ainsi donc, l'hymen, en tant que membrane propre, spéciale, distincte, indépendante, n'existe pas. La membrane qui apparaît sous les yeux, lorsqu'on examine les organes génitaux, et qu'on a décorée du nom d'hymen, n'est autre chose que l'extrémité antérieure du vagin, faisant saillie sur la muqueuse vulvaire entre les petites lèvres. Il résulte de cette disposition que la définition de l'orifice vaginal doit être modifiée. On ne peut donc plus dire que « la circonférence externe ou circonférence d'insertion de l'hymen constitue la limite exacte du vagin, le pourtour de l'orifice vaginal [1] ». C'est plus en avant, au niveau de la circonférence interne de l'hymen, qu'il faut reporter l'orifice du vagin. L'orifice vaginal n'est autre chose que l'orifice hyménéal lui-même.

On nous demandera peut-être comment il serait possible, dans ces conditions, d'expliquer le développement embryologique des organes génitaux de la petite fille. Rien n'est moins exactement connu que ce développement, ainsi que l'a démontré une récente discussion des accoucheurs alle-

1. J. Matthews Duncan. — *Sur le mécanisme de l'accouchement*, etc. Traduction française, p. 467, et *Papers on female perineum*, p. 5.

mands à Cassel (septembre 1878)[1]. Nous n'avons pas été assez heureux encore pour avoir à notre disposition un nombre de pièces anatomiques qui nous permît d'élucider ce point. Nous nous garderons donc de faire des hypothèses plus ou moins fragiles. Nous avons cependant observé, à plusieurs reprises, un fait qui nous semble jeter quelque lumière sur la disposition des organes, sur les rapports de la vulve et du vagin.

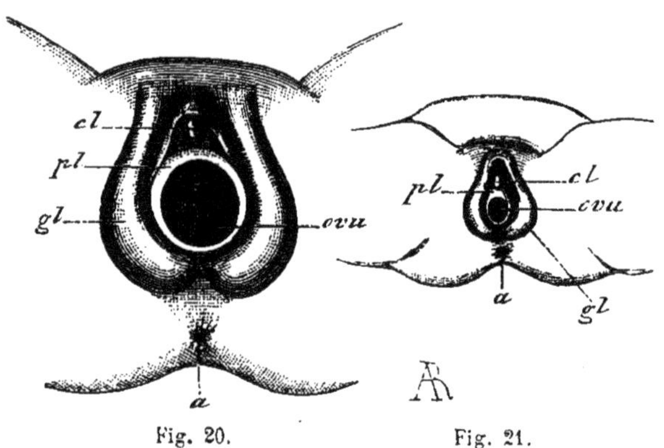

Fig. 20. Fig. 21.

Fig. 20 et 21. — La figure 20 représente les organes de grandeur naturelle. — La figure 21 ainsi que les figures 22 et 23 qui suivent, représentent les mêmes organes considérablement grossis ; *cl*, clitoris ; *a*, anus ; *gl*, grandes lèvres ; *pl*, petites lèvres ; *ovu*, orifice vulvaire.

En examinant les organes génitaux d'un fœtus de quatre mois, on aperçoit les grandes lèvres (*gl*, fig. 20), le clitoris (*cl*) et les petites lèvres (*pl*) qui limitent un orifice (*ovu*), véritable orifice vulvaire. Entre les petites lèvres, on ne trouve aucune partie qui fasse saillie, il n'y a pas de trace d'hymen ni d'orifice vaginal.

Si on fait la coupe de la symphyse pubienne et la section latérale des grandes et des petites lèvres, on voit (fig. 22) qu'il existe un canal de 5 à 6 millimètres, canal vulvaire, au fond duquel arrive l'extrémité antérieure arrondie d'un cylindre qui n'est autre chose que le vagin. Sur cette extrémité hémisphérique, on voit un petit orifice qui, dans un des cas que nous avons observés, était microscopique, presque

1. *Centralbatt für Gynaekologie*, 1878.

invisible. L'urèthre s'applique sur la paroi supérieure du vagin et vient s'ouvrir un peu au-dessus de l'orifice vaginal.

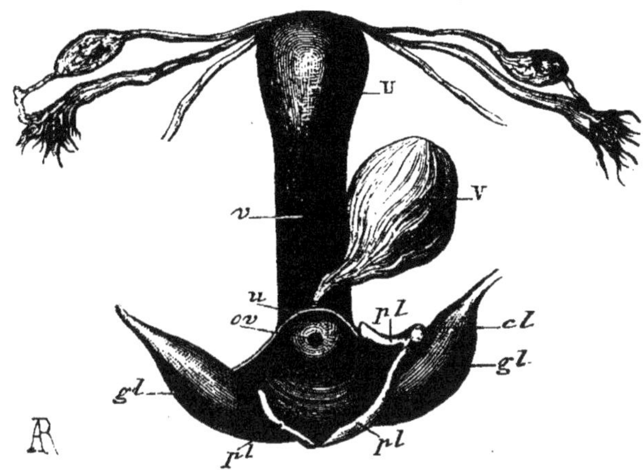

Fig. 22. — U, utérus; V, vessie; u, urèthre; v, vagin; ov, orifice vaginal; cl, clitoris; pl, petites lèvres; gl, grandes lèvres.

On se rendra mieux compte encore de la disposition des parties en examinant la fig. 23, qui représente une coupe

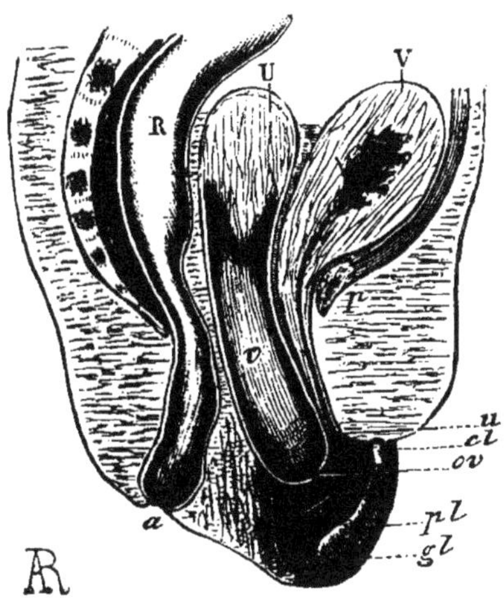

Fig. 23. — R, rectum; U, utérus; V, vessie; p, pubis; u, méat urinaire; v, vagin; ov, orifice vaginal; cl, clitoris; pl, petites lèvres; gl, grandes lèvres; a, anus.

antéro-postérieure du bassin et des organes génitaux. On y voit nettement qu'il existe entre l'orifice vulvaire et le vagin un canal qui mesure une certaine profondeur. Ce canal présente en avant un orifice qui est limité par les petites lèvres, et au fond de ce canal l'extrémité antérieure du vagin fait une saillie hémisphérique. Sur cette surface saillante et arrondie, on aperçoit l'orifice vaginal (*ov*).

Au fur et à mesure que le fœtus se développe et avance en âge, l'orifice vaginal (*ov*, fig. 22 et 23) se rapproche de l'orifice vulvaire (*ovu*, fig. 20) limité par les petites lèvres, il arrive bientôt à son niveau et finit même par le dépasser. On pourrait presque comparer la façon dont l'extrémité antérieure du vagin pénètre dans le canal vulvaire à la saillie que fait le col de l'utérus dans le vagin. Le vagin entraîne avec lui l'urèthre qui lui est adhérent. C'est lorsque le vagin s'est ainsi avancé à travers l'orifice limité par le bord interne des petites lèvres, que l'hymen devient apparent, et plus le vagin fait saillie, plus semble développé ce qu'on appelle la membrane hymen.

Mais comment expliquer les aspects divers qu'elle présente et qui ont été l'objet de descriptions minutieuses de la part de Ledru, Roze, Courty, etc...? Si le canal vaginal vient s'ouvrir tout près du méat urinaire et s'il n'existe presque pas de tissu entre les deux orifices urinaire et vaginal, l'hymen a la forme semi-lunaire ou celle d'un fer à cheval. Si l'orifice vaginal est au contraire situé plus bas, séparé de l'urèthre par une certaine bande de tissu, l'hymen a la forme circulaire.

Au fond d'une sorte d'infundibulum qu'on a considéré avec raison comme constituant le canal vulvaire, l'extrémité antérieure du vagin fait, avons-nous dit, une saillie très marquée chez la petite fille; ses bords s'avancent de 4, 5, 6 millimètres et même plus. Si ces bords sont lisses et s'appliquent exactement l'un contre l'autre, l'orifice vaginal a l'aspect d'une fente verticale. Mais souvent, ces bords sont irréguliers, frangés, dentelés et quand ils font une saillie très marquée, pour peu qu'on les renverse en dehors, ils donnent l'aspect de la corolle d'une fleur.

Quand on examine l'orifice vaginal lui-même, on voit qu'il

est parfois assez petit; d'autres fois, au contraire, il est beaucoup plus large. Dans certains cas, ses bords sont rigides; dans d'autres, ils présentent une souplesse, une dilatabilité qui étonnent. Ces diverses particularités, qu'on constate aisément chez la petite fille, peuvent aussi être retrouvées chez la femme adulte. Ces dispositions anatomiques permettent d'expliquer facilement un certain nombre de phénomènes observés au moment des premiers rapports sexuels, pendant l'accouchement et, après l'accouchement, lors de la formation des caroncules myrtiformes.

II. — De l'orifice vaginal au moment des premiers rapports sexuels.

A. — On considère en général l'hymen comme une membrane qui se rompt au moment des premières approches sexuelles [1] : cette rupture ne se fait pas toujours sans difficultés. Les tentatives d'introduction du membre viril sont parfois très pénibles, très douloureuses, et quand la pénétration a lieu, il se produit une rupture, une déchirure, qui est suivie d'un écoulement de sang en général peu considérable, quelquefois au contraire très abondant. Il est facile de comprendre ce qui se passe : si l'orifice vaginal est étroit et rigide, il résiste et met obstacle à l'introduction du pénis : il est refoulé de dehors en dedans, et, à un moment donné, il cède et se rompt en un ou plusieurs points.

S'il existe une déchirure unique, on la trouve, soit directement en arrière, soit sur un des côtés (*d*, fig. 24), quelquefois on constate deux déchirures, l'une à droite, l'autre à gauche,

1. « Ordinairement, dit Playfair (*Traité théorique et pratique des Accouchements*, traduit par le Dr Vermeil, p. 29), la membrane hymen est très mince et les premiers rapprochements sexuels suffisent pour la briser; quelquefois même elle est rompue accidentellement, par exemple pendant l'écartement des membres inférieurs. » Ce dernier mode de rupture de l'orifice vaginal nous semble bien difficile à admettre, étant donnée la disposition anatomique réelle.

d'autres fois enfin, il y a trois ou quatre déchirures (*d*, *d*, *d*, fig. 25), il y a eu un véritable éclatement de l'extrémité antérieure du vagin.

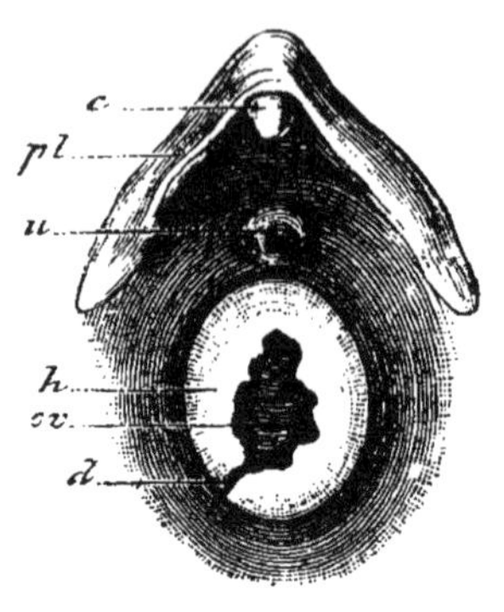

Fig. 24.

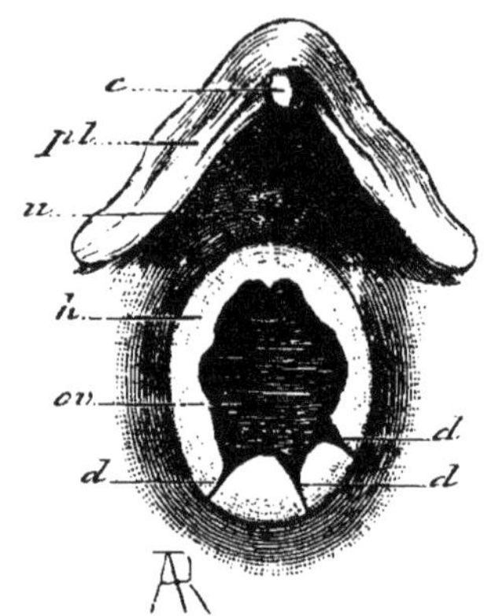

Fig. 25.

Fig. 24 et 25. — *c*, clitoris; *pl*, petites lèvres; *u*, méat urinaire; *h*, extrémité antérieure du vagin; *d*, *d*, *d*, déchirures; *ov*, orifice vaginal.

On considère habituellement ces déchirures comme la cause de la formation des caroncules myrtiformes. Il n'en est rien cependant, ainsi que l'a nettement indiqué Schrœder. Lorsqu'il y a plusieurs déchirures, les lambeaux ont une forme triangulaire, leur base est dirigée en dehors, et leur sommet en dedans, mais, dans tous ces cas, on retrouve les bords de l'orifice vaginal qui existent complètement et ne sont nullement détruits. « Quelque nombreuses que soient les déchirures, il y a toujours un rapport entre les divers lambeaux de l'hymen, il n'y a jamais d'espace entre eux, on voit seulement une fissure, et jamais les traces de l'hymen n'ont disparu [1]. » Cette description est absolument exacte, l'extrémité antérieure du canal vaginal reste complète, et s'il y a eu déchirure, il n'y a pas eu perte de substance. Cet aspect, que présente l'orifice du vagin, le différencie, comme nous le

1. Schrœder. — *Schwangerschaft, Geburt und Wochenbett*, p. 6. L'opinion de Schrœder a été confirmée par des recherches de Bidder in *Petersburger medic. Zeitschr.* 1868, p. 50. Voyez aussi la traduction d'un autre mémoire plus récent de Schrœder in *Obstetrical Journal of Great Britain*, août 1878, p. 324.

verrons plus tard, de celui qui existe après l'accouchement, alors qu'on constate véritablement la présence des caroncules myrtiformes.

B. — Mais les choses ne se passent pas toujours ainsi; nous avons dit que l'orifice vaginal était plus ou moins large et que ses bords présentaient une souplesse plus ou moins grande; or, dans un certain nombre de cas, les premiers rapports ne sont que peu pénibles; quelquefois même ils sont faciles et non douloureux, et dans ces conditions il ne s'échappe pas une goutte de sang. Les amants mettent alors en doute la virginité de leur maîtresse. Nous avons trouvé un certain nombre de cas de ce genre, nous nous contenterons d'en rapporter un seul. Une petite femme rachitique, la nommée Mer..., âgée de vingt-quatre ans, née en Belgique, a eu pour la première fois des rapports sexuels en juillet 1878; ils ont été faciles et nullement douloureux, il n'y a pas eu d'écoulement de sang. (L'orifice vaginal se trouvera représenté fig. 38). Ces rapports ont été tellement faciles que, lorsqu'elle annonça à son amant qu'un instant auparavant elle était encore vierge, il refusa absolument d'ajouter la moindre créance à ses paroles. C'était, assure-t-elle, un étudiant en médecine, et il prétendit « savoir très bien que les choses ne se passaient pas ainsi la première fois ».

Peut-être même est-il arrivé que des maris, la nuit de leurs noces, se sont estimés malheureux de ne pas rencontrer d'obstacles et ont eu les mêmes doutes. Ce sont des faits de ce genre qui ont conduit un certain nombre d'auteurs à nier l'existence de la membrane hymen. « J'ai dit, écrit Mauriceau [1], qu'il n'arrivait pas toujours que dans le premier coït il se fît un épanchement de sang qui procède ordinairement de l'effort que souffrent ces caroncules par l'introduction de la verge, d'autant que cela dépend entièrement de la disposition

1. Mauriceau, t. I, p. 31.

et de la proportion des parties de l'homme et de celles de la femme, comme fait aussi la facilité et la difficulté de cette première introduction; car il y a des gens si sots qui ne croiraient pas avoir eu le pucelage de leur femme sans cette marque qu'ils estiment être certaine, fondez peut-être sur ce passage de l'Ecriture au *Deuter. chap. 22*, qui fait mention d'une coutume que le père et la mère de la mariée doivent avoir, qui était de montrer aux Anciens de la ville les vêtements de leur fille, où étaient (à ce qu'ils s'imaginaient) imprimées les marques de sa virginité, pour la justifier contre la fausse accusation que son mari lui pouvait imputer, prétextant, pour avoir lieu de la répudier, qu'elle n'était pas vierge quand il l'avait épousée. Cette coutume s'observe encore présentement parmi quelques nations qui, le lendemain des noces, montrent à tous les conviez la chemise de la mariée, tachée du sang de son pucelage. Mais ceux qui sont de ce sentiment méritent bien d'être trompés par les femmes de la manière qu'on sait assez qu'elles peuvent faire. »

De son côté, Buffon a écrit : « Les hommes, jaloux des primautés en tout genre, ont toujours fait grand cas de tout ce qu'ils ont cru pouvoir posséder exclusivement et les premiers : c'est cette espèce de folie qui a fait un être réel de la virginité des filles. La virginité, qui est un être moral, une vertu qui ne consiste que dans la pureté du cœur, est devenue un objet physique dont tous les hommes se sont occupés; ils ont établi sur cela des opinions, des usages, des cérémonies, des superstitions et même des jugements et des peines.... » Et plus loin, après avoir cité un certain nombre d'auteurs qui nient l'existence de l'hymen, Buffon dit : [1] « L'anatomie laisse, comme l'on voit, une incertitude entière sur l'existence de cette membrane de l'hymen et de ses caroncules, elle nous permet de rejeter ces signes de la virginité, non seulement comme incertains, mais encore

1. Buffon. — *Histoire générale et particulière...* Tome II, p. 492 et 495.

comme imaginaires : il en est de même d'un autre signe plus ordinaire, mais qui cependant est tout aussi équivoque, c'est le sang répandu; on a cru dans tous les temps que l'effusion du sang était une preuve réelle de la virginité, cependant il est évident que ce prétendu signe est nul dans toutes les circonstances où l'entrée du vagin a pu être relâchée ou dilatée naturellement. Aussi toutes les filles, quoique non déflorées, ne répandent pas du sang. »

Quand on examine les organes génitaux chez ces femmes qui ont eu des premiers rapports faciles, on voit qu'il n'existe pas la moindre déchirure de l'orifice vaginal, ses bords sont souples et laissent pénétrer, sans y apporter d'obstacle, un, deux et quelquefois même trois doigts; on pourrait, dans ces cas, avant toute interrogation, assurer par la simple inspection qu'il n'y a pas eu d'écoulement de sang au moment des premières approches. Et ces faits ne sont pas aussi rares qu'on pourrait le croire, puisque dans l'espace de trois mois, nous avons, à la Clinique d'accouchement de la Faculté, constaté treize fois la présence d'un hymen intact sur 75 primipares environ. On conçoit dès lors que le toucher vaginal et même l'introduction du spéculum soient possibles chez certaines filles vierges.

Les bords de l'hymen font en général une saillie assez marquée, mais dans certains cas rares ils ne mesurent que 2 à 3 millimètres; une fois même ils ne faisaient qu'une saillie de 1 millimètre environ, ils représentaient une sorte de fil un peu épais, mais régulier et non échancré. On comprend bien mieux encore que, dans ces conditions, il n'y ait pas d'obstacle aux rapprochements sexuels.

C. — Enfin, dans certaines circonstances très rares, les choses se passent encore d'une façon différente, les rapports sexuels sont très difficiles, impossibles même, mais il ne se produit aucune déchirure. Nous trouvons dans nos observations un fait de ce genre : pendant huit jours, des tentatives répétées et infructueuses furent faites, il ne s'écoula pas de sang, mais les douleurs furent telles, que la personne dont il s'agit, refusa pendant six mois d'avoir des rapports sexuels. Au bout de ce temps, de nouvelles tentatives eurent lieu, mais c'est seulement après trois semaines que les rapports purent être complets, à aucun moment il n'y avait eu perte de sang. En examinant les organes génitaux, on voyait que l'hymen était absolument intact, il s'était produit une dilatation progressive de l'orifice vaginal.

En résumé, au moment des premiers rapprochements sexuels, il peut y avoir :

1° Pénétration après rupture de l'orifice vaginal;

2° Pénétration après dilatation rapide et facile de l'orifice vaginal;

3° Pénétration après dilatation lente, difficile et progressive de l'orifice vaginal.

Aucun de ces deux derniers modes ne s'accompagne d'un écoulement de sang.

III. — De l'orifice vaginal pendant l'accouchement.

La disposition de l'orifice vaginal, qu'il ait été rompu ou non pendant les rapports sexuels, permet d'expliquer un certain nombre de particularités qu'on observe pendant le premier accouchement. Tous les médecins savent qu'il existe en général une grande différence entre ce qui se passe chez les multipares et ce qui se passe chez les primipares pendant la période d'expulsion. Tandis que chez les femmes qui ont déjà eu un ou plusieurs enfants, cette expulsion est assez rapide, chez celles qui accouchent pour la première fois, il s'écoule, au contraire, une heure, une heure et demie, deux heures et même davantage, entre le moment où la tête traverse l'orifice utérin et celui où elle franchit l'orifice vulvaire. Chez ces dernières, on voit pendant la contraction la tête appuyer sur le plancher périnéal et la vulve s'entr'ouvrir, puis la tête rétrocède; à une nouvelle contraction, la tête entr'ouvre de nouveau la vulve, se retire et ainsi de suite pendant un temps assez long; cette période avait été appelée par une sage-femme qui avait assisté à beaucoup de naissances, « la période du désespoir ». A chaque instant, en effet, la vulve s'entr'ouvrant, on peut croire que l'expulsion va avoir lieu, mais la tête s'arrête et bientôt recule. Enfin, à un certain moment, l'extrémité céphalique apparaît recouverte de sang, le plus souvent il n'y a qu'une tache plus ou moins large, mais quelquefois des caillots sont chassés par la tête à tel point que nous avons vu des étudiants se demander s'il n'y avait pas un décollement du placenta; ils ne pensaient pas que la tête formant tampon eût empêché le sang de sortir de la cavité utérine. A ce moment, l'accoucheur doit reprendre espoir; en effet, la tête au lieu d'entr'ouvrir seulement la vulve va la dilater considérablement, elle ne rétrocédera plus et après deux ou trois contractions, elle sera en général expulsée.

Est-ce la vulve, est-ce le périnée qui mettent obstacle à sa sortie? Non, c'est principalement l'orifice vaginal, ainsi que nous avons pu le constater maintes fois. Nous donnerons comme type l'observation de la nommée Marie L..., âgée de dix-neuf ans, qui est accouchée le 9 juin dernier, à l'hôpital des Cliniques, dans le service de M. le professeur Depaul; les figures qui accompagnent la description ont été prises au fur et à mesure que l'accouchement avait lieu. Marie L... avait eu pour la première fois des rapports sexuels à l'âge de dix-sept ans; ils avaient été faciles, non douloureux, et il n'y avait pas eu de perte de sang; il existait, du reste, une extensibilité très grande de l'orifice vaginal dont les bords intacts (fig. 26) pouvaient être considérablement écartés avec les doigts. Lorsque, le jour de l'accouchement, j'arrivai auprès d'elle, la tête avait depuis quelque temps déjà franchi l'orifice utérin; elle entr'ouvrait la vulve, mais en écartant avec les doigts les petites lèvres droite et

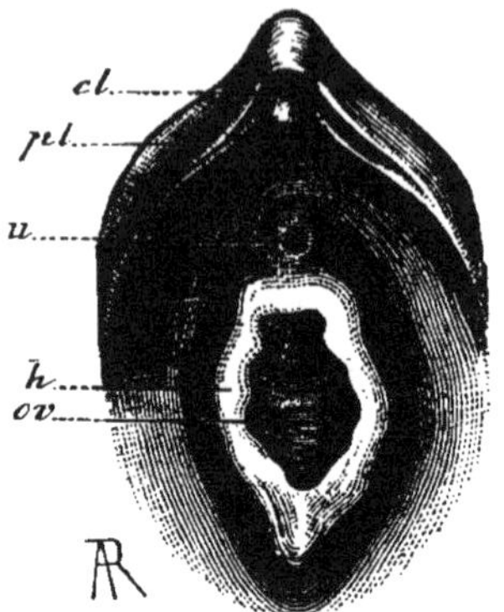

Fig. 26. — Orifice vaginal avant l'accouchement; *cl*, clitoris; *pl*, petites lèvres; *u*, méat urinaire; *h*, extrémité antérieure du vagin; *ov*, orifice vaginal.

gauche, on constatait qu'elle poussait devant elle la paroi antérieure de la muqueuse vaginale (*m v*, fig. 27) qui venait

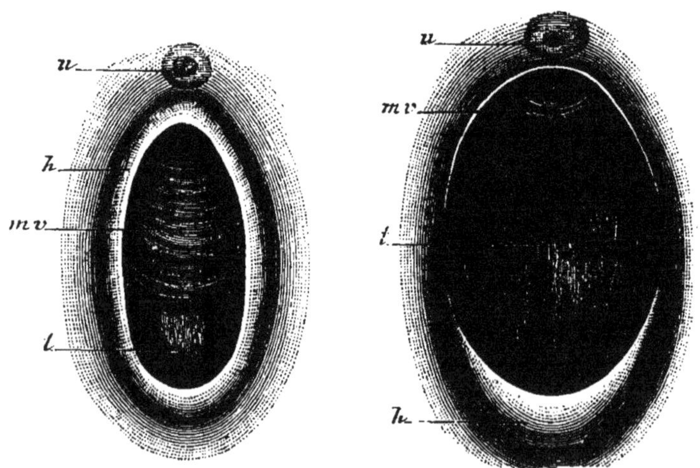

Fig. 27. Fig. 28.

Fig. 27 et 28. — Orifice vaginal pendant l'accouchement; *u*, méat urinaire; *h*, extrémité antérieure du vagin ou hymen; *mv*, muqueuse vaginale; *t*, tête.

faire saillie à travers l'orifice hyménéal (*h*, fig. 27) dont les bords, parfaitement intacts, formaient une ellipse complète.

Sous l'action de nouvelles douleurs, la tête descendit davantage et amena une dilatation un peu plus grande de l'orifice vaginal; si on glissait un doigt entre la tête et l'orifice vulvaire, les bords de cet orifice étaient souples et se laissaient facilement distendre, tandis que le doigt, introduit entre la tête et l'orifice vaginal, permettait de constater la résistance de ce dernier, dont les bords tendus formaient une bride à bord tranchant [1].

Au bout d'un certain temps, la dilatation de l'orifice vaginal fut si considérable qu'il mesurait 7 centimètres de diamètre vertical ou antéro-postérieur (fig. 28); lorsque, pendant la contraction, on écartait les petites lèvres, les bords latéraux étaient beaucoup moins apparents, mais la partie inférieure de l'orifice vaginal (orifice hyménéal) était entraînée en avant et formait un croissant blanchâtre très résistant (*h*, fig. 28).

Après chaque contraction, la tête reculait et la vulve se fermait plus ou moins complètement. Lorsqu'enfin la tête apparut recouverte de sang, on attendit que la douleur fût passée et on la refoula dans la profondeur du vagin; on vit alors que l'orifice vaginal s'était éraillé, déchiré d'un côté, du côté droit (fig. 29, *d*). Puis, une nouvelle douleur fit saillir davantage la tête; après cette contraction, il fut facile de constater que l'orifice vaginal s'était déchiré du côté opposé (fig. 30).

A la contraction suivante, ce fut l'orifice vulvaire qui résista à la puissance utérine, mais alors un segment considérable de la tête apparut, le cercle vulvaire ainsi formé contrasta singulièrement par ses dimensions avec le cercle vaginal qu'on avait jusqu'alors observé. Enfin, une nouvelle contraction amena la sortie de la tête.

Après l'accouchement, on vit sur l'orifice vaginal les traces des deux déchirures latérales (*dd*, fig. 31), et il s'était produit une troisième déchirure en arrière, sur la ligne médiane,

1. Le professeur Olshausen (*Volkmann's Sammlung*, n° 44, p. 372) a très bien décrit cette bride coupante, mais il la considère comme formée par le muscle constrictor cunni. Il y a là, pensons-nous, une erreur d'interprétation.

déchirure qui s'étendait sur la muqueuse vulvaire de la fosse naviculaire.

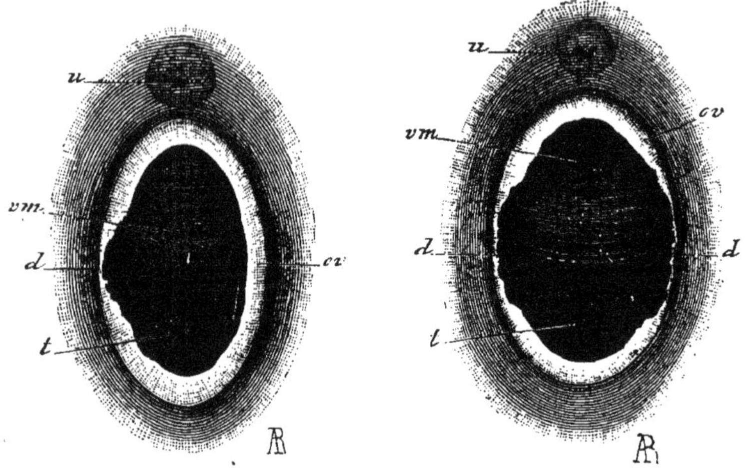

Fig. 29. Fig. 30.

Fig. 29 et 30. — Orifice vaginal pendant l'accouchement ; *u*, méat urinaire ; *ov*, orifice vaginal ; *d*, *d*, *d*, déchirures de l'orifice vaginal ; *vm*, muqueuse vaginale ; *t*, tête.

La fig. 32 donne l'aspect de l'orifice vaginal quelques jours après l'accouchement, aspect sur lequel nous revien-

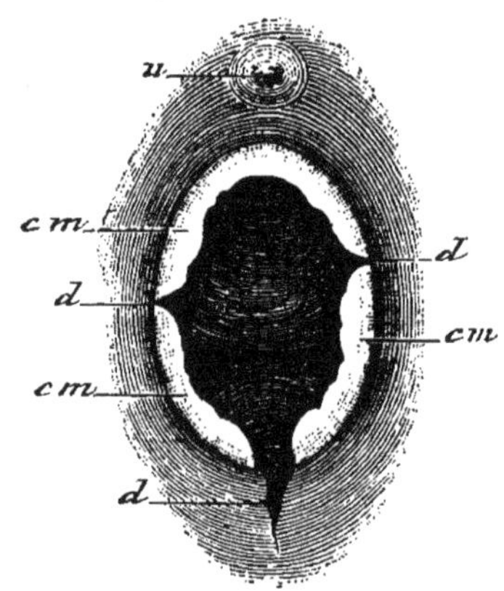

Fig. 31.

Fig. 31. — Orifice vaginal aussitôt après l'accouchement. — *u*, méat urinaire. — *d*, *d*, *d*, déchirures — *cm*, *cm*, *cm*, parties qui formeront les caroncules myrtiformes.

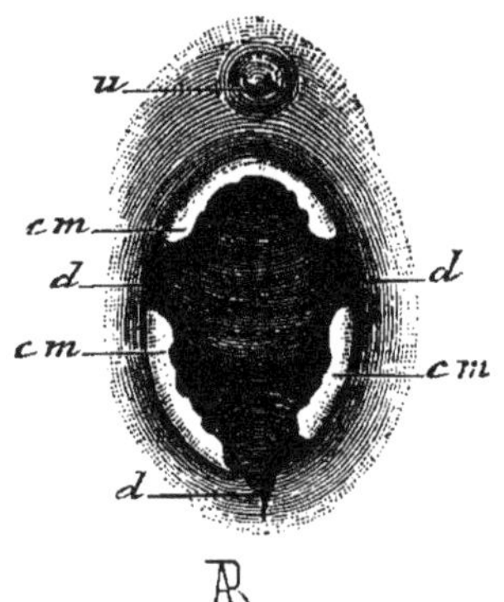

Fig. 32.

Fig. 32. — Orifice vaginal quelques jours après l'accouchement.

drons en étudiant la formation des caroncules myrtiformes.

Ainsi donc, c'est la résistance de l'orifice vaginal (orifice hyménéal) qui, chez les primipares, rend si longue la période d'expulsion; on peut dire que chez elles la tête doit franchir successivement trois orifices : l'orifice utérin, l'orifice vaginal, l'orifice vulvaire, et la résistance offerte par l'orifice vaginal n'est pas la moins considérable. Évidemment, le plancher périnéal et l'orifice vulvaire peuvent aussi, dans certains cas, mettre obstacle à l'accouchement; nous en avons observé des exemples, mais nous sommes convaincu que cet obstacle est le plus souvent dû à l'orifice vaginal.

Si, avant l'expulsion du fœtus, l'hymen était intact, il se déchire; on peut donc dire que, dans ces conditions, ce n'est pas le mari, mais l'enfant qui a enlevé à sa mère ce qu'on considère comme les marques physiques de la virginité.

Est-il possible que l'accouchement à terme ait lieu sans que l'hymen soit rompu? On l'a assuré, mais il faudrait qu'il pût, sans se déchirer, laisser passer un enfant dont le diamètre sous-occipito-frontal mesure alors 11 centimètres environ[1]. Il faudrait donc qu'il parvînt à former un cercle de 33 centimètres : cela nous semble bien difficile, et cependant l'hymen est parfois si extensible !

Lorsque l'orifice vaginal, au lieu de rester intact, s'est rompu au moment des premières approches sexuelles, les choses se passent de la même manière pendant l'accouchement; le vagin, large au niveau de son fond, laisse descendre la tête qui rencontre à l'orifice vaginal un obstacle à sa sortie. Mais au lieu de trouver, lorsqu'on écarte les petites lèvres, un cercle complet formé par l'hymen, le cercle qui coiffe la tête présente en certains points de petites échancrures.

On peut donc comparer ce qu'on observe au moment du premier accouchement à ce qui se passe dans les lanternes de voiture : la bougie est introduite dans un tube cylindrique dont l'extrémité supérieure hémisphérique présente un orifice à son centre : un ressort presse constamment la bougie

1. Budin et Ribemont. *Des dimensions de la tête du fœtus*, in *Archives de Tocologie*, août 1879, p. 477, et p. 194 de ce volume.

contre cet orifice étroit qu'elle ne peut franchir. Pendant l'accouchement, c'est la contraction utérine qui pousse la tête contre l'orifice vaginal également rétréci; cet orifice, après avoir résisté pendant un certain temps, finit par se rompre sous l'action des forces utérines.

Chez les multipares, les choses se passent, en général, différemment; lorsque la tête a franchi l'orifice utérin, elle descend dans le vagin : l'orifice antérieur de ce dernier ayant été rompu dans le premier accouchement n'offre plus autant d'obstacle, et la période d'expulsion est beaucoup plus courte.

Mais si c'est l'orifice vaginal qui résiste ainsi chez les primipares, il est probable que, dans certains cas, on pourrait rendre l'accouchement plus rapide en incisant les bords de cet orifice. Le 16 juillet 1879, j'assistai à l'accouchement de la nommée Caroline Eh..., âgée de vingt et un ans, qui était depuis trois semaines à l'hôpital des Cliniques (service des femmes enceintes). Les premiers rapports avaient été, chez elle, très difficiles, très douloureux, et elle avait perdu une certaine quantité de sang. Il s'était produit en bas et à droite une déchirure de l'orifice vaginal.

Les premières douleurs étaient apparues à minuit et demi. A onze heures du matin, la dilatation étant complète, les membranes se rompirent et la tête, franchissant l'orifice utérin, arriva jusque sur le plancher périnéal; elle séjourna longtemps à ce niveau, entr'ouvrant la vulve à chaque contraction, puis rentrant dans l'intérieur des parties génitales. A midi 30, je constate que les battements du cœur fœtal se ralentissent beaucoup au moment de la contraction, mais ils reprennent leur rhythme normal dans l'intervalle des douleurs. A midi 55, les battements du cœur sont très lents et très sourds, l'enfant évidemment souffre, et il va être nécessaire de faire une application de forceps; en écartant les petites lèvres, on voit que l'orifice vaginal est très distendu, les contractions sont fortes, mais pas assez puissantes pour triompher de sa résistance.

Avant d'avoir recours au forceps, je me décide à faire une incision de l'orifice vaginal. Je la pratique avec un bistouri et pendant une contraction, sur le côté gauche qui est surtout accessible : à ce moment le diamètre antéro-postérieur de l'orifice vaginal mesurait environ 5 centimètres. La tête, après la contraction, rentra dans le vagin; à la douleur suivante, elle reparut couverte de sang, franchit l'orifice vaginal qui semblait ne plus mettre d'obstacle à sa sortie, et vint distendre l'orifice vulvaire. La dilatation immédiate de la vulve fut telle que, d'un seul coup, elle limita un cercle de 8 cent. 1/2 de diamètre. La contraction passée, la tête ne rentra pas dans les parties génitales et, à la douleur suivante, elle franchit sans le rompre l'orifice vulvaire. L'enfant était légèrement asphyxié, il présentait un circulaire autour du cou et du tronc, et il avait perdu dans la cavité utérine une partie de son méconium.

C'est l'incision de cet orifice vaginal que le professeur Olshausen a conseillée au lieu de l'épisiotomie, mais il croyait sectionner le constrictor cunni[1]. On peut cependant se demander si la déchirure spontanée qui détermine la dilacération des tissus et le tiraillement des vaisseaux n'est pas préférable aux incisions faites avec un bistouri ou des ciseaux. Du reste, dans un certain nombre de cas, la section de l'orifice vaginal ne serait guère praticable, car il est déjà franchi au moment où l'on croit devoir faire des incisions qui portent alors sur l'orifice vulvaire.

L'orifice vaginal se rompt donc toujours au moment du premier accouchement, ainsi que l'a dit J. Matthews Duncan[2], qui a admirablement décrit les diverses variétés de déchirures qu'on peut rencontrer. Ces déchirures sont en général multiples, il en existe une en arrière sur la ligne médiane, et une ou plusieurs autres à droite ou à gauche. Pour les constater, il ne faut pas se contenter de placer la

1. Olshausen, *loco citato*.
2. J. Matthews Duncan. *Papers on female perineum*. p. 23 et 24.

femme sur le côté, on ne voit ainsi que les lésions de la vulve et du périnée, il faut la laisser sur le dos et écarter avec soin les petites lèvres. Ces déchirures, qui sont constantes chez la femme qui accouche pour la première fois et beaucoup plus rares chez celles qui ont déjà eu des enfants, expliquent, d'après Duncan [1], la gravité plus considérable de l'accouchement chez les primipares, et elles doivent attirer l'attention du médecin lorsqu'il existe de la fièvre pendant les premiers jours qui suivent la parturition.

La déchirure postérieure et médiane peut, pendant l'expulsion de la tête, s'étendre sur la muqueuse vulvaire au niveau de la fosse naviculaire, et être le point de départ des ruptures du périnée [2]. Cette déchirure de l'orifice vaginal peut aussi ne s'étendre à la muqueuse vulvaire et au périnée qu'au moment du passage des épaules. La comparaison très pittoresque faite par M. le professeur Pajot dans ses cours nous semble bien expliquer ce qui se passe. La déchirure de l'orifice vaginal peut être regardée comme le coup de ciseaux donné par le commis de nouveautés qui veut déchirer une étoffe; la traction suffit ensuite pour la diviser complètement. L'orifice vaginal une fois rompu, la déchirure s'étend très facilement à la muqueuse vulvaire et au périnée.

Ce mode de production nous paraît rendre compte de certaines particularités qu'il nous avait jusqu'ici semblé impossible d'expliquer. Pour empêcher la déchirure du périnée de se produire, la plupart des accoucheurs font une petite incision à droite et à gauche de la vulve, à 2 centimètres environ de la fourchette. Les incisions ainsi faites présentent, suivant M. Tarnier, un certain nombre d'inconvénients : 1° Il en résulte parfois de chaque côté de la vulve une plaie plus large qu'on ne l'indique généralement, plaie béante, dont les surfaces peuvent d'autant moins se réunir par première intention que la lèvre inférieure, entraînée par son propre

1. J. Matthews Duncan. *Papers on female perineum,* chapitres I, II et III.
2. J. Matthews Duncan, *loco citato,* p. 9.

poids, s'écarte de la lèvre supérieure : comme conséquence, on observe une suppuration prolongée et une cicatrisation irrégulière; 2° dans un certain nombre de cas, les incisions n'empêchent pas le périnée de se rompre sur la ligne médiane et même une déchirure très étendue de se produire. On a alors trois plaies au lieu d'une. Nous avons rapporté un fait de ce genre observé par M. Ribemont et un autre dont nous avions été témoin [1]. On en trouve également dans Hecker [2], Arthur Edis [3] et Schrœder [4]. Dans un travail récemment publié, Anna E. Broomall rapporte qu'elle a pratiqué 56 fois l'épisiotomie sur 256 accouchements; or, en parcourant ses observations on constate que 8 fois, malgré les incisions latérales, la rupture du périnée s'est produite [5]. On comprend aisément qu'il en soit ainsi, car les incisions latérales n'empêchent pas la déchirure de l'orifice vaginal, qui s'est déjà faite sur la ligne médiane, de s'étendre en avant sur la muqueuse vulvaire et la fourchette. Aussi la conduite suivie par M. Tarnier est-elle rationnelle et avantageuse. « Je me suis bien trouvé dans ces cas, dit-il [6], de faire une incision que je commence sur le raphé médian en la dirigeant non pas directement en arrière, mais obliquement sur un des côtés et en dehors de l'anus; si le périnée est déchiré malgré cela, la déchirure se fait dans la direction de l'incision et le sphincter de l'anus est épargné [7]. »

1. Budin. *Des lésions traumatiques chez la femme dans les accouchements artificiels*, p. 25 et suiv.
2. Hecker. *Klinik der Geburtskunde*. Bd II, p. 191.
3. Arthur Edis. — In *Obstetrical Transactions*, vol. XVIII, 1875, p. 346.
4. Schrœder. *Schwangerschaft, Geburt und Wochenbett*, 1867, p. 7. « *Bei 12 Erstgebœrenden waren vor dem Durchschneiden des Kopfes seitliche Incisionem in die Labien gemacht, unter diesen riss bei einer dennoch der Damm etwas ein.* »
5. Anna E. Broomall. *The operation of Episiotomy as a prevention of perineal Rupture during Labour*, in *American Journal of Obstetrics*. July 1878, p. 517.
6. Tarnier. Article Forceps du *Dictionnaire de médecine et chir. pratiques*.
7. M. le professeur Depaul recommande d'être aussi économe que possible de ces incisions. Il a vu plusieurs fois des cicatrices excessivement douloureuses se produire au point où on avait fait l'épisiotomie. (Leçons orales, 1879.)

Mais la déchirure postérieure et médiane n'est pas constante, nous l'avons vu faire défaut dans un certain nombre de cas. Son absence nous a surtout frappé chez une primipare qui avait mis au monde un enfant du sexe masculin pesant 4.720 grammes. Chez elle, le périnée, la commissure postérieure de la vulve et même la fosse naviculaire étaient intacts, mais il s'était fait sur l'orifice vaginal en bas et à droite une déchirure s'étendant jusque sur la grande lèvre qui se trouvait divisée. Cette déchirure latérale aussi considérable et la présence de deux autres déchirures sur le bord gauche de l'orifice vaginal expliquaient comment un enfant aussi volumineux avait pu sortir sans déterminer de lésions de la fourchette et du périnée.

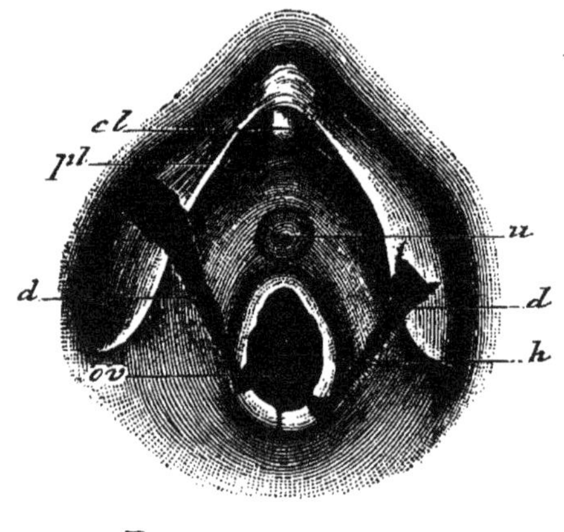

Fig. 33. — *cl*, clitoris; *u*, méat urinaire; *pl*, petites lèvres; *ov*, orifice vaginal; *dd*, déchirures.

Les déchirures de l'orifice vaginal sont, en effet, souvent, quoique non constamment, le point de départ des lésions de la muqueuse vulvaire. On peut voir dans la figure 33 une déchirure latérale droite (*d*) qui, partie de l'orifice vaginal, s'étend obliquement de bas en haut jusqu'à la petite lèvre qui est complètement sectionnée; du côté gauche existe une plaie analogue (*d*) mais moins considérable. Nous avons constaté plusieurs fois des déchirures semblables de la muqueuse vulvaire qui avaient pour point de départ des lésions de l'orifice vaginal. Cependant les lésions de la muqueuse vulvaire peuvent être et sont assez souvent indépendantes, comme l'a signalé Duncan dans son remarquable travail.

IV. — De l'orifice vaginal après l'accouchement. Formation des caroncules myrtiformes.

Après l'accouchement, l'aspect, nous ne dirons pas de la vulve, mais de l'orifice vaginal, est absolument changé : on ne trouve plus entre les petites lèvres de cercle intact ou déchiré, formé par l'extrémité antérieure du vagin; il existe au contraire des pertes de substance. Ce qui constituait l'hymen a été détruit sur une étendue plus ou moins considérable, la vulve se continue alors à plein canal avec le vagin et, en certains points seulement, on trouve les caroncules myrtiformes qui sont les débris de l'extrémité antérieure du vagin (hymen).

Un certain nombre de causes concourent à donner à l'orifice vaginal son nouvel aspect.

1° Il y a d'abord une sorte de tiraillement, de déplissement : les bords de l'orifice vaginal qui faisaient une saillie de 5 à 6 millimètres avant l'accouchement (*h*, fig. 34) ne mesurent plus après l'expulsion du fœtus que 1 ou 2 millimètres (*c*, fig. 35); quelquefois même ils ont complètement disparu, on ne distingue plus alors la muqueuse vaginale de la muqueuse vulvaire qu'à la différence de coloration et d'aspect qu'elles présentent; la muqueuse vulvaire est rouge et lisse, la muqueuse vaginale est au contraire pâle et inégale. C'est sous l'influence de l'extrême distension que l'orifice vaginal a dû subir de dedans en dehors au moment du passage de la tête, que s'est produit cet effacement de l'extrémité antérieure du vagin.

2° Parfois l'effacement n'est pas marqué à ce point, mais

les bords de l'orifice vaginal ont été contus par places; les tissus se gangrènent, tombent, et une cicatrisation à plat succède à l'eschare. Tel est le mécanisme unique qui a été invoqué par Schrœder [1]; pour lui, les tissus qui, n'ayant pas été gangrenés, persistent, formeront plus tard les caroncules

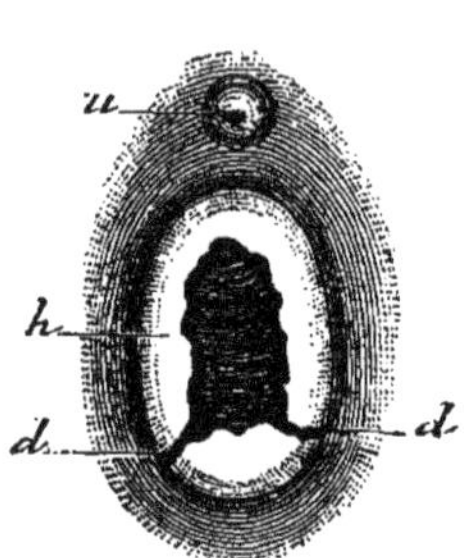

Fig. 34. — Orifice vaginal avant l'accouchement. *u*, urèthre; *h*, bords de l'orifice vaginal; *d*, *d*, déchirures dues aux rapports sexuels.

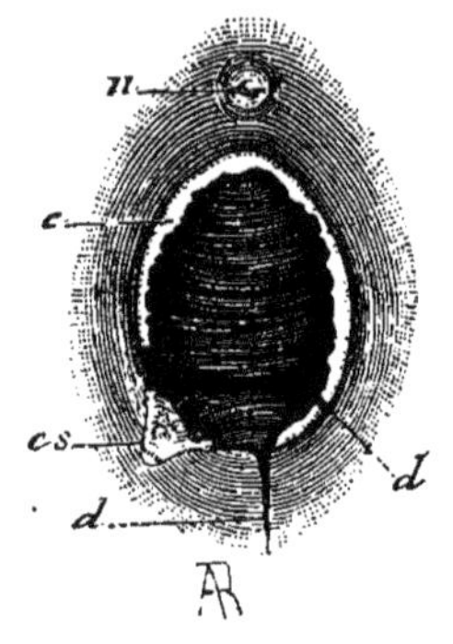

Fig. 35. — Orifice vaginal après l'accouchement; *u*, urèthre; *d*, *d*, déchirures; *c*, bords de l'orifice vaginal après l'accouchement; *es*, eschare.

myrtiformes. Ce mécanisme est réel, nous l'avons observé dans quelques cas, une fois même nous avons vu un véritable petit thrombus dans l'épaisseur des débris de l'hymen, mais il est loin d'être constant.

3° Les déchirures de l'orifice vaginal qui se produisent pendant l'accouchement s'étendent jusqu'à la muqueuse vulvaire qui est elle-même quelquefois lésée. Lorsque la cicatrisation a lieu, les tissus qui formaient le pourtour de l'orifice vaginal se rétractent : il en résulte souvent un écartement assez considérable des lambeaux (*d*, *d*, *d*, fig. 32 comparée à la fig. 31) qui sont eux-mêmes moins larges, plus épais et forment ainsi les véritables caroncules myrtiformes (*cm*, *cm*, *cm*, fig. 32). Lorsque par hasard il s'est fait des déchirures du bord de l'orifice vaginal qui n'ont pas atteint la muqueuse vulvaire, on ne voit pas se produire par la suite cet écartement si marqué des deux lèvres de la plaie.

1. Schrœder. — *Schwangerschaft, Geburt und Wochenbett*, p. 6 et 7.

4° Enfin, quelquefois on observe des petites languettes, des espèces de polypes pédiculés qui sont adhérents à l'orifice du

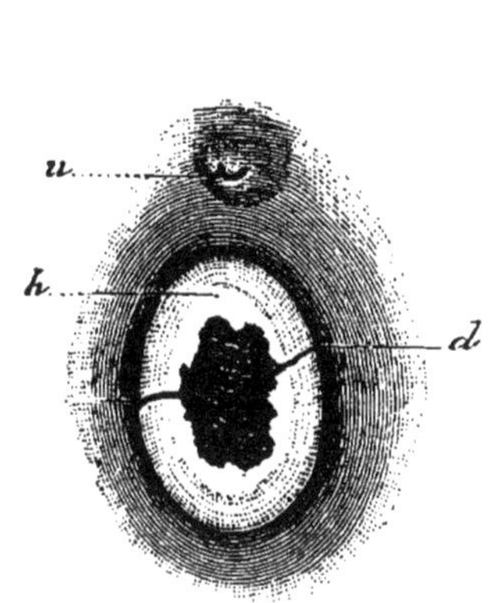

Fig. 36. — Orifice vaginal avant l'accouchement; *u*, méat urinaire; *h*, extrémité antérieure du canal vaginal; *d*, *d*, déchirures dues aux rapports sexuels.

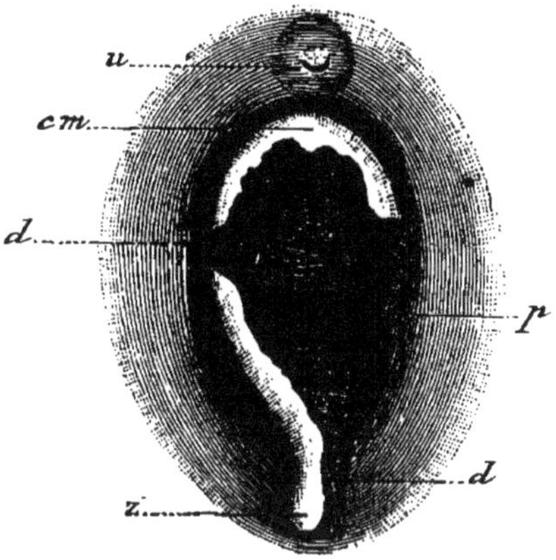

Fig. 37. — Orifice vaginal après l'accouchement. *u*, méat urinaire; *d*, *d*, déchirures dues à l'accouchement; *z*, lambeau détaché et flottant de l'orifice vaginal; *cm*, caroncules myrtiformes; *p*, plaie qui résulte du décollement de l'extrémité antérieure du vagin.

vagin. Ces sortes de polypes sont le résultat d'un décollement circulaire de l'extrémité antérieure du vagin. La tête

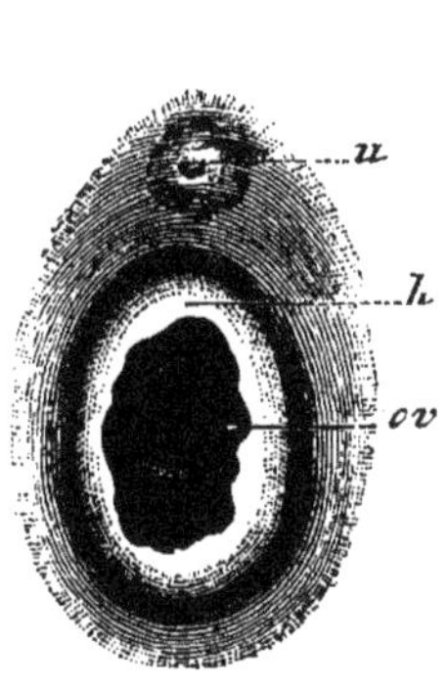

Fig. 38. — Orifice vaginal avant l'accouchement; *u*, méat urinaire; *h*, extrémité antérieure du canal vaginal dont les bords intacts forment l'orifice vaginal, *ov*.

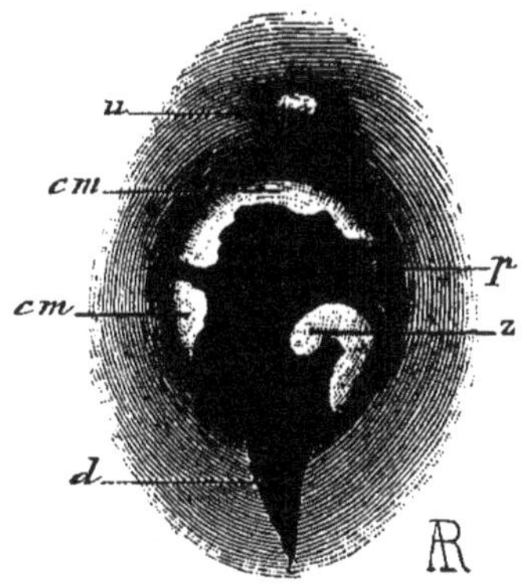

Fig. 39. — Orifice vaginal après l'accouchement *u*, méat urinaire; *d*, déchirure; *z*, lambeau détaché et flottant de l'orifice vaginal; *cm*, caroncules myrtiformes; *p*, plaie.

appuyant de dedans en dehors sur l'orifice vaginal détache quelquefois sur une étendue plus ou moins considérable (*p* fig. 37) un lambeau circulaire qui, devenu libre par une de ses extrémités et resté attaché par l'autre (*z*, fig. 37), flotte à l'entrée du vagin. Tantôt on le trouve en bas (fig. 37), tantôt sur un des côtés (*z*, fig. 39), tantôt en haut, à droite ou à gauche, au-dessous de l'urèthre.

Dans d'autres cas, la vulve a un aspect plus bizarre encore : chez la nommée Pierrette M..., il existait avant l'accouchement deux déchirures latérales (*d*, *d*, fig. 40. A), consé-

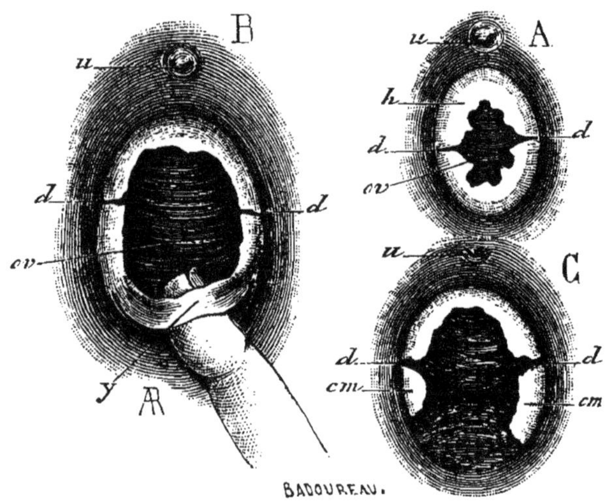

Fig. 40. A. — Orifice vaginal avant l'accouchement; *u*, méat urinaire; *h*, extrémité antérieure du canal vaginal; *ov*, orifice vaginal; *d*, *d*, déchirures dues aux rapports sexuels.
Fig. 40. B. — Orifice vaginal aussitôt après l'accouchement; *y*, lambeau décollé circulairement et demeuré attaché par ses deux extrémités.
Fig. 40. C. — Orifice vaginal quelques jours après l'accouchement. — Le lambeau *y* s'est gangrené et est tombé; *cm*, *cm*, caroncules myrtiformes.

quences des premiers rapports sexuels. Pendant les efforts d'expulsion la tête déchira de nouveau en *d d* l'orifice vaginal (fig. 40. B) et décolla en arrière tout un lambeau (*y*, fig. 40. B) de l'extrémité antérieure du vagin (hymen) : ce lambeau resta adhérent à ses deux extrémités, si bien qu'après l'accouchement on pouvait faire passer l'index entre la surface déchirée et lui. Au bout de quelques jours ce lambeau se gangréna, tomba, et il resta une plaie (fig. 40. C) qui se cicatrisa peu à peu[1].

1. C'est probablement un fait de ce genre qu'a observé Priestley et qu'il a rapporté dans le *Medical Times and Gazette* du 13 mars 1858, p. 262. Priestley cite également une observation de Meigs et des cas inédits de Montgomery et de Baker-Brown.

Les choses s'étaient sans doute passées de la même façon chez la nommée Maria Bl..., qui vint faire une fausse couche à l'hôpital des Cliniques et expulsa un fœtus pesant 1.390 grammes. Il ne se produisit aucune lésion pendant l'accouchement actuel, mais on trouva en arrière, à la base d'une bande de tissu (*h*. fig. 41) qui auparavant avait constitué le bord pos-

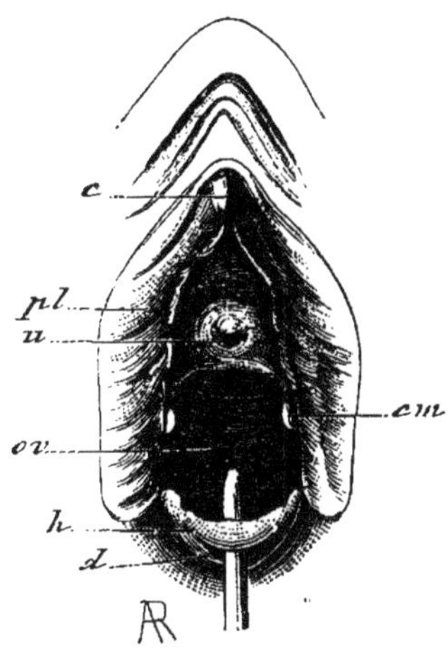

Fig. 41. — *c*, clitoris ; *pl*, petites lèvres ; *u*, méat urinaire ; *h*, débris de l'extrémité antérieure du vagin ; *d*, trou par lequel on pouvait faire pénétrer le manche d'un porte-plume ; *cm*, caroncules myrtiformes.

térieur de l'orifice vaginal, un petit trou (*d*, fig. 41) par lequel on pouvait faire facilement pénétrer le manche d'un porte-plume. Dans ce cas, il y avait eu probablement un décollement circulaire des tissus formant l'extrémité antérieure du vagin, mais ces tissus ne s'étaient pas gangrenés. En haut, à droite et à gauche, on trouvait deux caroncules myrtiformes (*cm*, fig. 41).

On pourrait expliquer par un mécanisme analogue une disposition particulière que nous avons observée chez la nommée Victorine A. Les premiers rapports avaient eu lieu chez elle à l'âge de dix-huit ans, ils avaient été très douloureux et suivis d'un abondant écoulement de sang. Il existait une déchirure de l'orifice vaginal en arrière (*d*, fig. 42. A) ; en outre, sur un des côtés, il y avait un décollement circulaire de l'hymen au niveau de sa base, de sorte qu'il en résultait une ouverture par laquelle on pouvait faire pénétrer le doigt dans le vagin; une bande de tissu (*y*, fig. 42. B) séparait alors le doigt de l'orifice vaginal réel. Jarjavay [1] et Schrœ-

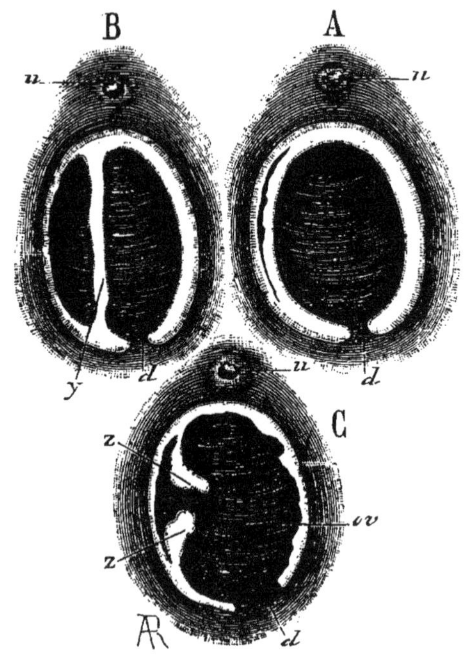

Fig. 42. A. — *u*, méat urinaire; *d*, déchirure due aux rapports sexuels; on voit sur le côté droit le décollement circulaire de l'extrémité antérieure du vagin.
Fig. 42. B. — *y*, bande de tissu qui séparait l'orifice vaginal de l'autre orifice conséquence des rapports sexuels, orifice dans lequel on pouvait faire pénétrer le doigt.
Fig. 42. C. — La bande de tissu *y* s'est rompue pendant l'accouchement et il en est résulté deux caroncules volumineuses, *zz*.

der [2] ont observé des faits du même genre. Pendant l'accouchement, la bande de tissu (*y*, fig. 42. B) s'est rompue et il en est résulté deux lambeaux (*z*, *z*, fig. 42. C) qui, en se rétractant, ont formé deux caroncules myrtiformes assez volumineuses. Une nouvelle déchirure s'est, en outre, produite (*d*, fig. 42 C) au niveau de l'ancienne.

1. Jarjavay. « Au lieu de se rompre, l'hymen se décolle exceptionnellement dans la moitié de son bord adhérent. J'ai observé cette variété trois fois. » *Anatomie chirurgicale*, t. I, p. 318.
2. Schrœder, *loco citato*, p. 7.

Ainsi donc, après l'expulsion d'un fœtus à terme ou près du terme, l'orifice vaginal offre un aspect absolument caractéristique. Dans deux cas récents, cet aspect nous a permis d'affirmer l'existence d'accouchements antérieurs chez des femmes qui niaient avoir jamais été enceintes, et qui ont ensuite avoué qu'elles avaient voulu tromper. En effet, c'est seulement après l'accouchement qu'on constate la présence des caroncules myrtiformes, la disparition partielle des bords de l'orifice vaginal et, par places, la continuation directe, à plein canal, de la vulve et du vagin. Ces déformations de l'entrée du vagin peuvent être la conséquence :

1° D'un tiraillement, d'un déplissement des bords de l'orifice;

2° De leur destruction par gangrène en certains points;

3° De la rétraction des lambeaux qui, en s'écartant, laissent entre eux un intervalle plus ou moins considérable;

4° Et enfin de décollements circulaires, lesquels ou bien donnent naissance à des sortes de polypes pédiculés qui flottent à l'entrée du vagin, ou bien même peuvent produire de véritables ponts.

En résumé : l'hymen en tant que membrane propre, spéciale, distincte, indépendante, n'existe pas. La membrane qui apparaît sous les yeux lorsqu'on examine les organes génitaux et qu'on a décorée du nom d'hymen, n'est autre chose que l'extrémité antérieure du vagin faisant saillie sur la muqueuse vulvaire entre les petites lèvres. Cette disposition anatomique permet d'expliquer un certain nombre de phénomènes observés au moment des rapports sexuels et de l'expulsion du fœtus, ainsi que les changements d'aspect de l'orifice vaginal et la formation, après le premier accouchement, des caroncules myrtiformes.

Cabourg-sur-Mer, août 1879.

CHAPITRE XIX

NOUVELLES RECHERCHES SUR L'HYMEN ET L'ORIFICE VAGINAL

Sans vouloir revenir sur les données anatomiques contenues dans le travail qui précède, nous désirons rappeler l'attention sur ce qui se passe au niveau de l'orifice vaginal au moment des premiers rapports sexuels, et sur certaines lésions qui peuvent se produire pendant l'accouchement. Nous chercherons enfin s'il n'est pas possible de tirer de ces études quelques conclusions au point de vue de la médecine légale.

I. — De l'orifice vaginal au moment des premiers rapports sexuels.

Au moment des premiers rapports sexuels il peut y avoir, avons-nous dit :

1° Pénétration après rupture de l'orifice vaginal;

2° Pénétration après dilatation rapide et facile de l'orifice vaginal;

3° Pénétration après dilatation lente, difficile et progressive de l'orifice vaginal.

4° Ajoutons que, dans un certain nombre de cas, la constitution de l'orifice vaginal est telle que la pénétration est absolument impossible et qu'une opération sanglante devient nécessaire.

1° Au moment des premiers rapprochements sexuels, l'introduction du membre viril n'a généralement lieu qu'avec effraction; il se produit alors des déchirures, la femme éprouve des douleurs vives et du sang s'écoule [1]. Si parfois il n'y a que quelques gouttes qui tachent les linges, d'autres fois au contraire l'écoulement est beaucoup plus abondant; dans certains cas enfin il y a une véritable hémorrhagie. Les faits dans lesquels l'intervention d'un médecin a été réclamée sont loin d'être rares. Chez une dame que nous avons accouchée depuis, l'écoulement sanguin fut tel la nuit de ses noces qu'un médecin du voisinage fut appelé en toute hâte. M. le professeur Tarnier dut se rendre une nuit au Grand Hôtel pour un couple qui se trouvait dans une situation analogue. Citons encore l'histoire de deux jeunes époux qui, le soir de leur mariage, partirent du Midi pour Paris dans un coupé-lit : une hémorrhagie survint si abondante qu'ils durent s'arrêter en route et demander du secours. Rappelons enfin le fait devenu classique, rapporté par un médecin de Strasbourg [2]. Une de ses parentes succomba la nuit qui suivit son mariage; elle était hémophile et il fut impossible d'arrêter l'écoulement sanguin.

2° Les premiers rapports sexuels peuvent être, au contraire, faciles, non douloureux lorsque l'orifice vaginal offre des dimensions assez grandes et qu'il est extensible et souple. Dans ces conditions, il n'y a pas d'écoulement sanguin et, à un examen ultérieur, on ne constate aucune lésion de l'orifice

1. « L'on a dit que dans les filles qui n'avaient permis dans le vagin l'introduction d'aucun corps capable d'y faire violence, on trouvait pour l'ordinaire à son orifice un cercle charnu et membraneux parsemé de vaisseaux capillaires sanguins. Les anciens l'ont nommé *Hymen*; son intégrité a été regardée comme un témoignage certain de la virginité, et l'on a appelé *Fleur de virginité* l'écoulement sanguin qui accompagne la division de ce cercle, ou pour mieux dire, celle des vaisseaux qui s'y distribuent, occasionnée par la partie du mâle dont on a cru l'intromission nécessaire pour la génération.... » Mme Le Boursier du Coudray, *Abrégé de l'Art des accouchements*, page XXXX. Paris, 1759.

2. Dr Wachsmuth. *Thèse de Strasbourg*, 1851, n° 231.

vaginal. Les amants mettent alors en doute la virginité de leur maîtresse. « Peut-être même, avons-nous ajouté, est-il arrivé que des maris, la nuit de leurs noces, se sont estimés malheureux de ne pas rencontrer d'obstacles, et ont eu les mêmes doutes. » Nous connaissons plusieurs faits de ce genre. Les préjugés qui règnent encore à l'époque actuelle parmi les gens du monde sont tels qu'il peut en résulter des conséquences assez graves. M. X... commerçant, épouse à Paris une jeune fille charmante, bien élevée et lui offrant toutes garanties pour son bonheur futur; il était radieux. Le lendemain de son mariage, un de ses amis intimes, qui avait été son garçon d'honneur, le voit arriver chez lui dans la matinée : il était triste, sombre, très abattu. « Je suis au désespoir, lui dit-il; je ne suis pas un naïf, j'ai eu bien des maîtresses; jamais, jamais je n'ai eu de rapports sexuels aussi faciles que cette nuit. J'ai été absolument trompé. » Et, quelqu'objection qu'on pût lui faire, malgré les certitudes morales de toutes sortes qu'il pouvait avoir, il persista dans son idée, rendit sa femme très malheureuse et finit même par la quitter pour mener une vie de débauche à laquelle il ne tarda pas à succomber.

Il y a quelques années, un jeune homme épousait, dans une ville du Sud-Ouest, une demoiselle appartenant à une des plus honorables familles. Elle était riche, fort jolie, très recherchée; il en était très amoureux et très jaloux. Le jour même de leur mariage, ils partirent pour le centre de la France. Le lendemain, les parents de la jeune femme recevaient une dépêche qui les appelait en toute hâte. Le mari, très étonné de la facilité des premiers rapports sexuels, n'avait pas hésité à accuser sa femme d'avoir eu des amants : il lui fit une scène violente et alla même jusqu'à la frapper brutalement.

Ces faits sont heureusement rares : il est bon néanmoins de les connaître, pour réagir contre un préjugé qui est encore beaucoup trop répandu.

3° La pénétration du membre viril peut n'avoir lieu qu'au bout d'un certain temps, après une dilatation lente, difficile et progressive de l'orifice vaginal. Dans ces cas, il n'y a pas non plus d'écoulement sanguin, et, en examinant l'hymen, on constate qu'il ne s'est produit aucune déchirure.

4° Enfin la disposition et la constitution de l'orifice vaginal sont parfois telles que la pénétration est absolument impossible; parfois même le médecin doit intervenir.

Le 8 mai 1880, nous avons assisté M. le professeur Tarnier dans une opération qu'il fit rue du Vieux-Colombier. Il s'agissait d'une jeune femme, bien portante, très nerveuse, mariée depuis six mois. Les rapports sexuels n'avaient pu être accomplis régulièrement, l'introduction du membre viril n'avait jamais été possible.

L'examen des organes génitaux externes montre qu'ils sont, d'une façon générale, bien développés, seulement l'orifice vaginal est très étroit. L'hymen est en croissant, mais son ouverture ne permet à l'extrémité de l'index de passer qu'avec une certaine difficulté et détermine de la douleur. Une fois que le doigt a pénétré dans le vagin, on voit que la cavité de ce conduit est normale, et on arrive sur le col utérin qui ne présente rien de particulier. Mais le doigt qui a ainsi passé à travers l'orifice vaginal est excessivement serré, comme par une corde circulaire et dure.

On donne du chloroforme à Mme X... ; il est difficile d'obtenir l'anesthésie; il y a une excitation violente qui dure un certain temps, de la cyanose survient; enfin la patiente s'endort. M. Tarnier fait la dilatation forcée avec les doigts comme dans les cas de fissure à l'anus; il rompt l'orifice vaginal qui offre une notable résistance, puis il introduit un cône de buis. Enfin, il fait pénétrer un spéculum de Cusco qu'il ouvre et retire ensuite lentement en le maintenant ouvert à l'aide de la vis. Une grosse mèche, enduite d'un corps gras, est placée dans l'orifice vaginal. La guérison eut lieu rapidement.

A la fin du mois de juin 1883, je vis deux dames entrer dans mon cabinet. La plus âgée me dit, d'un ton assez embarrassé : « Monsieur, nous venons pour une question délicate; je vous amène ma fille, elle est mariée depuis quatorze mois et, cependant, elle est toujours *jeune fille*. Cette situation devient intolérable pour elle et pour son mari : peut-être ne consent-elle pas suffisamment à être raisonnable? Tous deux désirent beaucoup avoir des enfants. Des sages-femmes que nous sommes allées consulter nous ont parlé d'une opération nécessaire pour rendre la grossesse possible. Vous seriez bien aimable de nous dire ce que vous en pensez, et de pratiquer cette opération. »

Quelques questions m'apprirent que madame X..., habituellement bien réglée, n'avait plus perdu de sang depuis les derniers jours du mois de mars; en dehors de quelques picotements du côté des seins, elle n'avait, du reste, rien éprouvé d'anormal. L'examen des organes génitaux montra qu'ils étaient régulièrement conformés, seulement l'orifice vaginal était très étroit et absolument intact : cet orifice se trouvait très rapproché de l'urèthre et l'hymen avait la forme d'un croissant. L'introduction de l'index fut néanmoins possible, et je constatai du côté du corps de l'utérus les signes d'une grossesse de trois mois environ. La jeune femme et sa mère n'en revenaient pas : « Mais monsieur, me répétait cette dernière, comment se peut-il que ma fille soit enceinte, puisqu'elle est toujours jeune fille? » L'opération chirurgicale demandée pour rendre la fécondation possible n'était plus nécessaire; la grossesse continua régulièrement son cours, et l'accouchement eut lieu à terme, Madame X... ayant continué à rester « jeune fille » jusqu'à cette époque.

D'autres fois, l'obstacle qui s'oppose aux rapprochements sexuels est plus considérable encore.

Le 6 mars 1880, M. Tarnier m'emmena en haut de la rue du Faubourg Poissonnière pour voir une jeune dame dont voici en quelques mots l'histoire. Elle était mariée depuis huit mois, et M. Tarnier se demandait si elle n'avait pas fait un avortement de six semaines. Les rapports sexuels étaient impossibles : il n'y avait pas de pénétration. A l'examen des organes génitaux externes, on vit que les grandes lèvres, les petites lèvres, le clitoris, etc., étaient régulièrement constitués, mais on ne trouvait pas d'orifice vaginal, il y avait là comme une membrane complète. Cependant l'écoulement des règles se faisait, et il y avait eu probablement un début de grossesse ; donc il existait quelque part une ouverture. En déprimant la cloison qui obturait le vagin et en appuyant assez fortement, on parvint à sentir une dépression à gauche et un peu en haut, au voisinage du point où le vagin se trouve en rapport avec la muqueuse vulvaire. Il y avait réellement en ce lieu un orifice : pendant l'anesthésie chloroformique, on y fit pénétrer un stylet qui, poussé contre la membrane, la fit saillir en avant. On constata alors que la cloison était complète, mais sur la ligne médiane, de haut en bas et un peu obliquement de droite à gauche, il y avait comme une bande de tissu plus épais : de chaque côté de cette bande, la membrane devenait de plus en plus mince, à droite elle était presque transparente mais restait imperforée, à gauche elle arrivait en son point le moins épais à présenter l'orifice par lequel on avait introduit le stylet. Une incision cruciale portant sur toute la membrane fut faite par M. Tarnier. Il pratiqua la dilatation et plaça une mèche enduite d'un corps gras.

Un de nos confrères a vu, dans un cas analogue, la grossesse aller jusqu'à terme et l'hymen mettre obstacle à l'accouchement. Appelé près d'une femme qui était en travail, mais chez laquelle l'expulsion n'avait pas lieu, il constata que la tête de l'enfant reposait sur le plancher périnéal et était arrêtée par une membrane : c'était l'hymen demeuré intact. Il présentait deux orifices très petits, placés à une certaine distance l'un de l'autre : une sonde cannelée fut introduite par un de ces orifices, on la fit ressortir par l'autre et on débrida largement. L'accouchement se termina seul.

Il y a donc, dans certains cas, par suite de l'étroitesse et de la résistance de l'orifice vaginal, un obstacle insurmontable à l'accomplissement des rapports sexuels; cela n'implique pas l'impossibilité absolue de la fécondation et de la grossesse.

II. — De quelques lésions qui peuvent se produire pendant l'accouchement.

On a vu comment, chez les primipares, l'orifice vaginal s'opposait pendant un certain temps à la sortie de la tête (page 284). Nous avons comparé ce qui avait lieu alors à ce qui se passe dans les lanternes de voiture dont l'orifice rétréci empêche que la bougie , poussée par un ressort , ne s'échappe. Nous avons entendu les professeurs Tarnier et Brouardel faire une autre comparaison : pour eux, le canal vaginal ressemblerait assez à un prépuce; au moment de l'accouchement, la tête en rapport avec l'orifice du vagin se comporterait comme le gland quand on essaie de le faire passer à travers un prépuce trop étroit.

Outre les lésions que nous avons déjà décrites, il en est d'autres dont la disposition anatomique du canal vaginal, telle que nous l'avons exposée, permet de comprendre le mode de production.

α. — En dehors des déchirures du périnée dont le point de départ est en général une lésion de l'orifice vaginal, lésion qui, de la ligne médiane et en arrière, s'étend successivement à la fosse naviculaire, à la fourchette, au périnée, au sphincter anal, etc., il existe dans certains cas très rares une lésion particulière à laquelle on a donné le nom de déchirure centrale du périnée. Le fœtus passe parfois tout entier à travers le plancher périnéal, en arrière de la vulve par conséquent, et en avant de l'anus.

Il nous semble que cette déchirure doit se produire de la façon suivante : la tête, poussée par les contractions utérines, vient appuyer sur l'extrémité antérieure du vagin; si l'orifice vaginal est très résistant et reporté en avant, il se peut que ce soit la paroi postérieure du canal qui se déchire; la tête pénètre alors dans le tissu cellulaire péri-vaginal et vient appuyer directement sur le plancher périnéal qui se rompt en son milieu (voir fig. 43).

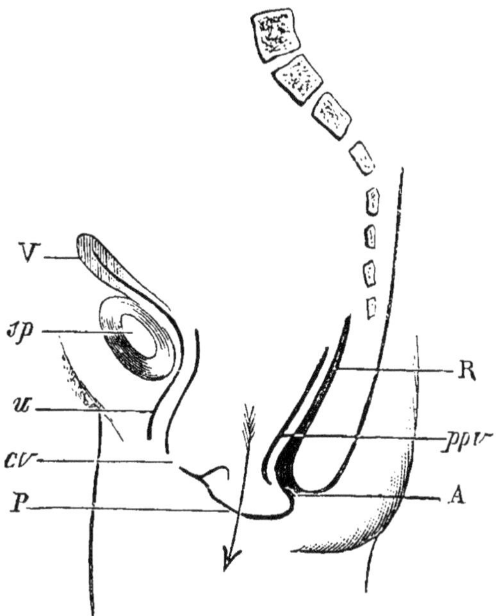

Fig. 43. — V, vessie; *sp*, symphyse pubienne; *u*, urèthre; A, anus; R, rectum; *ppv*, paroi postérieure du vagin; *cv*, orifice vaginal; P, périnée.

Dans tous les cas dont nous avons eu l'occasion de lire la relation, il s'agissait, en effet, de primipares et non de multipares. M. Tarnier nous ayant engagé à aller voir à la Maternité une femme chez laquelle une déchirure centrale du périnée s'était produite, nous avons trouvé une large ouverture qui, en arrière et en bas, s'étendait vers la gauche de l'anus, tandis qu'en avant et en haut elle remontait vers la partie latérale droite de la vulve. Quant à l'orifice vaginal, il était demeuré absolument intact; c'est à quelque distance en arrière de lui qu'on trouvait au toucher la déchirure de la paroi du vagin par laquelle le fœtus était passé.

Notre excellent ami et collègue Ribemont-Dessaignes nous a montré un magnifique dessin qu'il avait pris dans un cas analogue de déchirure centrale du périnée; l'orifice vaginal qui s'y trouve représenté n'était le siège d'aucune lésion, et on pourrait dire qu'il était resté absolument virginal.

β. — Pendant l'accouchement, on voit quelquefois apparaître au niveau des organes génitaux externes une tumeur violacée plus ou moins volumineuse à laquelle on a donné le nom de thrombus. On reconnaît aujourd'hui deux variétés de thrombus. Il peut y avoir un épanchement sanguin dans l'épaisseur du tissu conjonctif de la vulve et du vagin, dû à la rupture d'un vaisseau; il peut y avoir un véritable décollement du vagin dans une étendue plus ou moins considérable et M. Perret, étant interne à la Maternité, en vit avec son maître, M. le professeur Trélat, un cas remarquable qui fut le point de départ de sa thèse inaugurale. C'est presque exclusivement chez des primipares que des faits de cette dernière catégorie ont été observés, et on le comprend facilement si on se rappelle la disposition anatomique du vagin. Ce canal, au niveau de son ouverture supérieure, est large, évasé; sa partie inférieure est, au contraire, rétrécie; la contraction utérine pousse donc la tête contre l'orifice vaginal qui la coiffe et qui résiste. Si cet orifice cède, l'accouchement a lieu, mais il se peut que, sous l'action de la contraction utérine et des efforts, la paroi vaginale se décolle de haut en bas et se sépare des tissus qui l'entourent. Une tumeur sanguine intra-pelvienne, parfois très volumineuse, peut être la conséquence de ce décollement.

γ. — En 1874, alors que nous avions l'honneur d'être l'interne de notre excellent maître, M. Léon Labbé, nous avons eu l'occasion d'observer un fait qui nous avait singulièrement frappé et qui était resté inexpliqué pour nous. Voici l'observation que nous avions prise à cette époque.

Dans la nuit du 15 au 16 mai, pendant que nous étions de garde, on vint nous demander de voir une femme enceinte qui se trouvait dans le service de médecine du professeur Lasègue. Il s'agissait d'une fille de vingt ans, épileptique, qui avait parfois jusqu'à trois et quatre accès par jour et qui était arrivée au terme de sa première grossesse; elle avait eu, en effet, ses dernières règles le 20 juillet 1873. Depuis la fin du septième mois, ses urines contenaient une certaine quantité d'albumine.

Dans la matinée du 15 mai, quelques douleurs étaient apparues; au moment où je la vis, le 16 à cinq heures du matin, il y avait une dilatation de l'orifice utérin qui mesurait 4 à 5 centimètres de diamètre environ; la poche des eaux était intacte. Je constatai que l'enfant se présentait par le sommet, en position O. I. D. On entendait nettement les bruits du cœur fœtal, dont le maximun était un peu au-dessus de la symphyse pubienne, sur la ligne médiane. Les contractions utérines étaient régulières, mais assez espacées. Je recueillis de l'urine et constatai qu'elle contenait une notable quantité d'albumine. Un lavement fut ordonné pour vider le rectum. Je m'assurai que tout était prêt pour recevoir l'enfant et je me retirai en priant qu'on m'avertît lorsque les douleurs deviendraient plus fortes et plus fréquentes.

Le matin à huit heures, avant de me rendre dans mon service, je montai dans la salle du professeur Lasègue pour savoir ce qu'était devenue cette femme et pourquoi on n'était pas venu me chercher. On m'apprit qu'à quatre heures quarante-cinq la malade avait été prise de douleurs violentes et que, en quelques minutes, l'enfant avait été expulsé. Il était mort et on n'avait pu le ranimer. La délivrance avait été naturelle quelques minutes plus tard.

Malgré l'assurance qui m'était donnée qu'il n'y avait aucune lésion des organes génitaux, je les examinai et constatai l'existence d'une déchirure totale du périnée. Les parties étaient dans l'état suivant : La cloison recto-vaginale était rompue sur une hauteur de 5 centimètres environ pour la muqueuse vaginale; la paroi rectale était un peu moins déchirée, sur une hauteur de 4 centimètres seulement. Le périnée tout entier était détruit, ainsi que le sphincter anal; l'orifice vulvaire et l'orifice de l'anus étaient confondus. Ce n'est pas tout : la moitié inférieure du vagin était totalement décollée; de chaque côté de la ligne médiane, sur les parties latérales à droite et à gauche, la paroi vaginale était séparée de la muqueuse vulvaire et des tissus sous-jacents; il en résultait deux lambeaux flottants qu'on pouvait facilement soulever. Les déchirures formaient donc deux lignes distinctes : l'une était antéro-postérieure et s'étendait sur le périnée et sur la cloison recto-vaginale; l'autre coupait transversalement la précédente; elle était demi-circulaire, à concavité antérieure et correspondait au point d'insertion de la moitié inférieure du vagin.

M. Léon Labbé, appelé par le professeur Lasègue, décida d'intervenir immédiatement. A 9 h. 1/2 du matin, la malade fut endormie et des sutures furent faites avec des fils d'argent. M. Labbé commença par rétablir la cloison recto-vaginale, il fit la suture de la muqueuse vaginale seule et ne toucha pas à la muqueuse rectale. Il réunit ensuite le lambeau vaginal du côté droit à la muqueuse de la moitié inférieure droite de la vulve, puis le lambeau vaginal du côté gauche à la moitié inférieure gauche de la vulve. Il affronta ensuite les deux lèvres du périnée.

Tout alla bien pendant les premiers jours, il n'y eut pas de fièvre; mais la malade ayant été laissée dans le service de médecine, le mercredi matin, 20 mai, on trouva les parties génitales baignant dans le pus; l'infirmière avoua n'avoir point fait de toilette depuis seize heures.

Le jeudi 21, M. Léon Labbé enleva les sutures; il détacha

d'abord les fils qui avaient été placés sur les parties latérales de la vulve, puis ceux qui occupaient la paroi postérieure du vagin : ces parties étaient complètement réunies. Au niveau du périnée seulement, les lèvres de la plaie n'étaient pas restées affrontées.

Une seconde opération fut faite le 14 juillet, et la malade sortit peu de temps après, complètement guérie.

J'avoue qu'en 1874, je ne comprenais pas bien comment une lésion si complexe avait pu se produire : qu'il y ait eu une rupture totale du périnée et une déchirure de la cloison recto-vaginale, cela était classique, mais pourquoi ces deux lambeaux du vagin détachés en bas de la vulve et des tissus sous-jacents? Il y avait là quelque chose qui m'échappait, une explication qui me faisait défaut et que je me proposais de rechercher un jour.

Ces faits me semblent maintenant relativement simples : chez cette jeune femme primipare, la tête, poussée par les contractions utérines violentes, a entraîné le vagin qui s'est détaché des autres tissus. L'orifice vaginal s'étant rompu, la déchirure s'est étendue en arrière au périnée et à la cloison recto-vaginale, tandis que les parois vaginales séparées de la muqueuse vulvaire et des parties sous-jacentes formaient de chaque côté des lambeaux flottants.

δ. — Dans notre précédent travail, nous avons étudié les lésions qui sont la conséquence de l'accouchement lorsque, ce qui est la règle, l'orifice vaginal est simple. Nous avons observé deux faits dans lesquels, avec un canal unique, il existait deux orifices à l'extrémité antérieure du vagin.

Le 3 octobre 1880, nous avons vu à la Maternité, avec notre ami le docteur Paul Bar, alors interne dans le service de M. Tarnier, une jeune fille de dix-sept ans et demi, primipare. Les rapports sexuels avaient été chez elle et étaient encore, dans les derniers temps, très difficiles : elle avait remarqué avec son amant qu'elle devait présenter quelque chose d'anormal, car la pénétration n'était possible, disait-elle, que du côté droit.

En examinant les organes génitaux, on trouva, en effet, qu'il existait deux orifices du vagin ; l'un, à gauche, était petit et à bords irréguliers, l'autre, à droite, était plus grand, à bords irréguliers en haut, mais lisses en bas. Entre les deux orifices, il y avait une certaine largeur de tissus qui, plus épais vers le milieu, formaient là une sorte de bande obliquement dirigée de haut en bas et de gauche à droite (voy. fig. 44).

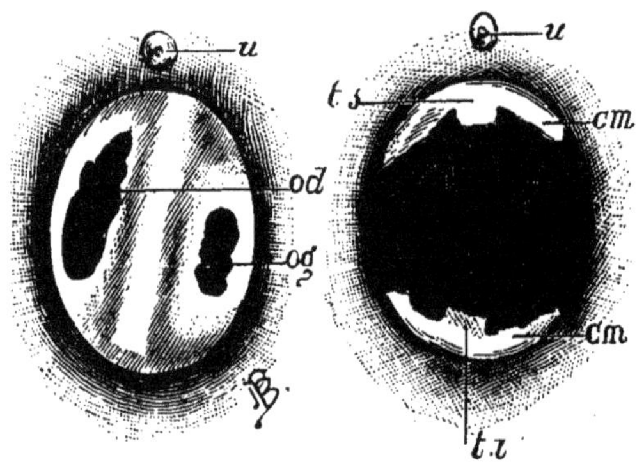

Fig. 44. — *u*, urèthre ; *od*, orifice vaginal droit ; *og*, orifice vaginal gauche.

Fig. 45. — *u*, urèthre ; *cm*, *cm*, caroncules myrtiformes ; *ts*, tubercule supérieur ; *ti*, tubercule inférieur.

Nous avons revu cette jeune femme au moment où elle allait quitter la Maternité : la bride verticale s'était rompue au moment de la sortie du fœtus, les bords de l'orifice vaginal avaient en partie disparu à droite et à gauche ; il en restait cependant quelques débris. Sur la ligne médiane, on voyait en haut et en bas un tubercule saillant ; chacun d'eux était formé par des restes de la cloison qui existait avant l'accouchement (voyez fig. 45).

Le 18 juin 1880, est entrée à la Clinique d'accouchement la nommée Marie Ho..., âgée de vingt-quatre ans, enceinte pour la première fois. A l'examen des organes génitaux, on constate ce qui suit : il existe une cloison, ou mieux, une bride qui sépare l'orifice vaginal en deux parties de dimensions inégales. Cette bride offre 4 millimètres environ de largeur, elle est peu épaisse et ses bords sont légèrement frangés. Elle part en haut de la ligne médiane et s'étend obliquement de haut en bas et de gauche à droite.

Il résulte de sa présence deux orifices : l'un est situé à droite et en haut, l'autre à gauche et plus bas. L'orifice droit est beaucoup plus petit que l'orifice gauche, c'est ce dernier qui, sans aucun doute, a été utilisé pour les rapports sexuels; quant à l'orifice droit, il permet facilement l'introduction de l'index. Au pourtour de ces deux orifices, il existe un cercle

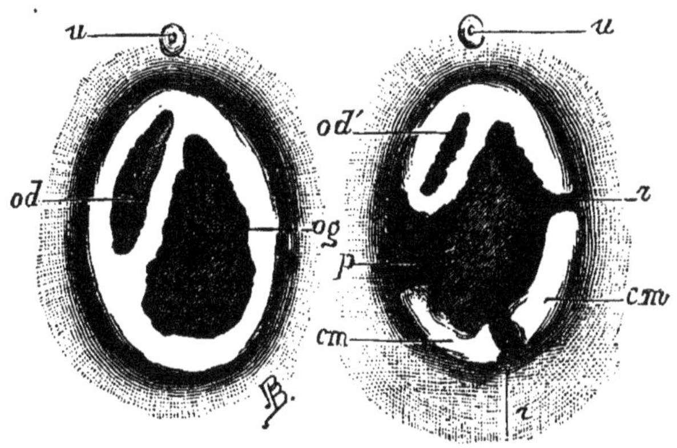

Fig. 46. — *u*, urèthre; *od*, orifice vaginal droit; *og*, orifice vaginal gauche.

Fig. 47. — *u*, urèthre; *od'*, orifice vaginal droit formant un anneau; *r*, *r*, déchirures; *cm*, *cm*, caroncules myrtiformes; *p*, surface sur laquelle s'insérait l'orifice vaginal droit.

unique de tissus qui les englobe; quant aux bords internes, ils sont un peu frangés. En aucun point, on ne trouve de déchirures, conséquences des rapprochements sexuels (voyez fig. 46). On apprend, du reste, que les premiers rapports qui ont eu lieu à l'âge de vingt ans ont été possibles et même faciles; il n'y a pas eu de douleurs ni d'écoulement sanguin.

L'accouchement de Marie Ho... a eu lieu spontanément le 8 juillet; l'enfant, qui était du sexe masculin, pesait 3.080 grammes. En examinant les organes génitaux deux jours après la délivrance, voici ce qu'on observe : du côté droit, un peu au-dessous de l'insertion inférieure de la bride, il s'est fait une déchirure assez profonde. Les tissus qui entouraient l'orifice droit étant revenus sur eux-mêmes, il en est résulté à la partie supérieure et latérale droite de la vulve un anneau libre et flottant; on peut toujours y faire pénétrer aisément le doigt.

Quant à l'orifice qui a livré passage au fœtus, il offre plusieurs lésions : une déchirure siège à gauche vers la partie moyenne de la hauteur, une autre existe en arrière sur la ligne médiane. A droite, les tissus qui s'étendent depuis le point où l'anneau s'est décollé jusqu'à la déchirure inférieure et médiane sont contus, meurtris, infiltrés de sang et un peu rétractés (voy. fig. 47).

ε. — Pendant l'accouchement, chez les primipares, une portion de l'extrémité antérieure du vagin peut, en bas, se décoller circulairement (voy. page 295 et figure 40). Dans l'observation de la nommée Pierrette M..., le lambeau formé se gangréna et tomba au bout de quelques jours. Nous avons eu l'occasion de voir un fait analogue qui a donné lieu à des conséquences inattendues. Au mois de septembre 1881, une sage-femme nous amena une de ses parentes, mariée depuis dix-huit mois, et qui avait expulsé à six mois et demi de grossesse un fœtus qui n'avait pas vécu. Entre l'époque de son mariage et celui de son accouchement, les rapports sexuels avaient été faciles; mais depuis sa fausse couche, ces rapports étaient devenus très douloureux et impossibles. L'examen des organes génitaux montra, qu'au moment de l'expulsion du fœtus, toute la moitié inférieure de l'extrémité antérieure du vagin s'était décollée au niveau de son insertion à la vulve; il en était résulté un demi-anneau assez épais; en se rétractant, les tissus avaient formé une bride qui partageait en deux parties l'orifice vaginal. Il y avait, dès lors, deux ouvertures superposées et le mari, essayant de pénétrer par l'inférieure, déterminait des douleurs si vives que l'accomplissement des devoirs conjugaux devenait impossible pour sa femme. Nous la fîmes entrer dans le service de gynécologie de la Clinique, où nous remplacions alors le professeur Depaul pendant les vacances. D'un coup de ciseaux nous partageâmes la bride en deux parties qui se rétractèrent au point de ne plus former qu'un tubercule à droite et un tubercule à gauche de l'orifice vaginal. Au bout de plusieurs jours, la cicatrisation était complète; la femme retourna chez elle, les rapports sexuels furent faciles et une grossesse survint.

III. — Considérations médico-légales.

Il est permis de se demander si l'examen de l'orifice vaginal ne pourrait pas fournir quelques renseignements importants lorsqu'en médecine légale il s'agit de déclarer, ou bien qu'une femme a eu des rapports sexuels, ou bien qu'ayant été enceinte, il y a eu avortement ou accouchement.

A. — *La femme a-t-elle eu des rapports sexuels?* Dans un certain nombre de cas, des rapports sexuels complets et même fréquemment répétés peuvent avoir lieu sans qu'il en résulte la moindre lésion de l'orifice vaginal. L'examen le plus attentif ne permet de reconnaître qu'une ouverture hyménéale absolument intacte. Ce fameux « capital » des jeunes filles, dont Alexandre Dumas a parlé d'une façon si retentissante, n'a donc pas, au point de vue physique, toute la valeur qui lui a été attribuée : beaucoup de femmes, tout au moins, pourraient, sans qu'il y parût, en toucher les intérêts. Et, pour employer une expression plus moderne encore, il n'y aurait rien eu « d'irréparable ». La virginité, suivant l'heureuse expression de Buffon, serait donc surtout « un être moral, une vertu qui ne consiste que dans la pureté du cœur ».

Chez quelques femmes, des tentatives nombreuses de rapports sexuels peuvent avoir été faites sans succès : il n'y a pas eu pénétration, il n'y a pas eu non plus lésion : quelquefois même, on constate, qu'en raison de l'étroitesse et de la résistance de l'orifice vaginal, les rapports sexuels complets sont absolument impossibles. Et cependant, ces femmes peuvent devenir enceintes.

Dans la grande majorité des cas, il est vrai, il existe des lésions de l'orifice vaginal, il y a des déchirures facilement reconnaissables (voy. figures 24, 25, 34, 36, etc.), et il est possible d'affirmer nettement que des rapports sexuels ont eu lieu.

Il faut savoir toutefois qu'il est des femmes chez lesquelles il est difficile de se prononcer : les bords de l'orifice vaginal sont chez elles naturellement frangés, échancrés, de sorte qu'on se demande s'il n'y a pas là des déchirures, conséquences des rapprochements sexuels. La personne interrogée répond cependant que jamais les rapports n'ont été douloureux, et que jamais il n'en est résulté le moindre écoulement sanguin. Le plus ou moins d'extensibilité qu'on rencontre du côté de l'orifice vaginal ne saurait avoir qu'une valeur relative, car il est un autre élément qui est entré en jeu et qu'il est impossible d'apprécier, c'est le volume de l'organe mâle. On ne saurait donc, dans ces cas d'ouverture vaginale à bords frangés, faire l'examen avec trop d'attention et se montrer trop prudent, si on était obligé d'exprimer un avis [1].

B. — *Y a-t-il eu avortement ou accouchement?* En se plaçant uniquement au point de vue des organes génitaux externes et sans entrer dans la discussion des autres signes, est-il possible de reconnaître qu'il y a eu chez une femme avortement ou accouchement?

1. M. le professeur Brouardel a justement dit à ce propos : « Sous un prétexte quelconque, si vous n'êtes pas sûrs, absolument sûrs de vous, ne certifiez pas qu'une membrane est intacte ou déchirée. La liberté et l'honneur d'un homme sont au bout de cette phrase que vous écrivez si légèrement. » *Annales de gynécologie*, t. XX, p. 7. Juillet 1883.

Dans les cas d'avortement, le volume du fœtus, même âgé de cinq ou six mois, peut n'être pas assez considérable pour déterminer au moment de sa sortie des lésions de l'orifice vaginal. L'examen des organes génitaux externes donne alors des résultats absolument négatifs, bien qu'il y ait eu grossesse et avortement.

Il est beaucoup plus difficile que l'expulsion d'un fœtus viable, et surtout d'un fœtus âgé de plus de sept mois et vivant, puisse s'accomplir sans laisser de traces. L'aspect de l'orifice vaginal change complètement; on ne trouve plus entre les petites lèvres de cercle intact ou fissuré formé par l'extrémité antérieure du vagin; au contraire, les bords saillants de l'hymen ont disparu par places, car les lambeaux de l'orifice vaginal s'étant rétractés ont laissé entre eux des intervalles plus ou moins considérables; ces lambeaux rétractés forment les caroncules myrtiformes bien différentes des caroncules hyménéales. La vulve se continue généralement à plein canal avec le vagin, mais la situation des caroncules et la différence d'aspect des deux muqueuses permettent de distinguer ces parties; la muqueuse vulvaire est lisse et d'un rouge vif, la muqueuse vaginale est blanchâtre et offre des saillies et des rides. Enfin d'autres lésions plus rares peuvent également exister (voy. pages 294 et suiv.).

Dans ces conditions, il est facile d'affirmer, même en présence des dénégations intéressées de la femme, qu'elle n'est pas enceinte pour la première fois. A plusieurs reprises, nous avons pu, à l'hôpital, démontrer aux élèves qu'il existait au niveau des organes génitaux externes des lésions caractéristiques d'un accouchement antérieur que les malades, du reste, ne tardaient jamais à avouer.

Au mois de juillet 1880, on vint me chercher une nuit à deux heures du matin, pour assister, à la Clinique de la Faculté, une femme chez laquelle on avait fait inutilement, en ville, plusieurs applications de forceps. L'enfant se présentait par le sommet, en position occipito-iliaque droite postérieure; il était vivant. La sage-femme m'avait déclaré qu'il s'agissait d'une primipare.

« Mais ce n'est pas votre premier enfant, dis-je à la patiente, après avoir regardé ses organes génitaux; vous êtes déjà accouchée au moins une fois.»

— « Pardon, monsieur, riposta la sage-femme, un peu froissée que j'eusse mis sa parole en doute, cette femme est primipare; s'il y a du gonflement et des modifications des organes génitaux, c'est qu'on a fait hors de l'hôpital plusieurs tentatives opératoires. »

J'examinai de nouveau avec attention, et au moment où j'allais appliquer la première branche du forceps, me tournant vers la malade : « Voyons, vous avez beau dire, vous êtes déjà accouchée? »

— « C'est vrai, monsieur, j'ai eu un premier enfant il y a deux ans. »

— « Pourquoi donc m'avez-vous trompée tout à l'heure, s'écria la sage-femme de plus en plus vexée, pourquoi m'avez-vous menti? »

— « Eh! que voulez-vous, madame, on a chacun son petit amour-propre! »

Il est même facile, en général, de reconnaître, alors que l'expulsion du fœtus a eu lieu depuis quelques heures ou depuis quelques jours, que la femme n'accouchait pas pour la première fois. Chez une multipare, il peut ne pas se produire de nouvelles lésions, ou bien s'il en existe, on distingue aisément les fissures et les déchirures récentes des modifications consécutives à un accouchement antérieur.

Voici un fait de ce genre que nous avons observé avec notre ami Léon Dumas, actuellement professeur à la Faculté de Montpellier. La nommée Berthe Son..., âgée de vingt-quatre ans, était accouchée à la Clinique le 9 juillet 1880, à une heure et demie du soir : elle était enceinte d'environ huit mois; l'enfant, du sexe masculin, pesait 2.330 grammes. Sur sa pancarte, on avait indiqué qu'elle était primipare.

En examinant les organes génitaux, le 10 juillet au matin, on constate que la vulve se continue à plein canal avec le vagin. On trouve à une certaine profondeur des caroncules myrtiformes séparées les unes des autres par une assez grande distance et formant des tubercules aplatis; l'ensemble des débris permet de voir qu'ils appartenaient à un cercle, à l'orifice vaginal. En arrière de ces caroncules, on trouve la muqueuse vaginale qui est d'un blanc rosé et qui présente ses plis et ses rides. En avant, on trouve, au contraire, la mu-

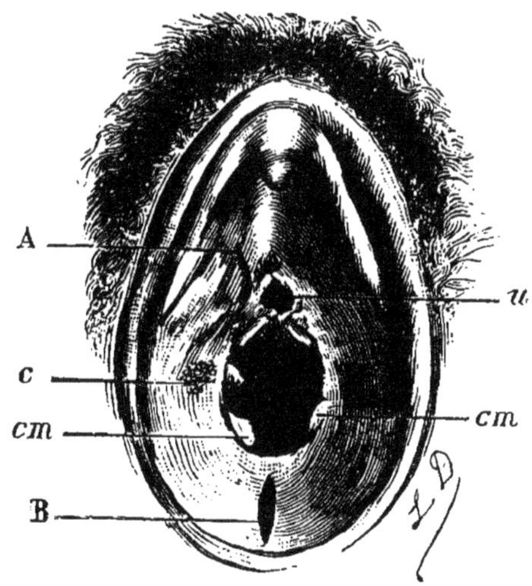

Fig. 48. — *u*, urèthre; *cm*, caroncules myrtiformes dues à un accouchement antérieur, A, B, fissures dues à un accouchement récent; *c*, ecchymose.

queuse vulvaire qui est absolument lisse et d'un rouge plus vif. Sur cette muqueuse vulvaire existent quelques lésions : en haut et à droite, un peu en dehors de l'orifice uréthral, il y a une petite fissure de la muqueuse (voy. fig. 48 A), fissure qui ne descend pas tout à fait jusqu'à la caroncule myrtiforme. En arrière, sur la ligne médiane, au niveau de la fosse naviculaire, il existe encore une fissure longitudinale (B) qui s'étend entre ce qui constituait autrefois le pourtour de l'orifice vaginal et la commissure postérieure de la vulve. Enfin, sur la partie latérale droite de la vulve, en dehors des débris de l'orifice vaginal, il existe une partie contusionnée, ecchymotique (*c*).

De l'ensemble de ces caractères, on pouvait conclure qu'il y avait eu un premier accouchement pendant lequel les lésions habituelles s'étaient produites au niveau de l'orifice vaginal, lésions qui ne s'étaient pas renouvelées dans le second accouchement. Il s'était fait, au contraire, au moment de l'expulsion du deuxième enfant, des fissures qui portaient uniquement sur la muqueuse vulvaire, en avant de l'orifice vaginal.

Nous avons donc affirmé à Berthe S... qu'elle était déjà accouchée antérieurement. Elle a fini par avouer qu'elle avait eu, en effet, un premier enfant, lequel était mort peu de temps après sa naissance. Comme elle devait épouser l'auteur de sa seconde grossesse, elle tenait beaucoup à ce que cet événement antérieur ne fût ni connu, ni divulgué. Aussi lui a-t-on laissé scrupuleusement, sur sa pancarte, le qualificatif de primipare.

Ainsi donc, après l'accouchement, il existe en général du côté des organes génitaux externes et de l'orifice vaginal, des lésions faciles à reconnaître et caractéristiques. Parfois, cependant, on ne saurait faire un examen trop attentif.

Chez une demoiselle X..., accouchée spontanément et à terme, en mai 1881, d'un enfant normalement développé, il ne se produisit qu'une seule déchirure de l'orifice vaginal, sur la ligne médiane et en arrière. En dehors de la fosse naviculaire, la muqueuse vulvaire ne fut le siège d'aucune lésion. Quelques semaines après la délivrance, par suite de la rétraction des fibres musculaires qui entourent le vagin, le cercle formé par l'orifice vaginal était complet; il ne paraissait y avoir qu'une simple fissure en arrière.

Il en était absolument de même chez une autre jeune fille accouchée à terme, en décembre 1881, chez laquelle nous avions dû intervenir par une application de forceps. Les bords de l'orifice vaginal présentant en outre chez cette dernière quelques franges, on aurait pu confondre la fissure qui siégeait en arrière avec une simple encoche et croire à l'existence d'un orifice hyménéal intact.

Il était cependant possible d'arriver à constater qu'un accouchement avait eu lieu. En effet, si après avoir placé les deux index dans la fosse naviculaire, on cherchait à séparer les deux bords de la fissure médiane et postérieure de l'orifice vaginal, on constatait qu'ils pouvaient être écartés l'un de l'autre au point de laisser entre eux un intervalle de un centimètre à un centimètre et demi; de plus, sur la muqueuse de la fosse naviculaire, on voyait la cicatrice laissée par la déchirure. Le doute, dès lors, n'était plus permis. Cette disposition était d'autant plus remarquable, dans ces deux cas, qu'il s'agissait de jeunes filles appartenant à la classe aisée de la société et dont on avait dû cacher la grossesse.

Il peut arriver enfin, dans certaines conditions déterminées, que l'accouchement, bien qu'il ait lieu après le septième mois, ne détermine aucune lésion des organes génitaux externes et ne laisse aucune trace du côté de l'orifice vaginal. Nous ne reviendrons pas sur ce que nous avons dit à propos de la rupture centrale du périnée : si l'orifice vaginal est, dans ces faits, demeuré intact, il existe du côté du périnée des cicatrices caractéristiques.

Lorsque le fœtus succombe pendant la grossesse et demeure un certain temps dans la cavité utérine, il peut être expulsé à une époque assez tardive sans que son passage détermine aucune lésion de l'orifice vaginal.

La nommée Adeline A..., atteinte de syphilis, pense être devenue enceinte vers le mois de février 1879 : elle a constaté des mouvements actifs en juillet, mouvements qu'elle a cessé de percevoir le 2 octobre au matin. Elle entre à la Clinique d'accouchement le 17 octobre; on constate que l'enfant est mort. Il n'y avait sur le pourtour de l'orifice vaginal qu'une petite déchirure siégeant sur le côté gauche. Le 30 octobre, c'est-à-dire au huitième mois environ de la grossesse, l'accouchement a lieu; un fœtus macéré, très ramolli et pesant 1.060 grammes est expulsé. L'examen des organes génitaux externes montre qu'il n'est survenu aucune modification du côté de l'orifice vaginal; il offre absolument le même aspect qu'avant l'accouchement.

Le fait suivant est peut-être plus singulier encore. La nommée Marie Ch... âgée de vingt-deux ans, primipare, entre à la Clinique d'accouchement de la Faculté le 18 novembre 1879 dans l'après-midi. Nous l'examinons à six heures du soir. Elle est enceinte d'environ sept mois, mais depuis trois semaines elle n'a plus senti remuer. Comme nous recherchions la cause de la mort du fœtus, elle nous avoua qu'elle était fille publique et qu'un an auparavant elle avait eu la syphilis. L'examen des organes génitaux montra que l'orifice vaginal était intact, le cercle hyménéal était absolument complet. Le lendemain à six heures et demie du soir, nous assistâmes à l'expulsion d'un fœtus macéré pesant 680 grammes. L'enfant se présentait par le siège et nous dégageâmes lentement la tête pour éviter toute déchirure de l'orifice vaginal. Quinze minutes environ après l'accouchement, alors que nous étions retourné dans les salles des femmes en couches, on vint nous chercher en toute hâte en disant que Marie Ch... perdait une très grande quantité de sang. Quand nous arrivâmes près d'elle, des caillots nombreux et volumineux avaient été enlevés; une pression exercée sur le fond de l'utérus en fit sortir encore beaucoup, et du sang pur continuait à couler. Les parois utérines étaient molles et flasques. Nous nous préparâmes à faire la délivrance artificielle : l'orifice vaginal offrit quelque obstacle à l'introduction de la main, que nous fîmes pénétrer doucement. Le placenta fut détaché et amené; au moment de l'entraîner au dehors, nous rencontrâmes une certaine difficulté : dans le fond du vagin, la main était à l'aise, mais l'orifice de ce canal, beaucoup plus étroit et résistant, l'empêchait de sortir. Elle fut dégagée avec beaucoup de lenteur et de précaution;

deux doigts suffirent ensuite pour extraire le placenta qui avait été laissé dans le vagin.

L'orifice vaginal était resté tout à fait intact, et dix jours plus tard, Marie Ch... pouvait quitter l'hôpital et retourner à ses occupations; malgré son accouchement et la délivrance artificielle, elle n'avait rien perdu de son intégrité.

En résumé : si l'existence de fissures et de déchirures de l'orifice vaginal peut indiquer qu'il y a eu des rapprochements sexuels, chez un certain nombre de femmes ces rapprochements ont lieu sans que l'orifice vaginal ou hyménéal en offre, par la suite, la moindre trace.

L'avortement, c'est-à-dire l'expulsion du fœtus dans les premiers mois de la gestation, peut ne déterminer aucune lésion des organes génitaux externes.

Lorsque la grossesse est arrivée à une époque où le fœtus est viable, surtout lorsqu'elle est de plus de sept mois, l'accouchement détermine habituellement, au niveau de l'orifice vaginal et des organes génitaux externes, des lésions qui laissent des marques caractéristiques et indélébiles.

Cependant, dans certains cas où le fœtus était mort et macéré, on a vu l'orifice vaginal demeurer absolument intact. L'absence de lésions du côté de l'orifice vaginal ne permet donc pas d'affirmer qu'il n'y a jamais eu grossesse, mais seulement que la femme n'est pas accouchée à terme d'un enfant vivant.

Rappelons que le médecin, si le moindre doute persistait pour lui, ne saurait, en pareille matière, être trop réservé dans l'expression de son opinion.

Beaulieu-sur-Mer, 4 avril 1885.

CHAPITRE XX

NOTES SUR L'HYMEN DES PETITES FILLES

Les différentes formes que peut présenter l'hymen ont été souvent décrites pas les auteurs; parmi les recherches publiées dans ces derniers temps, nous nous contenterons de signaler celles du professeur Brouardel [1] et celles de Dohrn [2] : beaucoup d'indications bibliographiques accompagnent l'exposé de ce dernier auteur.

Nous avons examiné les organes génitaux d'un grand nombre de petites filles dans les jours qui suivaient leur naissance; sans chercher nullement à faire un travail d'ensemble, nous allons, parmi les observations que nous avons prises, choisir celles qui nous ont paru les plus typiques ou les plus singulières.

Les recherches anatomiques démontrent que l'hymen n'est autre chose que l'extrémité antérieure du vagin qui vient comme un doigt de gant perforé, comme un prépuce (Tarnier, Brouardel), faire saillie entre les petites lèvres, sur la muqueuse vulvaire. Il est extrêmement facile, par une simple dissection, de démontrer cette disposition sur le cadavre d'un enfant nouveau-né.

1. Brouardel. *Des causes d'erreur dans les expertises relatives aux attentats à la pudeur commis sur des petites filles* (*Annales de Gynécologie*, t. XX, 1883).
2. R. Dohrn. *Die Bildungsfehler des Hymens* (*Zeitschrift für Geburtshülfe und Gynaekologie*. Bd XI. H. 1. p. 1).

I. — Une des formes les plus habituelles que présente l'hymen est la forme circulaire : il existe un véritable cercle dont les bords sont réguliers et lisses. L'ouverture de l'extrémité antérieure du vagin se trouvant à égale distance de l'urèthre en haut, de la fosse naviculaire en bas et du reste de la muqueuse vulvaire sur les côtés, le cercle peut être parfaitement régulier.

Observation I. — Organes génitaux de la nommée Dup..., née à la Clinique de la Faculté le 17 juillet 1879. L'hymen fait une saillie très marquée de 7 millimètres au moins sur la muqueuse vulvaire. L'orifice

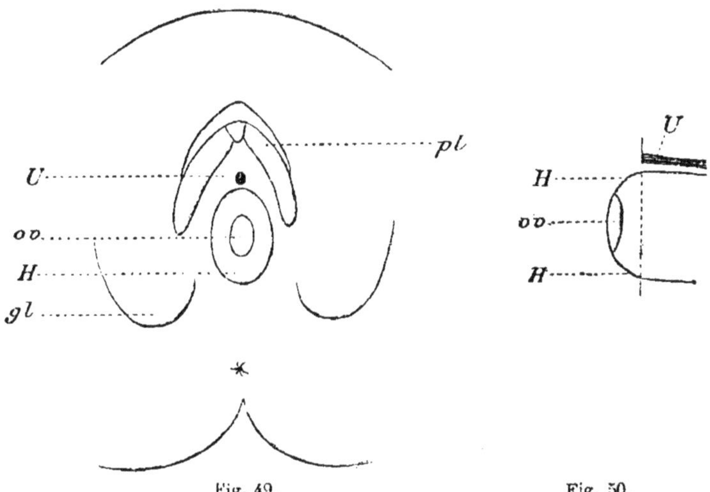

Fig. 49. Fig. 50.

Fig. 49 et 50. — U, urèthre ; H, hymen ; *ov*, orifice vaginal ; *pl*, petites lèvres ; *gl*, grandes lèvres.

vaginal est régulièrement circulaire (fig. 49) ; il est large, ses bords sont épais. Une coupe schématique, verticale et antéro-postérieure (fig. 50), montre la situation du canal vaginal par rapport à l'urèthre en haut et à la muqueuse vulvaire en bas.

II. — Chez un certain nombre d'enfants, l'orifice hyménéal se trouve situé plus haut ; il est plus rapproché de l'urèthre, dont il est cependant séparé par une bande de tissu ; l'hymen n'est pas alors parfaitement circulaire, la surface qui se trouve en bas et en arrière de l'orifice vaginal est beaucoup plus large que celle qui existe en haut, près du méat urinaire.

Observation II. — Pass..., née à la Clinique de la Faculté le 14 octobre 1880. Orifice hyménéal régulier, rond, petit (fig. 51). Il n'est séparé en haut de l'orifice uréthral que par une petite bande de tissu (fig. 52). Le cercle interne est excentrique par rapport à la circonférence externe.

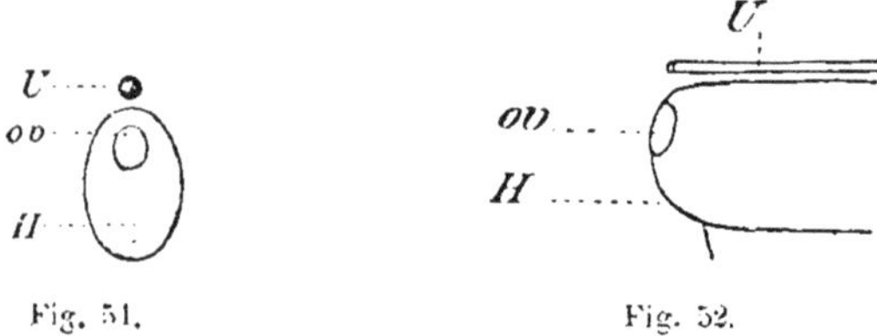

Fig. 51. Fig. 52.

III. — Enfin, dans certains cas plus rares, l'orifice hyménéal s'ouvre tout à fait en haut, immédiatement au-dessous de l'urèthre; l'orifice vaginal n'est donc séparé du méat urinaire que par le bord postérieur de l'orifice uréthral. L'hymen, dans ces cas, a véritablement la forme d'un croissant; le bord circulaire interne du croissant a un diamètre plus ou moins grand en rapport avec les dimensions de l'orifice vaginal.

Observation III. — Mon..., née à la Clinique de la Faculté le 16 juin 1879. L'orifice vaginal est étroit, il est situé aussi haut que possible, immédiatement au-dessous de l'orifice de l'urèthre avec lequel il

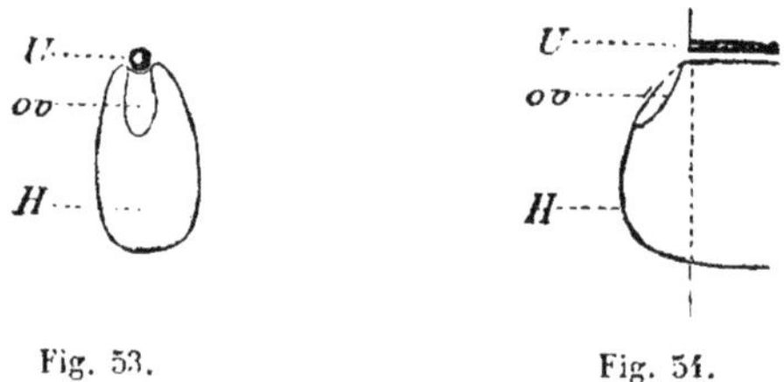

Fig. 53. Fig. 54.

semble presque se confondre (fig. 53). En arrière il y a, dans une étendue de 1 centimètre environ, une saillie formée par la paroi postérieure du canal vaginal. Une coupe verticale antéro-postérieure rend appréciable cette saillie, qu'une vue de face ne saurait que très difficilement représenter (fig. 54). Sur cette même coupe on voit la situation de l'ouverture hyménéale immédiatement au-dessous du méat urinaire.

IV. — Au lieu de présenter une ouverture circulaire ou demi-circulaire, l'orifice vaginal offre parfois une autre disposition : les bords de l'orifice hyménéal forment deux membranes labiées appliquées l'une contre l'autre; il en résulte une fente verticale plus ou moins étendue. On pourrait dire que, dans ces cas, il existe trois étages de lèvres superposées : les grandes lèvres, les petites lèvres et les lèvres de l'hymen.

OBSERVATION IV. — Ram..., née le 19 juillet 1879 à la Clinique de la Faculté. Après avoir écarté les grandes et les petites lèvres, on voit une saillie faite par l'extrémité antérieure du vagin, dont l'orifice n'est marqué que par une fente verticale qui s'étend depuis le méat urinaire jusque

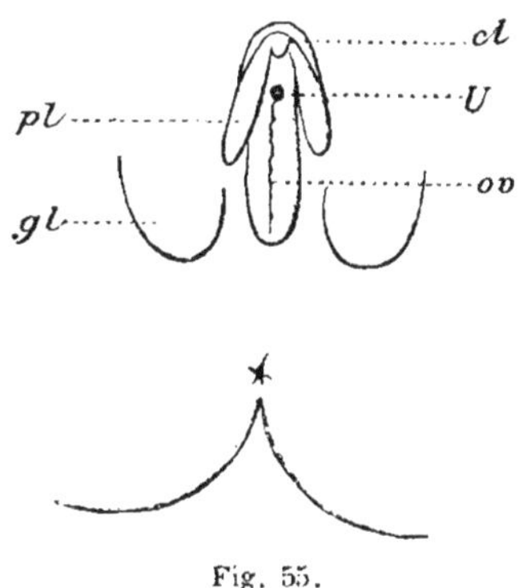

Fig. 55.

très près, en bas, de la muqueuse vulvaire, sur une étendue de 13 à 14 millimètres environ (fig. 55). En écartant les bords de cet orifice, on voit qu'ils forment comme deux lèvres qu'on renverse et qui font une saillie d'au moins 6 millimètres. On constate que les colonnes du vagin, et surtout la postérieure, viennent faire saillie jusqu'aux bords de l'hymen.

V. — Les colonnes antérieure et postérieure du vagin, qui viennent en général jusqu'au bord de l'orifice vaginal et dont on constate la présence en examinant la face interne de l'hymen, se prolongent parfois au dehors sous la forme d'une petite languette de tissu. La colonne antérieure peut ainsi descendre au-devant de l'orifice vaginal sur une étendue de quelques millimètres.

Observation V. — Marie Z..., née le 18 juillet 1879 à la Clinique de la Faculté. L'hymen est assez régulièrement circulaire, il fait une saillie marquée en avant. En haut, la colonne antérieure du vagin constitue un

Fig. 56. Fig. 57.

Fig. 56 et 57. — *a* et *a'*, prolongement de la colonne antérieure du vagin.

prolongement qui descend verticalement au-devant de l'orifice hyménéal (fig. 56). Ce prolongement forme une languette flottante que la figure 57 représente refoulée du côté gauche.

Observation VI. — Caroline Eh..., née le 16 juillet 1879 à la Clinique d'accouchement de la Faculté. L'hymen est circulaire, l'orifice vaginal est assez largement ouvert. De la partie moyenne et en haut tombe une

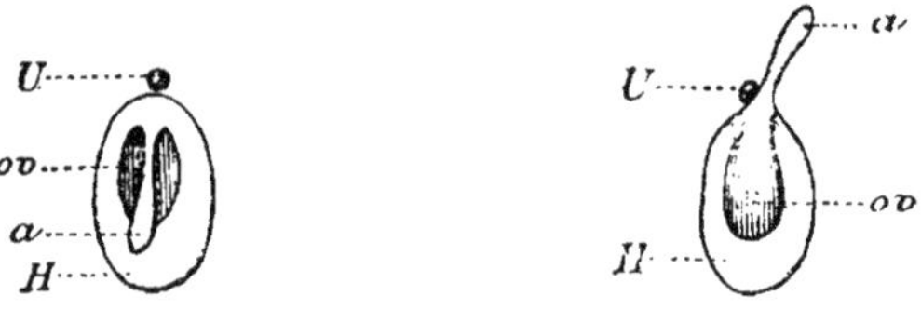

Fig. 58. Fig. 59.

Fig. 58 et 59. — U, urèthre — H, hymen — *ov*, orifice vaginal — *a* et *a'*, languette qui est le prolongement de la colonne antérieure du vagin.

languette qui mesure 7 millimètres de longueur et dont l'extrémité libre et flottante descend jusqu'en avant de la partie inférieure de l'hymen (fig. 58). Cette languette est le prolongement de la colonne antérieure du vagin. La figure 59 représente cette colonnette relevée en haut et à gauche, et montre qu'elle est complètement libre par son extrémité inférieure et nullement adhérente, en bas, au bord de l'orifice vaginal.

VI. — Dans d'autres cas, c'est la colonne postérieure du vagin qui se prolonge ainsi et son extrémité se relève et continue à donner à l'orifice hyménéal un aspect particulier.

Observation VII. — Vil..., née à la Clinique de la Faculté le 6 septembre 1880. Les bords de l'orifice hyménéal présentent une série d'encoches. Il en existe une en haut, sur la ligne médiane (fig. 60 *b*); deux autres sont symétriquement placées à droite et à gauche, à l'union du tiers supérieur avec les deux tiers inférieurs du pourtour de l'orifice (fig. 60, *c*). Enfin la colonne postérieure du vagin se continue en arrière sur la ligne médiane, elle se relève presque verticalement (fig. 60, *a*) et sa présence détermine en bas sur le pourtour de l'orifice deux encoches profondes (fig. 60, *d*) qui siègent l'une à droite et l'autre à gauche [1].

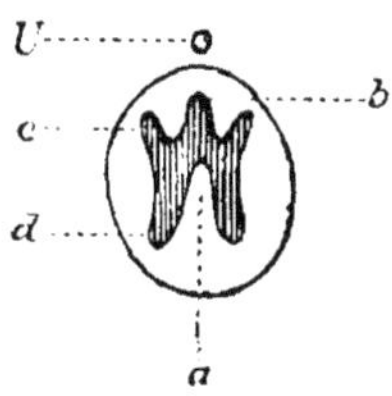

Fig. 60. — *b*, encoche supérieure et médiane; *c*, encoche latérale et supérieure; *d*, encoche latérale et inférieure; *a*, prolongement de la colonne postérieure du vagin.

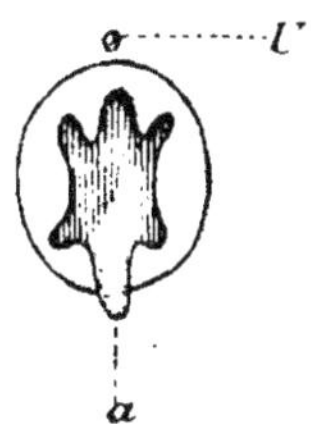

Fig. 61. — *a'*, prolongement de la colonne postérieure du vagin; il est retourné de haut en bas.

Sur la figure 61, ce prolongement de la colonne postérieure du vagin est représenté retourné, renversé de haut en bas (fig. 61, *a'*).

VII. — Il n'est pas excessivement rare de trouver l'orifice vaginal séparé complètement en deux parties par une bride plus ou moins épaisse. Cette bride parfois verticale, parfois oblique, peut aller de la colonne antérieure du vagin à la colonne postérieure. Il n'en est cependant pas toujours ainsi, comme on le verra dans le fait suivant.

Observation VIII. — Mouil..., née le 22 octobre 1880 à la Clinique d'accouchement de la Faculté. L'orifice vaginal est double. Il existe une bride

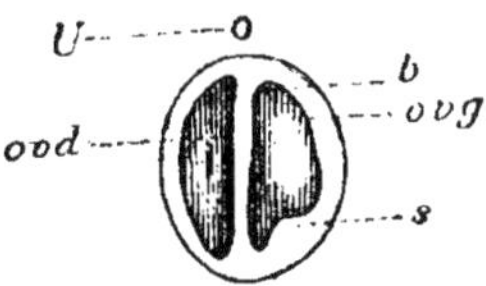

Fig. 62. — U, urèthre; *b*, bride verticale; *ovd*, orifice vaginal droit; *ovg*, orifice vaginal gauche; *s*, saillie faite par le prolongement de la colonne postérieure du vagin.

située presque sur la ligne médiane; il en résulte deux orifices (fig. 62); le droit descend plus bas et est un peu plus long que le gauche, le gauche paraît plus large que le droit; sur le pourtour de l'orifice gauche

1. Pour ces encoches latérales, supérieure et inférieure, voyez Brouardel, *loco citato*, p. 10.

il existe en bas et en arrière une petite saillie (fig. 62, s) qui répond à l'extrémité de la colonne postérieure du vagin légèrement déviée de ce côté.

VIII. — Enfin, nous avons trouvé dans un cas un orifice vaginal ayant une disposition toute particulière. L'hymen avait réellement la forme d'une *gouttière* assez étendue.

Observation IX. — Fille de la nommée Marguerite B..., accouchée à la Clinique de la Faculté le 18 octobre 1880 à 4 h. 50 du soir. L'enfant, dont la conformation générale est bonne, pèse 2.780 grammes. Au niveau des organes génitaux externes, les grandes lèvres et les petites lèvres sont régulièrement disposées. Le bord antérieur de l'orifice hyménéal est normal, mais en arrière la paroi postérieure du vagin se prolonge considérablement et forme une saillie qui, débordant totalement les petites lèvres et la muqueuse vulvaire, tombe au-devant du périnée et arrive presque jusqu'au niveau de l'orifice anal (fig. 63). Cette portion des tissus, qui est la continuation de la paroi postérieure du vagin, présente en avant une gouttière dont les bords font suite en haut aux bords de l'orifice hyménéal et dont le fond se continue avec le canal du vagin.

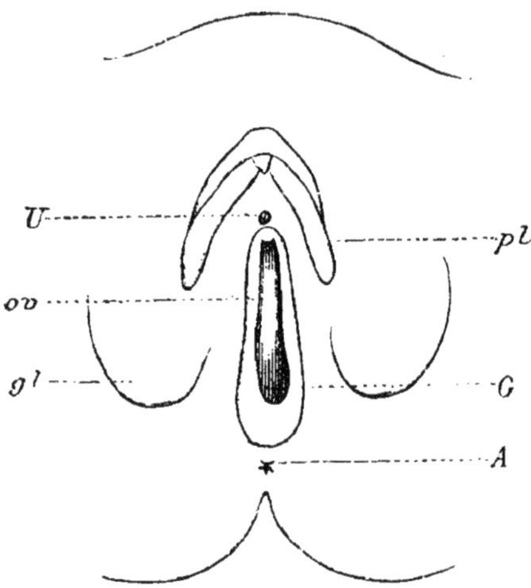

Fig. 63. — U, urèthre; *pl*, petites lèvres; *gl*, grandes lèvres; A, anus; *ov*, orifice vaginal; G, hymen en forme de gouttière.

Pendant les jours qui suivent la naissance, la partie terminale de cette gouttière se trouve comprimée dans le sillon interfessier; elle augmente de volume, s'infiltre de sérosité et prend une teinte jaunâtre, conséquence de l'œdème.

Le 23 octobre, l'œdème continuant à s'accroître, on applique un fil ciré sur la gouttière au niveau du point où elle se continue avec le canal vaginal.

Le 24 octobre, toute la partie de cette gouttière qui se trouve au-dessous du fil est desséchée, mince, réduite à l'état de cordonnet plat : elle ressemble, en petit, à une portion de cordon ombilical desséché (fig. 64 G).

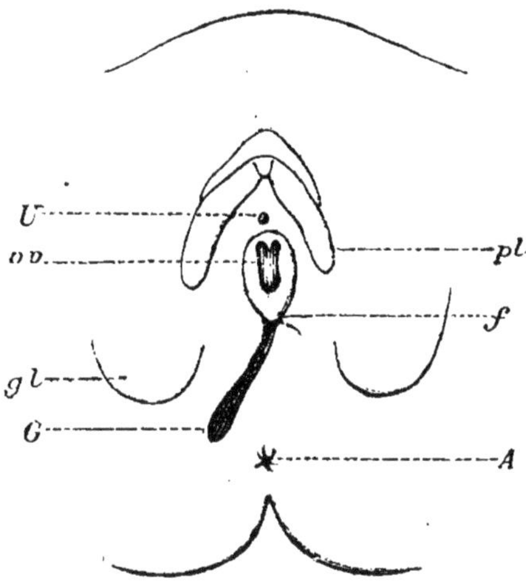

Fig. 64. — f, fil appliqué; G, hymen en gouttière flétri.

Le 25 octobre, le fil est tombé, ainsi que les tissus desséchés.

Le 27 octobre, en examinant l'orifice vaginal, on voit qu'il a maintenant une forme circulaire absolument normale. Il serait tout à fait impossible de soupçonner qu'une opération a été pratiquée (fig. 65.)

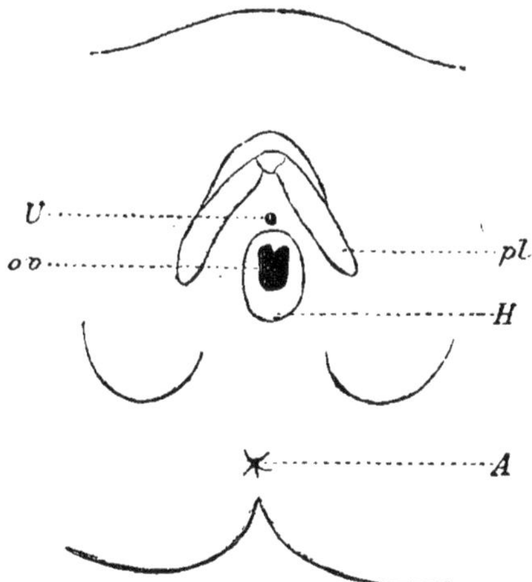

Fig. 65. — H, hymen; *ov*, orifice vaginal après la cicatrisation.

Beaulieu-sur-Mer, 8 avril 1885.

CHAPITRE XXI

SUR UNE DISPOSITION PARTICULIÈRE DES PETITES LÈVRES CHEZ LA FEMME ET SUR QUELQUES CONSÉQUENCES QUI PEUVENT EN RÉSULTER [1].

« Les petites lèvres sont deux replis cutanés situés entre les grandes lèvres, sur les côtés du vestibule, du méat urinaire et de la partie supérieure de l'orifice vaginal. Réunies au niveau du clitoris, elles se portent obliquement en bas, en arrière et en dehors, et affectent par conséquent une direction divergente. »

« L'extrémité postérieure des petites lèvres ne dépasse pas ordinairement le diamètre transversal de cet orifice, elle s'effile, puis se perd insensiblement sur les parois de la vulve. » (Sappey, p. 787-8.)

Telle est la forme habituelle des petites lèvres. Chez un certain nombre de femmes cependant, au lieu de s'arrêter à peu près au milieu de la hauteur de la vulve, les petites lèvres se prolongent en arrière et se recourbent vers la ligne médiane, où elles viennent se rejoindre. Tandis que dans les conditions habituelles, la fourchette est formée par les grandes lèvres, chez les femmes dont nous venons de parler on trouve en allant de haut en bas : l'orifice vaginal,

1. *Le Progrès médical*, mai 1884, p. 347.

la fosse naviculaire, puis une fourchette constituée par la réunion des petites lèvres.

Nous avons rencontré cette disposition des petites lèvres chez un certain nombre de femmes blanches; nous l'avons également notée chez une femme de couleur lorsque nous remplacions le professeur Depaul à la Clinique d'accouchement. Dans un cas, la fourchette était pour ainsi dire double, il existait un rebord saillant supérieur formé par la continuation des petites lèvres, une bande saillante inférieure formée par la réunion des grandes lèvres, et entre les deux un sillon peu profond.

Cette conformation a, du reste, été déjà indiquée. En 1868, Luschka, décrivant les organes génitaux d'une femme Boschimane, dit : « L'extrémité postérieure de chaque petite lèvre va en s'amincissant peu à peu sous forme de bourrelet et finit par n'avoir plus que 2 millimètres de hauteur : elle ne se termine pas librement, mais elle se réunit à l'extrémité postérieure de la petite lèvre opposée pour constituer la paroi de la fosse naviculaire; il en résulte une commissure qui correspond à celle qui, sous le nom de « frenulum vulvæ labiorum » est, en général, décrite comme formée par les grandes lèvres. »

« Dans une autre circonstance, ajoute Luschka, j'ai fait voir que la fourchette ne provenait pas constamment des grandes lèvres, que très souvent, pour la former, les nymphes se réunissaient à la limite antérieure du périnée et que, même quand leur extrémité inférieure paraissait se terminer librement au côté interne des grandes lèvres, on pouvait, en exerçant une tension, produire un pli longitudinal qui démontrait la continuité de la fourchette et des petites lèvres. »

De son côté, de Sinéty [1] a écrit : « L'extrémité postérieure des petites lèvres se confond avec la face interne des grandes

1. De Sinéty. — *Traité pratique de gynécologie*, 2e édit., p. 143, 1884.

lèvres, vers le milieu de leur hauteur. D'autres fois, elles se continuent à la partie postérieure et forment alors la fourchette. »

Ce n'est pas tant sur cette particularité anatomique déjà signalée par quelques auteurs que nous voulons insister, que sur certaines conséquences qui en résultent pendant l'accouchement. Chez certaines femmes, les petites lèvres ainsi disposées et très élastiques se laissent distendre d'une

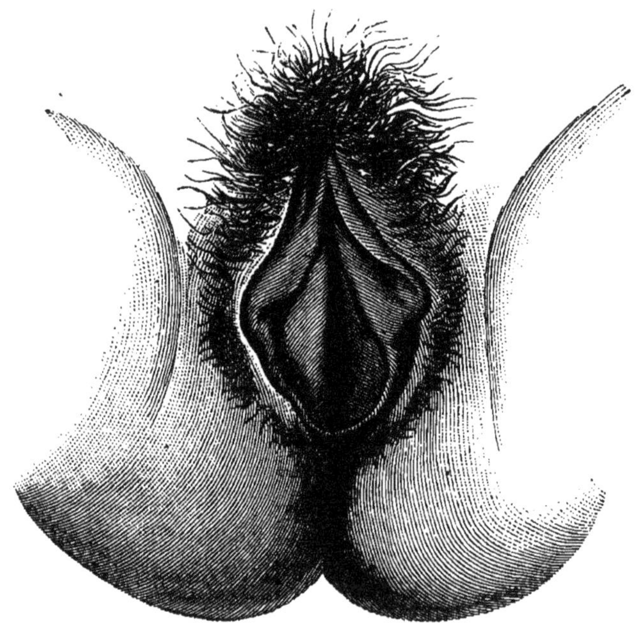

Fig. 66.

façon exagérée lorsque la partie fœtale, poussée par les contractions utérines, est pour se dégager. Le périnée semble s'allonger démesurément et la tête, avant sa sortie, est largement coiffée en arrière par les parties molles comme par une calotte, ce qui détermine un aspect singulier. On ne note rien de semblable si les petites lèvres, bien que se réunissant à la partie inférieure, ne sont pas très développées et très souples.

Chez quelques sujets, l'extensibilité des petites lèvres est telle qu'elles permettent, sans se rompre en aucun point, la sortie du fœtus. La fig. 66 représente les organes génitaux d'une primipare de vingt-sept ans, accouchée d'un enfant à terme et bien développé. Les petites lèvres étaient restées intactes.

Mais les choses ne se passent pas toujours de la sorte : l'orifice vaginal, chez les primipares, se rompt en un ou plusieurs endroits au moment de l'accouchement, surtout en arrière sur la ligne médiane; la déchirure s'étend alors à la

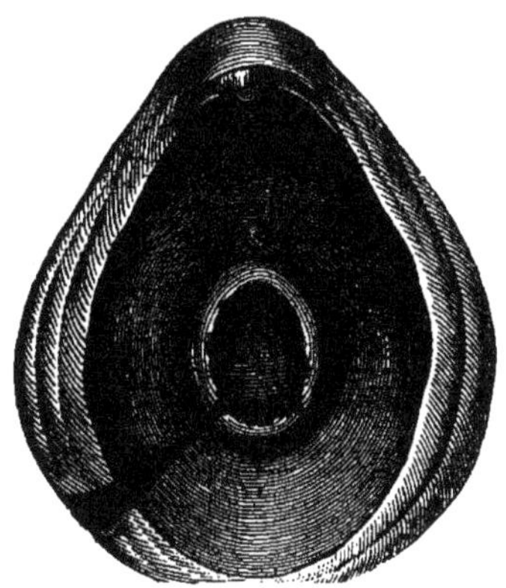

Fig. 67.

fosse naviculaire et à la fourchette formée par les petites lèvres; de là, elle peut gagner le périnée. Nous avons rencontré plusieurs fois ces lésions. Nous ne possédons pas cependant un nombre suffisant d'observations pour affirmer qu'elles existent le plus habituellement. Chez une multipare on sentait, en pratiquant le toucher, des indurations cicatricielles au niveau de la commissure postérieure de la vulve. Ces noyaux durs ne se confondaient pas avec la masse résistante du périnée, mais semblaient situés en avant de lui, au milieu de parties plus molles. En regardant alors attentivement les organes génitaux, on vit que la fourchette était formée par la réunion en arrière des petites lèvres. Pendant le premier accouchement, le médecin avait pratiqué près de la ligne médiane des sections avec les ciseaux et appliqué ensuite des serre-fines; la réunion avait eu lieu. C'est pourquoi, le cercle formé par les petites lèvres étant de nouveau devenu plus complet, on sentait des noyaux cicatriciels sur la commissure postérieure de la vulve.

Au lieu de se produire sur la ligne médiane en arrière et de se continuer jusqu'à la fourchette, la déchirure peut exister un peu latéralement; c'est ce que nous avons observé une fois chez la nommée Grois....., primipare (voy. fig. 67). De la région latérale droite et postérieure de l'orifice vaginal, la rupture s'était prolongée sur le côté et était venue sectionner la petite lèvre à droite au-dessus de la fourchette [1].

Mais c'est le fait suivant qui nous a semblé particulièrement intéressant.

Le 29 février 1883, nous reçûmes une lettre d'une sage-femme agréée des hôpitaux; elle nous priait d'aller voir chez elle une malade accouchée la veille au soir et chez laquelle, écrivait-elle, il existait une déchirure complète du périnée; il s'agissait d'une nommée Eugénie B..., âgée de vingt-deux ans, déjà accouchée une première fois en février 1881. Voici ce que la sage-femme nous raconta : A la période d'expulsion, le périnée étant considérablement distendu par la tête, elle avait appliqué sur lui la main droite pour le soutenir; tout à coup, une douleur violente était survenue, elle avait senti tous les tissus se déchirer sous sa main et l'enfant avait été expulsé.

Je commençai par faire coucher la malade sur le côté gauche, la jambe gauche restant allongée, la cuisse droite étant fléchie et relevée. En effet si, la femme étant sur le dos, on peut en écartant les lèvres, bien voir les déchirures de l'orifice vaginal, de la fosse naviculaire et de la fourchette, lorsque la femme est sur le côté on a sous les yeux tout le périnée et on apprécie mieux l'étendue des lésions qu'il peut

1. Voir les lésions analogues de la grande lèvre. P. Budin, in *Progrès médical*, 1879, et page 291 de ce volume.

présenter. La nommée Eugénie B... ayant été ainsi placée, je trouvai que son périnée était demeuré intact, mais en avant, au niveau de la fourchette, on voyait flotter un lambeau de tissu violacé bleuâtre.

La malade ayant été mise alors sur le dos, les membres inférieurs et les grandes lèvres ayant été écartés, on

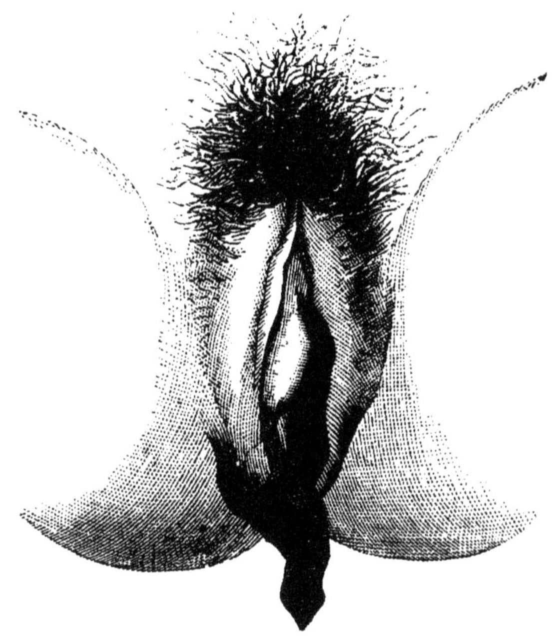

Fig. 68.

vit que du côté gauche la petite lèvre s'était brusquement détachée au niveau de son insertion au clitoris; elle s'était décollée de haut en bas sur toute son étendue, le décollement s'était même continué sur la petite lèvre droite de bas en haut jusqu'à l'union de son tiers inférieur avec les deux tiers supérieurs (voy. fig. 68). Du point où à droite s'arrêtait le décollement en masse de la petite lèvre, on voyait sur la face interne de la nymphe partir une fissure qui remontait jusqu'au niveau de son quart supérieur.

Chez cette malade, les petites lèvres avant l'accouchement

se réunissaient en bas, constituant un cercle complet et formant la fourchette. Au moment de la sortie de la tête, l'orifice vulvaire ne s'était pas suffisamment dilaté; la petite lèvre gauche, distendue fortement et entraînée par la partie fœtale, s'était détachée près de son insertion au clitoris et s'était décollée sur toute sa hauteur. Le tissu de cette petite lèvre était revenu sur lui-même, ainsi que la portion de la petite lèvre droite qui s'était également détachée : de là l'existence du lambeau violacé pendant à la partie inférieure de la vulve, au-devant du périnée. Des toilettes furent faites cinq et six fois par jour avec des solutions phéniquées à 1/50. Les suites de couches furent naturelles.

Le 7 mars, il y eut chute en masse de tout le lambeau flottant. En examinant les organes génitaux le 10 mars, il n'existait plus que les deux tiers supérieurs de la nymphe droite : une large surface rouge bourgeonnante correspondait à la surface où s'insérait primitivement la petite lèvre gauche et le tiers inférieur de la petite lèvre droite. L'accouchée demeura chez la sage-femme jusqu'au 17 mars; elle en partit presque complètement guérie.

Les petites lèvres qui, chez quelques femmes, se prolongent en bas et se réunissent pour former une fourchette peuvent donc, en se distendant pendant l'accouchement, donner à la vulve un aspect spécial; elles peuvent également être le point de départ de lésions particulières et jusqu'ici peu décrites.

CHAPITRE XXII

HÉMORRHAGIE PULMONAIRE CHEZ UNE FEMME ARRIVÉE AU TERME DE LA GROSSESSE. — MORT. — OPÉRATION CÉSARIENNE. — VICES DE CONFORMATION DES ORGANES GÉNITAUX. — UTERUS GLOBULARIS BIPARTITUS [1].

Le 29 octobre 1875, à cinq heures quinze minutes du soir, on apportait à la Maternité la nommée Fra... Marie, âgée de vingt-quatre ans, célibataire, domestique. Cette femme était habituellement bien portante; en 1869 ou 1870 seulement, elle avait séjourné pendant quelques semaines à l'Hôtel-Dieu, elle avait eu, paraît-il, un œdème généralisé (?). Elle était brune, grande, forte et grasse; elle était, de plus, enceinte et arrivée à terme, elle attendait de jour en jour sa délivrance. Depuis quelque temps elle toussait un peu, lorsque le 29, à quatre heures du soir, elle se mit tout à coup à cracher le sang en grande abondance; un médecin appelé en toute hâte lui fit administrer une potion; l'hémoptysie parut s'arrêter et on la transporta à l'hospice de la Maternité. On avait à peine eu le temps de la mettre au lit et d'obtenir d'elle les renseignements qui précèdent lorsque de nouveaux crachements de sang survinrent. L'hémoptysie fut si abondante et si foudroyante que rien ne put l'arrêter et qu'à sept heures du soir la femme était mourante. En notre absence, on courut en

1. *Le Progrès médical*, mars 1876.

toute hâte chercher notre excellent collègue, M. Golay, interne à la maternité de l'hôpital Cochin, et, lorsqu'il arriva, la malade avait succombé depuis dix minutes. Comme peu de temps auparavant on avait entendu les battements du cœur du fœtus, en bas, en avant et à gauche de la paroi abdominale, il pratiqua l'opération césarienne. Cette opération fut simple et rapidement faite. M. Golay parvint à extraire un enfant du sexe masculin qui était placé comme le sont le plus habituellement les fœtus, et présentait le sommet en position O. I. G. A. Cet enfant se trouvait en état de mort apparente. Une aide sage-femme l'examina, n'entendit pas les battements du cœur, crut l'enfant mort et l'abandonna sur un lit; dix minutes plus tard, l'autre aide l'ausculta et, à son grand étonnement, constata l'existence de battements cardiaques très faibles ou mieux d'un frémissement cardiaque. Elle se mit alors à pratiquer l'insufflation avec une grande persistance : les battements du cœur devinrent de plus en plus forts et enfin, au bout de trois quarts d'heure, l'enfant fit une première inspiration; après une heure et demie, il était complètement ranimé.

Il parut pendant quelques instants aller assez bien, mais bientôt il fut pris de mouvements convulsifs, de trismus, et le lendemain 30 octobre, à six heures du matin, il succombait.

Cet enfant avait une tête légèrement ovoïde, très régulière, qui, mesurée par nous aussitôt après qu'il avait été insufflé et ranimé, présentait les diamètres suivants [1] :

OM.	12,4
Maxim.	12,9
OF.	11,8
Ss-O-Bg.	10,3
BiP.	10
BiT.	8,7
BiM.	7,8
Grande circonférence	37,6
Petite circonférence	33,5

1. Voyez ci-dessus, page 68 et planche I.

Cet enfant mesurait 51 centimètres de longueur; il pesait 2.970 grammes. Le point d'ossification de l'extrémité inférieure du fémur était très apparent, comme l'a démontré l'autopsie : il était donc à terme.

A l'examen cadavérique, on constata de plus une congestion de la partie postérieure et de la base des poumons, des taches ecchymotiques nombreuses sur le péricarde, une congestion très intense des méninges, et un peu de suffusion sanguine sur la convexité des deux hémisphères.

L'AUTOPSIE de la mère fut faite le 30 octobre, à neuf heures trente minutes du matin. Au sommet des deux poumons on trouva quelques granulations tuberculeuses; au sommet du poumon gauche existaient deux petites cavernes; dans l'une de ces cavernes, qui offrait le volume d'une aveline, du sang était épanché, sang qu'on pouvait suivre dans la bronchiole, la bronche et la trachée. Du sang était en outre passé dans quelques autres bronches, dans les canaux du lobe inférieur et même dans le poumon droit.

Le *cœur* était volumineux, le ventricule gauche surtout était hypertrophié, complètement vide, et les gros vaisseaux ayant été sectionnés au niveau de leur origine, l'organe pesait 289 grammes : il était, du reste, tout à fait sain. Le *foie*, la *rate*, l'*estomac*, les *intestins*, le *pancréas* étaient normaux. Le *rein* gauche pesait 180 grammes et le droit 175 grammes, ils n'étaient ni l'un ni l'autre le siège d'aucune altération.

L'*utérus* semblait avoir été sectionné sur la ligne médiane; l'incision qui avait été faite passait juste au niveau du bord du placenta qui s'insérait sur la partie latérale droite de l'organe. Ce placenta était de forme circulaire, il pesait 379 grammes : l'insertion du cordon était centrale.

En examinant de plus près l'utérus, on vit que, si cet organe paraissait normal, en réalité, il ne l'était pas : il était double avec cloisonnement complet et devait être, si on admettait la classification proposée par M. L. Lefort dans son excellente thèse, désigné sous le nom de *Utérus bipartitus globularis*.

Ce double organe, dans son ensemble, formait une masse pesant 757 grammes et mesurant 20 centimètres de longueur sur 18 centimètres de largeur. Il existait deux cols complètement séparés. L'utérus gravide était l'utérus droit : il mesurait à lui seul 11 centimètres de largeur sur 20 centimètres de longueur. Son col, dont les deux orifices interne et externe

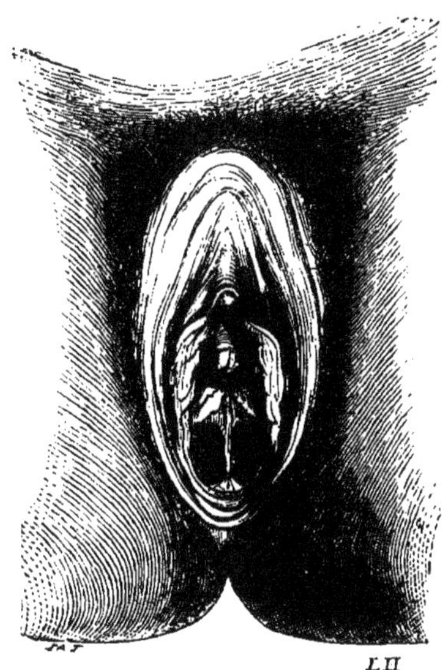

Fig. 69. — Organes génitaux externes.

étaient fermés, avait conservé toute sa longueur et mesurait 5 centimètres d'un orifice à l'autre; sa cavité était complètement oblitérée par un bouchon gélatineux blanc rosé qui allait de la cavité du corps jusque dans la cavité vaginale, le mucus faisait saillie hors de l'orifice externe qui était circulaire et appartenait nettement à un col de primipare. (Fig. 71.)

Le second utérus, le gauche, était séparé du premier à la surface par un très léger sillon : au niveau du pourtour de l'organe total, il existait à peine une dépression marquant sa séparation. Il n'était pas accolé au précédent, mais formait en réalité un tout avec lui. Il avait 18 centimètres de longueur sur 7 centimètres de largeur. Son col avait la forme du col d'une nullipare : son extrémité inférieure n'était pas sur le même plan que celle du col droit, elle descendait un peu moins bas; la cavité du col gauche mesurait 4 centimètres de longueur et était comme la cavité du col droit totalement remplie par un bouchon gélatineux. (Fig. 71.)

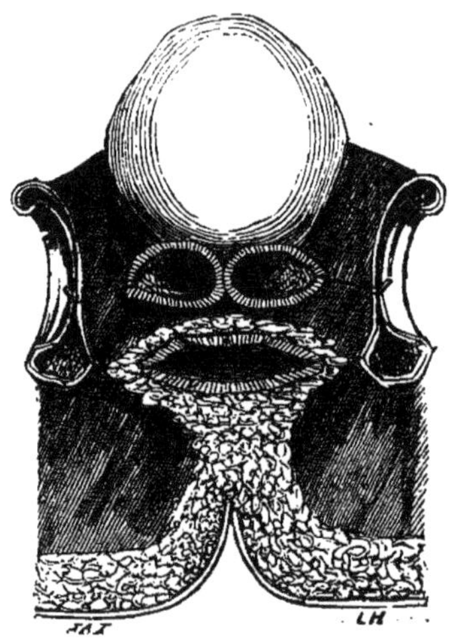

Fig. 70. — Coupe transversale et verticale du bassin. On trouve de haut en bas : 1° la vessie ; 2° les deux vagins accolés comme des canons de fusil ; 3° le rectum.

La surface interne du corps de cet utérus gauche, non gravide, avait un aspect spécial ; elle présentait des masses lobulées d'un gris rosé, formant, en certains points, de véritables polypes, masses dues à l'hypertrophie considérable de la muqueuse : sur la coupe, en effet, on voyait la section du tissu musculaire utérin; ce dernier mesurait environ 4 millimètres d'épaisseur, et la muqueuse hypertrophiée offrait par places jusqu'à 7 et 8 millimètres de hauteur.

Cette muqueuse était surtout épaisse au niveau du fond de l'organe, son épaisseur diminuait au fur et à mesure qu'on descendait vers le col; à une certaine distance au-dessus de l'orifice cervical interne, elle semblait s'arrêter tant elle était devenue mince. Il était facile, avec le dos d'un scalpel, de séparer cette muqueuse du tissu musculaire de l'utérus.

De chaque côté de l'organe total, il y avait un ligament rond, une trompe et un ovaire. A l'extrémité de la trompe droite était appendu un petit kyste en forme de grain de raisin. C'est sur l'ovaire droit qu'existait le corps jaune. Cet ovaire droit mesurait 45 millimètres de longueur sur 27 de hauteur. L'ovaire gauche mesurait 40 millimètres de longueur sur 25 de haute

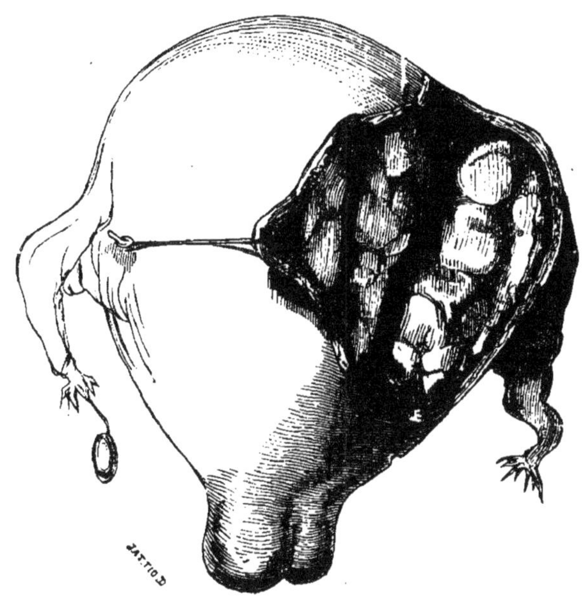

Fig. 71. — Utérus bipartitus globularis. L'utérus gravide, le droit, est supposé fermé. L'utérus non gravide, le gauche, a été ouvert et on voit l'hypertrophie de la muqueuse qui offre des saillies mamelonnées.

Nous avons noté la présence de deux cols; chacun de ces cols s'ouvrait dans un vagin distinct; les deux vagins étaient situés sur le même plan, l'un à droite, l'autre à gauche; ils étaient accolés comme deux canons de fusil et séparés par une cloison assez épaisse; cette cloison s'étendait jusqu'au niveau de la vulve. Les parois des deux vagins offraient un grand nombre de rides transversales. (Fig. 70.)

La vulve était unique : il existait deux grandes lèvres, deux petites lèvres, un clitoris, un méat urinaire; mais au-dessous du méat commençait une cloison médiane qui descendait verticalement jusqu'à la fourchette. Les deux orifices vaginaux semblaient également perméables. (Fig. 69.)

Il nous a été complètement impossible d'obtenir des renseignements précis sur la façon dont s'accomplissaient les fonctions génitales chez cette femme.

RÉFLEXIONS. — Outre la cause de la mort et les modifications de l'organisme dues à l'état de gravidité, l'hypertrophie du cœur, par exemple, étudiée déjà par Larcher, Blot, etc., le volume des ovaires (Cruveilhier, Puech, Guéniot, etc)., cette observation offre un certain nombre de particularités intéressantes.

La forme que présentait cet utérus ne se rencontre qu'exceptionnellement. Cet organe avait l'aspect normal à l'extérieur, mais possédait un cloisonnement complet à l'intérieur : *Utérus globularis bipartitus*. Voici ce qu'écrivait M. L. Lefort sur ce sujet en 1863. « Les exemples de faits anatomiques appartenant à cette variété pouvaient *a priori* être annoncés comme très rares. En effet, l'utérus ne présentant à l'extérieur aucune modification dans sa forme n'a rien qui attire l'attention dans les autopsies, sauf le cas où la coexistence d'une cloison vaginale a pu, pendant la vie des malades, appeler l'attention du chirurgien. Mais il est une autre raison plus scientifique qui explique la rareté réelle et absolue de ce vice de conformation. Le travail formateur, embryogénique, dont nous avons décomposé les principaux phénomènes est continu dans sa marche, quelques-uns de ses actes sont simultanés. Si les progrès du développement, dont le dernier terme est la disparition de la cloison qui sépare les utérus rudimentaires, cessent ou se ralentissent, tout porte à croire que la fusion extérieure des deux utérus (qui n'est pas encore achevée au moment où cette perturbation arrive) ne continuera pas à se faire. Le développement se ralentira ou cessera dans tout l'organe à la fois, produisant ainsi un utérus bicorne ou tout au moins cordiforme plutôt qu'un utérus globulaire. » M. Lefort rapporte deux cas appartenant à cette variété : l'un dû à Eisenmann et l'autre à Liepmann : ce dernier est relaté par Kusmaul. On en trouve un troisième exemple dû à Spaeth et rapporté par Courty dans son *Traité des maladies de l'utérus*.

L'utérus était, dans le cas que nous rapportons, si globuleux et tellement unique extérieurement que, s'il avait présenté une légère torsion sur son axe, torsion amenant son bord gauche en avant comme cela a lieu habituellement, l'opérateur eût pu pénétrer dans l'utérus gauche non gravide. Ici, la section césarienne avait été faite tout près de la cloison de séparation.

Le col de l'utérus droit, bien que la femme fût à terme, avait conservé toute sa longueur, sa cavité mesurait 5 centimètres. Il n'est donc pas possible, comme l'a démontré M. Stoltz en 1826, de faire dans les derniers mois le diagnostic de l'âge de la grossesse d'après la longueur du col. C'est un fait à ajouter à ceux qui ont été rapportés par J. Matthews Duncan et d'autres auteurs.

Le second utérus, l'utérus gauche non gravide, avait suivi son congénère dans son développement; il était considérablement hypertrophié. Son col était, de plus, tout à fait oblitéré par un épais bouchon gélatineux qui faisait saillie à l'orifice externe et s'étendait jusque dans la cavité du corps. S'il était possible de savoir à quelle époque de la grossesse existe ce bouchon gélatineux, cela pourrait être d'une certaine importance dans l'étude de cette question si discutée et si discutable de la superfétation.

Enfin la muqueuse de l'utérus non gravide était considérablement hypertrophiée : il y avait là une véritable caduque. A l'examen histologique fait par M. de Sinéty, on constata une hypertrophie considérable des glandes, et vers la partie de la muqueuse la plus superficielle, la plus interne, par conséquent, l'existence de grosses cellules qu'on trouve habituellement dans la caduque.

CHAPITRE XXIII

QUELQUES REMARQUES SUR LA CONTRACTION PHYSIOLOGIQUE ET PATHOLOGIQUE DU MUSCLE RELEVEUR DE L'ANUS CHEZ LA FEMME[1].

I. — CONTRACTION SIMPLE DU MUSCLE.

Je fus appelé un jour par un étudiant en médecine de mes élèves, pour voir sa maîtresse, Lucie G., qui faisait une fausse couche. Lorsque je pratiquai le toucher, je me trouvai comme arrêté momentanément par une sorte de rétrécissement qui existait en arrière de l'orifice du vagin; j'en fus d'autant plus surpris que cette femme était déjà accouchée deux fois à terme. Quelques mois plus tard, en mai 1879, elle vint me consulter parce qu'elle souffrait du côté des organes génitaux : elle avait la syphilis, des plaques muqueuses existaient autour de la vulve et de l'anus. Après avoir introduit un spéculum de Fergusson pour voir s'il existait quelque lésion du côté du col utérin ou de la muqueuse vaginale, je le retirais en le laissant glisser doucement, lorsque, sans que la femme parût faire un effort, mon spéculum fut brusquement projeté au dehors et il fût tombé par terre si je ne l'avais pour ainsi dire rattrapé

1. *Le Progrès médical,* août 1881.

au vol. Très surpris et me rappelant l'obstacle que j'avais trouvé lors de mon premier examen, je pratiquai de nouveau le toucher avec soin. Je pus alors constater qu'à certains moments survenait une contraction assez forte qui rétrécissait le canal du vagin; il se formait un cercle de consistance fibreuse, un véritable anneau, à 2 centimètres environ en arrière de l'orifice vaginal. Ayant vu que ces contractions pouvaient se produire sous l'influence de la volonté, je priai Lucie G. de les renouveler et de les faire persister un certain temps pendant que je l'examinais. Au-dessus de l'anneau, les parois du vagin étaient souples, extensibles et je pus, en recourbant le doigt en crochet, étudier comment se formait cet anneau. Il n'y avait pas seulement un cercle limité, mais, à sa périphérie, il se formait une véritable surface plane et résistante; le doigt pouvait passer en avant sur cette surface plane et arriver avec elle jusque derrière la symphyse ; de la face postérieure du pubis, il suivait à droite la circonférence du muscle qui, faisant tout le tour de l'excavation pelvienne, croisait le trou obturateur, la face interne de l'ischion et s'étendait en arrière jusqu'aux bords du coccyx et du sacrum. La même disposition existait du côté gauche, si bien que non seulement il se formait un cercle, un anneau rétrécissant le vagin, ce qui était le fait le plus marquant, mais qu'encore tout le plancher pelvien semblait soulevé pendant une contraction volontaire. La contraction cessant, l'anneau disparaissait complètement et le périnée, redevenu souple, se laissait facilement déprimer.

La patiente étant un peu fatiguée par cet examen, je la priai de revenir me voir la semaine suivante. Il était évident que la formation de cet anneau et l'élévation du plancher du bassin qui survenaient sous l'influence de la volonté, étaient la conséquence d'une contraction musculaire, et, en réfléchissant, je pensai que le seul muscle qui pût donner ces résultats était le muscle releveur de l'anus, beaucoup plus développé chez cette femme qu'il ne l'est habituellement.

L'anneau qui se formait autour du vagin siégeait, je l'ai dit, à 2 centimètres environ de son orifice antérieur; du reste, en interrogeant cette femme, j'appris que chez elle les premiers rapports sexuels avaient été relativement faciles et non douloureux, elle n'avait pas perdu de sang [1]. Les choses s'étaient passées si simplement que son amant avait mis en doute sa virginité, et, cependant, elle m'assura qu'elle ne s'était jamais livrée à aucune manœuvre qui eût pu dilater l'orifice vaginal. Elle avait fait, par la suite, quelques remarques assez singulières : elle pouvait, pendant les rapports sexuels, en se contractant fortement, empêcher la sortie du membre viril; d'autre part, quand elle avait eu quelque brouille avec son amant et qu'elle le boudait, s'il désirait avoir des rapprochements sexuels, elle paraissait s'y prêter de bonne grâce, mais, sans en avoir l'air, elle se contractait; il avait alors beau faire, il ne pouvait pénétrer dans le vagin, il trouvait porte close. Devenue enceinte, sa grossesse fut normale, mais elle eut un accouchement excessivement laborieux, ce ne fut qu'après trois jours de douleurs très vives et de violents efforts qu'elle fut enfin délivrée. Après ce premier accouchement, elle pouvait encore, suivant son expression, « serrer » pendant les rapports sexuels, mais avec moins de force. Devenue enceinte une seconde fois, elle était accouchée plus facilement. Elle assure que la puissance de contraction qu'elle possède, et dont elle fait souvent usage, est beaucoup moins grande maintenant qu'autrefois.

De nouveaux examens me donnèrent absolument les mêmes résultats. Je restai donc convaincu qu'il s'agissait bien là du muscle releveur de l'anus dont certaines fibres, surtout celles qui entourent le vagin, présentaient un développement exagéré.

1. Voyez *Recherches sur l'hymen et l'orifice vaginal*, in *Progrès médical*, 1879, p. 697. Voyez aussi p. 278 et 301 de ce volume.

En cherchant dans la littérature médicale, je trouvai bientôt un fait rapporté par Hildebrandt, en 1872, et qui l'avait déjà conduit aux mêmes conclusions. Voici l'observation d'Hildebrandt [1] :

« Mon patient, dit-il, qui fut surpris d'une façon si désagréable, n'est plus un jeune homme, bien qu'il soit encore vert et passionné. Sa jeune femme, avec laquelle il est marié depuis un an, est très facilement excitable et me paraît d'un tempérament érotique. Étant jeune fille, elle avait déjà souffert de douleurs utérines qui se sont accrues d'une façon continue depuis le mariage, sans empêcher toutefois les rapprochements sexuels, qui n'étaient jamais douloureux. Au printemps, on lui avait fait commencer un traitement pour les troubles utérins qu'elle ressentait; la sonde, le spéculum, l'éponge préparée, les tampons imbibés de glycérine, etc., furent employés, et, autant que je puis croire, trop souvent, sans ménagements et sans habileté, de sorte que, chez cette jeune femme nerveuse, l'excitabilité qui existait déjà ne cessa de s'accroître de semaine en semaine, au point qu'elle fondait en larmes pour le motif le plus futile.

« Pendant ce traitement et malgré cette grande surexcitabilité nerveuse, le coït fut une fois pratiqué. Mon patient racontait en quelques mots l'aventure qui lui arriva un soir que, étant moins mal que d'habitude, sa femme se sentait très excitée. Juste au moment où il croyait terminer un coït jusque-là régulier, il sentit tout à coup sa verge, ou, pour mieux dire, son gland retenu fortement au fond du vagin, étreint et comme emprisonné dans un anneau, le membre viril se trouvant tout entier contenu dans le vagin. Chaque tentative qu'il faisait pour s'échapper restait infructueuse. En faisant des efforts pour se séparer, les deux époux éprouvèrent de vives douleurs. L'excitation, la crainte, les essais répétés les mirent en sueur, et, malgré tout, il leur fallut

1. Hildebrandt. — *Ueber Krampf des Levator Ani beim Coïtus;* in *Archiv f. Gynæk.* III Bd. 2 Heft. 1872.

avoir la patience d'attendre. Enfin, au bout de combien de minutes? le mari ne pouvait le dire, car le temps de son emprisonnement lui avait semblé interminable, l'obstacle disparut de lui-même : il était libre.

« En examinant la femme plusieurs semaines après, je ne constatai rien d'anormal, sauf un certain degré d'antéflexion de l'utérus hypertrophié. »

Après avoir analysé les différents phénomènes observés, Hildebrandt est arrivé à cette conclusion que le muscle, qui s'était ainsi contracté brusquement et puissamment, était le muscle releveur de l'anus.

Depuis cette époque, nous avons rencontré quelques femmes chez lesquelles le muscle releveur de l'anus pouvait, sous l'influence de la volonté, se contracter d'une façon très marquée.

La nommée Louise-Désirée B..., âgée de vingt ans, couturière, entre à la Clinique d'accouchement de la Faculté, le 1er octobre 1879. Cette jeune femme, enceinte pour la première fois, est parvenue au terme de sa grossesse. Le soir même de son arrivée, je la fis d'abord examiner par un de mes élèves, médecin étranger qui, en voulant pratiquer le toucher, rencontra des difficultés telles qu'il crut, sans y réfléchir davantage, à un rétrécissemant considérable du détroit inférieur. Je l'examinai à mon tour; en introduisant le doigt dans les organes génitaux on trouvait, après avoir franchi l'orifice vaginal, qu'il existait une bande de tissu très résistant. Deux doigts, l'index et le médius ne purent être introduits ensemble qu'avec peine; une fois qu'ils eurent pénétré, je priai la malade de serrer comme on le fait quand on a fini d'aller à la garde-robe. Je constatai alors une contraction énergique, les doigts étaient fortement appliqués contre le bord inférieur de la symphyse pubienne, en même temps qu'ils étaient comprimés de toutes parts par un véritable cercle. Lorsque la malade cessait de se contracter, la pression disparaissait. On fit coucher la femme sur le côté gauche, on introduisit le doigt dans le vagin, et on chercha avec l'extrémité de l'index à reconnaître la pointe du coccyx. On y arriva et on put, pendant la contraction, sentir tout le plancher périnéal qui se soulevait en même temps que l'anneau du vagin se serrait considérablement. On put aussi, pendant la contraction, sentir à l'aide du doigt recourbé les fibres musculaires qui faisaient en haut des saillies longitudinales; elles allaient en avant s'insérer derrière la symphyse pubienne, on les suivait sur les côtés jusqu'au niveau de l'arcade fibreuse qui croise le muscle obturateur interne, et on arrivait avec elles en arrière jusque sur le coccyx.

Tous ces caractères, ainsi que la distance qui séparait de l'orifice vaginal l'anneau formé pendant la contraction, montraient bien qu'il s'agissait là du muscle releveur de l'anus. Telle fut également l'opinion de M. le Dr Charpentier, qui remplaçait alors M. le professeur Depaul, et à qui nous avions fait constater ces diverses particularités.

Sur une autre femme, nommée Gabrielle H..., âgée de vingt ans, on retrouvait les mêmes phénomènes. Les premiers rapports sexuels avaient été chez elle assez difficiles et très douloureux. Devenue enceinte, elle avait quitté son pays et s'était rendue à Paris.

Parvenue au terme de sa grossesse et ayant des douleurs, elle demanda à être reçue à l'hôpital Saint-Louis. On constata chez elle une présentation du sommet et on l'envoya chez une sage-femme. Comme après trois jours de travail et malgré des contractions violentes elle n'accouchait pas, la sage-femme la ramena à l'hôpital Saint-Louis où, après l'avoir endormie avec du chloroforme, on la délivra à l'aide du forceps Tarnier. Il y avait eu une déchirure de la fourchette, mais le périnée était intact et le muscle releveur de l'anus avait conservé sa puissance. En se contractant, il formait un anneau à 2 centimètres environ au-dessus de l'orifice antérieur du vagin, et on sentait en même temps le plancher pelvien se soulever.

Il n'y a évidemment qu'un seul muscle, le releveur de l'anus, lorsqu'il est très développé chez certaines femmes, qui puisse, en se contractant sous l'influence de la volonté, soulever ainsi le plancher du bassin et former un véritable anneau autour du vagin à une certaine distance au-dessus de son orifice. Le siège du constrictor cunni est différent, ses fibres sont en général assez faibles et leur direction n'est pas la même. Du reste, la disposition des faisceaux musculaires qu'on sent se contracter sous le doigt rappelle bien la direction des fibres du muscle releveur de l'anus et leur mode d'insertion aux parois du bassin [1].

Savage [2] avait déjà nettement montré que la contraction de l'anneau vaginal était produite non point par le muscle constrictor cunni, mais par ce qu'il appelle le muscle pubio-coccygien, c'est-à-dire par les faisceaux pubiens du muscle releveur de l'anus.

La couche musculaire profonde du périnée se trouve formée, on le sait, par les deux muscles releveurs de l'anus et les deux muscles ischio-coccygiens qui sont situés en arrière.

Savage décrit de chaque côté trois muscles qu'il appelle : le premier, muscle pubio-coccygien ; le second, muscle obturato-coccygien ; et le troisième, muscle ischio-coccygien.

Pour lui, le muscle *pubio-coccygien* part de la face interne du pubis par des fibres musculaires distinctes. Ses fibres médianes passent de chaque côté de l'urèthre et du vagin ; quelques-unes d'entre elles passent entre le vagin et le rectum pour se croiser avec des fibres musculaires semblables venues du côté opposé du plancher périnéal.

1. Nous n'avons évidemment en vue dans ce travail que ce qui se rapporte au muscle releveur de l'anus et nous laissons volontairement de côté tout ce qui est relatif au rôle des autres muscles du plancher pelvien.

2. Savage. — *Surgical Anatomy of the female pelvic organs.* « The *Constrictor vaginæ muscle* is not the Bulbo-cavernosus muscle (Compressor Bulbi, notre constrictor cunni). The constriction of the vaginal ring is produced by the pubo-coccygeus muscle. »

Une autre série de fibres plus externes contournent le rectum, en arrière duquel elles passent en formant, avec les fibres venues du côté opposé, des anses musculaires qui se mêlent aux fibres circulaires inférieures (sphincter interne) du rectum.

Les fibres qui sont situées encore plus en dehors se réunissent, sur une sorte de raphé médian, à celles venues du côté opposé, et elles vont, en définitive, s'insérer sur les côtés du coccyx.

Le muscle *obturato-coccygien* part de l'arcade aponévrotique : ses fibres vont en convergeant s'insérer sur les bords du coccyx.

Le muscle *ischio-coccygien* part de l'épine sciatique : ses fibres vont en divergeant s'insérer sur le bord du coccyx et sur le bord du sacrum, à sa partie inférieure.

Ce résumé de la description de Savage permet de comprendre ce qu'il entend par le faisceau pubio-coccygien, qui constituerait le véritable anneau du vagin.

Hildebrandt a cherché, de son côté, à expliquer comment agissent les fibres du muscle releveur de l'anus [1].

« Les préparations anatomiques nous montrent que les plus gros faisceaux de ce muscle naissent derrière les pubis, à 1 cent. 5 de la ligne médiane et de l'articulation de la symphyse, à 3 cent. 5 au-dessous du bord horizontal du pubis, c'est-à-dire à un demi-centimètre au-dessus du bord inférieur de la symphyse; de là, croisant la paroi latérale du vagin, ils vont les uns en avant, les autres en arrière du rectum, d'autres vont jusqu'à la partie inférieure du coccyx (*fig.* 72). Ils marchent donc dans la direction du diamètre antéro-postérieur du détroit inférieur; en conséquence, dans la station debout, ils sont presque parallèles au sol, un peu obliques

1. Hildebrandt. — *Handbuch der Frauenkrankheiten redigirt von Billroth.* VIIIe abschnitt, s. 106.

cependant de haut en bas et d'arrière en avant puisque la pointe du coccyx se trouve 16 ou 18 millimètres plus haut que le bord inférieur de la symphyse.

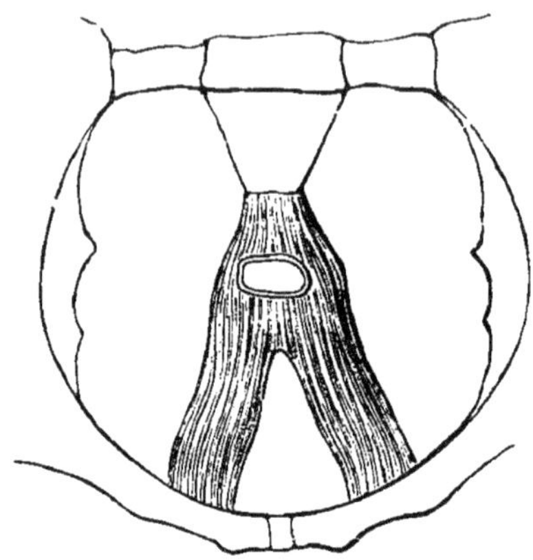

Fig. 72. (Hildebrandt.)

« Ces faisceaux épais peuvent, quand ils se contractent, dit encore Hildebrandt, rétrécir le canal vaginal de deux façons :

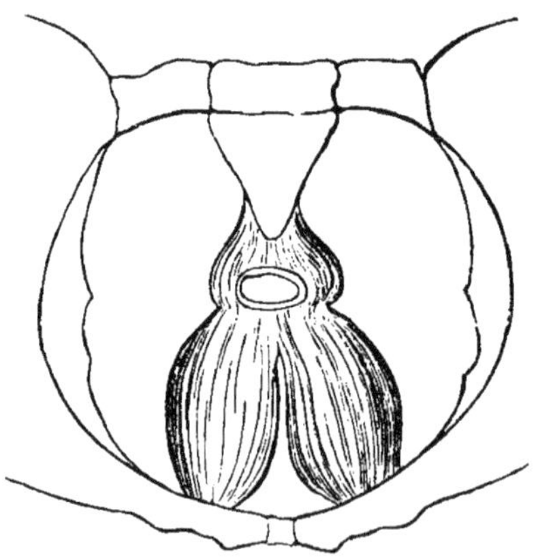

Fig. 73. (Hildebrandt.)

premièrement ils rapprochent la paroi postérieure du vagin et le rectum de la symphyse; secondement, en se contractant, ils augmentent à peu près autant en épaisseur qu'ils perdent en longueur. Mais, plus la partie centrale du muscle devient épaisse de chaque côté, plus le vagin se trouve rétréci de droite à gauche. La *figure* 73 met ce fait en évidence. De ces considérations il résulte qu'il ne saurait venir à l'esprit que le muscle releveur de l'anus agit comme un anneau musculaire à la façon des autres sphincters; il ne saurait donc brider circulairement le vagin comme le fait le constrictor cunni. »

Nous ne pensons pas que l'opinion d'Hildebrandt soit absolument exacte. Pour bien nous rendre compte de la façon dont agissait le muscle releveur de l'anus, nous avons fait fabriquer des cylindres en cire à modeler, longs de 12 centimètres environ, ayant un diamètre un peu moins considérable à une de leurs extrémités qui était arrondie qu'à l'autre extrémité

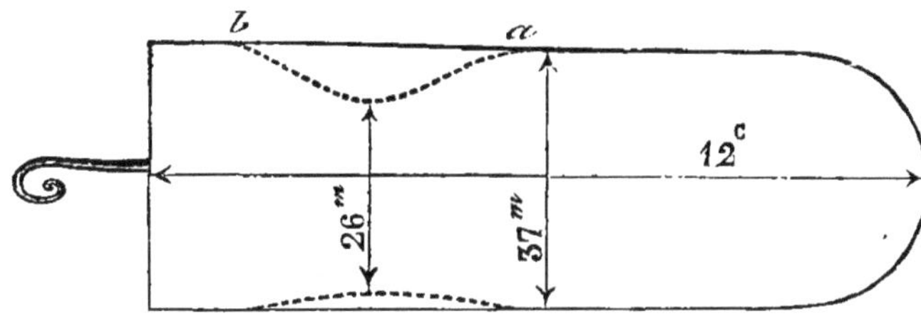

Fig. 74.

qui était plane et en formait pour ainsi dire la base. Le diamètre moyen du corps de chaque cylindre était de 37 millimètres, la circonférence était de 11 cent. 1/2. Un fil de laiton plié en double suivant toute la longueur du cylindre et sortant au niveau de sa base offrait une prise solide pour l'introduire dans les organes génitaux et pour l'en extraire (*fig*. 74).

Après avoir enduit le cylindre d'un corps gras, nous placions la femme sur le dos, comme quand on veut faire un examen avec un spéculum bivalve. Les muscles du périnée étant dans un relâchement complet, nous introduisions le cylindre dans le vagin, comme on introduit un spéculum plein, et, quand il était bien placé, nous demandions à la femme de se contracter aussi fortement que possible. La contraction déterminait une impression sur la cire : la femme, mettant de nouveau ses muscles dans le relâchement, nous pouvions retirer le cylindre sans difficulté. Il existait alors sur la cire un cercle complet.

En avant, au niveau de la partie qui correspondait au bord inférieur de la symphyse, il y avait une véritable échancrure. Cette échancrure formait une dépression arrondie à courbure assez régulière; on avait comme un arc de cercle qui, chez la nommée Lucie G..., mesurait 4 centimètres environ d'une extrémité de l'arc à l'autre (de *a* en *b*, *fig.* 74). Le diamètre antéro-postérieur du cylindre, sorte de phallus artificiel, pris en partant du fond de la dépression, ne mesurait plus que 26 millimètres au lieu de 37. Le diamètre transverse était de 35 millimètres. La circonférence n'était plus que de 10 cent. 1/2. La contraction avait donc agi principalement dans le sens antéro-postérieur, de sorte qu'en avant le bord inférieur de la symphyse et le ligament triangulaire avaient surtout imprimé leur trace sur la cire à modeler. Sur les côtés et en arrière, le sillon était au contraire peu profond bien qu'apparent, ce qui était dû, sans doute, à ce que les faisceaux musculaires formaient une bande assez large.

Les mêmes recherches ont été faites sur la nommée Louise-Désirée B... qui était enceinte. La contraction chez elle était plus puissante encore. Le diamètre antéro-postérieur du cylindre-phallus ne mesurait plus, là où avait été exercée la compression, que 24 millimètres et le diamètre transverse que 32 millimètres (au lieu de 37 dans tous les sens). La circonférence était de 92 millimètres.

Il est certain que, si au lieu d'employer la cire à modeler qui était assez ferme, nous avions pu faire usage d'une substance qui eût opposé moins de résistance à la contraction, tout en étant capable de conserver ensuite sa forme, nous eussions noté un diamètre beaucoup moindre du cercle ainsi limité pendant la contraction.

Ce cercle était assez régulier; il ne rappelait nullement la forme décrite par Hildebrandt comme devant résulter de la contraction des faisceaux du muscle releveur de l'anus.

D'autre part, ces expériences montrent bien que la paroi postérieure du vagin est, au moment de la contraction, entraînée d'arrière en avant, qu'elle est rapprochée de la symphyse pubienne. Il y a donc un véritable anneau péri-vaginal.

Chez un certain nombre de femmes, nous avons trouvé le muscle releveur de l'anus assez développé, mais agissant d'une façon différente. Au moment de la contraction il ne se formait pas un cercle, un anneau limité autour du vagin, mais toute la paroi postérieure de ce canal, formant comme une large sangle, était soulevée sur une grande hauteur et rapprochée de la paroi antérieure. C'est à cette disposition que Sims [1] a très nettement fait allusion. « Mon explication de ce phénomène physiologique est la suivante, dit-il, en parlant de certains faits qui se passent pendant les rapports sexuels : le col utérin est comprimé avec force contre le gland par une contraction du constricteur supérieur du vagin et je lui ai attribué une fonction, celle de comprimer avec force, à un certain moment, le gland contre le museau de tanche. Je n'ai fait aucune dissection pour montrer l'existence d'un tel muscle spécial, mais il existe, et je suis parfaitement sûr que quelque anatomiste le disséquera et le décrira, car j'ai constaté des centaines de fois des preuves de sa présence. »

Le muscle constricteur supérieur du vagin de Sims n'est certainement pas autre chose que le muscle releveur de l'anus, muscle qui peut se contracter sous l'influence de la volonté, mais que le plus souvent la femme contracte, sans en avoir conscience, pendant les rapports sexuels [2].

Il est probable que si, chez les femmes qui possèdent un muscle releveur de l'anus bien développé, on obtient deux

1. Marion Sims. — *Clinical notes on Uterine Surgery*, 1866, p. 273 et 274.
2. Voyez : de Sinéty, *Manuel pratique de gynécologie*, 1879, p. 225. — Carl Braun, *Lehrbuch der gesammten Gynækologie*. 2e auflage, 1881, p. 375.

variétés différentes dans la contraction, cela tient à ce que le développement porte plus particulièrement dans chacune d'elles sur certains faisceaux du muscle. La formation d'un véritable anneau autour du vagin serait surtout la conséquence du développement exagéré de la partie appelée par Savage muscle pubio-coccygien et, en particulier, des faisceaux qui se croisent entre le rectum et le vagin. Lorsque, au contraire, la paroi postérieure du vagin est, comme l'a noté Sims, portée en avant sur une assez grande étendue et rapprochée de la paroi antérieure, ce seraient les fibres du muscle obturato-coccygien et surtout celles du muscle ischio-coccygien qui seraient très développées et iraient s'insérer assez haut en arrière sur les bords du sacrum.

II. — Contracture du muscle releveur de l'anus.

Les faisceaux du muscle releveur de l'anus peuvent être le siège d'une contracture soit momentanée, soit permanente. L'observation d'Hildebrandt que nous avons rapportée est un exemple de contracture momentanée. Nous avons rencontré plusieurs cas de contracture permanente.

Le 25 juillet 1880, je me rendis avec le Dr Dujardin-Beaumetz à l'hôpital Saint-Antoine pour examiner une malade de son service qui était en travail et qui avait perdu des eaux depuis la veille. Cette femme se trouvait depuis six mois à l'hôpital pour un vaginisme intense; elle refusait presque constamment de laisser pratiquer le toucher vaginal qui était pour elle atrocement douloureux : il suffisait du reste de mettre la main sur ses jambes pour déterminer un rapprochement immédiat et instinctif des cuisses. Elle raconte qu'elle a essayé bien des fois d'avoir des rapports sexuels, mais elle souffrait tellement qu'ils étaient presque impossibles. « J'ai eu bien des amis, disait-elle, mais pas un n'est resté sérieux, à cause des difficultés que nous éprouvions. »

Elle affirme qu'elle est enceinte des œuvres d'un jeune Asiatique chez lequel le membre viril était très peu développé, ce qui a permis quelques fois son introduction.

Après bien des pourparlers et en prenant beaucoup de précautions, je réussis à introduire l'index dans le vagin. Je sentis la tête engagée, mais je ne pus arriver sur le col de l'utérus qui, d'après la direction du cul-de-sac, paraissait être en haut et à gauche. J'introduisis deux doigts sans réussir davantage à trouver le col; j'étais du reste arrêté par une bride très forte qui existait au niveau de la partie inférieure et postérieure du vagin; cette bride persistante était à une certaine distance au-dessus de l'entrée du vagin.

Après avoir retiré mes doigts, je voulus explorer par l'extérieur l'orifice du vagin : cela me fut d'abord impossible. Au moindre attouchement, la malade serrait très fortement les jambes, je n'y parvins qu'en ayant recours au procédé suivant. Comme elle voulait écarter elle-même les lèvres pensant qu'elle réussirait, je dirigeai ses deux mains sans toucher à ses cuisses et lui fis séparer les petites lèvres. On put ainsi constater que l'orifice du vagin était large et parfaitement perméable : il y avait à gauche et en bas une déchirure, conséquence des premiers rapports sexuels, pendant lesquels elle avait perdu un peu de sang. On pouvait suivre la muqueuse vaginale jusqu'à une certaine distance dans la profondeur, jusqu'à 1 centimètre et demi environ. C'était là qu'existait l'obstacle.

Cet examen fait, j'introduisis de nouveau un doigt dans le vagin, je le repliai en crochet et je priai la malade de serrer comme quand on a fini d'aller à la garde-robe. Je pus alors sentir très nettement la bande musculaire se contracter plus fort, comprimer le doigt, puis se relâcher un peu. Je répétai l'expérience à plusieurs reprises et pus ensuite faire constater les mêmes faits au Dr Dujardin-Beaumetz, qui avait pratiqué le toucher. Le muscle qui se contractait et soulevait alors la paroi du vagin était bien, d'après son siège et la direction de ses fibres, le muscle releveur de l'anus.

Il importait de savoir à quelle période du travail cette femme était arrivée et s'il n'existait pas une fissure, une lésion de la muqueuse vaginale pouvant expliquer la contracture.

Pour résoudre ces questions, il était nécessaire d'endormir la patiente qui consentit à respirer du chloroforme. Comme elle s'agitait considérablement et involontairement dès qu'on la touchait, même au bras, on la laissa étendue sur le lit et, en évitant tout contact, on approcha simplement de sa figure une compresse sur laquelle on avait versé du chloroforme. Au bout de quelques minutes, la période d'excitation arriva, on la saisit alors par les bras et par les jambes, on l'immobilisa, on continua à administrer le chloroforme et quelques instants après l'anesthésie était complète. On la plaça en travers du lit. En pratiquant le toucher on ne trouva plus le moindre obstacle, la paroi postérieure du vagin était absolument souple; j'introduisis non pas seulement deux doigts, mais quatre doigts avec la plus grande facilité ; je pénétrai ensuite dans le cul-de-sac latéral gauche du vagin où je constatai que le col était effacé et qu'il existait un commencement de dilatation de l'orifice utérin qui mesurait 1 centimètre et demi environ de diamètre. Je pus, en déprimant fortement avec les doigts la partie postérieure du vagin, ouvrir largement ce canal et montrer à tous les assistants que la contracture avait disparu.

On était allé chercher des spéculums; comme on ne les apportait point, on donna un peu moins de chloroforme : au bout de quelques minutes, la patiente se mit, sans en avoir conscience, à exécuter des mouvements, et on put alors constater que la contracture avait reparu. On administra de nouveau le chloroforme; l'anesthésie redevint complète. J'introduisis avec la plus grande facilité un spéculum de Cusco, puis un spéculum de Sims et, le tournant dans tous les sens, j'examinai avec soin la muqueuse sur laquelle ni en avant, ni en arrière, ni sur les côtés il n'y avait la moindre lésion, la moindre ulcération.

Le travail continua ; le lendemain, 26 juillet, à onze heures, je revis cette femme : la tête reposait sur le plancher du bassin, la contracture persistait. L'interne du service dut faire administrer du chloroforme et il termina l'accouchement par une application de forceps.

Quelques mois plus tard, j'eus l'occasion d'observer un nouveau fait. Je fus appelé, le 5 octobre, par un médecin de la ville pour voir une dame X... âgée de trente ans environ et mariée depuis deux années seulement. Cette femme avait des hémorrhagies abondantes dues à la présence de tumeurs fibreuses ; elle avait, quelques jours reparavant, expulsé une portion de myôme. En outre, bien que mariée depuis deux ans, elle n'avait pu avoir qu'une seule fois des rapports sexuels et au prix des plus atroces douleurs ; jamais elle n'avait voulu permettre à son médecin l'exploration vaginale.

Après quelques hésitations, elle m'autorisa à pratiquer le toucher ; le doigt traversa l'orifice vaginal sans difficulté, mais sentit un peu au-dessus et en arrière un anneau étroit, qu'il franchit avec peine. La douleur déterminée à ce moment fut très vive. Le doigt arriva au fond du vagin et explora le col ; de plus, le palper abdominal étant combiné avec le toucher vaginal, on put examiner les modifications survenues du côté du corps de l'utérus.

En retirant doucement le doigt, on sent un anneau qui le serre et qui l'applique contre la symphyse pubienne. Il existe, en arrière, non pas seulement une corde, mais un véritable plancher. Du reste, quand l'index introduit dans le vagin est laissé immobile, il n'y a presque plus de douleurs, et la constriction est alors moins forte. Je recommande à Mme L..., de serrer comme quand elle a fini d'aller à la garde-robe ou quand on veut couper le bol fécal, je sens alors très nettement le muscle releveur de l'anus qui se contracte et se soulève tout entier : c'est bien le même muscle qui, quand on introduisait ou retirait l'index, quand on frottait par conséquent sur les parois du vagin, comprimait très fortement le doigt. Mme L... éprouvait alors une véritable sensation de brûlure au niveau de la contracture. Ce n'était pas seulement en arrière qu'existait cette contracture, mais aussi en avant, de chaque côté, et de plus à une certaine hauteur, à 2 centimètres environ de l'orifice vaginal.

Ainsi donc, on peut rencontrer dans le vaginisme [1] la contracture des fibres du muscle releveur de l'anus. Simpson a dit quelques mots de la contracture isolée de certains faisceaux qu'il pensait appartenir à ce muscle [2]. C'est probablement dans des cas de vaginisme avec contracture du muscle releveur de l'anus que Sims [3] a dû, pour obtenir la guérison, faire des incisions profondes s'étendant en haut jusqu'à plusieurs centimètres sur la paroi postérieure du vagin.

Si la malade étant plongée dans la narcose chloroformique on faisait dans ce cas la dilatation forcée, il est probable qu'on ne recueillerait de cette opération aucun résultat favorable, la contracture ayant cédé sous l'influence de l'anesthésie totale. Il faudrait donc, pour qu'elle fût efficace, faire la dilatation sans que la malade fût endormie ou pendant l'anesthésie incomplète. De même, si on voulait faire la section de la paroi postérieure du vagin et des fibres musculaires, elle devrait être opérée sans administration préalable d'agent anesthésique, ou bien au moment spécial où les muscles sont encore contracturés bien que la malade qui a respiré du chloroforme n'ait plus conscience de ce qui se passe. Enfin, s'il était démontré que, dans certains cas, la contracture est

1. Dans cet état, parfois complexe, désigné sous le nom de vaginisme et qui peut être dû soit à une hyperesthésie de la muqueuse vulvaire, soit à une hyperesthésie à laquelle s'ajoute de la contracture, d'autres muscles peuvent évidemment être atteints, mais, nous le répétons, nous nous bornons volontairement à l'étude du muscle releveur de l'anus.

2. Simpson. — *Selected obstetrical Works*, p. 765 et 766.

3. Marion Sims. — *Uterine surgery*, p. 336.

limitée aux fibres du releveur, on pourrait peut-être obtenir la guérison en ne faisant porter la section que sur ces fibres musculaires, sans avoir à pratiquer l'incision étendue conseillée par Sims. Je me hâte d'ajouter que ce sont là des vues hypothétiques qui résultent de ce que j'ai observé chez la femme de l'hôpital Saint-Antoine, mais dont je n'ai pas eu l'occasion de vérifier l'exactitude par la pratique.

III. — Résistance que le muscle releveur de l'anus peut apporter a l'accouchement.

Le développement exagéré des fibres musculaires du releveur peut mettre obstacle à l'accouchement. Ce ne fut qu'après trois jours de douleurs très vives et de violents efforts que la nommée Lucie G... fut enfin délivrée. Gabrielle H..., qui avait été envoyée chez une sage-femme, fut ramenée par cette dernière à l'hôpital Saint-Louis, après trois jours de travail infructueux, et on dut extraire l'enfant avec le forceps.

Quant à la nommée Louise-Désirée B..., son accouchement ne fut pas moins intéressant. Il existait chez elle une présentation de l'extrémité pelvienne définitive [1], mode des fesses, en position sacro-iliaque droite antérieure. Les premières douleurs apparurent le 10 octobre à trois heures du matin. A huit heures, les membranes se rompirent probablement, car il s'écoula du liquide amniotique, mais la rupture a dû se faire au-dessus de l'orifice utérin; en effet, en introduisant le doigt dans le col on arrivait sur les membranes qui bombaient encore pendant la contraction. Les douleurs ont continué pendant toute la journée : le soir, à six heures, l'effacement était complet et il y avait un commencement de dilatation; on arrivait sur les organes génitaux mâles de fœtus. A

1. P. Budin. — *De la présentation de l'extrémité pelvienne définitive* in *Le Progrès médical*, 1881, p. 515. Voyez chapitre XXVIII, p. 409 de ce volume.

dix heures du soir l'orifice utérin mesurait 4 centimètres de diamètre environ; les contractions se succédaient, fréquentes et fortes; le méconium commençait à s'écouler, les battements du cœur étaient réguliers. La sage-femme en chef de la Clinique nous a fourni les renseignements qui suivent et qui se rapportent à la fin de l'accouchement. A onze heures du soir, la dilatation était complète. Vers une heure du matin, comme le siège ne sortait pas, on administra du seigle ergoté. A une heure quarante-cinq, on put enfin avoir un peu de prise sur le siège en partie dégagé; on défléchit une jambe et on tira. Lorsque l'ombilic sortit, on constata qu'il n'y avait pas de battements du cordon : comme pendant les dernières heures on n'avait pas ausculté, on ne put savoir à quel moment l'enfant avait succombé. Pendant l'extraction, les bras se relevèrent; on eut toutes les peines du monde à les défléchir. Lorsqu'il ne resta plus que la tête, deux doigts d'une main furent mis dans la bouche, l'autre main fut placée à cheval sur le cou et des tractions très fortes furent exercées. L'extrémité céphalique restait emprisonnée dans l'excavation, retenue par un obstacle dont on ne s'expliquait nullement la nature. Ce ne fut qu'après vingt minutes d'efforts énergiques que la tête sortit tout d'un coup. Il y avait une déchirure de la fourchette, mais la peau du périnée était restée intacte. L'enfant ne pesait que 2.900 grammes.

En pratiquant l'examen quelques jours plus tard, on ne trouva plus la moindre contraction du muscle releveur de l'anus : il s'était évidemment rompu au moment de la sortie brusque de la tête. Lorsque la femme voulut quitter l'hôpital, le 23 octobre, M. le Dr Charpentier renouvela avec nous l'examen, sans pouvoir constater la contraction d'aucun faisceau musculaire. « Mais serrez donc, lui disait M. Charpentier. » — « J'ai beau faire des efforts, monsieur, répondit-elle, je sens que je ne puis plus. »

Lorsqu'il y a contracture, la résistance à l'accouchement semble plus grande encore. On a vu que chez la femme de l'hôpital Saint-Antoine on avait dû administrer le chloroforme et terminer l'accouchement par une application du forceps. Deux observations publiées, l'une par M. Révillout en 1874, l'autre, par M. Benicke en 1878, montrent combien les difficultés peuvent être considérables.

Il y a trois ans, dit M. Révillout [1], une femme, jeune encore, primipare, très bien musclée, était entrée à l'Hôtel-Dieu pour y faire ses couches. Comme le travail se prolongeait, l'interne de service pensa qu'il y avait lieu de recourir au forceps. En conséquence, il introduisit les branches de l'instrument et, paraît-il, il n'éprouva aucune difficulté pour le faire. La tête était encore au détroit supérieur; les premières tractions furent inefficaces, et, n'osant insister, le jeune opérateur crut devoir recourir aux lumières d'un accoucheur de profession. Avant de le faire appeler, il eut soin de retirer les branches du forceps.

Cet accoucheur, homme très distingué à tous égards et dont le nom fait autorité, arriva trois quarts d'heure plus tard environ. Il voulut, lui aussi, terminer l'accouchement par le moyen des fers; mais, quand il essaya d'introduire à son tour une des branches de l'instrument, la chose lui fut impossible. Un peu au-dessous de l'utérus, le vagin était divisé en deux parties, pour ainsi dire, par une sorte de double bride qui s'étendait de chaque côté d'avant en arrière, à peu près perpendiculairement à l'axe du corps.

Quelle pouvait être la nature de cette double bride?

L'accoucheur en renom jugea qu'elle devait être cicatricielle, et, malgré les affirmations réitérées du jeune interne, il se refusa à admettre que l'introduction du forceps eût été possible moins d'une heure plus tôt.

Du moment où l'obstacle était considéré comme le résultat

1. Révillout. — *Les constricteurs du vagin. Le vaginisme supérieur et le vaginisme proprement dit*, in *Gazette des hôpitaux*, n° 100, 29 août 1874.

de cicatrices, la conduite à suivre était toute tracée : on ne devait pas espérer de le voir céder de lui-même, car les tissus inodulaires ne se prêtent pas à une dilatation physiologique.

Le mieux était donc de recourir à l'instrument tranchant sans plus tarder. On fit de chaque côté du vagin une incision parallèle à l'axe de ce canal et, par conséquent, à peu près perpendiculairement à la base des deux replis en question. L'enfant fut retiré alors sans difficulté.

Trois jours après, la femme mourut. L'autopsie fut faite avec grand soin : j'y assistai. On trouva du pus dans les sinus de l'utérus, dans les veines du petit bassin, ce qui expliquait l'issue funeste. Mais, quant à des brides cicatricielles ou autres, on n'en rencontra pas la moindre trace ; le vagin était sain et tout à fait normal ; autour des plaies, aucune saillie, aucun relief n'expliquait la nécessité dans laquelle on s'était trouvé de pratiquer de larges débridements de droite à gauche.

On ne pouvait pourtant pas admettre que l'accoucheur se fût trompé, en croyant sentir un double obstacle, un double repli fortement tendu, fermant en partie le vagin comme une cloison incomplète vers la moitié de sa hauteur. Avant d'y porter le bistouri, il l'avait fait toucher par l'interne qui, malgré son étonnement, avait dû se rendre à l'évidence.

Mais, maintenant, il était certain qu'il s'était agi d'un phénomène momentané, dont le mécanisme de production semblait nécessiter l'hypothèse d'une contraction ayant siégé dans quelque faisceau musculaire.

Dans l'observation rapportée par M. Benicke, la contracture n'était point passagère, mais elle durait depuis longtemps ; les difficultés furent plus grandes encore [1].

La femme K..., âgée de vingt-cinq ans, assez forte, assure que depuis sa jeunesse elle a souffert d'une grande sensibi-

1. F. Benicke. — *Ueber die Geburtsstorungen durch die weichen Geburtswege* in *Zeitsch. f. Geburtsh u. Gynæk.*, 1878, p. 262 et suivantes.

lité des organes génitaux externes. Elle était mariée depuis plusieurs années; les rapports sexuels, en raison des douleurs très vives qu'ils déterminaient, ne pouvaient être que très imparfaits; dès les premières approches de son mari, elle éprouvait un sentiment d'angoisse. Le mari raconte que, profitant un jour de ce que sa femme était profondément endormie, il put accomplir le coït : la conception s'ensuivit. La grossesse fut normale. Le 2 février au soir apparurent les premières douleurs; le liquide amniotique s'écoula dans la nuit du 2 au 3. Dans la journée du 3, le travail fit à peine quelques progrès; on vint alors demander du secours à la Policlinique. Le pratiquant qui avait été envoyé arriva bientôt en disant que l'examen avait été presque impossible à cause d'une contraction persistante du vagin, que l'orifice utérin semblait complètement dilaté, que l'accouchement ne faisait aucun progrès, et que la parturiente était dans un grand état d'excitation. Lorsque j'arrivai près de cette dernière, je constatai que le vaginisme était, en effet, très prononcé. L'approche du doigt qui devait pratiquer le toucher suffisait pour déterminer un sentiment d'angoisse, les genoux étaient alors rapprochés l'un de l'autre avec une force telle que le bras de la personne qui voulait faire l'examen se trouvait complètement emprisonné. Il fallut toute la puissance de volonté de la patiente pour qu'elle pût écarter peu à peu les genoux. On finit, avec beaucoup de peine, par constater que la dilatation de l'orifice utérin était presque complète et que la tête se trouvait profondément engagée dans le bassin. Le vagin se contractait fortement sur le doigt, la paroi postérieure du vagin était surtout dure et tendue. Après avoir fait une injection de morphine, j'ordonnai de donner encore de l'opium pendant les heures suivantes, afin d'amener un peu de calme. La situation resta la même. Les contractions, bien que fortes, étaient complètement inefficaces, probablement à cause des douleurs considérables que déterminait la pression exercée par la tête; celle-ci reposait sur le plancher du bassin, mais n'avançait pas. Les choses en étaient là lorsque je revis la patiente à trois heures du matin le 4 février. De l'orifice externe, il ne restait plus qu'un petit bourrelet fait sur la tête par la lèvre antérieure. La parturiente était épuisée, excitée à un haut degré; le pouls était petit, fréquent. Il me parut indiqué de terminer l'accouchement; je crus en outre que, sous l'influence de la narcose chloroformique, la contracture et par conséquent l'obstacle qui existait du côté des parties molles disparaîtrait; je me résolus à appliquer le forceps. La narcose chloroformique dut être très profonde, sans cela les cuisses se rapprochaient immédiatement dès qu'on touchait les organes génitaux. Pendant l'introduction des cuillers, qui fut très facile, je fus frappé de l'état de tension des muscles du plancher pelvien et en particulier du releveur de l'anus.

Le forceps était bien et solidement appliqué; cependant, lorsque le bourrelet formé par la lèvre antérieure du col eut remonté au-dessus de la tête, je ne réussis pas, malgré des tractions puissantes et répétées, à dégager la tête. Elle resta immobile sur le plancher du bassin, l'occiput se trouvant sous la symphyse. Malgré le déploiement d'une force assez considérable, elle ne s'abaissa pas d'un centimètre, soit qu'on tirât directement en bas, soit qu'on élevât peu à peu les branches de l'instrument. Il me sembla alors qu'il ne restait plus autre chose à faire que la perforation, bien que l'enfant fût vivant. Le forceps ne me permettait pas d'arriver au but qui devait être atteint, et il n'y avait sans doute rien à attendre d'une expectation plus prolongée. Je fis la perforation avec le trépan et j'appliquai le cranioclaste sur le front. L'extraction de la tête perforée fut encore très difficile; elle sortit lentement en se dégageant suivant sa longueur, comme si elle avait passé à travers un bassin généralement rétréci. On rencontra de semblables difficultés pour opérer le dégagement des épaules. Malgré de fortes tractions exercées sur la tête, elles ne s'abaissèrent pas : l'introduction du doigt dans l'aisselle placée en arrière fut presque impossible à cause de la résistance des parties molles. On finit par réussir avec le crochet mousse à amener le bras droit au dehors et, en exerçant sur lui des tractions, à compléter la sortie du fœtus. La délivrance fut faite par expression. A l'exception d'une déchirure superficielle du périnée de 2 centimètres de longueur, les parties molles étaient complètement intactes. Aussitôt après la délivrance, on lava la cavité utérine avec une solution phéniquée. Les suites de couches furent presque normales. Le troisième jour seulement, la température s'éleva jusqu'aux environs de 40° et il y eut quelques douleurs dans le côté droit. On fit de nouveau un lavage intra-utérin, on mit de la glace sur le ventre et la fièvre tomba.

Quelque temps après, cette femme se présenta à la Clinique. Le vaginisme persistait. Pour l'examiner, il fallut la plonger dans la narcose; on ne trouva rien de particulier. Quant au traitement de son vaginisme, la malade ne voulut point en entendre parler.

M. Benicke a ajouté à son observation les remarques qui suivent : « Dans notre cas, il est presque invraisemblable que, pendant la narcose chloroformique, la contracture musculaire ait encore persisté. Cela s'explique sans doute par ce fait que la contracture durant depuis de longues années a dû déterminer un état anormal de résistance et de rigidité du tissu musculaire. On pourra peut-être me faire le reproche d'avoir pratiqué trop vite la perforation du crâne sur un enfant encore vivant. On aurait certainement pu attendre encore plus longtemps et avoir recours à une narcose plus prolongée, mais je ne crois pas que cela aurait eu aucun avantage pour la parturiente. Comme, malgré les douleurs puissantes et prolongées, malgré les tractions faites avec le forceps, la tête n'avait pas changé de place, il ne me restait, dans mon opinion, que la thérapeutique que j'ai suivie. »

Dans tous les cas où il y avait contracture des faisceaux du releveur de l'anus, l'accouchement a été laborieux. Il n'en est sans doute pas ainsi dans les autres faits de vaginisme. Nous avons vu une femme qui resta pendant quelque temps couchée au lit n° 13 de la Clinique et chez laquelle, à la suite d'un premier accouchement, une ulcération avait persisté sur la muqueuse de la vulve, à droite de l'orifice vaginal. Les rapports sexuels étaient impossibles : un jour cependant, son mari la menaçant de prendre une maîtresse, ils eurent lieu au milieu d'atroces douleurs; une grossesse s'ensuivit. Au toucher qui ne nous fut permis qu'une seule fois, nous ne trouvâmes pas chez cette femme de contracture du plancher du bassin; l'accouchement eut lieu spontanément et avec la plus grande facilité.

Lorsque le muscle releveur de l'anus met obstacle à la sortie du fœtus, la conduite qu'on doit tenir varie suivant les circonstances.

Si l'accouchement n'a pas lieu parce que le muscle très développé oppose simplement une résistance trop grande, il faut, après avoir attendu un temps suffisant, appliquer le forceps. L'anesthésie complète, en mettant le muscle dans le relâchement, favoriserait l'extraction. L'anesthésie pourrait également rendre de très grands services lorsqu'on ferait l'extraction podalique de l'enfant, s'il s'était présenté par le siège.

Si l'obstacle à l'accouchement était dû à la contracture du muscle releveur, il faudrait commencer par plonger la femme dans la narcose chloroformique et terminer par une application de forceps comme cela a été fait avec succès à l'hôpital Saint-Antoine.

S'il était bien nettement prouvé, dans un cas de contracture, que l'extraction est absolument impossible avec le forceps et qu'il y a un danger sérieux à attendre plus longtemps, l'intérêt de la mère autoriserait sans doute, l'enfant étant vivant, à pratiquer la craniotomie : si l'enfant avait succombé, on pourrait avoir recours plus tôt à cette opération.

Quant aux incisions faites sur les parois latérales du vagin, comme dans l'observation que M. Révillout a rapportée, il vaudrait peut-être mieux ne pas y avoir recours au moment de l'accouchement, de peur de voir les déchirures s'étendre trop loin pendant le passage de la tête et du tronc : en tous cas, on devrait éviter de les faire lorsque la contracture n'est survenue que momentanément.

En résumé : le muscle releveur de l'anus peut, d'une façon exceptionnelle, avoir des fibres musculaires très développées chez la femme. Les contractions sont alors très nettement perçues lorsqu'on pratique le toucher.

Tantôt on sent un véritable cercle, un véritable anneau qui étreint fortement les doigts introduits dans le vagin; tantôt on observe un soulèvement de la paroi postérieure du vagin qui est portée en avant et se rapproche de la paroi antérieure.

Lorsqu'un de ces états existe, il peut en résulter des particularités intéressantes relativement à la physiologie des rapports sexuels (penis captivus, etc.) et aussi des difficultés pendant l'accouchement.

Dans certains cas, il y a une véritable contracture temporaire ou permanente des fibres du muscle releveur de l'anus : cette contracture peut rendre les rapports sexuels très difficiles ou impossibles; elle peut également mettre obstacle à la sortie du fœtus. Il est important de savoir apprécier exactement le siège de la contracture afin de pouvoir efficacement y porter remède.

Il est possible enfin que, surtout chez les femmes qui ont eu des enfants, le peu de développement ou la rupture des fibres du releveur de l'anus joue un rôle dans la pathogénie de certaines affections des organes sexuels, et principalement dans la pathogénie des déplacements de l'utérus et des parois du vagin.

La Mivoie près Rouen, mai 1881.

NOTE

En écrivant cette dernière phrase : « Il est possible enfin que, surtout chez les femmes qui ont eu des enfants, le peu de développement ou la rupture des fibres du releveur de l'anus joue un rôle dans la pathogénie de certaines affections des organes sexuels, et principalement dans la pathogénie des déplacements de l'utérus et des parois du vagin, » nous avions en vue un certain nombre de faits dans lesquels, bien qu'il existât une déchirure du périnée depuis un certain nombre d'années, nous n'avions constaté aucune descente de l'utérus, aucun des troubles, aucun des accidents attribués en général à cette lésion. Nous avions aussi été frappé de voir ces accidents survenir chez certaines femmes, bien que chez elles le périnée fût demeuré intact. Nous pensions donc que, contrairement à l'opinion habituellement admise, c'était peut-être non point les parties molles qui forment le plan inférieur du périnée, mais la résistance plus ou moins grande fournie par le muscle releveur de l'anus qui avait le rôle le plus important. Il nous semblait que des recherches faites dans ce sens pourraient avoir un grand intérêt.

Dans le dernier volume des *Transactions of the american gynecological Society*, t. VIII, 1883, nous trouvons un mémoire publié par un des gynécologues américains les plus justement célèbres, le Dr Thomas A. Emmet [1], mémoire dont la lecture, si on en juge d'après la discussion qui l'a suivie, paraît avoir vivement surpris ses collègues. « Mon opinion, dit Emmet, est qu'une simple déchirure du périnée, même si elle s'étend aux fibres de sphincter anal, ne détermine aucun inconvénient lorsque les surfaces sont cicatrisées ; d'habitude on ne trouve que des troubles réflexes dus à la présence du tissu cicatriciel. Il y a longtemps que je pense qu'il existe là quel-

1. Thomas A. Emmet. — A study of the etiology of perineal laceration with a new method for its proper repair. *Transactions of the american gynecological Society*, t. VIII, p. 198, 1883.

qu'autre lésion dont nous n'avons pas reconnu la nature, et dont nous ignorons également la cause et le mode de production. Personne ne niera ce fait que les souffrances généralement attribuées à la perte du périnée ne sont nullement en rapport avec l'étendue apparente de la lésion.

« Nous pouvons tous nous rappeler des cas dans lesquels le périnée, même chez des femmes de la classe ouvrière, était déchiré depuis des années sans qu'il en fût résulté aucun trouble, et cependant l'orifice vaginal demeurait tellement béant qu'on était surpris de trouver en place les organes pelviens. Que de fois, au contraire, n'avons-nous pas été ennuyés par des douleurs qui coïncidaient avec une lésion minime?

« Il est très fréquent de trouver des cas dans lesquels l'orifice vaginal est relâché, comme l'ouverture d'une bourse dont le cordon aurait été enlevé. Dans ces faits, on ne peut découvrir aucune déchirure apparente du périnée; cependant on en a tous les symptômes. Il est donc évident que les douleurs et les troubles qui sont généralement éprouvés ne sont pas la conséquence de la déchirure du périnée, puisque d'une part les effets ressentis ne sont pas en rapport avec l'étendue de la rupture et que, d'autre part, ils existent même quand il n'y a aucune lésion de ce genre.

« Bien des modifications ont été apportées à l'opération de Baker Brown depuis qu'il a réuni les tissus déchirés en avant de l'orifice vaginal. Et cependant, jusqu'à ce jour, qui a eu la bonne fortune de faire disparaître pour toujours les symptômes attribués à une rupture du périnée en se contentant de réunir les tissus déchirés et en ne faisant rien de plus? Tous nous avons été désappointés après cette opération qui donne le soutien nécessaire pour permettre de faire usage d'un pessaire pendant une période indéfinie. L'expérience clinique confirmera, je pense, cette opinion qu'aucune opération, pratiquée pour obtenir la disparition des accidents dus au manque de support après la déchirure du périnée, n'a donné le soulagement demandé, à moins qu'une certaine portion de la paroi postérieure du vagin n'ait été comprise dans le champ opératoire. Si cela n'a pas été fait, il importera fort peu que la surface de réunion ait été considérable, même qu'on ait été jusqu'à fermer le canal, si l'on s'est contenté de réunir les tissus à l'entrée du vagin. Le support demandé ne peut être obtenu que si les surfaces dénudées s'étendent dans le canal, en arrière de la ligne d'attache du vagin aux tissus externes, c'est-à-dire bien au delà des bords d'une déchirure quelconque limitée au périnée. J'ai longtemps cherché une explication à ce fait que si je réunissais, même sur une étendue restreinte, les tissus à la jonction du vagin et suivant une ligne transverse à l'axe du canal, j'apportais toujours un soulagement aux malades, bien que la déchirure du périnée demeurât sans être restaurée. »

Cette explication, Emmet la trouve dans la présence du fascia pelvien qui forme une bride saillante de chaque côté du vagin, qui se réfléchit sur les muscles et va se fixer aux parois du bassin. « Dans beaucoup de cas, dit Emmet, les connexions du fascia avec les parois du vagin sont détruites, et cela sans qu'il y ait aucune lésion extérieure. On a alors cette disposition des parties que j'ai comparée à l'ouverture d'une bourse qui n'aurait plus de cordon pour la fermer. Tant que le fascia et le tissu conjonctif pelvien agissent, la paroi postérieure du vagin est attirée en haut et maintenue en contact avec la paroi antérieure... »

De là la conclusion à laquelle il arrive, qu'on ne retirera de l'opération un bénéfice durable que si elle porte sur une certaine étendue de la paroi postérieure du vagin. En agissant ainsi, il sera inutile d'aviver en avant jusqu'aux débris de l'hymen. Emmet décrit ensuite le procédé opératoire auquel il a recours.

Est-ce véritablement, comme le pense Emmet, au fascia lui-même qu'il faut faire jouer un rôle si capital? N'est-ce pas plutôt aux fibres musculaires du releveur de l'anus qui doublent ce fascia qu'il faut atribuer cette importance? La comparaison de l'ouverture d'une bourse fermée par un cordon se comprend plus facilement avec des fibres musculaires rétractiles et contractiles qu'avec le tissu fibreux du fascia. On comprend mieux aussi la distension considérable que peuvent subir sans se rompre au moment de l'accouchement les brides qui entourent le vagin, si leur résistance est due non au tissu d'un fascia, mais à des fibres musculaires.

CHAPITRE XXIV

NOTE SUR UN NOUVEAU MOYEN QUI PERMET DE CONSTATER L'EXISTENCE DE MOUVEMENTS AU NIVEAU DE LA SYMPHYSE PUBIENNE PENDANT LA GROSSESSE[1].

A la fin du mois de mars 1875, nous avons eu l'occasion d'observer à la Maternité une femme, Adeline L..., arrivée près du terme de sa grossesse, et chez laquelle la marche était presque complètement impossible. Aussi, la veille de son entrée, était-elle tombée lourdement sur le côté, et elle portait au niveau de la hanche les traces d'une contusion violente. Allongée et immobile dans son lit, elle ne souffrait pas; mais, dès qu'elle exécutait quelque mouvement, elle éprouvait dans le bassin des douleurs dont, par la pression, on parvint à préciser exactement le siège : en avant, au niveau de la symphyse pubienne, la douleur était très vive; elle était presque nulle, au contraire, à une certaine distance sur les côtés de l'articulation. En arrière, la pression déterminait une sensibilité très marquée au niveau des deux symphyses sacro-iliaques. C'était principalement en ces trois points que souffrait la malade lorsqu'elle était debout. Elle était obligée pour marcher de s'appuyer d'une main sur le lit, sur la muraille ou sur une chaise; en un mot, elle ne

1. Le *Progrès médical*, décembre 1875. Communication faite à la Société de Biologie.

pouvait le faire qu'en prenant un point d'appui solide. Après avoir traîné une jambe qui de postérieure devenait antérieure, elle s'appuyait sur elle, puis traînait l'autre jambe; elle allait ainsi péniblement, s'inclinant d'un côté, puis de l'autre et souffrant beaucoup; elle ne pouvait rester debout sur un seul membre, elle serait infailliblement tombée. Lorsqu'elle marchait ainsi, la malade éprouvait une sensation bizarre, il lui semblait, disait-elle, « que son corps n'était plus soutenu et qu'il allait descendre jusque sur le plancher. »

La femme étant couchée, si on exerçait sur le membre inférieur fléchi des pressions de bas en haut, on pouvait constater une certaine mobilité au niveau de l'articulation des pubis entre eux. Mais, pour bien se rendre compte de ce qui se passait pendant la progression du côté de la symphyse, nous avons mis en usage un procédé excessivement simple. La femme étant debout, on introduisit le doigt dans le vagin, et la pulpe de l'index étant dirigée en haut, exactement appliquée sur le bord inférieur de la symphyse, on fit marcher la malade. A chaque pas, on sentait une des branches osseuses qui chevauchait, descendait considérablement et refoulait en bas le doigt : puis, cette branche remontait et c'était celle du côté opposé qui à son tour descendait. La branche qui restait élevée correspondait à la jambe qui, demeurée immobile, servait de soutien au tronc; la branche qui descendait correspondait au contraire au membre inférieur qui se déplaçait et progressait.

Le 1er avril, la malade accoucha, et dix jours après sa délivrance elle voulut absolument partir : en l'examinant alors, on constata que la mobilité au niveau de la symphyse pubienne existait encore, mais beaucoup moins marquée qu'avant l'accouchement. Du reste, à notre grande surprise et contrairement à ce qu'on rencontre d'habitude dans les cas semblables, la malade marchait avec assez de facilité.

L'existence de mouvements au niveau de la symphyse

pubienne, dans certains cas pathologiques, a été admise par tout le monde; elle est indiscutable, et la pression de bas en haut, exercée sur l'un des membres inférieurs, suffit pour permettre de la constater. Mais ces mouvements, bien que moins étendus, existent-ils pendant la grossesse normale et simple? Les opinions des auteurs ont différé et diffèrent encore beaucoup sur ce point. Pour les uns, les mouvements ne sont pas douteux, et non seulement ils se passent au niveau de la symphyse des pubis, mais encore au niveau des symphyses sacro-iliaques [1]; pour d'autres, au contraire, ils n'existent pas ou ils sont tellement minimes qu'ils peuvent être considérés comme nuls. La solution de cette question a cependant de l'importance, car, si ces mouvements existent, ils annoncent une certaine laxité des ligaments, qui peuvent dès lors, si cela est nécessaire, se laisser distendre au moment de l'engagement de la tête fœtale et faciliter son passage.

A l'aide du procédé ci-dessus indiqué, nous avons étudié et noté sur plus de 80 femmes enceintes l'état de la symphyse pubienne. Nous allons rapporter brièvement les résultats que nous avons obtenus, bien qu'ils ne soient pas aussi complets que nous l'aurions désiré. Nous nous promettons, du reste, de continuer nos recherches. Voici ces résultats.

Chez *toutes* les femmes enceintes, il existe dans les derniers mois de la grossesse une certaine mobilité au niveau de l'articulation des pubis.

Cette mobilité augmente au fur et à mesure qu'on se rapproche du terme de la grossesse.

Elle est d'autant plus considérable, en général, que la femme a eu plus d'enfants. Il n'y a point là cependant de règle absolue. Peu étendue chez les primipares, elle l'est beaucoup plus chez les femmes qui sont enceintes pour la 3ᵉ, 5ᵉ, 6ᵉ, 8ᵉ fois; dans ces derniers cas, elle est parfois vrai-

1. Voyez sur ce sujet un remarquable travail de J. Matthews Duncan dans : *Mécanisme de l'accouchement*, traduction française. Voyez aussi Leishman, *A system of midwifery*, p. 9 et suivantes.

ment extraordinaire, et on est étonné de voir marcher avec autant de facilité des femmes qui présentent une semblable mobilité au niveau de la symphyse pubienne.

Dans les rétrécissements du bassin, nous n'avons pas vu, contrairement à l'opinion de MM. Giraud et Anseaux, que ces mouvements fussent plus marqués que dans les cas ordinaires.

Nous nous sommes assuré, bien entendu, que chez les femmes, en dehors de l'état de grossesse, il ne se passait aucun mouvement dans l'articulation des pubis. Ainsi formulée cette proposition est peut-être trop absolue en ce qui concerne les multipares ; il n'existe *aucun* mouvement chez les femmes qui n'ont jamais été grosses ; mais, chez celles qui ont mené à terme une et surtout plusieurs grossesses, une mobilité, très minime il est vrai, peut persister pendant un certain temps après l'accouchement.

Donc, chez les nullipares, il n'existe aucun mouvement au niveau de la symphyse des pubis, en dehors de la grossesse, même s'il y a une affection des organes génitaux internes, de l'utérus ou de l'ovaire. Nous avons eu l'occasion d'observer, entre autres exemples, deux jeunes filles, l'une âgée de dix-sept ans, l'autre de quatorze ans et demi, qui, considérées comme enceintes, avaient été envoyées à la Maternité ; la première avait un kyste de l'ovaire droit, qui a été opéré avec succès par M. Polaillon ; l'autre, une tumeur solide de l'ovaire gauche, et elle a succombé sans avoir subi aucune opération. Dans aucun de ces deux cas, il n'existait la moindre mobilité au niveau de la symphyse. Nous voyons tous les jours, en ce moment, une malade, âgée de quarante-cinq ans, qui n'a jamais été enceinte et qui présente des tumeurs fibreuses utérines énormes. Ces tumeurs occupent l'abdomen et toute l'excavation pelvienne ; celle qui occupe la cavité du bassin est si volumineuse que, au toucher, on pourrait croire à la présence d'une tête de fœtus. La symphyse pubienne est complètement immobile.

Prétendre que l'absence de mobilité du côté de la symphyse pubienne puisse être dans des cas douteux un élément de diagnostic, nous nous garderons bien d'aller jusque-là, d'autant plus que, dans ces circonstances, il existe d'autres symptômes beaucoup plus positifs qui permettent d'établir sûrement le diagnostic. Il nous a cependant paru intéressant de signaler ces faits, car ils semblent prouver que les modifications qui existent du côté de la symphyse du pubis surviennent uniquement sous l'influence de la gestation.

CHAPITRE XXV

DE LA DOULEUR OVARIQUE CHEZ LES FEMMES ENCEINTES[1].

Le palper abdominal pratiqué dans les derniers temps de la grossesse et au moment du travail de l'accouchement permet, dans l'immense majorité des cas, d'arriver avec certitude à reconnaître la situation du fœtus dans la cavité utérine; c'est donc un procédé d'exploration auquel on a constamment recours en obstétrique. Or, nous avons vu quelquefois, non sans surprise, l'application de l'extrémité des doigts sur l'abdomen et une pression très modérée provoquer une douleur vive. En recherchant avec attention quels étaient les caractères et l'origine de cette douleur, voici ce que nous avons constaté. Elle est nettement localisée, la pression exercée en un point avec les extrémités de l'index et du médius en détermine l'apparition; la pression sur les parties voisines n'est au contraire nullement pénible.

Cette douleur est vive : les femmes, quand on la provoque, ne peuvent s'empêcher de faire un mouvement brusque; elles portent la main vers leur côté pour le protéger, quelquefois elles ne peuvent retenir une plainte; chez une de nos patientes, la douleur était si aigue qu'à chaque pression les larmes s'écoulaient involontairement de ses yeux.

1. Communication faite à la Société de Biologie, in *le Progrès médical*, 1879, p. 157.

Enfin cette douleur est presque constamment une douleur provoquée; dans un cas seulement, elle survenait par instants spontanément, sans doute au moment d'une contraction utérine.

Au niveau du point douloureux, on constate l'existence d'un petit corps qui roule sous le doigt. Ce corps est mobile transversalement, mais on ne peut le faire glisser de haut en bas.

Il a une forme ovoïde; son grand axe est, en général, dirigé presque verticalement, quelquefois il est oblique de haut en bas et de dedans en dehors. Son volume peut être comparé à celui d'une olive, quelquefois il semble plus considérable. Ce petit corps nous paraît être l'ovaire.

Le plus souvent, c'est du côté gauche qu'on constate sa présence, au voisinage d'une ligne qui va de l'ombilic à l'épine iliaque antérieure et supérieure. Suivant le degré d'inclinaison de l'utérus, il se trouve à une distance de l'ombilic qui varie en moyenne entre 10 et 15 centimètres.

L'existence d'un plan résistant, le dos du fœtus principalement, permet de provoquer la douleur et de trouver ce petit corps mobile.

Parfois on n'avait rien pu constater, lorsque l'utérus venant à se contracter, il était facile de déterminer par la pression une douleur vive, localisée, et de sentir l'ovaire rouler sous les doigts. La contraction ayant cessé, on retrouvait plus difficilement ces caractères.

La douleur ovarique siège, avons-nous dit, le plus habituellement à gauche. Cette fréquence s'explique par la situation du fœtus, dont le dos est le plus souvent dirigé en avant et à gauche, et par le mouvement de torsion que subit l'utérus pendant la grossesse, mouvement de torsion qui ramène en général en avant le bord gauche de l'organe.

Dans deux cas cependant, nous avons pu constater à droite l'existence de l'ovaire; le dos de l'enfant était alors tourné de ce même côté.

Cette douleur ovarique se produit-elle spontanément pendant le travail de l'accouchement? Peut-on encore la provoquer après l'expulsion de l'œuf? Ces deux points sont actuellement à l'étude. Il est possible que la douleur ovarique ait été confondue avec certaines névralgies, avec ce que plusieurs auteurs appellent le rhumatisme de l'utérus, et avec la douleur que détermine quelquefois la pression de la tête sur la paroi utérine.

Il est en général très facile de distinguer l'ovaire du ligament rond; ce dernier roule aussi sous le doigt, mais la pression exercée sur lui n'est pas douloureuse; de plus il forme non pas un ovoïde, mais une sorte de corde située en avant de l'ovaire, corde qu'on peut suivre de haut en bas jusqu'au voisinage de la branche horizontale du pubis.

Ajoutons en terminant qu'aucune des femmes auxquelles nous avons fait allusion n'était hystérique.

En résumé, on peut chez un certain nombre de femmes enceintes provoquer par la pression une douleur abdominale. Les caractères de cette douleur, son siège, l'existence au point précis où on la détermine d'une tumeur ovoïde, mobile sous les doigts, l'état de développement de l'utérus qui a amené des changements dans la situation de ses annexes, tout nous porte à supposer qu'il s'agit alors d'une douleur due à la compression de l'ovaire.

NOTE

Ce sujet a été traité depuis d'une façon complète par notre élève et ami le docteur Chaignot dans sa thèse inaugurale [1]. Nous renvoyons le lecteur à ce très intéressant travail. Rappelons que, dans un cas d'opération de Porro, nous

1. H. Chaignot, *Étude sur l'exploration et la sensibilité de l'ovaire, et en particulier de la douleur ovarique chez la femme enceinte.* Thèse de Paris, 1879.

avons pu avoir, pour ainsi dire, la preuve anatomique directe que le corps senti par la palpation était l'ovaire. Voici ce fait.

Le jeudi 20 mars 1879, nous assistions à la Maternité à une amputation utéro-ovarique faite par M. le docteur Tarnier chez une femme rachitique qui présentait un rétrécissement considérable du bassin. MM. Lucas-Championnière, Polaillon, chirurgiens des hôpitaux, et Maygrier, interne, étaient présents. M. Tarnier, pendant une contraction utérine, nous mit la main sur l'abdomen de cette femme et nous fit constater la présence de l'ovaire qu'il avait recherché et qu'on sentait nettement, à gauche et un peu en avant, rouler sous le doigt, en même temps que la pression en était douloureuse. Les parois abdominales étaient peu épaisses, on sentait à côté de cet ovaire des parties mollasses et dépressibles. La femme fut endormie et l'opération commencée. Le fœtus, le placenta et les membranes ayant été extraits, l'utérus fut amené au dehors à travers la paroi abdominale. La partie de l'utérus qui se présenta la première fut son bord gauche auquel l'ovaire était adhérent. Il fut évident pour tous que c'était bien le corps qu'on avait si nettement senti : au-dessous de lui il y avait un assez grand nombre de veines dilatées et très dépressibles sous le doigt.

M. Chaignot, en se fondant sur un grand nombre d'observations minutieusement prises, est arrivé aux conclusions suivantes :

I. « Le palper abdominal pratiqué à la fin de la grossesse peut produire sur les côtés de la matrice, chez un certain nombre de femmes, une douleur subite et parfois très vive.

II. « Cette douleur, outre ce caractère d'être provoquée, est toujours passagère et nettement localisée.

III. « Elle n'apparaît que lorsqu'on presse contre l'utérus une petite tumeur mobile à forme à peu près ovoïde.

« Nous croyons avec M. Budin, qui a le premier formulé

cette opinion, que cette petite tumeur n'est autre chose que l'ovaire dont la *compression* est douloureuse.

IV. « Il paraît nécessaire le plus souvent, pour la production de cette douleur, qu'il y ait un *plan résistant* derrière la tumeur ovarique (région dorsale du fœtus, utérus contracté, etc.).

V. « La douleur ovarique apparaît le plus fréquemment *à gauche* (inclinaison et torsion de l'utérus qui ramènent en avant son bord gauche, fréquence de la position occipito-iliaque gauche antérieure).

VI. « Son lieu d'élection est aux environs d'une ligne qui va de l'épine iliaque antéro-supérieure à l'ombilic, ordinairement à quelques centimètres au-dessus (dans le dernier mois de la gestation).

« Nous avons obtenu comme distances moyennes les suivantes : 8 à 10 centimètres de l'épine iliaque antérieure et supérieure; 17 à 19 centimètres de l'ombilic; 6 centimètres en arrière de la saillie formée par le ligament rond.

VII. « Nos observations ne sont pas assez nombreuses pour nous permettre d'affirmer d'une façon absolue l'existence, pendant la grossesse et l'accouchement, de la douleur ovarique spontanée. Nous la croyons possible, mais il faut pour cela une réunion exceptionnelle de circonstances tout à fait favorables.

VIII. « Après l'accouchement, on peut, dans quelques cas, retrouver la douleur ovarique. Elle siège alors au-dessous de la ligne qui va de l'épine iliaque à l'ombilic. »

Voir également les recherches faites par M. Ch. Féré dans le service du professeur Charcot. Il s'agit d'hystériques observées pendant la grossesse, pendant l'accouchement et après la délivrance. — Ch. Féré. Notes pour servir à l'histoire de l'hystéro-épilepsie. La douleur dite ovarienne des hystériques a pour siège l'ovaire. *Archives de Neurologie*, vol. III, p. 297, 1882.

CHAPITRE XXVI

NOTE SUR L'ACTION DES LIGAMENTS RONDS ET DES MUSCLES UTÉRO-PELVIENS DANS LES DERNIERS TEMPS DE LA GESTATION.

En 1882, le docteur Thévenot a publié un très intéressant travail sur le rôle des muscles utéro-pelviens pendant la grossesse et pendant le travail[1]. Dans un cas observé, « la grossesse, chez une secondipare, était arrivée à la fin du huitième mois. Les membranes se rompirent dans une chute sans gravité. Le volume de l'utérus, déjà petit, fut fort diminué encore par l'écoulement du liquide amniotique. Il y avait quelques contractions, mais faibles et très espacées. On arrivait difficilement sur le segment inférieur et sur le col d'une longueur de 2 centimètres environ. Le troisième jour qui suivit l'accident, trois jours pendant lesquels la patiente avait été maintenue rigoureusement dans le décubitus dorsal, les contractions s'accentuèrent, la tête coiffée du segment inférieur se rapprocha du détroit, puis, sous l'influence de quelques contractions plus fortes, en moins de dix minutes la pointe de l'ovoïde descendit profondément dans l'excavation.

« Dans un autre fait, il s'agissait d'une dame à terme de son

1. A. Thévenot, *Gazette hebdomadaire de médecine et de chirurgie*, 1882.

quatrième enfant. La poche des eaux se rompit pendant le sommeil à cinq heures du matin. A huit heures, on trouvait par le palper la tête dans la fosse iliaque gauche; on n'arrivait que difficilement par le toucher sur le segment inférieur et sur le col en partie effacé. Les contractions étaient faibles, indolores. La tête fut repoussée vers le détroit supérieur, et la patiente maintenue dans le décubitus dorsal. A neuf heures, les contractions s'accentuèrent et se rapprochèrent sans devenir douloureuses et, en moins de vingt minutes, le col ayant encore une partie de sa longueur, la tête descendait dans l'excavation et s'arrêtait à une distance qui, du point le plus déclive du sommet au ligament triangulaire, était de 3 centimètres. Là, le mouvement de descente se suspendit et ne continua que lorsque la dilatation fut complète.

« Ainsi, dans ces faits, ajoute M. Thévenot, les femmes étant maintenues dans le décubitus dorsal, la respiration se faisant régulièrement et sans effort, l'œuf étant notablement diminué de volume par l'écoulement du liquide amniotique, le temps de descente s'accomplit en quelques instants sous la main de l'observateur. Quelle peut être la cause de ce mouvement? Ce n'est pas la pesanteur. La pesanteur, dans le décubitus dorsal, ne peut que maintenir l'utérus appliqué contre la colonne vertébrale. Ce n'est pas la pression intra-abdominale. La pointe de l'ovoïde s'engage, alors qu'il y a une notable diminution du volume de l'œuf par l'écoulement du liquide amniotique. Ce ne sont pas les contractions des muscles de la paroi et du diaphragme, puisque la respiration n'a cessé d'être régulière et qu'il n'y a eu aucun effort. Ce ne sont pas les contractions du muscle utérin. Une poche musculeuse sphéroïdale changera de forme sous l'influence de contractions, mais, quelle que soit leur intensité, ces changements de forme auront lieu sur place. En un mot, les contractions de l'utérus ne peuvent jamais imprimer à l'utérus un mouvement de translation. Cependant ce mouvement a coïncidé avec des contractions plus fortes, plus répétées. Si l'on tient compte et de cette circonstance et de la rapidité avec laquelle la translation s'est effectuée, il faudra bien admettre qu'une force musculaire a seule pu la produire. On arrive ainsi à cette conclusion que les agents de ce mouvement sont des muscles qui prennent insertion, par une de leurs extrémités sur l'utérus même, par l'autre sur des parties osseuses ou aponévrotiques du bassin; que ces muscles se contractent en même temps que le muscle utérin; que leurs contractions s'accentuent en même temps que les contractions de l'utérus; qu'en un mot ces faisceaux musculaires sont des émanations, des expansions du muscle utérin. »

M. Thévenot décrit alors deux systèmes de fibres qui entrent dans la formation des muscles utéro-pelviens; le premier est en continuité avec les fibres longitudinales du corps de l'utérus, il comprend six faisceaux : les deux ligaments ronds et les faisceaux cervicaux, dont deux antérieurs et deux postérieurs. Le second système décrit par Rouget serait constitué par « un plan de fibres transversales sous-péritonéales qui recouvrent les faces antérieure et postérieure de l'utérus, cheminent de là entre les ligaments larges et se dirigent vers les parois pelviennes. » C'est la contraction de ces faisceaux, de ces fibres musculaires qui déterminerait l'engagement de l'utérus dans l'excavation pelvienne.

Lorsque M. Thévenot communiqua son travail à la Société de Médecine de Paris où nous avons l'honneur d'être son collègue, nous avons pu confirmer l'exactitude de ses remarques, car nous avions nous-même, en 1878, suivi très attentivement, pendant les dernières semaines de sa grossesse, une femme dont l'observation nous avait singulièrement frappé. Nous croyons devoir la rapporter en détail.

La nommée Buchm..., entre à la Clinique de la Faculté le 11 novembre 1878. Cette femme, âgée de vingt et un ans, est accouchée à terme il y a quatorze mois d'un enfant qu'elle a nourri pendant quatre semaines; très faible, très anémique, elle a dû cesser l'allaitement. Ses règles n'ont pas reparu, de sorte qu'elle ignore à quelle époque sa grossesse actuelle a débuté. En l'examinant le 12 novembre au matin, nous constatons que l'enfant se présente par le sommet; la tête est profondément engagée, le dos est dirigé à gauche et transversalement. Au toucher, le col est long, fermé; la tête remplit en grande partie l'excavation.

14 *novembre.* — L'extrémité céphalique n'est plus engagée, mais elle est mobile au niveau du détroit supérieur. Le dos est tourné vers la gauche, transversalement, plutôt incliné en arrière. L'abdomen fait en avant une saillie beaucoup plus marquée. Au toucher, l'excavation est vide; on trouve l'angle sacro-vertébral accessible. Le diamètre promonto-sous-pubien minimum mesure 11 centimètres. Il existe donc un léger rétrécissement du bassin.

22 *novembre.* — La tête est toujours mobile au détroit supérieur, en position occipito-iliaque gauche.

29 *novembre.* — Même situation de l'extrémité céphalique.

30 *novembre.* — Pendant toute la journée, Buchm... a des douleurs assez vives qui lui font croire qu'elle va entrer en travail. Dès que nous arrivons pour faire notre visite du soir à cinq heures et demie, elle nous fait demander et nous déclare qu'elle va accoucher, « qu'elle n'a plus de ventre ». En effet, l'abdomen qui, la veille encore, faisait une saillie très notable, est beaucoup moins volumineux; il y a une différence remarquable. A la palpation, on constate que l'extrémité céphalique est profondément engagée dans l'excavation; le dos est dirigé du côté gauche. On entend à l'auscultation le maximum des bruits du cœur à gauche. Au toucher, on constate la descente de la tête, le col n'est pas modifié.

1er *décembre.* — Pendant toute la journée les douleurs continuent, elles sont assez vives. Elles s'arrêtent dans la soirée.

2 *décembre, matin.* — La tête est un peu plus profondé-

ment engagée encore que le 30 novembre au soir. La position du fœtus est la même. Il n'y a pas eu de douleurs dans la nuit.

2 *décembre, soir.* — Il n'y a pas eu non plus de douleurs dans la journée. La malade est navrée, car, dit-elle, elle ne va pas accoucher comme elle le pensait. « Et puis, elle a retrouvé tout son ventre! » En effet, l'abdomen présente le même volume que plusieurs jours auparavant. La tête siège maintenant au niveau du détroit supérieur du bassin. La position est la même, occipito-iliaque gauche.

6 *décembre.* — La tête est toujours au niveau du détroit supérieur, plus mobile qu'au précédent examen. Le dos est maintenant dirigé du côté droit et en arrière. On entend le maximum des bruits du cœur à droite et en arrière.

7 *décembre, matin.* — La tête se trouve dans l'hypochondre droit, sous le foie; il existe là un ballottement céphalique très net. Le siège est dans l'hypochondre gauche. Le dos a sa convexité tournée directement en bas vers le détroit supérieur; c'est le plan latéral droit du fœtus qui est en rapport avec la paroi abdominale antérieure. Un certain nombre d'élèves pratiquent l'auscultation sans pouvoir réussir à entendre les bruits du cœur.

7 *décembre, soir.* — La tête est revenue au niveau du détroit supérieur; le siège occupe le fond de l'utérus, l'enfant se présente par le sommet en position occipito-iliaque droite. La femme assure avoir éprouvé, quelques instants avant notre arrivée, la sensation très nette de l'évolution du fœtus. Elle s'est produite subitement, au moment d'une assez forte contraction utérine; son ventre, assure-t-elle, a durci, a fait saillie en avant et elle a senti descendre la tête qui, par sa pression, la faisait souffrir dans l'hypochondre droit.

9 *décembre, matin.* — La tête est au-dessus du détroit supérieur; le dos est tourné du côté gauche. L'extrémité céphalique est restée dans cette situation, en position occipito-iliaque gauche, jusqu'au moment de l'accouchement.

Le 18 *décembre*, à six heures du soir, on constate que la femme est en travail. Par la palpation, on trouve la tête au niveau du détroit supérieur, faisant une saillie très nette, aussi bien à droite qu'à gauche. La région occipitale est aussi accessible que la région de la face. Le dos est dirigé du côté gauche transversalement. Le siège est au fond de l'utérus et à droite, les petits membres sont dirigés du côté droit. On entend les bruits du cœur du côté gauche de l'abdomen. Au toucher, on trouve le col effacé, son orifice externe est entr'ouvert. Le doigt arrive sur les membranes; derrière elles est la tête qui tend à s'engager à travers le détroit supérieur. La suture sagittale est dirigée transversalement, elle est rapprochée de l'angle sacro-vertébral, éloignée au contraire de la symphyse pubienne. On arrive sur la fontanelle antérieure qui est située à peu près sur le diamètre antéro-postérieur du bassin. La tête est dans une situation intermédiaire à la flexion et à la déflexion.

Les douleurs continuèrent assez fortes. A onze heures et demie du soir, la tête était engagée un peu plus profondément; elle était restée dans la même direction. L'orifice dilaté mesurait 5 à 6 centimètres de diamètre. La poche des eaux était volumineuse; il y avait une certaine distance entre les membranes et la tête, et l'espace compris entre elles était rempli par du liquide amniotique.

A une heure du matin, la dilatation était complète; on rompit les membranes un peu plus tard et l'accouchement se termina spontanément à deux heures et demie. La délivrance fut naturelle.

L'enfant qui était vivant et du sexe masculin pesait 3.300 grammes; sa tête déformée présentait à dix heures du matin les dimensions suivantes : Diamètre occipito-mentonnier, 13 cm.,7; maximum, passant sur le bord du pariétal droit, 14; occipito-frontal, 12; bi-pariétal, 9,4; bi-temporal, 7,9; sous-occipito-bregmatique, 9,4; de la dépression qui existe sur le côté gauche à la suture fronto-pariétale droite, 7,9.

Le crâne de l'enfant est aplati transversalement, du côté droit; toute la surface pariéto-frontale est parfaitement plane et on ne peut constater, qu'en déprimant les tissus, la suture fronto-pariétale dont les deux os sont sur le même plan; sur le côté gauche, au contraire, on constate l'existence d'un sillon oblique de haut en bas et d'arrière en avant, sillon parallèle à la suture pariéto-frontale dans toute sa longueur et situé immédiatement derrière cette suture. On constate avec le doigt que le bord postérieur du frontal est saillant, le bord antérieur du pariétal est déprimé, et c'est cette dépression qui donne lieu au sillon. Le sommet de la tête ne correspond pas à la suture sagittale, mais au bord sagittal du pariétal droit. Le pariétal gauche est situé plus bas que le droit, sous lequel il tend à s'enfoncer et sous lequel il a évidemment chevauché au moment de l'accouchement. L'occipital a ses bords au même niveau que les bords postérieurs des pariétaux; du côté droit cependant, il s'enfonce au-dessous du bord postérieur du pariétal. Pas de bosse séro-sanguine.

Ces déformations sont en rapport avec le rétrécissement du bassin et avec la position occipito-iliaque gauche.

Les suites de couches furent absolument normales. Buchm... sortit de l'hôpital en bonne santé le 28 décembre 1878.

Ainsi donc, dans ce fait, il existait un léger rétrécissement du bassin démontré et par la mensuration directe et par la déformation du crâne du fœtus trouvée après l'accouchement. Pendant le travail, la tête ne s'engagea que lentement à travers le détroit supérieur; mais, dix-huit jours auparavant, alors qu'elle était moins volumineuse, on avait constaté nettement sa descente dans l'excavation, sous l'influence des contractions utérines. C'était à l'action des muscles utéro-pelviens et surtout des ligaments ronds que nous avions cru pouvoir attribuer cette descente.

Plus récemment, nous avons eu l'occasion de renouveler dans des conditions particulières et singulièrement nettes les observations faites par M. Thévenot. Voici le cas, tel qu'il a été recueilli dans notre service de la Charité par un de nos élèves, M. Henrionnet [1].

La nommée Élisa A..., âgée de vingt-trois ans, blanchisseuse, primipare, se présente le 30 octobre 1883 à la consultation de M. Budin, suppléé par M. Maygrier. Elle se dit à terme et accuse des élancements dans le bas-ventre.

Un premier examen fait reconnaître une présentation du siège; cette femme est admise dans le service, quoiqu'elle ne soit pas en travail. L'interrogatoire nous apprend que la malade, habituellement bien réglée et bien portante, a eu ses règles pour la dernière fois le 14 janvier, que, durant la première moitié de sa grossesse, elle a ressenti dans l'abdomen des douleurs assez violentes pour nécessiter son séjour prolongé au lit; la disparition de ces douleurs aurait coïncidé avec la perception des mouvements actifs du fœtus. Elle aurait été prise également, dès le début de sa grossesse, de vomissements qui durent encore et d'une somnolence très accentuée.

Depuis quelque temps, elle éprouve de fréquentes envies d'uriner. Les membres inférieurs ne présentent pas de dilatations variqueuses. La paroi abdominale, modérément tendue, a conservé son aspect normal; la peau n'est sillonnée d'aucune vergeture. Par le palper, on constate l'élasticité et la tonicité de cette paroi. Le liquide amniotique paraît peu abondant.

On trouve l'excavation remplie par une partie fœtale volumineuse; les doigts ne peuvent pénétrer au-dessous du détroit supérieur. Cette masse, toutefois, n'offre ni la résistance osseuse, ni la régularité de la tête; elle ne donne pas cette sensation de dureté et de poli qui est propre à la région frontale. De l'absence de ces caractères, on conclut à la présence de l'extrémité pelvienne dans le petit bassin. Si on remonte vers le flanc gauche, on sent un plan résistant qui se conti-

1. P. Henrionnet, *De l'engagement de l'extrémité pelvienne pendant la grossesse.* Thèse de Paris, 1884, p. 44.

nue directement, sans dépression, avec l'extrémité engagée.

Au fond de l'utérus et à droite, on perçoit une partie arrondie, volumineuse, dure, mobile, qui est manifestement la tête; le ballottement ne peut être obtenu, à cause de la petite quantité du liquide amniotique et des contractions utérines qui immobilisent l'extrémité céphalique. Celle-ci est nettement séparée du dos par un sillon correspondant à la nuque. Tout près de la tête et dans le flanc droit, les pieds sont facilement perçus; c'est du reste à ce niveau que la malade sent remuer.

L'auscultation fait reconnaître le maximum des bruits du cœur à deux travers de doigt au-dessous de l'ombilic, assez près de la ligne médiane. Par le toucher, on trouve un col qui a conservé toute sa longueur; l'orifice externe est fermé, le doigt arrive dans le cul-de-sac antérieur, sur une partie profondément engagée, laquelle, à travers le segment inférieur de l'utérus, paraît ronde et dure; elle correspond à la fesse antérieure, la gauche dans ce cas particulier. Si on se porte dans le cul-de-sac postérieur et dans le cul-de-sac latéral droit, on perçoit des inégalités : l'interposition de la paroi utérine ne permet pas d'apprécier les caractères du sillon interfessier et de la crête sacrée.

Cet examen, et le palper abdominal particulièrement, démontrent qu'on est en présence d'une présentation du siège engagé, variété décomplétée, mode des fesses en position sacro-iliaque gauche antérieure.

M. le docteur Budin, redoutant les dangers courus par l'enfant dans l'accouchement par le siège, prend le parti de tenter la version céphalique par manœuvres externes.

Le 17 novembre, à huit heures et demie du matin, on place cette femme dans la position génu-pectorale, suivant le conseil formulé par M. Olivier; elle la garde une heure environ, prenant de temps en temps quelques minutes de repos.

M. Budin pratique alors le toucher, la femme étant sur le dos, et constate que l'engagement est un peu moins profond;

toutefois ses tentatives pour repousser le siège au-dessus de l'excavation restent infructueuses. La patiente est priée de reprendre la position génu-pectorale; avec deux doigts appliqués contre la partie fœtale, l'opérateur parvient à l'élever, mais une contraction utérine survient, et on sent le siège qui repousse les doigts et reprend sa place première.

La contraction ayant cessé, on essaye de nouveau de repousser le siège, mais une nouvelle contraction arrive et on sent encore, sous son action, le siège s'enfoncer dans l'excavation. La femme ayant été remise dans le décubitus dorsal, la version par manœuvres externes est tentée, mais c'est en vain qu'on s'efforce de faire remonter la partie engagée; on doit abandonner tout espoir de changer la présentation.

L'accouchement eut lieu dans la nuit du 23 au 24 novembre.

Ainsi donc, chez une femme enceinte, non en travail, des tentatives faites pour refouler l'extrémité pelvienne du fœtus au-dessus du détroit supérieur déterminant l'apparition des contractions utérines, on sentait sous l'influence de ces contractions le siège descendre et refouler les doigts de l'opérateur. Il est difficile d'arriver à une constatation plus directe.

Nos deux observations recueillies pendant la grossesse viennent donc s'ajouter à celles que M. Thévenot a prises pendant le travail. Ce n'est donc pas exclusivement sur la résistance, l'élasticité, la contraction des parois abdominales qu'il faut compter pour déterminer l'engagement de la présentation, mais surtout sur la tonicité et la contraction des muscles utéro-pelviens.

Ces faits ne sont pas sans avoir une certaine importance pratique. L'analyse plus attentive des phénomènes physiologiques mène souvent, en effet, à une appréciation plus exacte de la conduite que le médecin peut utilement tenir et des résultats sur lesquels il peut compter.

Depuis un certain nombre d'années, depuis surtout que chez nous notre collègue et ami le docteur Pinard a publié son excellent Traité du palper abdominal et que les médecins s'appliquent à reconnaître pendant la grossesse la situation du fœtus, quand il existe une présentation vicieuse, on pratique la version céphalique par manœuvres externes, et on applique une ceinture abdominale, ceinture eutocique (Pinard) destinée à remplacer ou à renforcer l'action insuffisante des parois de l'abdomen, à maintenir le fœtus dans la situation nouvelle qui lui a été imposée et à déterminer son engagement dans l'excavation pelvienne. Cette conduite est suivie de succès dans un grand nombre de cas.

Il arrive parfois cependant qu'au bout de très peu de temps, quoique la ceinture soit restée exactement appliquée, le fœtus reprend sa première et mauvaise situation. La présence d'une quantité un peu exagérée de liquide amniotique, la mollesse et la flaccidité des parois utérines, le non engagement de la partie fœtale rendent possible cette évolution.

M. Thévenot s'est demandé si on ne pourrait pas obtenir cet engagement du fœtus. « En étudiant, dit-il, l'action des ligaments ronds et la fronde qu'ils fournissent au fond de l'utérus, j'ai été conduit à tenter de les remplacer dans la mesure du possible, en surajoutant à la ceinture une sorte de coiffe très élastique qui s'applique sur le fond de l'utérus et dont les extrémités se fixent dans la région lombaire, et qui, ainsi disposée, agit sur le fond de l'utérus de haut en bas et d'avant en arrière, dans la direction de l'axe du détroit. Les quelques tentatives faites dans ce sens m'ont paru donner des résultats. »

Nous doutons que la présence de cette fronde puisse être réellement suffisante, et M. Thévenot en donne lui-même les raisons. « On ne doit pas perdre de vue, écrit-il, que si nous devons nous proposer d'obtenir l'engagement de la présentation en quelque sorte à volonté, c'est là un idéal qu'on peut chercher, mais qu'on n'atteindra peut-être jamais; ce sera toujours une difficulté presque insurmontable d'obtenir de tissus simplement élastiques, et, quoi qu'on fasse, défectueusement placés, l'action de tissus et de muscles à la fois élastiques et contractiles, et parfaitement disposés pour le rôle qu'ils remplissent. »

Donc, une fois la version par manœuvres externes pratiquée et l'axe longitudinal du fœtus placé en rapport avec l'axe du détroit supérieur, la ceinture eutocique sera parfois insuffisante à maintenir le fœtus dans cette situation, et la fronde de M. Thévenot ne pourra guère, d'une façon certaine, déterminer l'engagement de la présentation.

Depuis longtemps, nous avons vu le professeur Tarnier procéder de la façon suivante : il prépare avec de l'ouate deux tampons ayant à peu près la largeur de la main et environ 25 centimètres de longueur. La version par manœuvres externes ayant été faite, on met un de ces tampons à droite, l'autre à gauche du fœtus, puis on applique soit un bandage de corps, soit une ceinture eutocique. Dans ces dernières années, M. Pinard a ajouté dans le même but, à l'intérieur de sa ceinture, deux sacs longitudinaux en caoutchouc recouverts de cuir; on les remplit d'air, et lorsque la ceinture est appliquée, ils forment comme deux coussins de chaque côté du fœtus.

Quand l'enfant est maintenu dans cette situation longitudinale, il suffit que des contractions de l'utérus et des muscles utéro-pelviens surviennent pendant la grossesse ou au début du travail pour que l'engagement de la partie fœtale puisse s'accomplir très facilement, s'il n'existe aucun obstacle. Il est certain qu'on ne saurait jusqu'ici conseiller de recourir à une action ocytocique quelconque pour déterminer l'engagement de la présentation. Cette action pourrait provoquer l'accouchement prématuré, ou bien, dès qu'elle cesserait, le fœtus pourrait remonter au-dessus du détroit supérieur, comme cela se produisit naturellement dans l'observation de Buchm...

En résumé, il faut savoir attribuer à chaque procédé ce qui lui revient et ne lui demander que ce qu'il peut donner.

1° La version par manœuvres externes permet de ramener l'extrémité céphalique ou pelvienne du fœtus au niveau du détroit supérieur, et de placer son grand axe longitudinal en rapport avec l'axe de ce détroit.

2° Une ceinture abdominale avec deux tampons d'ouate (Tarnier), ou bien la ceinture eutocique de M. Pinard avec ses coussins à air, permet de maintenir le fœtus dans cette situation qui lui a été imposée.

3° Ce sont les contractions des ligaments ronds, les contractions des muscles utéro-pelviens qui déterminent l'engagement lorsqu'une des extrémités du fœtus est en rapport avec le détroit supérieur.

Si jusqu'ici on n'a pu obtenir à volonté ce dernier résultat, c'est déjà un progrès considérable d'avoir pu acquérir les deux premiers; ils permettent, en effet, tout en surveillant la femme enceinte, d'attendre sans inquiétude le moment de l'accouchement.

Beaulieu-sur-Mer, le 23 avril 1885.

CHAPITRE XXVII

NOTE SUR UN PROCÉDÉ QUI PERMET DE MIEUX CONSTATER LES CARACTÈRES DE LA RÉGION DORSALE DU FŒTUS LORSQU'ON PRATIQUE LA PALPATION ABDOMINALE, ET DE MIEUX ENTENDRE LES BRUITS DU CŒUR FŒTAL LORSQU'ON PRATIQUE L'AUSCULTATION A LA FIN DE LA GROSSESSE [1].

Parmi les procédés d'exploration qui peuvent, à la fin de la grossesse, permettre de faire le diagnostic de la présentation, de la position et de la variété de position du fœtus, il faut citer en première ligne, comme rendant les plus grands services, le palper abdominal. Dans ces dernières années, on a publié sur le palper un certain nombre de mémoires intéressants, il a même été le point de départ de réclamations de priorité et de discussions. De la lecture des différents travaux, il nous semble résulter que ce procédé d'exploration a été mis en pratique à diverses reprises depuis le commencement du siècle, qu'un certain nombre d'accoucheurs, ignorant les travaux de leurs devanciers, ont constaté des faits qu'ils croyaient nouveaux, mais qui avaient déjà été observés et publiés plus ou moins nettement. Il n'en est pas moins vrai que ces discussions auront eu ce résultat important, de faire décrire d'une façon plus méthodique la manière dont on

1. Communication faite à la Société de Biologie, in *le Progrès médical*, 1881, p. 397.

doit procéder pour obtenir de la palpation tous les renseignements qu'elle est capable de fournir, et de répandre de plus en plus ce mode d'exploration dans la pratique journalière des médecins de tous les pays [1].

Nous ne voulons, aujourd'hui, appeler l'attention que sur un point particulier. A l'aide de la palpation on peut, chacun le sait, reconnaître la situation de l'extrémité céphalique et celle de l'extrémité pelvienne du fœtus. Le grand diamètre de l'ovoïde fœtal peut être placé longitudinalement ou transversalement : s'il est placé longitudinalement et si la tête est en bas en rapport avec le détroit supérieur, on a une présentation de l'extrémité céphalique; si c'est le siège qui se trouve en rapport avec l'orifice du bassin, on a une présentation de l'extrémité pelvienne. Si le grand diamètre du fœtus est, au contraire, placé transversalement (ou obliquement), l'enfant aura une tendance à se présenter par l'épaule.

Lorsque le diagnostic de la présentation est fait, il faut chercher à arriver au diagnostic de la position et de la variété de position. M. Pinard a montré tout le parti que, dans certains cas de présentation du sommet, on pouvait tirer des caractères offerts par le front. D'autres renseignements importants sont fournis par la situation du dos du fœtus.

« La recherche du dos, dit M. le Dr Pinard, doit être faite à l'aide de pressions douces pratiquées surtout avec la pulpe des doigts. La sensation perçue n'est pas toujours la même; le plus souvent, le dos du fœtus est exactement appliqué contre la paroi utérine et celle-ci contre la paroi abdominale; dans ce cas, le plan résistant paraît superficiel; d'autres fois, il existe entre le dos et la paroi utérine une certaine quantité de liquide amniotique, le plan résistant semble être situé

1. Voyez : Pinard, *Traité du palper*. Paris. 1878. — Mattei, *Du palper abdominal*. Paris, 1879. — Eugène Hubert, *De la version par manœuvres externes et de l'exploration de l'abdomen*. Bruxelles, 1880. — Paul Mundé, *The diagnosis and treatment of obstetric Cases by External Examination* (*American Journal of Obstetrics*, 1879-1880), etc., etc.

plus profondément, car les doigts sont obligés de déplacer le liquide interposé [1]. »

MM. Tarnier et Chantreuil ajoutent de leur côté : « Lorsque les caractères offerts par le dos sont obscurs, on se tire d'embarras en portant la main sur le côté opposé de l'abdomen, car on doit y trouver une couche de liquide amniotique au milieu duquel on distinguera les saillies formées par les membres thoraciques et pelviens, et l'on acquiert ainsi la preuve que c'est bien le dos qu'on a senti de l'autre côté. Parfois le dos est obliquement dirigé en arrière et à droite, ou en arrière et à gauche; alors on n'explore que sa partie latérale et le côté du thorax, ce qui obscurcit un peu le diagnostic, sans le rendre difficile [2]. »

MM. Tarnier et Chantreuil ont raison; les caractères offerts par le dos sont parfois obscurs. Si on est habile, si on palpe doucement et si les conditions sont favorables, on peut le plus souvent reconnaître immédiatement la situation du dos; mais si on est dans des conditions inverses et si on répète son examen pour chercher le dos, il peut arriver qu'on ne le trouve plus aussi distinctement là où on croyait l'avoir rencontré. Il arrive également à ceux qui font de l'enseignement qu'après avoir trouvé d'une façon indiscutable le dos d'un côté, ils veulent en faire constater les caractères aux élèves. Ceux-ci sont loin de les percevoir nettement, non seulement parce qu'ils manquent d'habitude, mais encore parce qu'en réalité ces caractères ne sont plus guère perceptibles. C'est le plus souvent dans les positions postérieures qu'on rencontre ces difficultés.

Ces faits sont faciles à expliquer. Le fœtus, en effet, est mobile dans le liquide amniotique : si le dos était tourné du côté droit ou du côté gauche, sous la pression répétée des doigts il se trouve refoulé vers le centre de la cavité utérine, et bientôt les caractères de la surface plane, large, régulière

1. Pinard, *loco citato*, p. 120.
2. Tarnier et Chantreuil, *Traité de l'art des accouchements*, tome I, page 484.

qu'il présente lorsqu'on explore toute son étendue ou même seulement l'un de ses côtés ne sont plus que confusément perceptibles.

La cause qui rend obscurs les caractères offerts par le dos étant connue, il nous semble qu'il est facile d'y porter remède. Il suffit de procéder de la manière suivante. Si on a une présentation du sommet en position occipito-iliaque droite postérieure, par exemple, il faut mettre une main sur le siège du fœtus qu'on saisit à travers la paroi abdominale et la paroi utérine. On le refoule de dedans en dehors autant que possible, en même temps qu'on exerce un certain degré de pression de haut en bas. De la sorte le fœtus, bien fixé par la main, est appliqué exactement contre la paroi utérine et la paroi de l'abdomen dont il ne peut plus s'éloigner; la pression exercée de haut en bas fait en outre que son tronc se courbe, se fléchit davantage et que son dos fait une saillie plus convexe et par conséquent plus accessible. On peut alors, avec l'extrémité des doigts de l'autre main, explorer doucement et sentir très nettement la résistance et tous les caractères du dos, tandis que, du côté opposé, les doigts enfoncent facilement au milieu du liquide amniotique.

On peut ensuite, en tenant toujours le fœtus fixé dans la même situation, faire palper la région dorsale à un certain nombre d'élèves; le fœtus étant immobilisé, il ne pourra se laisser repousser vers le milieu de la cavité utérine et, depuis le commencement jusqu'à la fin des explorations, les caractères du dos seront aussi nettement constatés.

Si, au lieu d'avoir affaire à une présentation du sommet, on se trouvait en présence d'une présentation de l'extrémité pelvienne, on aurait recours avec autant d'avantage au même procédé.

Si on est placé du côté droit de la femme, c'est la main gauche qu'il faut appliquer sur l'extrémité supérieure de l'ovoïde fœtal, et c'est avec l'extrémité des doigts de la main droite qu'on cherchera les caractères du dos ; et cela, que le dos soit tourné du côté droit ou du côté gauche, qu'il soit dirigé en avant ou en arrière. Si on se trouve, au contraire, du côté gauche de la femme, c'est la main droite qu'il vaut mieux appliquer sur le fond de l'utérus et c'est avec l'extrémité des doigts de la main gauche qu'on cherchera le dos.

Lorsque, pendant la grossesse, le fœtus se trouve placé transversalement (ou obliquement) dans la cavité utérine, si on a constaté d'un côté de l'abdomen la présence de la tête et, du côté opposé, la présence du siège, il n'est pas toujours facile de reconnaître exactement où se trouve le dos. On peut alors avoir recours à un procédé analogue. On fait appliquer la main d'un aide sur une extrémité et, de son côté, on applique une main sur l'autre extrémité du fœtus. Il se trouve ainsi immobilisé et, sous l'action de la pression qu'il subit, la convexité de son dos s'exagère : il est alors beaucoup plus aisé de constater si le dos est dirigé en bas, en avant, ou en haut. Dans quelques cas, le dos peut se trouver en arrière : il sera facile alors, par élimination, d'arriver au diagnostic.

On peut enfin recourir à cette même manœuvre pour faciliter à un certain nombre d'élèves l'auscultation des bruits du cœur. Lorsque, par la palpation, on a déterminé la présentation, la position et la variété de position du fœtus, on sait par cela même où se trouve le plan latéral gauche en rapport avec le cœur fœtal; c'est au niveau de cette région qu'on devra appliquer le stéthoscope, car c'est là qu'on entendra le maximum des bruits du cœur. Mais, si plusieurs personnes appuient successivement sur le stéthoscope, elles refoulent le tronc du fœtus qui s'éloigne peu à peu, et les bruits du cœur ne sont plus aussi nettement perçus ou même ne le sont plus du tout. Pour éviter cet inconvénient, il suffira encore, dans une présentation du sommet ou du siège, d'appuyer sur l'extrémité supérieure du fœtus pour appliquer et fixer son dos contre la paroi abdominale.

Ce moyen rendrait encore des services dans le cas où on n'arriverait pas d'emblée à trouver les battements cardiaques.

S'il y avait une présentation transversale, on pourrait également, en appuyant sur ses deux extrémités, immobiliser le fœtus dans la situation qu'il occupe. Un certain nombre de personnes pourront ainsi, le fœtus étant fixé, entendre successivement les bruits du cœur, comme elles auront pu percevoir par la palpation les caractères du dos.

CHAPITRE XXVIII

DU DIAGNOSTIC PENDANT LA GROSSESSE DE LA PRÉSENTATION DÉFINITIVE DE L'EXTRÉMITÉ PELVIENNE[1].

On sait qu'en général, dans les dernières semaines de la grossesse, le fœtus pénètre par une de ses extrémités à travers le détroit supérieur et s'engage plus ou moins profondément dans l'excavation pelvienne. Ce serait presque exclusivement l'extrémité céphalique fléchie, c'est-à-dire le sommet, qui descendrait ainsi. L'engagement de la face paraît très peu probable. Quant à l'engagement de l'extrémité pelvienne pendant la grossesse, la plupart des auteurs évitent d'en parler, les autres la nient.

La présentation de l'extrémité pelvienne a été divisée en présentation de l'extrémité pelvienne complète ou présentation du siège en masse, et en présentation de l'extrémité pelvienne décomplétée, mode des fesses, mode des genoux ou mode des pieds, suivant que les fesses, les genoux ou les pieds s'engagent les premiers à travers le détroit supérieur. Hubert (de Louvain) ne considère ces variétés que comme secondaires. « Pour qui réfléchit un instant, dit-il, à la manière dont le fœtus est pelotonné dans le sein de sa mère, il est de toute évidence que les présentations des fesses

1. Travail lu à la Société de Médecine de Paris, in *le Progrès médical*, juin 1881, p. 515.

(membres abdominaux relevés le long du tronc), les présentations des genoux (cuisses allongées), et surtout les présentations des pieds (cuisses et jambes étendues) ne peuvent pas être primitives, et qu'*au début du travail* il n'existe qu'une seule présentation, celle *du pelvis en masse*. Les trois autres modes ne sont que secondaires [1]. »

H. Fritsch (de Halle) [2] paraît avoir les mêmes idées que Hubert : « On ne peut pas, dit-il, faire primitivement une différence entre la présentation des fesses et la présentation des pieds. C'est au début du travail que la distinction s'établira. Le peu d'espace qui existe dans l'utérus des primipares fait que la présentation des fesses est plus fréquente chez elles; la présentation des pieds est plus fréquente chez les multipares. »

Dans ces dernières années, M. le Dr Pinard [3] a insisté sur une autre distinction portant sur les présentations de l'extrémité pelvienne. « Je pense, dit-il, qu'il faut diviser les présentations du siège en deux grandes variétés : les unes que j'appelle *franches*, les autres *accidentelles* ou *fortuites*. En effet, quand on examine des femmes enceintes dans les derniers mois de la grossesse et qu'on a reconnu que la tête occupe le fond de l'utérus alors que le siège est en bas, on trouve dans certains cas un fœtus fixé dans cette situation; il ne peut exécuter que des mouvements très limités; lorsqu'on veut le faire évoluer, le mobiliser, cela est impossible et des examens répétés le font toujours reconnaître dans la même situation, la même attitude. C'est là la *présentation du siège franche*. Elle est le résultat d'une véritable accommodation.

« Cette variété est rare et se rencontre surtout chez des primipares.

« Dans d'autres cas, lors des examens qu'on pratique pendant les dernières périodes de la grossesse, on trouve le

1. E. Hubert, *Cours d'accouchements*, 2e édit., t. I, p. 266.
2. H. Fritsch, *Klinik der Geburtshülflichen Operationen*, 2e édit., p. 106.
3. A. Pinard, *Traité du palper abdominal*, p. 37 et 38. Paris, 1878.

siège tantôt en bas, tantôt en haut. Il évolue, pour ainsi dire, à chaque instant; on le mobilise de même avec la plus grande facilité. En un mot, il n'y a aucune accommodation, ni utérine, ni pelvienne. Il n'y a, par conséquent, aucune présentation.

« Lorsque le travail débute, la contraction utérine, rétrécissant les diamètres transverses, sollicite la présentation longitudinale, l'immobilise, et alors se trouve au niveau du détroit supérieur la tête ou le siège.

« C'est la variété que j'appelle la présentation du siège *accidentelle* ou *fortuite*. »

Sous le nom de présentations du siège franches, M. Pinard veut-il parler des cas où l'extrémité pelvienne se trouverait, dans les derniers temps de la grossesse, engagée plus ou moins profondément dans l'excavation pelvienne? Cela est peu probable, car, s'il montre que le siège reste en bas fixé dans sa situation, il ne dit nulle part qu'il plonge dans l'excavation elle-même.

Du reste, depuis Mme Lachapelle, l'expression de présentation franche a un sens nettement déterminé. « Lorsque, dit M. Pajot, chacune des présentations précédentes occupe le centre du détroit supérieur, on dit que la présentation est *franche*, mais il peut arriver à ces régions fœtales d'être plus ou moins inclinées au détroit supérieur. On appelle alors ces présentations *irrégulières* ou *inclinées* [1]. »

Les faits dont nous voulons parler sont d'un autre genre. Ce sont des cas où l'extrémité pelvienne se trouvait, pendant la grossesse, engagée dans l'excavation. Il nous semble qu'on peut leur appliquer l'expression de présentation *définitive*, employée par MM. Tarnier et Chantreuil.

« Les présentations, disent ces auteurs en parlant des présentations en général, sont *définitives* ou *temporaires :* définitives, quand une fois produites elles ne changent plus; tem-

1. Pajot, in article ACCOUCHEMENT du *Dictionnaire encyclopédique des sciences médicales*, t. 1, p. 378.

poraires, lorsqu'elles remontent pour faire place à une autre région fœtale. Une présentation profondément engagée dans l'excavation est presque toujours définitive; celle, au contraire, qui reste élevée, n'est assez souvent que temporaire. »

Si les auteurs ne parlent guère de l'engagement du siège pendant la grossesse il parlent encore moins des caractères à l'aide desquels il serait possible de reconnaître cet engagement. M. Pinard lui-même n'y fait aucune allusion. En exposant d'une façon magistrale comment on doit procéder pour faire le diagnostic de la présentation par le palper, il s'exprime ainsi [1] : « Il faut explorer, interroger l'excavation. Pour cela, plaçant les mains à cinq ou six centimètres à droite et à gauche de la ligne médiane, l'extrémité des doigts en rapport avec l'arc antérieur du bassin, on déprime la paroi abdominale de haut en bas et d'avant en arrière, en rasant les branches horizontales du pubis. »

« En opérant convenablement, deux sensations seulement peuvent être perçues : ou bien les doigts éprouvent une sensation de résistance résultant de la rencontre d'un corps dur, volumineux et arrondi et qui remplit l'excavation, et ils ne peuvent pénétrer plus profondément; ou bien, au contraire, les doigts ne rencontrent qu'une résistance fournie par les parties molles et peuvent s'enfoncer plus ou moins bas. Dans le premier cas, l'excavation est remplie; dans le second, elle est vide de parties fœtales.

« Examinons ces deux cas : excavation pleine, excavation vide.

« *Excavation pleine.* Le corps que l'on rencontre offre toujours les caractères suivants : il est arrondi, régulier, résistant et remplit en totalité ou en partie l'excavation. Ces caractères ne peuvent appartenir qu'à l'extrémité céphalique; d'autre part, le palper étant pratiqué pendant la grossesse, c'est-à-dire avant le début du travail, ce ne peut être que

1. A. Pinard, *loco citato*, pages 116 et suivantes.

l'extrémité céphalique fléchie, le *sommet*, car jamais, pendant la grossesse, on ne rencontre dans l'excavation l'extrémité céphalique défléchie (la face), le siège ou le tronc. Des cinq régions fœtales qui peuvent se présenter avant le travail *le sommet seul s'engage*. En raison de la conformation anatomique et du volume des autres régions, il est nécessaire, indispensable, pour que leur engagement se produise, que des contractions puissantes, fréquentes, existent, et ces dernières n'apparaissent que pendant le travail de l'accouchement et nullement pendant la gestation.

« Donc, *premier point* extrêmement important. La déduction constante et essentiellement pratique qui découle de cette simple constatation à savoir : que chez une femme enceinte il y a une région fœtale qui plonge dans l'excavation, est la suivante : *la présentation est celle du sommet.* »

Il est évident que si, d'une part, on ne pense pas que l'extrémité pelvienne peut s'engager dans l'excavation pendant la grossesse, et si, d'autre part, on croit que toutes les fois qu'une région fœtale plonge dans l'excavation il y a une présentation du sommet, on sera exposé à se tromper et à affirmer une présentation de l'extrémité céphalique fléchie, alors qu'en réalité il existera une présentation du siège *définitive*. L'erreur sera d'autant plus facile que l'auscultation et le toucher donneront aussi des renseignements analogues à ceux qu'on trouve dans les présentations du sommet. M. Devilliers [1] raconte comment il s'est une fois trompé. « Une dame de vingt-quatre ans, dit-il, primipare, bien conformée, et chez laquelle le fond de l'utérus s'était notablement abaissé pendant les derniers jours de la grossesse, est prise à terme des douleurs de l'enfantement. L'auscultation me fait percevoir dès le début du travail les battements doubles du fœtus dans une partie de la région inférieure droite de l'utérus, leur summum sur le milieu d'une ligne

1. C. Devilliers, *Recueil de mémoires et d'observations*, t. I, pages 71 et 72. Paris, 1862.

s'étendant de l'épine iliaque droite antérieure et supérieure à l'ombilic. Cette situation des bruits me laisse d'abord supposer une présentation du vertex en occipito-iliaque droite, et le toucher que je ne puis pratiquer qu'avec beaucoup de ménagement, à cause de l'intégrité des membranes et du peu de dilatation de l'orifice, me laisse percevoir à travers une couche épaisse de liquide amniotique, une tumeur ronde, régulière, peu élevée, offrant une dépression semblable à une suture, mais dirigée de droite à gauche et d'avant en arrière. Pour le moment, je ne pousse pas plus loin mes investigations, le travail me paraissant d'ailleurs suivre une marche régulière. Ce n'est que six heures après, que le stéthoscope m'indiquant toujours les bruits du cœur fœtal situés à la même place, l'orifice étant dilaté presque à moitié et les membranes étant rompues, je reconnus par le toucher une présentation de l'extrémité pelvienne par les fesses seules, en position sacro-iliaque droite antérieure. »

Il est probable qu'en cherchant dans leurs souvenirs, un certain nombre de médecins se rappelleront des cas où, après avoir cru à une présentation du sommet, ils ont été surpris de voir l'enfant sortir par l'extrémité pelvienne. Nous nous croyons d'autant plus autorisé à faire cette supposition que nous avons eu l'occasion de voir plusieurs femmes arrivées près du terme de leur grossesse qui furent examinées par un certain nombre de personnes, dont quelques-unes très compétentes : le diagnostic porté fut, en général, celui de présentation du sommet, alors qu'en réalité il existait une présentation du siège engagé dans l'excavation. En voici quelques exemples.

Observation I. — La nommée Marie Des..., passementière, se présente à l'hôpital des Cliniques, le 3 janvier 1879, disant qu'elle a, pendant la nuit précédente, perdu un peu de sang.

Elle est âgée de trente ans et enceinte pour la seconde fois; ses dernières règles sont apparues le 8 mai 1878; on la reçoit et elle est couchée au lit n° 1. En l'examinant, on constate au palper qu'une partie fœtale volumineuse, résistante, plonge dans l'excavation pelvienne; une autre extrémité fœtale arrondie se trouve au fond de l'utérus, au niveau de la région épigastrique. Du côté gauche, il existe une surface large, plane, régulière, s'étendant de haut en bas et dirigée un peu en avant; c'est le dos. Du côté opposé il n'y a pas beaucoup de liquide amniotique dans la cavité utérine. A l'auscultation, on entend le maximum des bruits du cœur au-dessous de l'ombilic et à gauche. Au toucher, le doigt arrive dans le cul-de-sac antérieur sur une partie assez profondément engagée, laquelle, à travers le segment inférieur de l'utérus, paraît ronde et dure.

Tous ces caractères réunis pouvaient faire croire, au premier abord, à une présentation du sommet en position occipito-iliaque gauche antérieure; mais, frappé par quelques particularités, on examine plus attentivement, on analyse avec plus de soin les sensations perçues, et voici ce qu'alors on constate.

Par la palpation, la partie fœtale qu'on trouve plongeant à travers le détroit supérieur paraît bien arrondie, sphérique en avant, mais, si on cherche sur elle les caractères que M. Pinard a montrés appartenir à la région frontale, on ne les trouve ni d'un côté ni de l'autre. De plus si, en avant, la partie qui s'engage est assez dure, elle ne l'est peut-être pas autant que la tête et, en portant l'extrémité des doigts plus en arrière vers la face antérieure du sacrum, la résistance des parties est moins grande.

L'attention étant ainsi éveillée, on explore avec plus de soin la partie fœtale qui occupe le fond de l'utérus; elle est ronde, moins volumineuse que ne l'est d'habitude le siège, près duquel les membres inférieurs sont rassemblés; elle est en tous cas plus régulière et plus dure. Cependant, comme il n'y avait que peu de liquide dans la cavité utérine, on n'a pu percevoir le ballottement céphalique qu'après avoir placé la femme sur les genoux et sur les coudes; en mettant alors la main sur la région épigastrique et en repoussant de bas en haut et d'avant en arrière l'extrémité du fœtus qui se trouve à ce niveau, on obtient la sensation de ballottement [1]. La main qui explore le dos pour faire le diagnostic de la position n'arrive pas en bas sur la légère dépression qui existe habituellement à l'union de la tête et du tronc, au niveau de la nuque. Au contraire, la région dorsale se continue directement avec la partie qui plonge dans l'excavation [2].

A l'auscultation, on entend le maximum des battements du cœur au-dessous de l'ombilic et du côté gauche, mais M. Ribemont [3] ayant démontré que le cœur est, sur le fœtus pelotonné dans la cavité utérine, à égale distance de l'extrémité céphalique et de l'extrémité pelvienne, il est facile de comprendre que, si le siège se trouve engagé dans l'excavation, on devra alors, aussi bien que dans les présentations du sommet, entendre le maximum des bruits cardiaques au-dessous de la région ombilicale.

Au toucher, le doigt trouve bien dans le cul-de-sac antérieur une partie fœtale ronde, régulière, assez dure, qui correspond à la fesse et à la région trochantérienne dirigée en avant, mais si, au lieu de limiter le toucher vaginal à l'exploration du cul-de-sac antérieur, on porte le doigt dans les

1. M. Tarnier a déjà écrit : « Cependant, pour peu que les parois abdominales soient épaisses ou la paroi utérine rigide, on peut confondre l'extrémité céphalique (placée en haut) avec l'extrémité pelvienne, surtout quand on palpe celle-ci par sa face postérieure ou sacrée. Il ne faut donc accorder qu'une médiocre importance à ce genre d'exploration; il n'en est pas moins vrai qu'il a son utilité, et nous avons en mémoire tel fait clinique où l'auscultation et le toucher semblaient indiquer une présentation du sommet, tandis que, par le palper, on sentait la tête au fond de l'utérus, et l'enfant naquit par le siège. » Tarnier, in *Atlas complémentaire de tous les traités d'accouchements*, p. 221, Paris, 1864, et note ajoutée au texte de Cazeaux, 8e édition, p. 335.

2. Dans certains cas qu'il a eu l'occasion d'observer, M. Tarnier a complété le diagnostic en constatant, en rapport avec le plan antérieur du fœtus, la présence des membres inférieurs relevés qu'il pouvait suivre dans toute leur longueur. (Tarnier, communication orale.)

3. A. Ribemont, *Recherches sur l'anatomie topographique du fœtus. Applications à l'obstétrique*, p. 18. Paris, 1878.

culs-de-sac latéraux et dans le cul-de-sac postérieur, on sent des inégalités. On ne peut évidemment distinguer le sillon interfessier, mais on ne reconnaît pas la tumeur partout sphérique et résistante qu'on trouve en général dans les présentations du sommet.

Tous ces caractères réunis firent porter le diagnostic de présentation de l'extrémité pelvienne *définitive* en position sacro-iliaque gauche, variété antérieure.

Le fœtus resta profondément engagé dans cette situation jusqu'au moment de l'accouchement qui n'eut lieu que la 13 février. L'enfant, qui fut expulsé par le siège, était une fille pesant 2.430 grammes. Il y avait une présentation de l'extrémité pelvienne décomplétée, mode des fesses.

Nous avons vu d'autres cas du même genre que nous allons résumer en quelques mots.

Observation II. — Le 25 décembre 1878, entre à l'hôpital des Cliniques la nommée Pauline C..., âgée de vingt-quatre ans, couturière. Cette femme, qui est enceinte pour la troisième fois, a eu ses dernières règles du 18 au 20 avril; sa grossesse a été absolument normale. En l'examinant un peu après son entrée, on trouve que le fond de l'utérus ne remonte qu'à quatre travers de doigt au-dessus de l'ombilic. A la palpation, on constate que le détroit supérieur est complètement rempli par une partie fœtale, mais cette partie examinée avec soin est un peu mollasse, régulière.

Au fond de l'utérus, au niveau et au-dessus de l'ombilic, on trouve un peu à droite une partie volumineuse, dure, ronde, régulière; cette partie ballotte sous la pression brusque des doigts, car il paraît y avoir avoir une quantité normale de liquide dans la cavité utérine. Le dos est dirigé à gauche et en avant. Le maximum des bruits du cœur est au-dessous de l'ombilic, à gauche, mais très voisin de la ligne médiane.

Au toucher, on sent à travers le cul-de-sac antérieur une partie ronde, volumineuse, qui a été prise pour la tête par une personne qui a déjà fait l'examen; mais, en certains points, surtout en arrière, cette partie est mollasse, moins régulière. Les premières douleurs apparurent le 26 décembre, à trois heures du soir; nous avons, à six heures et demie, essayé en vain avec M. Chaignot, externe du service, de refouler le siège au-dessus du détroit supérieur, dans l'intervalle des contractions utérines, afin de pratiquer ensuite la version céphalique par manœuvres externes. Le 27 décembre, à six heures quarante du matin, l'accouchement se terminait rapidement, dix minutes après la rupture des membranes, par l'expulsion d'un garçon pesant 2.800 grammes, et sortant par les fesses, les membres inférieurs relevés sur la paroi antérieure du tronc.

Observation III. — La nommée Louise-Désirée B..., âgée de vingt ans, couturière, enceinte pour la première fois, entre à la Clinique de la Faculté, le 1er octobre 1879. A l'examen, on trouva les mêmes caractères que dans l'observation I; seulement, comme il y avait très peu de liquide dans la cavité amniotique, il ne fut pas possible de percevoir au fond de l'utérus le ballottement céphalique : la tête était cependant reconnaissable à ses autres caractères. Le dos était dirigé à droite. L'accouchement eut lieu le 11 octobre, à deux heures du matin; il existait une extrémité pelvienne décomplétée, mode des fesses, l'enfant était du sexe masculin et pesait 2.900 grammes.

D'autres observations m'ont été communiquées. Il y a dix-huit mois, un de mes bons amis, accoucheur distingué, vint me voir vers quatre heures du soir et me dit qu'ayant quelques instants de liberté, il allait assister à la leçon que je devais faire à mon cours particulier. Je parlai justement ce jour-là des présentations de l'extrémité pelvienne et j'insistai sur les caractères qui permettent de faire, pendant la grossesse, le diagnostic des présentations temporaires et des présentations définitives du siège. « Vous ne sauriez croire, me dit après la leçon mon ami le Dr X..., combien le diagnostic que vous avez exposé m'a intéressé. Il y a quelques mois, ma femme m'a donné un troisième enfant. Pendant les derniers temps de sa grossesse, je l'ai souvent examinée et chaque fois je faisais le diagnostic de présentation du sommet; je croyais la tête profondément engagée dans l'excavation. Je pensais trouver et je trouvais en réalité presque tous les caractères habituels de la présentation de l'extrémité céphalique fléchie. Quelle ne fut pas ma surprise pendant le travail de constater par le toucher, après la rupture des membranes, une présentation de l'extrémité pelvienne décomplétée, mode des fesses! »

M. le Dr Ribemont a bien voulu, de son côté, me communiquer les deux observations suivantes :

Observation IV. — Mme Br..., primipare, âgée de vingt ans, a eu ses dernières règles le 20 septembre 1878. Je la vois pour la première fois et l'examine le 15 juin 1879. L'excavation est occupée par une partie fœtale volumineuse qui la remplit complètement, et ne permet pas d'enfoncer au-dessous du détroit supérieur l'extrémité des doigts qui dépriment les parois abdominales, en arrière des branches horizontales du pubis. Je pense immédiatement avoir affaire à une présentation du sommet, et je cherche à reconnaître les caractères du siège, au niveau du fond de l'utérus. Une sensibilité assez vive des parois abdominales m'empêche d'explorer comme je le voudrais le fond de l'utérus, où je ne puis sentir aucune petite partie fœtale. Le plan dorsal est à gauche et en avant. L'auscultation, en me faisant entendre les bruits cardiaques en un point plus rapproché de la symphyse pubienne que du fond de l'utérus, me confirme dans mon opinion.

Pratiquant alors le toucher, je rencontre une partie fœtale arrondie, ferme, très profondément engagée dans l'excavation. Le segment inférieur de l'utérus est assez épais et je ne puis sentir ni suture, ni fontanelle. En déprimant la partie fœtale dans le cul-de-sac postérieur, elle me semble moins résistante, moins osseuse, qu'une extrémité céphalique : me souvenant alors des faits dont quelques mois auparavant mon ami, M. le Dr Budin, avait entretenu ses élèves particuliers, faits d'engagement profond de l'extrémité pelvienne dans l'excavation, plus ou moins longtemps avant le début du travail, je redoublai d'attention. Le palper, pratiqué de nouveau au détroit supérieur, ne me donnait pas la sensation de tumeur osseuse plus appréciable du côté de la région frontale. Il n'y avait pas ce vide qui existe entre le tronc et la partie fœtale engagée, lorsque celle-ci est l'extrémité céphalique. Je me ralliai alors à ce diagnostic : présentation du siège en position sacro-iliaque gauche antérieure.

Le 21 juin, Mme Br... accouchait d'une fille bien développée qui sortit en présentation du siège, mode des fesses.

Observation V. — Boud..., Adolphine, primipare, âgée de vingt ans, entre le 13 décembre 1880 à la Clinique. Elle est enceinte de huit mois environ. Deux élèves du service l'examinent le lendemain et portent sans hésitation le diagnostic de présentation du sommet, en occipito-iliaque gauche antérieure. Voulant contrôler leur diagnostic, je pratique le palper et reconnais que l'excavation pelvienne est remplie par une partie fœtale volumineuse, qui s'y engage profondément. Il est toutefois difficile d'apprécier la forme de cette partie; elle ne parait pas nettement distincte des parties fœtales situées au-dessus du détroit supérieur, mais semble plutôt se continuer avec elles, du moins à gauche. De ce côté, sur toute la hauteur de l'utérus, je reconnais le plan résistant formé par le dos. Au fond de l'utérus est une masse lisse, dure, régulière, que je crois être la tête, bien qu'il me soit impossible de la faire ballotter.

J'examine avec attention la masse engagée dans l'excavation pelvienne, et je sens, en exerçant sur elle avec les deux mains des pressions simultanées et de sens opposé aux deux extrémités de son diamètre transversal, qu'elle est moins dure que ne le serait une tête et qu'il est possible de tasser un peu les parties qui la constituent. En auscultant, je trouve le maximum des bruits cardiaques bien au-dessous de l'ombilic et à gauche de la ligne médiane.

Le doigt introduit dans le vagin rencontre une masse lisse, arrondie, dont la consistance, quoique ferme, ne donne pas cette sensation de dureté osseuse qui caractérise la tête.

Le diagnostic n'est plus douteux; il s'agit d'une présentation du siège en position sacro-iliaque gauche antérieure. La femme, examinée à plusieurs reprises, est soumise en vain à des tentatives de version par manœuvres externes.

Le 8 janvier 1880, Boud... accouche spontanément d'un enfant mâle du poids de 3.290 grammes, qui se présente par l'extrémité pelvienne décomplétée, mode des fesses. Il y avait fort peu de liquide amniotique.

Voici donc six cas dans lesquels il y a eu pendant la grossesse, avant tout début de travail, une présentation de l'extrémité pelvienne définitive, le siège étant profondément engagé. Dans tous ces faits, il s'agissait de présentations de l'extrémité pelvienne décomplétée, mode des fesses.

En général, les enfants n'étaient pas très volumineux (observation I, 2.430 grammes; obs. II, 2.800 gr.; obs. III, 2.900 gr.; obs. VI, 3.290 gr.)

Dans la plupart des cas, il y avait peu de liquide amniotique, et l'utérus était parfois fortement appliqué sur le fœtus.

Ces diverses conditions s'ajoutent pour expliquer l'engagement du siège pendant les derniers temps de la grossesse.

Trois des femmes étaient primipares, les autres étaient : l'une secondipare, deux tertipares. Autant donc qu'il est permis d'en juger par ces observations encore trop peu nombreuses, ces faits ne seraient guère plus fréquents chez les primipares que chez les multipares.

En résumé : 1° Dans les derniers temps de la grossesse, on peut observer des présentations *définitives* de l'extrémité pelvienne ;

2° Dans les cas où le siège était ainsi engagé, il s'est toujours agi jusqu'ici de présentations de l'extrémité pelvienne décomplétée, mode des fesses;

3° L'inspection, la palpation, l'auscultation et le toucher peuvent, au premier abord, faire croire à une présentation de l'extrémité céphalique fléchie, avec engagement marqué de la tête; mais, si on analyse attentivement plusieurs des sensations perçues, il est possible d'éviter toute erreur et d'arriver au diagnostic exact.

NOTE

Bibliographie. — Cantacuzène. Note pour servir à l'histoire clinique des présentations de l'extrémité pelvienne. *Annales de gynécologie*, janvier 1882.

R. Lefour. — Contribution à l'étude des présentations du siège décomplété, mode des fesses. 1 brochure, 53 pages. Paris, chez Doin, éditeur, 1882.

Olivier. — De la conduite à tenir dans les présentations de l'extrémité pelvienne décomplétée, mode des fesses. Thèse de Paris, 1882.

P. Henrionnet. — De l'engagement de l'extrémité pelvienne pendant la grossesse. Thèse de Paris, 1884.

Dr Champneys. — Transactions of the obstetrical Society of London, vol. XXVI, année 1884, p. 225.

L'existence pendant la grossesse de la présentation définitive du siège décomplété, mode des fesses, a été, depuis la publication de notre travail, constatée par un certain nombre d'accoucheurs. Henrionnet en a, dans sa thèse inaugurale, rassemblé quinze observations. Il n'y a donc plus de doute à émettre sur ce point.

On peut réunir dans un même tableau les différents symptômes qui existent pendant la grossesse :

1° Lorsqu'il y a une présentation du sommet engagé dans l'excavation ;

2° Lorsqu'il y a une présentation du siège resté élevé au niveau ou au-dessus du détroit supérieur;

3° Lorsqu'il y a une présentation du siège engagé.

	SOMMET ENGAGÉ	SIÈGE ÉLEVÉ	SIÈGE ENGAGÉ
COMMÉMORATIFS.	La femme a noté : 1° Une diminution dans les troubles digestifs et respiratoires; 2° L'apparition de phénomènes de compression du côté des organes pelviens.	La femme n'accuse : 1° Aucune modification dans l'intensité des troubles digestifs et respiratoires; 2° Aucun phénomène de compression du côté des organes pelviens.	La femme s'est aperçue. 1° D'une diminution des troubles digestifs et respiratoires; 2° De l'apparition de phénomènes de compression du côté des organes pelviens.
INSPECTION.	Ventre peu proéminent. Excavation remplie par une partie fœtale volumineuse, régulière, dure, non dépressible. Au niveau du détroit supérieur, d'un côté, on trouve les caractères du front.	Ventre proéminent. Excavation vide.	Ventre peu proéminent. Excavation remplie par une partie fœtale volumineuse, irrégulière en certains points, dépressible. On ne trouve pas, au niveau du détroit supérieur, les caractères du front.
PALPATION.	Au fond de l'utérus, partie volumineuse ayant les caractères du siège à côté duquel sont les membres inférieurs. Pas de ballottement céphalique. A l'union du dos et de la partie fœtale engagée, on constate une dépression.	Au fond de l'utérus, partie fœtale volumineuse présentant les caractères de la tête. Ballottement céphalique. Au-dessus du détroit supérieur, on constate la présence du siège et des membres inférieurs.	Au fond de l'utérus, partie fœtale volumineuse présentant les caractères de la tête, à côté de laquelle on trouve parfois les pieds (Tarnier). Ballottement céphalique quelquefois difficile à obtenir. En bas, pas de dépression à l'union du dos et de la partie fœtale engagée. Cette dépression existe en haut, au niveau de la région cervicale postérieure.
AUSCULTATION.	Maximum des bruits du cœur fœtal au-dessous de l'ombilic.	Maxim. des bruits du cœur fœtal au niveau ou au-dessus de l'ombilic.	Maximum des bruits du cœur fœtal au-dessous de l'ombilic.
TOUCHER.	Partie fœtale volumineuse, arrondie, partout régulière, d'une dureté osseuse. Au début du travail, poche des eaux plate.	Le doigt ne trouve aucune partie fœtale dans l'excavation pelvienne. Poche des eaux volumineuse.	Partie fœtale volumineuse, arrondie, mais en arrière irrégulière et moins résistante que la tête. Poche des eaux souvent plate.

S'il n'existe pas de signe pathognomonique de la présentation définitive du siège pendant la grossesse, il y a tout au moins un certain nombre de caractères qui, par leur réunion, permettent d'arriver nettement au diagnostic.

M. le Dr Lefour, qui a observé attentivement quelques cas de ce genre, a fait une très intéressante remarque. La présentation de l'extrémité pelvienne décomplétée, mode des fesses, peut exister pendant les derniers temps de la grossesse avant tout début de travail, ou bien, au contraire, la présentation du siège primitivement complète s'est décomplétée mécaniquement sous l'influence de l'accouchement. Il y aurait donc deux variétés de présentations de l'extrémité pelvienne décomplétée, mode des fesses; l'une *primitive*, c'est-à-dire existant pendant la grossesse; l'autre *secondaire*, c'est-à-dire survenue seulement pendant le travail.

Or, l'examen de l'enfant, après la naissance, permettrait de faire le diagnostic entre ces deux variétés, de dire en un mot si la présentation du siège décomplétée, mode des fesses, existait pendant les derniers temps de la gestation ou si elle ne s'est produite que pendant l'accouchement.

« Si, dit M. Lefour, immédiatement après l'accouchement, on place le fœtus sur un lit ou sur une table, peu importe, dans le décubitus dorsal, on le voit se pelotonner sur lui-même et reprendre par la flexion de ses diverses parties l'attitude qu'il avait dans la cavité utérine et qu'on désigne sous le nom d'*attitude naturelle*.

« Si le siège est complet, ou bien s'il s'est décomplété secondairement sous l'influence du travail, le fœtus reprendra aussitôt après la naissance l'attitude qu'il avait dans la cavité utérine, c'est-à-dire l'*attitude naturelle*. C'est ce qu'on observe dans la majorité des cas où l'accouchement se fait par les fesses.

« Lorsque le siège est *primitivement décomplété* de façon que les cuisses soient fléchies sur l'abdomen, les jambes étendues sur les cuisses et relevées au-devant de la poitrine, le fœtus est dans une attitude qu'il conserve, par le fait d'une accommodation particulière, pendant le travail et après l'accouchement. Si, dans ces conditions, on le place sur un lit, dans le décubitus dorsal, il ne reviendra pas à ce qu'on désigne sous le nom d'*attitude naturelle*, mais reprendra l'attitude qu'il avait dans la cavité utérine. Les jambes reste-

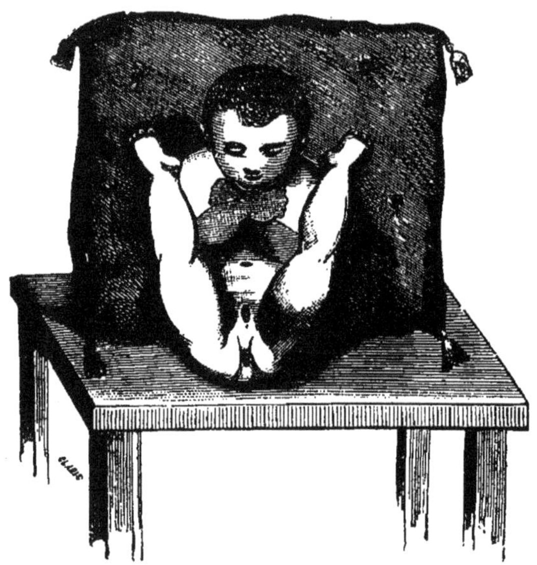

Fig. 75. — Attitude du fœtus dans les présentations primitives du siège décomplété, mode des fesses (Lefour).

ront fortement étendues sur les cuisses, et les deux extrémités inférieures ainsi constituées se relèveront sur le plan antérieur du fœtus, non pas parallèlement, mais de telle façon que les pieds se trouvent au niveau des épaules ou même en dehors de ces parties. C'est en vain qu'on essaye aussitôt après la naissance d'étendre les cuisses sur le bassin et de fléchir les jambes sur les cuisses; ces parties reviennent comme mues par un ressort à la situation première, au grand désespoir des parents qui croient à une infirmité. » (Voyez *figure* 75.)

Donc, dans tous les cas de présentation du siège décomplété, mode des fesses, appelée *primitive* par M. Lefour, le fœtus, après sa naissance, conserve pendant quelque temps une attitude spéciale, caractéristique.

Dans les cas de présentation du siège décomplété, mode des fesses, *secondaire*, c'est-à-dire produite seulement pendant le travail, le fœtus après sa naissance a une attitude naturelle.

Cette remarque de M. Lefour a été confirmée par d'autres observateurs, par Olivier [1] et par Champneys. Olivier a même rapporté une observation singulière :

Chez une femme examinée pendant les derniers temps de la grossesse il existait une présentation du siège profondément engagé dans l'excavation, en position sacro-iliaque droite antérieure; mais, par le palper et par le toucher, on était arrivé à cette conclusion qui fut confirmée pendant le travail : le membre inférieur gauche du fœtus était fléchi et on sentait le pied gauche dans l'excavation, tandis que le membre inférieur droit était étendu et relevé sur le plan antérieur du fœtus. Or, aussitôt après la naissance, on a retrouvé pour ainsi dire la preuve de cette situation différente des membres inférieurs. L'enfant mis sur la crèche prenait une attitude particulière, la jambe droite était relevée sur le plan antérieur et ne pouvait que difficilement être abaissée; la jambe gauche, au contraire, était repliée sur la cuisse comme dans les cas où on a affaire à une présentation du siège complet.

Cependant, la remarque de M. Lefour, si juste dans un grand nombre de cas, ne saurait être absolument généralisée. M. Olivier raporte, en effet, l'observation d'une femme qui a été suivie à la Maternité pendant les quinze derniers jours de sa grossesse et chez laquelle le siège décomplété, mode des fesses, était profondément engagé dans l'excavation. Quand

1. Voyez Olivier, *loco citato*, p. 99 et 159.

on examina l'enfant après sa naissance, les jambes étaient non pas relevées sur l'abdomen, mais fléchies sur les cuisses. « Ainsi donc, dit M. Olivier, voilà un cas que nous avons pu observer pendant une quinzaine de jours; on n'a jamais senti les pieds dans l'excavation par le toucher, on a toujours constaté leur présence dans la fosse iliaque droite; c'était donc bien un siège primitivement décompleté, et, cependant, en voyant l'attitude de l'enfant, M. Lefour aurait conclu à un siège secondairement décompleté. La règle qu'il a exposée n'est donc pas rigoureusement vraie. On peut se demander pourquoi, dans notre cas, les jambes, au lieu de s'étendre sur les cuisses, se sont fléchies. M. Budin, à qui nous racontions ce fait, nous a proposé l'explication suivante : l'extension ou la flexion des jambes sur les cuisses ne tiendrait-elle pas tout simplement à la quantité de liquide amniotique contenu dans la cavité utérine? La chose est fort possible; en effet, on comprend aisément que, s'il y a peu de liquide amniotique, les jambes étendues seront exactement maintenues dans cette situation par l'utérus qui se moule en quelque sorte sur l'enfant ; s'il y a beaucoup de liquide, au contraire, les jambes pourront exécuter facilement des mouvements de flexion et d'extension sur les cuisses, et lorsque l'enfant sera expulsé, il fléchira les jambes et ne prendra pas l'attitude si bien décrite par M. Lefour. »

En relisant l'observation de M. Olivier, on voit que la tête ballottait au fond de l'utérus; que les membres inférieurs étaient non pas relevés au point qu'on pût sentir les pieds en rapport avec la tête, mais au contraire mobiles dans la fosse iliaque droite, conditions qui indiquent évidemment la présence d'une certaine quantité de liquide amniotique.

La remarque de M. Lefour nous paraît cependant devoir s'appliquer à un certain nombre de cas et on peut répéter avec M. Olivier : « La conclusion de tout ceci, c'est que lorsqu'on verra l'enfant, sitôt après la naissance, les jambes relevées en attelles, on pourra dire que le siège était primitivement décomplété; mais, en présence d'un enfant dont les jambes seront fléchies sur les cuisses, on ne pourra pas affirmer que le siège n'était pas primitivement décomplété. »

CHAPITRE XXIX

DE LA PALPATION DU MAXILLAIRE INFÉRIEUR ET DU MENTON DANS LA PRÉSENTATION DE L'EXTRÉMITÉ CÉPHALIQUE DÉFLÉCHIE.

Il y a déjà un certain nombre d'années que E. Martin et surtout Breisky ont montré l'importance, pour le diagnostic de la présentation de la face, de certains signes fournis par la palpation. « Au-dessus du détroit supérieur d'un côté, on sent une saillie résistante formée par l'occiput : il en résulte aux environs de la nuque un angle très marqué avec le dos. De l'autre côté, au contraire, on ne trouve aucune tumeur formée par la voûte du crâne. Du côté opposé à la saillie faite par l'occiput, on constate l'existence de petites parties qui correspondent aux pieds et on entend d'une façon assez nette les bruits du cœur fœtal. Ce résultat est évident quand on examine le fantôme d'un fœtus placé en présentation de la face ou qu'on regarde un dessin bien fait; dans des conditions favorables, il est d'une netteté surprenante. Aussi, dans un cas, m'a-t-il été possible de faire faire aux élèves sages-femmes le diagnostic de la présentation de la face par le palper. Il est évident que si l'exploration externe permet de reconnaître l'existence d'une présentation de la face, on peut en même temps en déterminer la position : dans la première position, l'occiput est à gauche, les pieds et les bruits du cœur sont à droite; dans la seconde, l'occiput est à droite, les pieds et les bruits du cœur sont à gauche. » (Breisky [1].)

Dans quelques cas, lorsque les conditions sont favorables, on peut, quand l'extrémité céphalique est défléchie, reconnaître par la palpation, au niveau du détroit supérieur, les caractères du maxillaire inférieur et du menton. Nous en avons rapporté un exemple en 1876.

Observation I. — Le 19 novembre 1875, entrait à la salle d'accouchement de la Maternité, à trois heures de l'après-midi, la nommée Somm..., primipare, âgée de dix-neuf ans. Ses dernières règles étaient apparues du 15 au 19 mars, et les premières douleurs avaient commencé le 19 novembre, à six heures du matin.

En examinant cette femme à trois heures et demie et après lui avoir demandé les quelques renseignements qui précèdent, voici ce que nous constatâmes : au palper, les parois abdominales sont très molles et se laissent facilement déprimer. Au-dessus du détroit supérieur, on sent la tête; mais, tandis que d'un côté, à droite, existe une partie arrondie qui vient se mettre en rapport avec le dos du fœtus dirigé de ce côté, on trouve au contraire du côté gauche du détroit supérieur une surface plane dirigée en haut, surface qui se termine par un arc osseux : c'est manifestement le maxillaire inférieur et le menton. Donc, la tête est défléchie et encore au-dessus du détroit supérieur. Il y a une présentation de la face en position M. I. G. T.

A l'auscultation, on entendait les battements du cœur à droite, mais ils étaient très sourds; à gauche, au contraire, on les percevait très nettement par la région antérieure du fœtus.

Au toucher, on sentait un commencement de dilatation; le front occupait le centre du bassin; on arrivait sur la fonta-

1. A. Breisky, *Zur Lehre von den Gesichtslagen. Monatsschrift f. Geburtsk. und Frau.* Bd. XXXII, s. 458. 1868.

nelle antérieure qui était en rapport avec le bord droit du détroit supérieur. Du côté gauche on arrivait sur le nez, mais son extrémité et l'ouverture des narines étaient encore au-dessus du détroit supérieur. Il y avait donc une présentation de la tête défléchie, variété frontale.

A cinq heures et demie, le front est remonté à droite; on ne peut plus atteindre la fontanelle antérieure et on arrive à gauche au delà du nez.

A sept heures et demie le front s'est encore élevé davantage; il y a une véritable présentation de la face.

A huit heures et demie, la dilatation étant complète et la tête restant au détroit supérieur, on rompt les membranes. Immédiatement la tête s'engage et à neuf heures et demie l'accouchement était terminé. L'enfant était une fille vivante et mesurant 50 centimètres de longueur. La tête était déformée, l'occiput était refoulé en arrière et son extrémité supérieure, sa pointe, était recourbée en forme de bec. Au niveau de la suture fronto-pariétale, l'extrémité antérieure du pariétal semblait être sur un plan inférieur à celui du frontal: il n'y avait pas chevauchement, mais plutôt une simple dépression au niveau de la suture.

Depuis 1876, notre excellent ami Pinard dans son Traité du palper [1], Tarnier et Chantreuil [2] dans leur Traité d'accouchements ont cité cette observation et attiré l'attention sur la palpation du maxillaire inférieur et du menton.

Plus récemment, trois cas ont été publiés à l'étranger dans lesquels le maxillaire inférieur et le menton ont été reconnus pendant le travail. Deux de ces faits sont dus au Dr W. Fischel [3] (de Prague); le troisième a été rapporté par le Dr Negri [4], actuellement professeur à Novare.

1. Pinard, *Traité du palper abdominal*, p. 136. Paris, 1878.
2. Tarnier et Chantreuil, *Traité de l'art des accouchements*, t. I, p. 487.
3. W. Fischel, *Ueber ein bisher noch nicht beobachtetes Phanomen bei Deflexionslagen. Prager medicinischen Wochenschrift.* 1881, n° 12.
4. Negri, *Qualche considerazione intorno al parto per il fronte. Annali di Ostetricia*, t. IV, n° 1, p. 15, 16. 1882.

OBSERVATION II. — (Fischel. Résumé.) Krafek, Anna, trente-six ans, enceinte pour la quatrième fois. A sa première grossesse l'enfant se présentait transversalement; on fit la version céphalique par manœuvres externes, l'expulsion eut lieu spontanément. Le deuxième et le troisième accouchements n'ont rien présenté de particulier.

Dernières règles, fin juillet 1879. A l'examen pratiqué le 21 mars 1880, on trouve : hauteur totale du corps 143 centimètres, squelette développé d'une façon moyenne. État général bon. Extrémités supérieures et inférieures courtes. Les fémurs sont légèrement convexes en avant et en dehors. Chapelet rachitique, bien que peu marqué.

L'abdomen est modérément développé. L'utérus, qui a une forme arrondie, est situé sur la ligne médiane. La tête est au-dessus du détroit supérieur. La mensuration du bassin donne 105 millimètres pour le conjugué diagonalis, le conjugué vrai est estimé à 87-92 millimètres. La paroi postérieure de la symphyse est plate. Le promontoire est situé profondément et arrondi.

Les douleurs commencent le 30 mai à neuf heures du soir; le liquide amniotique s'écoule le 31 à minuit et demi, l'orifice utérin ayant environ le diamètre d'un thaler et la tête étant exactement appliquée sur l'entrée du bassin.

A sept heures quarante-cinq du matin, les contractions bien que très douloureuses avaient à peine déterminé une dilatation plus grande de l'orifice utérin, la lèvre antérieure était déjà tuméfiée, la tête se présentait en deuxième position du front. Une bosse séro-sanguine volumineuse recouvrait le front qui remplissait le segment inférieur du col non encore complètement dilaté : ce col est assez haut, l'orifice est tiraillé du côté droit.

« L'exploration externe faite attentivement montra que la tête se trouvait encore sur le détroit supérieur, que l'occiput formait du côté droit, au-dessus de la symphyse, une saillie asymétrique, tandis que du côté gauche on pouvait très nettement reconnaître la pointe du menton dirigée en avant. Sur la ligne médiane, au-dessus de la symphyse, on sentait directement l'épaule gauche. Les pieds étaient à gauche, au-dessus de l'ombilic. On entendait très nettement les bruits du cœur fœtal à gauche, au-dessous de l'ombilic. »

La situation du fœtus ne se modifiant pas, l'utérus menaçant de se rompre, la température de la mère ayant atteint 38°, on fit l'embryotomie bien que le fœtus fût encore vivant. — Trépanation, puis extraction avec le céphalotribe de Breisky. Enfant du sexe féminin mesurant 50 centimètres de longueur et pesant, sans la substance cérébrale, 2.450 grammes. Suites de couches normales.

Observation III. — (Fischel. Résumé.) Nosowki, Émilie, vingt ans, primipare, à terme, entre en travail vers le milieu de la nuit du 8 au 9 janvier 1881. A deux heures du matin, écoulement spontané du liquide amniotique. Femme grande, bien portante, fortement charpentée, bassin large.

« Au toucher : orifice utérin complètement dilaté, le front qui est le siège d'une tuméfaction considérable se trouve derrière la symphyse pubienne; on peut atteindre très facilement les deux arcades sourcilières et la racine du nez. La suture frontale s'étend obliquement de l'os iliaque gauche vers le milieu du bassin où on trouve la grande fontanelle; de ce point, la suture sagittale se dirige en arrière vers l'articulation sacro-iliaque; on ne peut atteindre la petite fontanelle.

« En pratiquant alors l'exploration externe, on trouve que le dos du fœtus est dirigé du côté droit et en arrière, les pieds peuvent être très facilement sentis au-dessus de l'ombilic et du côté gauche; le menton se trouve à 8 centimètres environ au-dessus de la branche horizontale du pubis.

« Pendant la suite du travail qui eut une marche rapide et favorable, la saillie du menton devint peu à peu moins nette. Le toucher permit de constater que, au fur et à mesure que la tête s'enfonçait, sa déflexion diminuait; l'occiput descendit plus profondément dans le bassin pendant que la région frontale s'appuyait sur la symphyse. Le menton se rapprochait ainsi de la poitrine qui s'éloignait de la paroi utérine. Enfin la tête apparut à la vulve, l'occiput tourna en arrière vers le périnée et on vit le front et la face se dégager sous la symphyse.

« A cinq heures du matin, l'accouchement était terminé. L'enfant qui était du sexe féminin mesurait 49 centimètres de longueur et pesait 3.340 grammes; il présentait en outre une déformation caractéristique du crâne... » Suites de couches normales [1].

OBSERVATION IV. — (Negri.) Le professeur Negri dit avoir soupçonné, dans un cas, une présentation du front grâce à un singulier renseignement que lui a fourni la palpation. Il a senti dans la partie inférieure droite de l'abdomen, immédiatement au-dessus de la branche horizontale du pubis, une partie fœtale de forme triangulaire dont le sommet était dirigé du côté de l'éminence iléo-pectinée (il s'agissait d'un

1. Le travail de W. Fischel, où nous avons puisé ces observations, a pour but de montrer que, dans certains cas de présentation de l'extrémité céphalique défléchie, il est parfois possible de percevoir au palper, à travers la paroi abdominale, le *choc cardiaque* du fœtus (den Herzstoss des Kindes).

Dans les deux cas qu'il rapporte, Fischel a pu sentir et faire sentir à des médecins et à des étudiants les battements du cœur fœtal.

Les précautions qu'il a prises montrent qu'il a essayé de se mettre à l'abri de toutes les causes d'erreur : battements du cœur de la mère, pouls de l'observateur, battements du cordon ombilical.

Un certain nombre de conditions rendent possible la perception de ces battements.

Dans les deux cas, il s'agissait d'une présentation de l'extrémité céphalique défléchie, en deuxième position, c'est-à-dire que la poitrine étant dirigée du côté gauche et en avant, la région du cœur se trouvait immédiatement en contact avec la paroi utérine.

Les membranes étaient rompues depuis un certain temps et le liquide amniotique s'était écoulé.

L'épaisseur de la paroi abdominale était peu considérable.

Ajoutons une remarque que tout observateur peut faire : quand l'enfant naît en état de mort apparente, tant qu'il n'a pas respiré ou n'a pas été insufflé, les poumons se trouvant en état d'atélectasie, on peut sentir et même voir très nettement les battements du cœur fœtal. Au contraire, dès que l'air a pénétré dans la poitrine, une portion de poumon s'insinuant entre le cœur et la paroi thoracique, il devient beaucoup moins facile de voir et de sentir les battements cardiaques.

bassin vicié et la tête était à peine engagée sur le détroit supérieur). Cette partie était mobile comme l'est la bouche d'un nouveau-né quand on l'ouvre ou qu'on la ferme en appuyant avec l'extrémité des doigts sur le menton.

« Ce renseignement, dit-il, me fit penser aussitôt à une présentation du front; le toucher me détourna de la bonne voie, mais ayant eu à pratiquer la cranioclasie, je fus convaincu que les résultats de la palpation avaient été très exacts. Ainsi donc, dans des circonstances favorables (partie fœtale non engagée, parois abdominales souples, dos du fœtus tourné en arrière), la palpation du menton peut être utile, ce qui du reste a déjà été noté par un observateur attentif, le docteur Budin... »

Le professeur italien fait encore remarquer que le menton se trouvait quelque peu plus élevé, parce que la présentation n'était pas une présentation de la face, mais du front; c'est pour cela que la sensation donnée par le menton était plus nette et les mouvements qu'on pouvait lui imprimer plus faciles.

Ainsi donc, dans certains cas de présentation de l'extrémité céphalique défléchie, si les parois abdominales ne sont ni trop épaisses, ni trop résistantes, on peut, lorsque la déflexion n'est pas complète, arriver à sentir très nettement le maxillaire inférieur et le menton. Negri a même, dans un cas, constaté que le maxillaire inférieur était « mobile comme l'est la bouche d'un nouveau-né lorsqu'on l'ouvre ou la ferme en appuyant avec l'extrémité des doigts sur le menton ».

Beaulieu-sur-Mer, 26 avril 1885.

CHAPITRE XXX

DE LA SITUATION DES ŒUFS ET DES FŒTUS DANS LA GROSSESSE GÉMELLAIRE ET DES SYMPTOMES QUI EN RÉSULTENT[1].

Lorsqu'on examine une femme enceinte chez laquelle il existe une grossesse gémellaire, on trouve un certain nombre de symptômes à l'aide desquels on peut, ou soupçonner, ou reconnaître très nettement, avant tout début de travail, la présence de deux fœtus dans la cavité utérine. Si on pousse l'analyse plus loin qu'on n'a l'habitude de le faire, on voit que ces symptômes, tout en conservant leur valeur absolue, peuvent offrir des variétés dans leur ensemble. Ces variétés sont la conséquence de la situation qu'occupent les œufs et les fœtus dans la cavité utérine.

Si, laissant de côté les faits relativement rares dans lesquels il n'y a qu'une seule cavité amniotique, nous ne nous occupons que des cas dans lesquels il y a deux œufs ou tout au moins deux poches amniotiques, quelle peut être la situation relative de ces deux œufs ou de ces deux fœtus? Nous pensons qu'on doit distinguer trois variétés.

Dans la première, les deux fœtus sont placés l'un à côté de l'autre, l'un occupe la moitié droite, l'autre la moitié gauche de l'utérus.

1. Le *Progrès médical*, 1882, p. 921.

Dans la seconde variété, les fœtus sont placés l'un au-dessus de l'autre; ils sont superposés, l'un occupe le fond de l'utérus, l'autre son segment inférieur.

Dans la troisième, ils sont placés l'un au-devant de l'autre, l'un d'entre eux occupe la moitié antérieure de la cavité utérine, l'autre la moitié postérieure.

Les symptômes, dans chacune de ces variétés, peuvent être différents; nous allons les étudier successivement.

A. *Les fœtus sont placés l'un à côté de l'autre.* — Si, dans ce cas, on suppose qu'une coupe verticale a été faite allant d'un bord de l'utérus à l'autre, l'un des fœtus occupe la moitié droite, l'autre la moitié gauche de la cavité de l'organe. A l'examen du ventre, on trouve que l'utérus est très développé suivant son diamètre transversal. C'est dans des cas de ce genre qu'on a pu observer une forme particulière que le professeur Herrgott, dans sa thèse inaugurale, a décrite de la façon suivante : « Stein, Baudelocque, Velpeau [1] et presque tous les accoucheurs disent que pendant une gestation gémellaire la matrice, outre un développement précoce et très grand, présente encore une dépression au milieu de son fond qui marquerait, pour ainsi dire, la séparation des deux œufs. Cette dépression médiane existe souvent dans la grossesse simple et a sûrement induit plus d'un praticien en erreur. Il en est autrement d'une dépression de la ligne médiane du corps de l'utérus, dépression qui peut s'étendre du fond à l'hypogastre. Celle-ci, quand elle existe, ce qui arrive rarement, est un signe plus certain de grossesse gémellaire. » Et plus loin : « Nous avons déjà parlé de la grossesse gémellaire, nous avons dit que le plus sou-

1. Mauriceau avait déjà écrit en parlant de la grossesse gémellaire : « Il y en aura quelque apparence si la femme est extraordinairement grosse sans qu'il y ait en elle aucun soupçon d'hydropisie, et bien plus, si on voit une éminence à chaque côté de son ventre et qu'il y ait à sa longueur comme une ligne un peu déprimée ou moins relevée vers le milieu. » *Des maladies des femmes grosses*, 7e édition, liv. I, p. 104.

vent la forme de la matrice ne subissait point d'altération bien sensible : cependant, il est des observations où une forme assez bizarre a coïncidé avec ce cas. Ainsi, le 4 novembre 1838, accouchait à la Clinique de la Faculté une femme enceinte de deux enfants : la matrice avait une forme irrégulière et oblique; les deux têtes étaient situées aux angles de l'utérus et formaient deux tumeurs séparées par une dépression : la droite était beaucoup plus élevée que la gauche; les deux enfants sont venus par les pieds. Chose remarquable, après la sortie du premier, la matrice reprit sa forme régulière. »

A la palpation, on peut constater la présence de quatre grosses extrémités : ou bien chacune des deux têtes peut être en bas et occuper une fosse iliaque; les deux sièges sont alors au fond de l'utérus; ou bien les deux sièges sont en bas et les deux extrémités céphaliques en haut; ou bien enfin une tête et un siège occupent la région inférieure, l'autre siège et l'autre tête la région supérieure de l'utérus. D'autres fois l'on ne trouve au palper que trois grosses extrémités fœtales : la quatrième peut se trouver cachée sous la face inférieure du foie et on n'arrive que difficilement à la déplacer pour percevoir ses caractères; ou bien l'une des extrémités, tête ou siège, se trouve profondément engagée dans l'excavation pelvienne et sa présence ne peut être reconnue que par le toucher vaginal. Outre les extrémités fœtales, on peut reconnaître parfois deux larges surfaces planes, régulières, qui présentent les caractères du dos; il est possible cependant que les deux dos ne soient pas accessibles, l'un d'entre eux se trouvant dirigé en arrière.

A l'auscultation, on peut entendre les bruits du cœur fœtal en deux régions différentes; en général, l'un des maximums est à droite et l'autre à gauche; on les trouve environ à la même hauteur, si aucun des fœtus n'est engagé; si l'un d'entre eux, au contraire, a pénétré dans l'excavation pelvienne, l'un des maximums peut être plus bas que l'autre.

C'est probablement dans ces cas de fœtus placés l'un à côté de l'autre, alors qu'aucun d'entre eux n'était engagé, qu'on a pu, au toucher, constater pendant le travail la présence de deux poches des eaux faisant en même temps saillie dans le vagin à travers l'orifice utérin et séparées l'une de l'autre par un sillon (Lachapelle, Dugès, Depaul, Léopold).

Si, après l'accouchement, on examine l'arrière-faix, on peut trouver deux œufs totalement séparés, ayant chacun leur placenta et leurs membranes; il existe une ouverture sur chacun des œufs. Il peut n'y avoir qu'un seul placenta avec deux cavités amniotiques ; les deux ouvertures produites par la rupture des membranes sont voisines, mais distinctes. Le plus habituellement, cependant, le passage des fœtus détermine l'extension de chaque déchirure et la cloison médiane formée par les membranes accolées est intéressée. On ne trouve plus alors qu'un seul orifice divisé par la cloison qui sépare les deux poches.

Nous le répétons, les faits qui appartiennent à cette variété sont les plus communs; nous nous contenterons donc de rapporter le suivant que nous avons observé récemment et qui présente certaines particularités intéressantes.

OBSERVATION I. — *Grossesse gémellaire. Deux fœtus volumineux placés l'un à côté de l'autre.* — Au milieu du mois de juillet dernier, notre regretté confrère, le Dr Coudereau, vint nous prier de voir avec lui Mme D..., sage-femme, qui était enceinte et chez laquelle le développement de l'abdomen était tellement considérable qu'on pouvait se demander s'il n'y avait pas trois fœtus dans la cavité utérine : il était tout au moins certain de la présence de deux. Mme D..., âgée de trente-six ans, est enceinte pour la quatrième fois. Ses accouchements antérieurs ont été normaux. Ses dernières règles sont apparues le 10 septembre 1881. Au début, la grossesse a été très pénible, il y eut des douleurs abdominales très vives qui ont fait craindre une fausse couche et ont nécessité le repos au lit une fois pendant quinze jours et une autre fois pendant trois semaines. Les vomissements ont été très fréquents jusqu'au sixième mois. Mme D... dit avoir perçu les mouvements actifs au commencement de février 1882 et le Dr Coudereau les a constatés lui-même vers le 15 du même mois. En examinant Mme D..., on voit que son ventre est énorme; lorsqu'elle est debout, il tombe jusqu'au niveau des

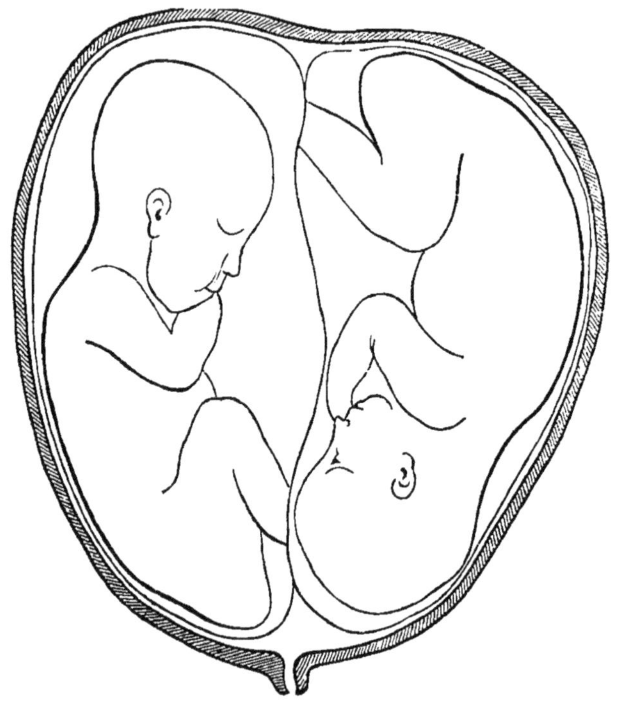

Fig. 76. — Les deux fœtus sont placés l'un à côté de l'autre : celui de gauche a la tête en bas et le siège en haut, celui de droite a la tête en haut et le siège en bas.

genoux; lorsqu'elle est assise dans son lit, elle est obligée d'écarter les cuisses et l'abdomen vient reposer sur le plan du lit. Il y a de l'œdème de la paroi. Au palper, on constate nettement la présence de deux fœtus placés à côté l'un de l'autre; l'un d'entre eux occupe la moitié gauche de l'abdomen, l'autre la droite. Le fœtus gauche a la tête en bas, au-dessus de la fosse iliaque gauche; son siège est dans l'hypochondre du même côté, son dos est tourné en avant. On entend les bruits du cœur à gauche. Ce fœtus est très mobile dans une grande quantité de liquide amniotique. Du côté droit, l'enfant est dans une situation inverse; le siège est au-dessus de la fosse iliaque, il est un peu plus élevé que l'extrémité céphalique du fœtus qui est à gauche; la tête est sous le foie, le dos est tourné à droite. Il faut appliquer le stéthoscope en arrière et à droite pour percevoir les bruits du cœur qui sont un peu plus hauts que ceux du fœtus gauche. Entre les deux maximums il y a une zone où l'on n'entend aucun battement du cœur; l'auscultation, pratiquée simultanément des deux côtés par M. Coudereau et par moi, nous donne dans le même espace de temps un chiffre différent. Au toucher, le col était long, reporté très haut et en arrière; on ne trouvait aucune partie fœtale engagée dans l'excavation pelvienne. En portant les mains très fortement en arrière de ces deux fœtus, on ne put constater la présence d'aucune autre grosse extrémité. Les deux fœtus paraissaient très développés l'un et d'autre, surtout celui qui était du côté gauche, mais on ne trouvait aucun symptôme pouvant faire croire à l'existence d'une grossesse triple (*fig.* 76).

En pratiquant de nouveau l'examen quelques instants plus tard et en voulant compter une seconde fois les battements cardiaques des deux fœtus, il nous fut impossible d'entendre ceux du fœtus gauche. On constata alors, par le palper, que ce fœtus, très mobile dans une grande quantité de liquide amniotique, avait son dos non plus dirigé en avant, mais en arrière; ses petits membres et son plan antérieur étaient, au contraire, tournés du côté de la paroi abdominale. Comme on ne pouvait plus mettre le stéthoscope en rapport avec la région dorsale et le plan latéral gauche du fœtus, on n'entendait plus les bruits du cœur.

Les renseignements relatifs à l'accouchement, qui eut lieu le 27 juin, nous ont été transmis par M. Coudereau. Le col utérin a conservé sa longueur jusqu'aux derniers jours de la grossesse, l'orifice interne restait imperméable. Le 25 juin,

M. Coudereau ayant pu le traverser a nettement senti, à travers les membranes, un segment de la tête au-dessus du détroit supérieur. Le 26 au matin, le travail commençant, il a de nouveau constaté, par le toucher, la présence d'une tête qui était celle du fœtus situé à gauche. Le col s'effaça lentement. Pendant la nuit du 26 au 27, la mère sentit un mouvement brusque et très marqué dans tout le côté gauche. Pratiquant le toucher entre deux et trois heures du matin, il fut impossible à M. Coudereau d'arriver sur la partie fœtale qui auparavant était accessible au niveau du détroit supérieur. A quatre heures du matin, il atteignit un petit membre : il se demanda d'abord si ce n'était pas un membre supérieur, car la partie fœtale était très élevée et fuyait sous la pression du doigt, c'était un pied : l'orifice utérin mesurait alors environ 4 centimètres de diamètre. A huit heures, M. Coudereau rompit les membranes, il évalue à 5 litres la quantité de liquide qui s'est écoulée; à neuf heures un fœtus était expulsé qui présentait l'extrémité pelvienne décomplétée, le pied gauche s'était défléchi. Le second fœtus sortit également par le siège vingt minutes plus tard. Il ne s'était écoulé que très peu de liquide au moment de la rupture de la seconde poche des eaux.

Le premier enfant, celui qui était du côté gauche, pesait 4.245 grammes; le second, celui qui était à droite, pesait 3.300 grammes; il était né en état de mort apparente, mais quelques frictions et flagellations avaient suffi pour le ranimer.

La délivrance fut naturelle; elle fut faite vingt minutes plus tard. Les deux placentas étaient séparés, quoique peu éloignés l'un de l'autre; mais, comme les membranes étaient accolées, il semblait n'exister qu'une seule poche avec une ouverture située au pôle opposé à la région qu'occupaient les placentas (*fig.* 77). Au niveau de cette ouverture unique arrivait une cloison. Cette cloison, dans la profondeur, s'étendait obliquement du bord d'un placenta au bord opposé de l'autre. Il y avait donc deux cavités amniotiques absolument distinctes. La masse formée par les deux placentas et les membranes pesait 1.700 grammes, l'un des placentas était sensiblement plus petit que l'autre. Il fut facile de séparer complètement les deux œufs : un pont de caduque s'étendait entre les placentas, entre leurs bords les plus rapprochés. La cloison était

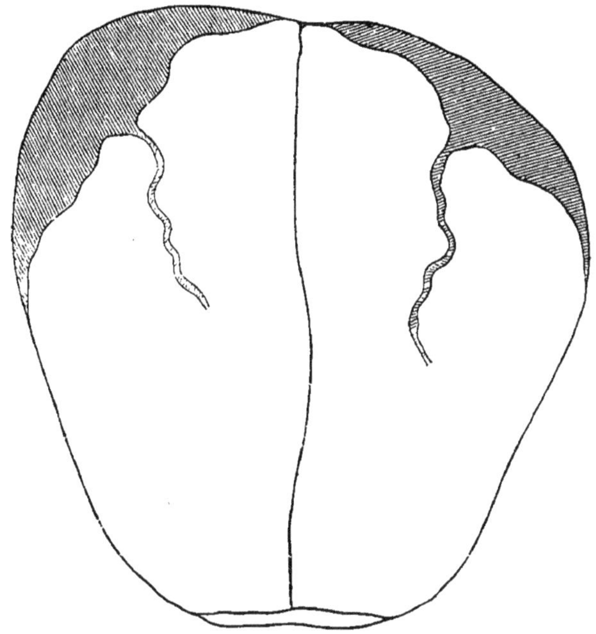

Fig. 77. — Les deux cavités amniotiques sont placées l'une à côté de l'autre.

donc formée par la réunion de quatre membranes : un amnios, un chorion, un chorion et un amnios : entre les deux cloisons, on trouvait en outre des filaments blanc rosé de caduque.

Les suites de couches ont été absolument normales.

Nous signalerons dans cette observation : la situation des deux fœtus qui étaient placés l'un à côté de l'autre; la mobilité de l'un d'entre eux, du fœtus gauche, favorisée par la présence d'une grande quantité de liquide amniotique. Ce fœtus avait d'abord la tête en bas, et il n'y avait aucun doute sur l'exactitude du diagnostic fait par le palper et confirmé par le toucher intra-utérin; il fit de grands mouvements perçus par la mère pendant le travail et sortit par l'extrémité pelvienne. Cette mobilité expliquait pourquoi les bruits du cœur entendus en avant et à gauche, lorsque le dos et le plan latéral gauche étaient dirigés de ce côté, ne le furent plus un instant plus tard parce que le dos avait tourné en arrière. Les deux œufs purent être complètement séparés. Ajoutons, enfin, qu'on a dû bien rarement constater dans les cas de grossesse gémellaire la présence de deux fœtus aussi volumineux, puisque l'un pesait 4.225 grammes et l'autre 3.300 grammes.

B. *Les fœtus sont placés l'un au-dessus de l'autre.* — Dans la deuxième variété, si on fait encore une coupe verticale

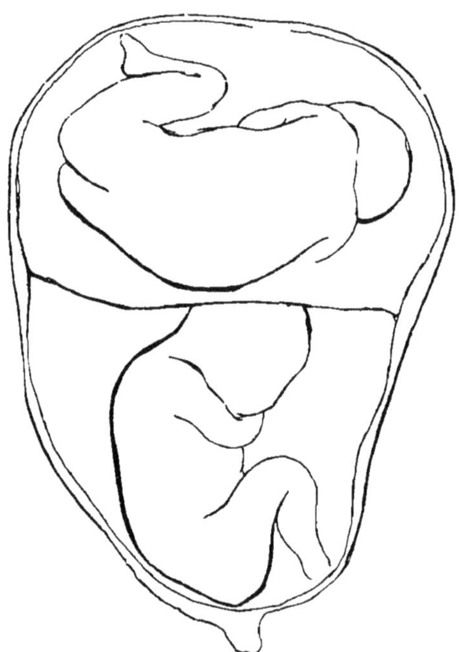

Fig. 78. — Les deux fœtus sont superposés. Celui qui occupe le segment inférieur se présente par le siège; celui qui occupe le fond de l'organe est placé transversalement.

allant du bord droit au bord gauche de l'utérus, on trouve les deux fœtus superposés; l'un placé en haut occupe le fond de l'organe, l'autre placé au-dessous occupe son segment inférieur. Dans les faits que nous avons eu l'occasion de rencontrer, nous avons vu que le fœtus qui occupait le fond de l'utérus s'y trouvait placé en travers; quant au fœtus qui est en rapport avec le segment inférieur, il peut avoir l'une de ses extrémités céphalique ou pelvienne en rapport avec le détroit supérieur ou bien se présenter par son plan latéral (*fig.* 78 et 79).

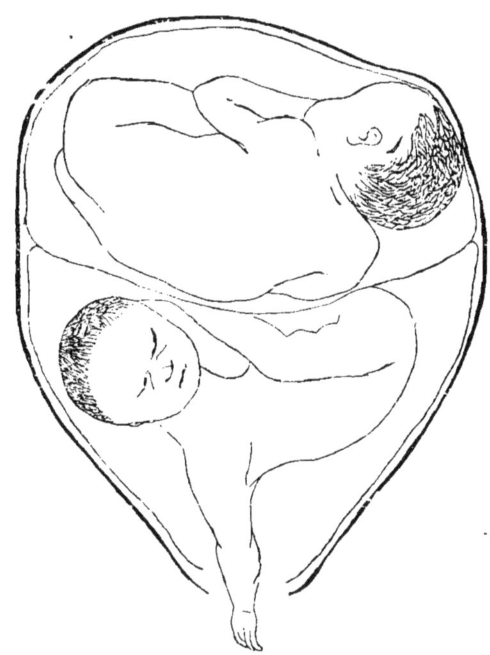

Fig. 79. — Les deux fœtus sont superposés. Celui qui occupe le segment inférieur de l'utérus se présente par l'épaule; celui qui occupe le fond de l'organe est placé transversalement.

Si, dans ces cas, on examine la femme avec soin, on trouve que l'utérus est très développé transversalement, surtout dans sa partie supérieure, mais il n'existe point de bifidité au niveau de son fond, et sur sa paroi antérieure on ne trouve pas de sillon de séparation.

On peut, au palper, constater la présence de plusieurs grosses extrémités. Le fœtus dont on perçoit le mieux les caractères, est celui qui occupe le fond de l'utérus. Son extrémité céphalique est d'un côté, son extrémité pelvienne de l'autre. Si le dos est dirigé en avant, on peut le suivre en déprimant doucement la paroi abdominale avec le bout des doigts. En plaçant une main sur chacune des extrémités fœtales, l'une sur la tête, l'autre sur le siège, on peut imprimer à l'enfant un mouvement de déplacement total et le pousser alternativement de droite à gauche. Quant au fœtus qui occupe le segment inférieur de l'utérus, il peut être aussi placé transversalement; le plus habituellement nous avons trouvé une de ses extrémités engagée (c'était le siège dans les quelques faits que nous avons observés, on le reconnaissait à la fois par le palper et par le toucher). L'autre extrémité, la tête, était généralement masquée en partie par le fœtus placé au-dessus d'elle. On pouvait suivre la surface plane et convexe formée par le dos, surface rendue parfois plus accessible par ce fait que le fœtus était assez fortement incurvé sur son plan antérieur.

A l'auscultation, on entendait les bruits du cœur en deux points; l'un des maximums se trouvait au-dessus de l'ombilic, correspondant à la région dorsale et au plan latéral gauche du fœtus placé transversalement dans le fond de l'utérus; l'autre maximum était entendu au-dessous de l'ombilic, plus bas que le précédent; il appartenait au fœtus qui occupait le segment inférieur.

Lorsque, après l'accouchement et la délivrance, on examine l'arrière-faix, il peut présenter des aspects différents. Dans un cas, il n'existait qu'une seule masse placentaire; à l'extérieur, on ne trouvait qu'une seule paroi formée par les membranes et un seul orifice, mais la cavité qui paraissait unique au premier abord, était en réalité double, grâce à l'existence d'une cloison transversale et horizontale (*fig.* 80). Cette cloison était perpendiculaire à la surface fœtale du placenta qu'elle divisait en deux parties à peu près égales. Au moment où l'on avait rompu la deuxième poche des eaux, c'était à travers cette cloison qu'on avait passé pour pénétrer dans le second

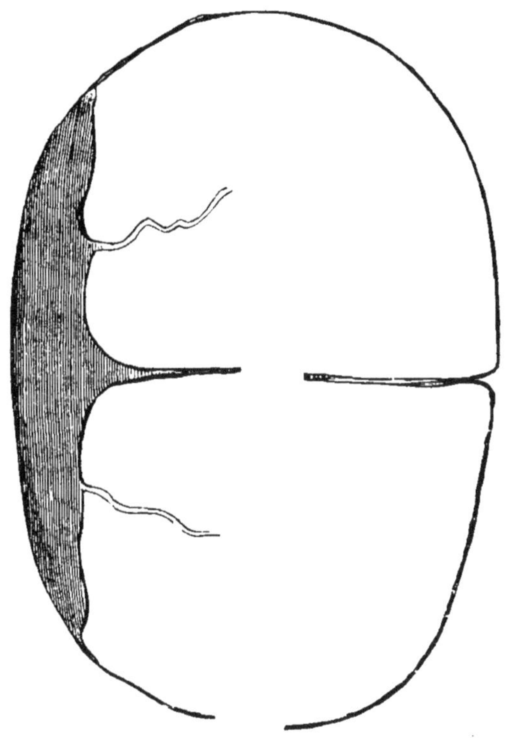

Fig. 80. — Les deux cavités amniotiques sont superposées. Il n'y avait qu'un placenta.

œuf. Le premier œuf étant vide, la cloison s'était abaissée; au niveau de l'orifice utérin, à travers l'ouverture existant déjà sur les membranes, elle avait formé une nouvelle poche des eaux. (Observation de la nommée Anna W...., accouchée à la Clinique de la Faculté, le 23 juin 1879.)

Dans un autre cas, il existait deux placentas; on ne trouvait à l'extérieur qu'une seule ouverture, elle siégeait sur l'œuf qui occupait le segment inférieur de l'utérus. C'est encore à travers cette ouverture qu'on avait passé pour rompre la cloison qui séparait les deux cavités amniotiques (*fig.* 81).

Dans un troisième cas enfin, en examinant l'arrière-faix, on aurait pu croire, de l'extérieur, à l'existence d'une grande poche unique. Sur la périphérie des membranes se trouvaient deux placentas distincts. En regardant par l'orifice

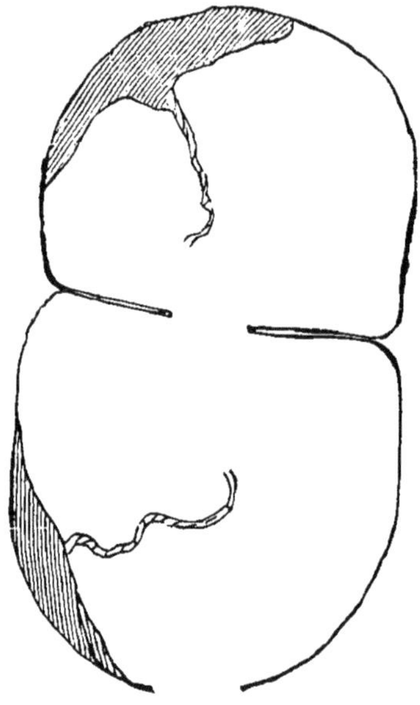

Fig. 81. — Les deux cavités amniotiques sont superposées. Il existait deux placentas.

que présentaient les membranes, on voyait la cavité qui avait contenu le premier fœtus; en arrière de cette cavité, il en existait une autre dans laquelle était le deuxième fœtus. Il avait encore fallu passer à travers le premier œuf pour rompre les membranes du second (*fig.* 82).

Dans les premiers faits, il n'existait au niveau de la cloison qu'un seul chorion et il était impossible de le diviser en deux lames, la cloison était donc formée de trois feuillets, les deux membranes amniotiques et le chorion; dans le dernier cas, au contraire, on put séparer complètement les deux œufs; l'un d'entre eux, l'œuf inférieur, semblait envelopper presque complètement l'œuf supérieur; il le recouvrait comme un bonnet de coton coiffe la tête, comme une séreuse coiffe un organe. La cloison était donc formée par la réunion de deux membranes amniotiques et de deux chorions; entre les deux chorions on trouvait même quelques filaments de caduque. (Pour plus de détails sur ce point, voyez : *Sur une disposition*

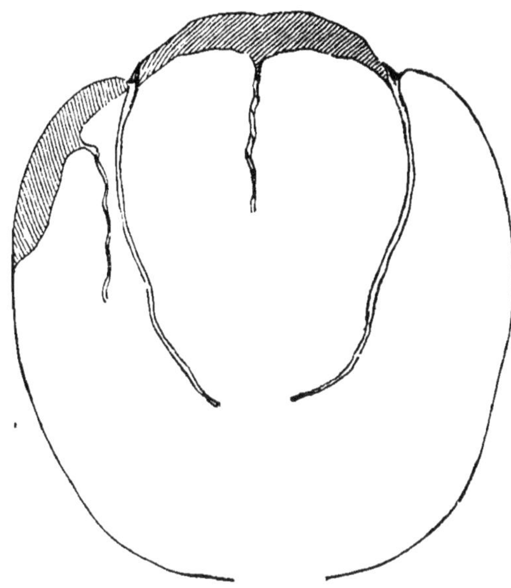

Fig. 82. — Il y avait deux cavités amniotiques, ou mieux deux œufs superposés. L'œuf inférieur enveloppait presque complètement l'œuf supérieur.

particulière des œufs dans la grossesse gémellaire in *Revue internationale des Sciences biologiques*, T. IX, n° 1, 1882. Voyez aussi les chapitres XXXIV et XXXV de ce volume).

Voici quelques observations qui confirment ce que nous venons d'exposer.

OBSERVATION II. — *Grossesse gémellaire. Deux fœtus superposés, l'un se présentant par le siège, l'autre étant placé transversalement au fond de l'utérus.* — La nommée Joséphine W..., âgée de vingt-deux ans, primipare, est reçue à la Clinique d'accouchement de la Faculté (service de M. le professeur Depaul) le 11 mars 1879. Elle est placée au dortoir des femmes enceintes. Je l'examine le 14 mars. Ses dernières règles ont paru le 23 juin 1879; au début de sa grossesse, elle a eu des nausées et des vomissements : actuellement, il existe une légère infiltration des membres inférieurs et de l'abdomen ; elle a en outre des varices. L'utérus remonte jusqu'à un travers de doigt de l'appendice xyphoïde, il forme un ovoïde à grand axe dirigé de haut en bas. Au palper, on trouve au détroit supérieur une partie fœtale engagée qui ne possède pas les caractères de la tête : elle est volumineuse, mais moins régulière, moins dure que l'extrémité céphalique. Au fond de l'utérus et du côté droit, on trouve une autre grosse partie sur laquelle des membres semblent appliqués. Cette partie dépressible, irrégulière, ressemble aussi à une extrémité pelvienne. On sent, en partant de ce siège, une large surface plane qui s'étend de droite à gauche et qui présente tous les caractères du dos; à son extrémité gauche, on arrive sur la surface régulière, dure et convexe du crâne. On ne parvient pas cependant à produire le ballottement céphalique : la tête semble très fortement fléchie sur la face antérieure du thorax et comme immobilisée sur lui. A l'aide de pressions combinées sur les deux extrémités, on peut déplacer en totalité cette masse fœtale qui occupe le fond de l'utérus.

Au-dessous, la partie qui existe paraît indépendante de la première. Dans le segment inférieur de l'utérus, à droite, il y a une masse résistante qui correspond au dos du second fœtus et qui se continue avec l'extrémité pelvienne trouvée déjà au détroit supérieur.

Au toucher, on constate la présence d'une partie fœtale assez profondément engagée ; elle forme une saillie convexe mais qui est plus molle, plus dépressible et en arrière moins régulière que ne le serait la tête.

En combinant le palper abdominal avec le toucher vaginal, si l'on appuie de haut en bas sur le fond de l'utérus et par conséquent sur l'œuf supérieur, on sent un léger mouvement transmis à la partie qui plonge dans l'excavation pelvienne, mais si on fait l'épreuve inverse, on refoule la partie fœtale engagée sans imprimer de mouvement à celle qui est au fond de l'utérus.

A l'auscultation, on entend les bruits du cœur au niveau ou mieux un peu au-dessus de l'ombilic, sur la ligne médiane; ils sont à ce niveau très nettement frappés. On entend encore des bruits du cœur à quelques centimètres au-dessus de l'arcade crurale droite, à égale distance de la ligne blanche et de l'épine iliaque antérieure et supérieure. En promenant le stéthoscope sur une ligne qui va d'un de ces points à l'autre, il existe une zone dans laquelle on n'entend aucun battement. L'auscultation, pratiquée simultanément au niveau des deux maximums, donne une première fois 33 pulsations en haut et 32 en bas pendant un quart de minute; une seconde fois 33 en haut et 37 en bas.

Il existe donc une grossesse gémellaire : le premier enfant se présente par le siège en position sacro-iliaque droite; le deuxième est au-dessus du premier, il est placé horizontalement : son siège est à droite au voisinage des fausses côtes, son dos est en avant, sa tête est à gauche (*fig.* 78).

L'accouchement a eu lieu dans la nuit du 25 au 26 mars. Il a beaucoup traîné en longueur et, pendant un certain temps, n'entendant plus les bruits du cœur du fœtus inférieur, je me demandais s'il était encore vivant. Ce qui me rassurait, c'était que par le toucher je trouvais le siège en position sacro-iliaque droite postérieure, ce qui ne permettait guère de mettre le stéthoscope au point le plus favorable pour entendre les battements cardiaques. L'enfant naquit un peu étonné, mais la respiration s'établit assez vite.

Le second enfant, qui était au fond de l'utérus, s'est abaissé et a fait une sorte de mouvement de bascule, la tête est descendue et est venue s'engager à travers le détroit supérieur. Elle s'est placée en position O. I. G. A. Je rompis les membranes et l'expulsion eut lieu spontanément 15 à 20 minutes plus tard. Les deux enfants étaient tous deux du sexe masculin : ils pesaient le premier 2.830 gr. et le second 3.024 gr.

Il y avait deux placentas absolument distincts, mais réunis l'un à l'autre par une portion des membranes. Il existait en réalité deux cavités amniotiques, une inférieure et l'autre supérieure. L'ouverture faite aux membranes arrivait jusque près du bord du placenta ; ce placenta était donc probablement inséré sur le segment inférieur de l'utérus, non loin de l'orifice interne du col. La seconde cavité amniotique était placée au-dessus de la première dans laquelle elle s'ouvrait par une déchirure de la cloison. Il était impossible de séparer les deux œufs (*fig.* 81).

Observation III. — *Grossesse gémellaire. Deux fœtus superposés dans la cavité utérine et placés tous deux transversalement.* — Le 19 juin 1880, dans la matinée, on vint me prévenir qu'une femme chez laquelle il existait une présentation anormale venait d'être amenée du dehors à la salle d'accouchement de la Clinique de la Faculté (service de M. le professeur Depaul). C'était une nommée Carène, femme J..., âgée de trente-neuf ans, primipare. Elle avait eu ses dernières règles du 7 au 8 octobre 1879, se disait enceinte de sept mois et demi à huit mois environ. Pendant toute la durée de sa grossesse, elle avait eu des vomissements. Le 17 juin, à huit heures du matin, elle avait perdu du liquide amniotique et des douleurs étaient apparues. Elle fit mander une sage-femme qui, le lendemain matin, assura que l'accouchement serait trop difficile pour qu'elle pût s'en charger : ella donna le conseil de conduire la parturiente à la Clinique, ce qu'on fit immédiatement.

Je l'examinai à onze heures moins cinq minutes et, bien que cette femme ne fût pas à terme, je constatai que le fond de l'utérus remontait jusqu'au niveau des fausses côtes du côté droit. Quoiqu'elle eût perdu les eaux depuis la veille, on trouvait encore au fond de l'utérus une certaine quantité de liquide amniotique.

Au palper, dans le court intervalle existant entre les contractions, on sentait une masse assez volumineuse, mollasse, au niveau du détroit supérieur. De plus, au fond de l'utérus, on trouvait un fœtus placé transversalement; une de ses extrémités était sous les fausses côtes du côté gauche : c'était la tête; l'autre était sous les fausses côtes du côté droit : c'était le siège. Le dos était en avant (*fig.* 79).

Au toucher, on trouvait un bras descendu dans le vagin : c'était le bras droit peu développé; à côté du bras, le cordon faisait procidence; on n'y sentit pas de battements au premier abord; mais, après avoir introduit deux doigts dans le vagin, le médius et l'index, et avoir comprimé doucement le cordon entre ces deux doigts, on constata des battements très ralentis et très faibles. Au-dessus on arrivait sur les côtes; on trouvait enfin que le creux axillaire s'ouvrait du côté gauche. Il existait donc une présentation de l'épaule droite en position acromio-iliaque droite; le dos était tourné en arrière. De plus l'index arriva sur l'angle sacro-vertébral.

En auscultant, on entendit au niveau du fond de l'utérus les bruits rapides du cœur d'un fœtus; on n'entendit rien en bas; mais étant données les circonstances, on ne prolongea pas cette exploration.

Tout se réunissait pour faire porter le diagnostic de grossesse gémellaire : l'existence d'une notable quantité de liquide au fond de l'utérus, alors que les membranes étaient rompues depuis la veille; la présence de deux grosses extrémités fœtales à droite et à gauche au niveau du fond de l'organe, alors qu'une masse volumineuse se trouvait au détroit supérieur; le petit volume du bras qui pendait dans le vagin, comparé au volume de l'utérus; enfin la différence qui existait entre les pulsations lentes et faibles du cordon senties dans le vagin et les bruits du cœur nettement frappés et rapides entendus au fond de l'utérus.

Le diagnostic ayant été fait aussi vite que possible, je pratiquai de nouveau le toucher; je ne perçus plus les battements du cordon, mais je sentis des mouvements du thorax, des mouvements des côtes : l'enfant faisait des efforts d'inspiration. Bien que la dilatation ne fût pas tout à fait complète, le fœtus étant peu volumineux, je me décidai à intervenir. La femme fut mise en travers et la version pratiquée; l'enfant, extrait en état de mort apparente, fut insufflé et ranimé.

De nouvelles douleurs reparurent chez la femme. Je constatai qu'au moment des contractions les membranes bombaient : il me sembla que le second fœtus se présentait par l'extrémité pelvienne. Je rompis les membranes à onze heures et demie et je trouvai le siège qui était en position sacro-iliaque gauche; la main gauche faisait procidence. J'amenai un pied dans le vagin et au moment d'une contraction j'entraînai le siège à la vulve. Je fis ensuite sortir le tronc et la tête, cette dernière moins facilement, à cause du rétrécissement du bassin. Les deux enfants étaient du sexe masculin, le premier pesait 1.600 grammes et le second 2.100 grammes. L'arrière-faix fut examiné; il présentait tous les caractères rapportés plus haut et représentés dans la figure 82. L'un des œufs, l'œuf inférieur, enveloppait en grande partie l'autre œuf, celui qui occupait le fond de l'utérus [1].

C. *Les fœtus sont placés l'un au-devant de l'autre.* — Dans la troisième variété, à laquelle quelques auteurs ont déjà fait allusion [2], la situation des fœtus est tout à fait différente. Sur une coupe verticale et antéro-postérieure, passant par la ligne blanche et la colonne vertébrale, on trouverait

1. On trouvera de plus amples détails sur ce fait dans le chapitre XXXIV de ce volume.

2. Jacquemier a déjà dit, *Manuel des accouchements*, t. I, p. 230 : « D'ailleurs, les fœtus peuvent être placés l'un devant l'autre. » — M. Depaul a écrit, en parlant de l'auscultation : « Quoiqu'il soit exact de dire que le bruit des deux cœurs peut être entendu dans la plupart des cas, il n'en est pas moins vrai qu'il ne l'est pas toujours. Cela tient à la position respective des deux enfants quand, par exemple, l'un des fœtus est placé en avant de l'autre. » *Leçons de clinique obstétricale*, p. 226. — M. Bailly rapporte un fait pour lequel il a été appelé parce que l'accouchement ne se terminait pas. Si la figure qu'il donne est exacte, il paraît probable que, pendant la grossesse, les deux œufs étaient placés l'un au-devant de l'autre. *Archives de tocologie*, 1876, p. 645.

l'un des enfants en rapport avec la moitié antérieure de l'utérus et l'autre avec la moitié postérieure de cet organe.

Dans ces cas, l'abdomen fait une saillie très prononcée en avant, sa paroi est très tendue. Le ventre proémine donc considérablement, bien que ses dimensions transversales ne paraissent pas aussi exagérées et surtout ne soient pas en rapport avec son diamètre antéro-postérieur.

A la palpation, l'examen le plus minutieux ne permet le plus souvent de constater la présence que de deux grosses extrémités fœtales et les caractères du dos. L'attention étant attirée par l'œdème sus-pubien et par le volume du ventre, on a beau chercher à trouver au moins une autre extrémité fœtale, on n'y parvient pas.

A l'auscultation, on cherche en vain à entendre les bruits du cœur en deux régions, on ne trouve qu'un seul maximum, de telle sorte que, malgré les soupçons qu'on peut avoir, comme on ne constate aucun signe de certitude de grossesse multiple, on fait le diagnostic de grossesse simple.

Voici deux cas dans lesquels nous avons commis cette erreur :

OBSERVATION IV. — *Grossesse gémellaire soupçonnée. — Diagnostic non fait, car les signes de certitude faisaient absolument défaut. — Deux fœtus placés l'un au-devant de l'autre.* — La nommée Marie Cakp..., âgée de trente ans, primipare, entre à la Clinique d'accouchement de la Faculté (service de M. le professeur Depaul), le 26 juillet 1879, dans la soirée. On l'examina le 27 juillet. Ses dernières règles sont apparues vers le 15 octobre 1878 ; sa grossesse a été normale. Elle dit que depuis la veille elle éprouve, à des intervalles assez rapprochés, des douleurs dans la région lombaire et dans le bas-ventre. Ces douleurs, comme on peut le constater en mettant la main sur la paroi abdominale, s'accompagnent de durcissement de l'utérus. La malade assure également que, dans la matinée, elle a perdu une certaine quantité d'eau, mais on ne peut être certain qu'il s'agit de liquide amniotique, car on n'en trouve aucune trace sur les linges, et les caractères indiqués par la femme ne sont pas suffisamment probants. Il y a un peu d'œdème des jambes et de la paroi abdominale. L'utérus paraît très développé, il forme un ovoïde très régulier, fortement saillant en avant, dont le grand axe est dirigé presque verticalement.

A la palpation, on constate une grande dureté des parois utérines qui sont dans un état de tension presque constante; par intervalles, lorsqu'il y a contraction, les parois ont une dureté véritablement ligneuse. Il en résulte que l'examen est très difficile. Cependant, en explorant le détroit supérieur, on y constate la présence d'une masse dépressible, irrégulière, qui offre les caractères du siège. On trouve le dos dirigé du côté droit et en avant; il forme là un plan résistant dont en réalité on ne peut constater l'existence que pendant les intervalles très courts où l'utérus est moins dur. Au fond de l'utérus, on ne trouve pas le ballottement céphalique : en haut et à droite, faisant suite au dos, on sent une masse assez volumineuse, mollasse, qui présente plutôt les caractères des épaules, d'autant plus qu'à droite, à certains moments où l'utérus est moins dur, on sent un petit membre qui en part. On cherche en vain à atteindre sous le foie la tumeur sphérique parfaitement régulière et dure qui constitue la tête. C'est en vain aussi qu'on fait incliner la femme soit du côté droit, soit du côté gauche, qu'on la fait mettre sur les genoux et les coudes, on n'arrive pas à mobiliser la tête, ni à la rendre accessible.

A l'auscultation, on entend les bruits du cœur à droite et en avant, à peu près au niveau de l'ombilic; ils sont entendus jusque sur la ligne médiane et même un peu au delà.

Au toucher, on constate que le col n'a plus guère qu'un centimètre de longueur et que son orifice est perméable. A travers la paroi antérieure du segment inférieur, on arrive au détroit supérieur sur une partie fœtale qui est mollasse et irrégulière. Le doigt ayant été introduit avec précaution dans l'utérus, on arrive sur les membranes ; on trouve sur le chorion un petit orifice qui semblerait devoir laisser passer le bout de l'index, mais cette ouverture est bouchée par une membrane plus lisse, plus résistante, l'amnios. Le doigt constate en outre l'existence de parties fœtales peu volumineuses et molles, ce qui confirme dans l'opinion qu'il s'agit d'une présentation du siège.

Étant donnés la distension des parois abdominales et l'œdème sus-pubien, je pensai à une grossesse gémellaire, mais je cherchai inutilement la preuve qu'il y avait deux fœtus dans la cavité utérine. Je priai mon ami le Dr Lefour, aujourd'hui professeur agrégé d'accouchement à la Faculté de médecine de Bordeaux, d'examiner cette femme. Il soupçonna, lui aussi, l'existence d'une grossesse gémellaire; il pensa même un moment qu'on pouvait se prononcer affirmativement; mais, après un nouvel examen, le diamètre transversal de l'utérus étant trop peu considérable pour permettre de supposer que deux fœtus étaient placés l'un à côté de l'autre, comme de plus il ne pouvait constater la présence de trois grosses extrémités fœtales, ni entendre deux maximums des bruits du cœur, il fit toutes ses réserves. L'heure étant avancée, nous nous retirâmes, nous promettant de renouveler notre examen le lendemain ; mais les douleurs devinrent plus fortes dans la nuit et la femme expulsa spontanément, à trois heures du matin, un premier enfant qui se présentait par le siège et, dix minutes plus tard, un second fœtus qui se présentait par le sommet. Les deux enfants étaient du sexe masculin, le premier pesait 2.330 grammes; le second, moins développé, ne pesait que 1.650 grammes.

Observation V. — En 1877, j'avais eu l'occasion de voir un fait analogue. M. Darolles étant interne dans le service de M. le Dr Bourdon, à la Charité, me pria d'aller y examiner une femme chez laquelle le diagnostic paraissait assez difficile. Elle avait de l'œdème des membres inférieurs et de l'œdème sus-pubien; l'utérus très développé faisait une saillie exagérée en avant sans présenter des dimensions transversales qui fussent en rapport avec son diamètre antéro-postérieur; ses parois étaient très résistantes. Je l'examinai avec soin en pensant à la possibilité d'une grossesse gémellaire, mais je ne pus trouver que deux grosses extrémités

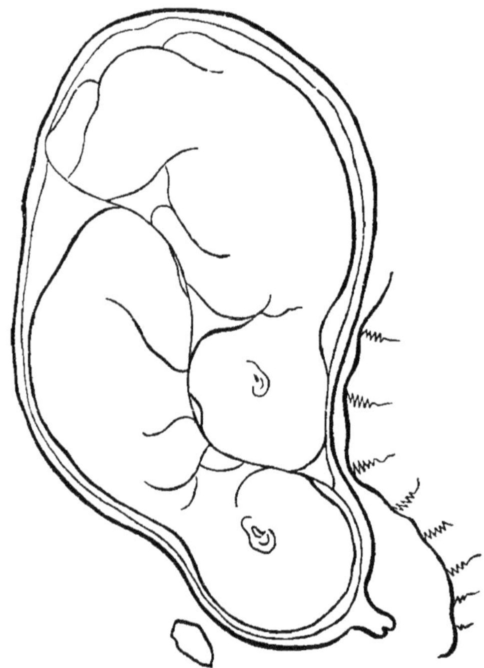

Fig. 83. — Les deux fœtus sont placés l'un au-devant de l'autre.

fœtales et je n'entendis les bruits du cœur qu'en une seule région. Je me prononçai donc pour une grossesse simple. Un accoucheur très habile avait vu cette femme la veille et il était arrivé au même diagnostic. Et cependant, l'accouchement montra qu'il y avait une grossesse gémellaire.

Nous nous sommes donc trompé dans ces deux faits. M. Ribemont a été plus heureux que nous dans un cas du même genre. Convaincu qu'il existait une grossesse gémellaire, mais ne pouvant en avoir la preuve, car le fœtus qui était en avant se présentait par le sommet et masquait l'autre, il a pu, au moment où les parois abdominales étaient moins fortement tendues, faire pénétrer l'extrémité de ses doigts en arrière de la région cervicale du fœtus et y constater la présence d'une seconde tête. Voici l'observation qu'il a eu la bonté de nous communiquer [1].

Observation VI. — *Grossesse gémellaire. — Présentation du sommet pour les deux fœtus qui sont placés l'un au-devant de l'autre.* — R..., primipare, entre le 27 juillet 1877, à la Maternité et est placée salle Sainte-Adélaïde, service de M. le Dr Tarnier. Femme vigoureuse, bien conformée, réglée à quinze ans et depuis régulièrement. La dernière menstruation s'est montrée du 28 au 30 novembre 1876. La grossesse a été normale. Cependant, depuis deux à trois mois, le volume du ventre a pris des proportions exagérées. La forme de l'abdomen est celle d'un ovoïde assez régulier, ses parois sont très tendues, et cette résistance anormale rend le palper difficile. J'arrive cependant, après un examen approfondi, à sentir nettement qu'une tête est engagée dans l'excavation, renseignement que le toucher vient confirmer. Il m'est impossible, en raison de la tension des parois utérines et abdominales, de reconnaître la situation du dos du fœtus.

Le volume exagéré du ventre, l'état de tension des parois abdominales me font songer à la possibilité d'une grossesse gémellaire ou à l'existence d'une hydropisie de l'amnios. J'écarte presque de suite cette seconde hypothèse en raison de la fixité de la tête à demi engagée dans l'excavation. Je m'efforce encore de trouver à l'aide du palper les caractères d'une grossesse gémellaire et je cherche à sentir une seconde tête. J'explore en vain le fond de l'utérus et les fosses iliaques. Je n'entends, du reste, les bruits du cœur fœtal qu'en un seul point. A un moment, il me semble sentir au niveau et en arrière du cou de l'enfant dont la tête est engagée dans l'excavation, un corps résistant, de forme assez arrondie et sen-

1. Nous devons aussi particulièrement remercier notre excellent ami qui a bien voulu dessiner toutes les figures de ce travail.

siblement mobile au-dessus du détroit supérieur. Redoublant d'attention, je parvins à me convaincre de l'existence à ce niveau d'une seconde tête. Les deux fœtus sont donc tous deux placés la tête en bas, mais l'un est au-devant de l'autre (*fig.* 83). L'antérieur plonge par son extrémité céphalique dans l'excavation. La tête du second est au-dessus du détroit supérieur. On ne peut la sentir que difficilement et encore grâce à ce qu'elle répond au col du premier fœtus. Il m'est ce jour-là, ainsi que les jours suivants, impossible de percevoir l'existence de deux dos ou de deux sièges.

Je n'en reste pas moins persuadé, et je fais partager ma manière de voir par mon excellent maître, M. Tarnier, qu'il s'agit là d'une grossesse gémellaire.

La femme accouche le 7 septembre, à neuf heures du matin, d'un premier enfant, un garçon, du poids de 2.900 grammes, présentant le sommet en position O. I. D. P. Le second enfant, une fille, de 3.100 grammes, présentant aussi le sommet en position en O. I. G. A. et occupant une poche distincte, est expulsé spontanément à dix heures. — Délivrance naturelle.

Évidemment, les différentes observations que nous avons rapportées doivent être considérées comme des types. Il peut exister des variétés, il peut y avoir des obliquités. Ainsi, au lieu d'avoir deux œufs qui occupent exactement la moitié latérale droite et la moitié latérale gauche de l'utérus, il se peut que la cloison qui les sépare soit non pas absolument verticale, mais plus ou moins oblique [1]. Au lieu de deux fœtus placés tout à fait l'un au-dessus de l'autre, l'œuf supérieur peut empiéter en avant sur l'œuf inférieur et réciproquement. Au lieu de deux œufs placés exactement l'un au-devant de l'autre, l'un peut être en avant et plus bas, l'autre en arrière et plus élevé, etc.

Mais, en supposant que, dans les différents cas, la cloison

1. On en voit un exemple dans l'*Atlas de Lenoir, Sée et Tarnier*. Pl. LXXVI, fig. 1.

qui sépare les deux œufs soit oblique, les deux fœtus eux-mêmes seront en général placés l'un par rapport à l'autre dans une des situations que nous avons décrites. A défaut de la précision mathématique, qui est inutile, il doit donc rester le plus habituellement une approximation suffisamment exacte dans la pratique.

Il y a quelques années, M. Hirigoyen [1] s'est efforcé, dans sa thèse inaugurale, de décrire la situation respective qu'occupent les fœtus dans la cavité utérine lorsqu'il y a grossesse gémellaire et d'exposer la façon dont a lieu leur « accommodation », pour employer le mot dont il s'est lui-même servi. La tentative était originale et intéressante, mais il ne nous semble pas que notre confrère ait pu atteindre exactement le but qu'il se proposait, car, pour arriver à ses conclusions, il s'est fondé sur la façon dont chacun des enfants s'était présenté au moment de l'accouchement. Il se peut, en effet, que le fœtus qui sort le second se présente au moment de son expulsion par le sommet ou par le siège, tandis que, pendant la gestation, il s'était trouvé placé transversalement dans le fond de l'utérus. C'est donc en réalité pendant la grossesse que des recherches devront être faites dans le sens indiqué par M. Hirigoyen.

MM. Tarnier et Chantreuil ont donné, dans leur livre [2], le relevé de 316 accouchements gémellaires dans lesquels il y a eu par conséquent 632 présentations. On y voit que les fœtus se sont présentés 610 fois par une de leurs extrémités et 22 fois seulement par l'épaule; c'est peut-être cette fréquence de la présentation d'une des extrémités qui fait que les auteurs ne parlent que des cas dans lesquels les fœtus sont placés l'un à côté de l'autre dans la cavité utérine; on a par-

1. *Étude pratique sur la grossesse et l'accouchement gémellaire.* Thèse de de Paris, 1879.
2. *Traité des accouchements*, p. 721.

fois fait allusion à la situation que peuvent occuper les deux fœtus qui se placent l'un au-devant de l'autre, mais on n'a guère parlé jusqu'ici, que nous sachions du moins, des cas dans lesquels les fœtus se trouvent placés l'un au-dessus de l'autre. Or, si nous en jugions d'après une série de faits que nous avons eu l'occasion d'observer, cette superposition des fœtus dans la cavité utérine serait loin d'être très rare.

Ces différentes situations que peuvent avoir les œufs étant connues, on se rend mieux compte des divers symptômes qu'on rencontre dans chacun des cas. On comprend également comment, toutes les autres circonstances étant égales, le diagnostic est relativement plus facile lorsque les deux fœtus sont placés l'un à côté de l'autre ; pourquoi il peut être plus difficile lorsque les deux fœtus sont superposés, l'une des extrémités pouvant se trouver masquée; et pour quelles raisons il est le plus souvent impossible lorsque les deux fœtus sont placés l'un au-devant de l'autre.

En résumant les idées principales contenues dans ce travail, nous arrivons à formuler les conclusions suivantes :

I. Dans la recherche des symptômes de la grossesse gémellaire, il faut tenir compte de la situation occupée par les œufs et les fœtus dans la cavité utérine.

II. On peut distinguer trois principales variétés de cas :

A. Tantôt les deux fœtus sont placés l'un à côté de l'autre;

B. Tantôt ils sont l'un au-dessus de l'autre;

C. Tantôt enfin ils sont l'un au-devant de l'autre.

III. L'ensemble des signes qu'on rencontre dans chacune de ces variétés est différent.

IV. Après l'accouchement, l'examen de l'arrière-faix peut venir parfois confirmer l'exactitude du diagnostic fait pendant la grossesse.

Cabourg-sur-Mer, août 1882.

CHAPITRE XXXI

GROSSESSE GÉMELLAIRE. FŒTUS SUPERPOSÉS

Depuis la publication du travail qui précède, nous avons eu l'occasion de rencontrer de nouveaux cas dans lesquels les fœtus se trouvaient placés l'un au-dessus de l'autre dans la cavité utérine, c'est-à-dire des faits appartenant à cette variété qui paraissait avoir jusqu'ici passé inaperçue. Parmi ces faits, l'un, observé par nous dans le service de la Charité, a été publié par M. Chatelier; l'autre, vu dans la pratique de la ville, a été rapporté par un de nos meilleurs internes et amis, M. G. Rivet, qui nous a été si cruellement enlevé par la diphthérie, il fera l'objet du chapitre XXXII. Un dernier enfin, intéressant à d'autres points de vue, est décrit dans le chapitre XXXIII.

OBSERVATION. — *Premier enfant se présentant par l'extrémité pelvienne décomplétée, mode des fesses. — Second enfant placé transversalement au fond de l'utérus. — Disposition particulière des œufs* [1].

Dans la soirée du 12 novembre 1882, on vint me prévenir que chez une femme entrée dans la journée à l'hôpital de la Charité l'accouchement ne se terminait pas; il y avait une présentation du siège. Lorsque j'arrivai dans le service, je trouvai une nommée Marie C..., âgée de vingt-cinq ans, dont

1. Chatelier, *Archives de tocologie*, 1883, p. 408 à 411.

les dernières règles étaient apparues du 5 au 12 mars; elle n'était donc enceinte que de sept mois et demi à huit mois.

Au moment des contractions, lorsqu'elle faisait un effort, on voyait apparaître à la vulve une partie fœtale : c'était le scrotum qui était violacé; le siège restait dans l'excavation, arrêté sur le plancher périnéal. Au toucher, on trouvait tous les caractères d'une extrémité pelvienne décomplétée, mode des fesses, en position S. I. G. P.

Le fond de l'utérus était très élevé, à gauche et en haut il y avait une extrémité fœtale qui offrait les caractères de la tête. Une ligne droite, menée de cette partie fœtale au siège qui arrivait sur le plancher du bassin, mesurait 38 centimètres. La longueur totale du fœtus étant en moyenne de 48 à 50 centimètres, le fœtus plié en deux mesure environ la moitié de cette longueur, c'est-à-dire 24 à 25 centimètres. On trouvait 38 centimètres : cela faisait donc penser immédiatement à l'existence d'une grossesse gémellaire. De plus, le siège n'offrait pas un volume qui fût en rapport avec le développement considérable de l'utérus.

En palpant dans l'intervalle d'une contraction, on trouvait au fond de l'utérus, à gauche, une grosse extrémité qui ressemblait à la tête; au fond et à droite était une autre grosse extrémité fœtale. En saisissant ces deux extrémités avec la main droite et la main gauche, on pouvait imprimer un mouvement de déplacement total au corps ainsi saisi. Il y avait donc deux extrémités au fond de l'utérus et une autre grosse extrémité qui reposait sur le plancher du bassin. Le fœtus qui était en haut était placé transversalement, celui qui était en bas se présentait par le siège. A l'auscultation, on entendait au-dessus de la symphyse et sur la ligne médiane les bruits rapides, un peu sourds, d'un cœur fœtal. Les douleurs se succédaient assez rapidement et chacune d'elles était accompagnée d'un effort considérable, mais le siège ne descendait nullement sous l'action de la contraction utérine et de l'effort. L'accouchement n'avançait pas; les bruits du cœur étant rapides et sourds, je me décidai à intervenir en faisant une application de forceps sur le siège.

Le fœtus était en position S. I. G. P.; son diamètre bi-trochantérien ou bis-iliaque était placé suivant le diamètre oblique gauche du bassin de la mère : une cuiller devait donc être appliquée en arrière et à droite.

Connaissant les expériences encore inédites de M. Olivier relatives aux applications de forceps sur le siège, il me sembla que j'opérerais dans des conditions favorables : l'extrémité des cuillers devait en effet avoir une tendance à s'appliquer sur la partie inférieure du tronc et sur le cône, à sommet dirigé en haut et à base tournée en bas, formé par les membres inférieurs.

La femme fut mise dans la position obstétricale : la branche droite fut introduite la première et placée en arrière en rapport avec la symphyse sacro-iliaque droite, la branche gauche fut mise à gauche et en avant. Je décroisai les branches et j'articulai. J'attendis l'arrivée d'une douleur : au moment où elle survint, la femme faisant des efforts aussi grands que possible, l'interne appuyant d'une main sur le fond de l'utérus, je tirai sur le forceps et entraînai le siège jusqu'à la vulve.

La douleur ayant cessé, je cessai les tractions et attendis. Au moment d'une nouvelle douleur, je recommençai les tractions dans les mêmes conditions et j'entraînai doucement le siège au dehors; le périnée demeura intact. L'extraction du tronc et celle de la tête n'offrirent aucune difficulté; elles furent exécutées assez rapidement, car l'enfant faisait des efforts d'inspiration. Il naquit en état de syncope; on coupa le cordon et on l'emporta : on le flagella, le frictionna, le mit dans des linges chauds; la respiration s'établit sans qu'il fût besoin de l'insuffler. C'était un garçon du poids de 2.100 grammes.

Dix minutes environ après la sortie du premier enfant, la femme ayant une forte douleur, on pratiqua le toucher et on sentit une poche des eaux qui bombait : on la rompit. Le second fœtus se présenta par le siège, en position S. I. D. A. Il fut facilement entraîné au dehors : c'était encore un garçon.

En examinant l'enfant extrait avec le forceps, on constata que les cuillers avaient été appliquées au-dessus des crêtes iliaques; la trace de leurs bords était visible à la fois sur la paroi abdominale et sur les cuisses qui, dans la flexion, étaient accolées à l'abdomen. Aussitôt après la naissance, les cuisses, au lieu de rester relevées, se défléchirent, les jambes elles-mêmes se fléchissant sur les cuisses.

Examen de l'arrière-faix. — Au premier abord, l'arrière-faix semble former une seule poche à orifice unique, mais sur le pourtour des membranes, on trouve deux placentas complètement séparés et situés à une certaine distance l'un de l'autre. En regardant par l'orifice de sortie dans l'intérieur de la poche, on constate qu'il existe deux cavités superposées, séparées par une cloison qui a été perforée pour livrer passage au fœtus contenu dans la poche supérieure [1].

Un examen approfondi et la dissection montrent qu'il existe en réalité deux œufs superposés, complètement séparés au niveau de leur surface de réunion, c'est-à-dire de la cloison.

L'œuf supérieur est donc juxtaposé à l'œuf inférieur, et les membranes propres à chacun se sont accolées les unes aux autres, chorion sur chorion, dans toute l'étendue de la surface de contact. Dans la cloison qui est étendue à peu près transversalement du bord inférieur du placenta supérieur au bord supérieur du placenta inférieur, on peut isoler quatre lames distinctes : deux sont superficielles, l'une est supérieure, l'autre est inférieure, ce sont les feuillets amniotiques propres à chaque œuf; deux autres sont centrales, ce sont les deux chorions accolés par leur face externe, mais facilement séparables. Cette cloison qui sépare les cavités des deux œufs

1. Une planche en chromolithographie accompagnait cette observation publiée dans les *Archives de Tocologie*.

ne présente d'autre orifice de communication que celui qui s'est produit au moment de la sortie du second fœtus.

Chaque œuf est en outre muni d'un placenta et d'un cordon entièrement isolé, sans connexion d'aucune sorte avec le placenta ou le cordon de l'autre œuf.

Les deux placentas étaient implantés sur des faces diamétralement opposées de la cavité utérine, comme le démontre la grande étendue de membranes qui sépare les bords correspondants de chacun d'eux.

Quant à la caduque, elle était commune aux deux œufs et les renfermait tous les deux dans la même cavité, car en plusieurs points on retrouve facilement des lambeaux étendus d'un œuf à l'autre et formant comme un pont sur la ligne équatoriale de juxtaposition des deux œufs.

Il est donc de toute évidence que chaque œuf jouissait d'une indépendance physiologique absolue, et que les rapports entre eux se limitaient à de simples rapports de voisinage.

CHAPITRE XXXII

GROSSESSE GÉMELLAIRE. SUPERPOSITION DES DEUX FŒTUS [1]

Mme G.., âgée de trente-six ans, est d'une bonne constitution, peu robuste, petite et d'apparence rachitique; les membres inférieurs sont courts, les mains également courtes, comme tassées; le bassin cependant ne présente pas de déformation très appréciable.

Son père a eu, raconte-t-elle, une sœur jumelle.

Mariée en 1867, elle est restée douze ans sans avoir d'enfant. En 1879, le 26 juillet, pour la première fois, elle accouche d'un garçon qui ne peut être extrait qu'à l'aide d'une application de forceps. En 1882, le 2 mai, après un travail laborieux et prolongé qui nécessite une intervention spéciale de la part de M. Ribemont appelé près d'elle, elle accouche de deux enfants qui se présentent l'un par le sommet, l'autre par le siège. Ces deux enfants sont du sexe masculin.

En 1882, dans le cours du mois de juin, la malade est réglée pour la dernière fois. A partir de cette époque commence une troisième grossesse qui évolue sans rien présenter de particulier.

En 1883, le 27 mars, vers une heure du matin, la poche des eàux se rompt prématurément. A deux heures du matin

1. G. Rivet, *Archives de tocologie*, 1883, p. 333 à 337.

se manifestent les premières douleurs de l'accouchement. Vers dix heures la dilatation est complète.

Vers onze heures, M. Budin, appelé par la sage-femme qui avait supposé l'existence d'une grossesse gémellaire, pratique l'examen de la malade et, à l'aide de l'inspection, de la palpation et de l'auscultation, reconnaît la présence de deux fœtus sans qu'il lui soit possible de préciser d'une façon absolue leur situation relative dans la cavité utérine. On constate, en effet, que le fond de l'utérus est tout particulièrement étendu dans le sens transversal. On croit trouver une tête placée à droite sous le foie et une extrémité pelvienne située dans le flanc gauche. Cet examen est d'ailleurs rendu extrêmement difficile par le peu de docilité de la malade et par la tension continue des parois utérines.

A l'auscultation, on entend des bruits du cœur au-dessous de l'ombilic et à droite. Un autre maximum est perçu au-dessus de l'ombilic, près de la ligne médiane.

Au toucher, on trouve une dilatation complète, une poche des eaux rompue et une partie fœtale profondément engagée; c'est le siège en position S. I. D. A.

La femme est mise dans la position obstétricale. La main introduite dans le vagin aide à l'extraction du fœtus au moment d'une contraction utérine. Le membre inférieur droit est abaissé, puis, la main prenant son point d'appui sur ce membre, le tronc est attiré au dehors en même temps que le membre inférieur opposé. Le cou apparaît et les membres supérieurs, situés sur les côtés de la tête, sont dégagés sans difficulté; la tête enfin est aisément extraite à l'aide de l'introduction des doigts dans la bouche.

L'enfant donne immédiatement signe de vie. Une double ligature est appliquée sur le cordon et sa section est pratiquée. Après quelques minutes, pendant lesquelles on peut constater par la palpation la présence de la tête du deuxième fœtus dans l'hypocondre droit, les douleurs reparaissent, une nouvelle poche des eaux se forme et le toucher permet de reconnaître une seconde présentation du siège en position S. I. G. A. La poche des eaux ne paraissant pas disposée à se rompre, il est procédé à la perforation artificielle des membranes. Le deuxième fœtus s'engage alors et son extraction est pratiquée, comme pour le premier, sans particularités notables. L'enfant, plus fort que le précédent, se met aussitôt à crier. Une seule ligature est appliquée sur le cordon qu'on sectionne aussitôt.

Après quelques moments de repos, des frictions et des pressions modérées sont exercées sur le fond de l'utérus pour faciliter le décollement du placenta. Ce n'est guère qu'au bout d'une demi-heure que la délivrance est pratiquée. Après la sortie du placenta, l'utérus revient sur lui-même.

L'arrière-faix examiné présente les particularités suivantes : il existe deux cordons distincts et une masse placentaire unique, de forme ovalaire, ne présentant ni sur sa surface externe, ni sur sa surface utérine de traces de séparation.

Au niveau de l'une de ses extrémités, qui doit être l'extrémité inférieure, les membranes sont rompues à une petite distance de sa périphérie ; au niveau de l'extrémité opposée, au contraire, l'étendue des membranes présente des dimensions considérables. On ne trouve tout d'abord qu'une seule paroi et qu'un seul orifice; mais, en entr'ouvrant cet orifice, on remarque partant du milieu du placenta d'une part, et d'autre part du milieu de la partie étendue des membranes que nous avons signalée, une cloison dirigée transversalement qui est elle-même perforée vers sa partie moyenne [1].

Cette observation présente un certain nombre de points intéressants :

Nous ne ferons que signaler, dans la famille de la femme, le cas de grossesse gémellaire dont nous avons parlé.

1. La pièce préparée a été conservée dans le musée de la Charité.

Nous n'insisterons pas sur ce fait qu'elle a eu elle-même précédemment une grossesse double. L'accouchement, dans ce cas, s'est terminé par l'expulsion de deux enfants de sexe différent qui se présentèrent l'un par le sommet, l'autre par le siège. Nous rappellerons seulement en passant que dans la grossesse gémellaire dont l'observation vient d'être rapportée, les deux enfants sont, au contraire, de sexe différent et se sont présentés tous deux par le siège.

Mais, le point le plus intéressant de cette observation, c'est la conformation de l'œuf qui présente un exemple d'une des dispositions qui ont été signalées par M. Budin.

M. Budin, en effet, dans le mémoire qu'il a publié sur ce sujet, a établi la possibilité de reconnaître, à l'aide de l'examen anatomique de l'arrière-faix, la disposition des fœtus dans la cavité utérine, qu'il s'agisse d'une juxtaposition ou d'une superposition.

Or on a eu affaire, dans le cas dont il s'agit, à cette dernière variété. Les deux cavités, en effet, semblent bien avoir été placées l'une au-dessus de l'autre; les membranes qui limitaient en bas la première poche se sont rompues tout d'abord; la cloison qui limitait la seconde poche est venue ensuite proéminer à travers l'orifice de sortie du premier fœtus. La rupture de la seconde poche a donc été faite à travers cet orifice et a été pratiquée au niveau de la cloison transversale qui séparait les deux poches. Le second fœtus a donc dû passer par son orifice de sortie propre et par l'orifice de sortie du premier fœtus.

Signalons enfin ce fait que le premier fœtus s'est présenté par le siège. Il vient s'ajouter aux faits recueillis par M. Budin qui a remarqué que, dans les cas de ce genre, le fœtus placé inférieurement s'engageait habituellement par une de ses extrémités et que cette extrémité était ordinairement le siège.

CHAPITRE XXXIII

PRÉSENTATION DU DOS DANS UN CAS DE GROSSESSE GÉMELLAIRE.

ÉPANCHEMENT SANGUIN ENTRE LES MEMBRANES DES DEUX ŒUFS [1].

Les présentations du dos sont excessivement rares. Mme Lachapelle assure n'avoir jamais, en trente années de pratique et dans plus de 40,000 accouchements, rencontré aucune position du cou ni du tronc proprement dit. « Un seul fœtus, dit-elle, a présenté directement la région dorsale au détroit supérieur, et quelques autres ont pu offrir les côtés ou les lombes, mais tous étaient des avortons âgés au plus de six mois, et on sent combien sont faibles les inductions qu'on voudrait tirer de pareils faits. » Plus loin elle ajoute : « J'ai touché très distinctement la poitrine dans la plupart des cas où l'épaule s'avançait la première; j'ai pu toucher les lombes, ou les hanches, ou le bas de l'abdomen dans certaines positions des fesses; mais il aurait fallu être bien infatué des préjugés et des systèmes théoriques pour trouver là la poitrine ou le dos, l'abdomen ou les lombes, la nuque ou l'oreille, etc. [2]. »

Portal [3] cite deux faits dans lesquels il aurait pour l'un

1. *Archives de tocologie*, 1884, p. 1.
2. Mme Lachapelle, *Pratique des accouchements*, t. I, p. 19, 20 et 21.
3. Portal (Paul), *La Pratique des accouchements*, 1 vol., 1682, ch. VI, obs. I et LIX.

reconnu l'épine du dos, pour l'autre, trouvé que les vertèbres des lombes se présentaient les premières. « Mais, dit Mme Lachapelle, la chose est si peu détaillée qu'on pourrait regarder le fait comme une position imparfaite des fesses. » Tarnier et Chantreuil [1] écrivent du reste que « dans les présentations du tronc, l'observation démontre que jamais le sternum ou le rachis ne correspondent directement au centre du détroit supérieur. Le tronc se présente toujours par le côté droit ou le côté gauche. »

Nous avons eu récemment l'occasion d'observer un cas dans lequel la femme étant presque à terme, l'enfant étant vivant, il y a eu au moment du travail une présentation du dos ou de la colonne vertébrale très nettement caractérisée. Le même fait a offert également un certain nombre d'autres particularités sur lesquelles nous appellerons l'attention.

OBSERVATION. — *Grossesse gémellaire. — Deux fœtus superposés. — Premier enfant placé transversalement; présentation du dos ou de la colonne vertébrale; position céphalo-iliaque droite. — Deuxième enfant placé verticalement. — Rupture prématurée et spontanée des membranes. — Caractères de l'orifice utérin pendant le travail. — Version pelvienne par manœuvres internes. — Extraction d'un enfant vivant. — Rupture artificielle de la nouvelle poche des eaux qui s'était formée; écoulement abondant de liquide amniotique mélangé de sang. — Expulsion rapide d'un second enfant vivant se présentant par le sommet en O. I. G. A. — Examen de l'arrière-faix. — Épanchement de sang qui s'était produit entre les membranes des deux œufs.*

La nommée Marie C..., âgée de trente-trois ans, lingère, se présenta le 13 juillet 1883 à notre consultation de l'hôpital de la Charité, elle avait quelques douleurs abdominales et croyait qu'elle allait accoucher. Elle avait eu déjà trois enfants à terme; son dernier accouchement avait été laborieux, on

1. Tarnier et Chantreuil, *Traité de l'art des accouchements*, vol. Ier, p. 446-447.

avait dû pratiquer la version : ces difficultés avaient pu être provoquées par l'existence d'un léger rétrécissement du bassin, l'angle sacro-vertébral était facilement accessible par le toucher. Les dernières règles avaient eu lieu à la fin du mois d'octobre 1882, la grossesse semblait être de huit mois et demi environ. On reconnut la présence de deux fœtus dans la cavité utérine, mais le col n'étant nullement effacé, on renvoya la malade, en lui conseillant de revenir huit jours plus tard.

Le 21 juillet, à dix heures du matin, Marie C... se présenta de nouveau à la Charité; elle avait commencé à souffrir la veille dans la soirée, et à quatre heures du matin les membranes s'étaient rompues, donnant issue, assurait-elle, à un litre et demi environ de liquide amniotique. L'abdomen est très développé, il n'existe pas d'œdème sus-pubien.

A la palpation, difficile à pratiquer parce que l'utérus se contracte assez fréquemment, on sent de plusieurs côtés des parties fœtales; cependant on parvient à déterminer la situation d'un des fœtus dont la tête se trouve dans le flanc gauche, mais assez rapprochée de la ligne médiane et de l'ombilic. Il existe un autre fœtus au-dessous du précédent, il semble que sa tête repose dans la fosse iliaque droite, mais cependant on ne peut, par la palpation seule, parvenir à l'affirmer d'une façon absolue.

A l'auscultation, on constate l'existence de deux foyers d'auscultation; l'un a son maximum du côté gauche, à 5 centimètres environ au-dessus de l'ombilic; il appartient au fœtus dont la situation a été déterminée. L'autre maximum est entendu à droite et en bas, au-dessus de l'arcade crurale, à 4 ou 5 centimètres de la ligne médiane. Ces deux foyers d'auscultation sont éloignés l'un de l'autre de 30 centimètres environ; il existe entre eux tout un espace dans lequel on n'entend aucun battement. Enfin, en auscultant simultanément avec notre interne, M. Rivet, nous avons trouvé que le nombre des battements cardiaques était différent au niveau de chaque foyer.

Au toucher, on trouve que le col est en partie effacé, l'orifice interne est facilement perméable et le doigt arrive sur une partie fœtale volumineuse et plane. En la déprimant doucement, on sent une série de petites saillies placées régulièrement à la suite les unes des autres et formant par leur réunion une ligne transversale qui va d'une ligne innominée à l'autre; ce sont les apophyses épineuses de la colonne vertébrale du fœtus. En passant en arrière et au-dessus de cette ligne, le doigt arrive sur une portion tégumentaire facile à déprimer et limitée à droite et à gauche par deux rebords osseux, c'est l'espace costo-iliaque. Le fœtus est donc couché transversalement, comme dans un hamac, au-dessus du détroit supérieur; c'est la région dorsale, c'est la colonne vertébrale qui se présente. En examinant plus attentivement encore, on arrive à sentir à droite le gril costal. La sensation, un peu vague il est vrai, perçue par le palper du côté droit, et qui avait fait croire à la présence de la tête, la constatation au-dessus de l'arcade crurale droite des bruits du cœur fœtal qui sont en général plus facilement transmis par la région céphalique que par la région pelvienne du fœtus, enfin les résultats fournis par le toucher permettent de porter pour le premier fœtus le diagnostic : présentation du dos, en position céphalo-iliaque droite.

Pendant toute la journée du 21 juillet, les douleurs furent peu intenses; le soir, l'orifice utérin était plus perméable, plus dilatable, la situation des fœtus était demeurée la même.

Pendant toute la nuit du 21 au 22, les douleurs furent très fréquentes et très vives; cependant à mon arrivée, le 22 à huit heures du matin, on m'annonça que, malgré l'intensité des contractions, les choses étaient restées dans le même état, que les bords de l'orifice utérin formaient encore un bourrelet, et que cet orifice lui-même n'était pas plus dilaté.

A l'auscultation, on entendait toujours les bruits du cœur en deux points nettement distincts.

En pratiquant le toucher vaginal entre deux contractions,

on constatait que la situation du fœtus n'avait pas changé, la colonne vertébrale était toujours placée transversalement; de plus, les bords de l'orifice souples et mous, mais rapprochés l'un de l'autre, pouvaient faire croire que peu de progrès avaient été réalisés depuis la veille; toutefois, l'orifice non dilaté paraissait, en réalité, presque complètement dilatable, lorsque deux doigts ayant été introduits on cherchait à en éloigner les bords. Une douleur survenant alors, on put constater ce qui suit : sous l'influence de la contraction, le tronc du fœtus se plia sur lui-même et s'engagea assez profondément dans l'excavation; pendant cette descente, l'orifice utérin distendu se dilata complètement. La contraction ayant cessé, le dos, comme un ressort qui se détend, remonta au niveau du détroit supérieur et les bords de l'orifice utérin revinrent sur eux-mêmes. En se bornant à pratiquer le toucher dans l'intervalle des contractions, on avait donc pu croire à tort que le travail était peu avancé.

La dilatabilité de l'orifice utérin étant complète et l'enfant étant vivant, nous nous décidâmes à pratiquer la version. La femme fut placée dans la position obstétricale, toutes les précautions antiseptiques furent prises et la main droite fut introduite dans les organes génitaux; elle pénétra du côté gauche de l'utérus, au niveau du siège qui reposait sur la fosse iliaque, arriva sur un genou, le saisit et amena l'extrémité pelvienne dans l'excavation. L'extraction fut faite sans difficulté; deux ligatures furent jetées sur le cordon ombilical, une du côté du fœtus, l'autre du côté du placenta; la section fut faite entre les deux. L'enfant vivant était du sexe féminin et pesait 2.530 grammes.

Examinant ensuite la femme par le palper, on reconnut que la tête du second enfant s'était abaissée jusqu'au niveau du détroit supérieur, le dos était tourné en avant et à gauche; on avait donc une présentation du sommet en O. I. G. A.

A l'auscultation, on entendait les bruits du cœur au lieu d'élection. Au toucher, on arrivait sur les membranes refoulées par du liquide et il fallait les déprimer fortement pour parvenir à sentir nettement l'extrémité céphalique. Nous voulûmes rompre les membranes pendant une contraction; nous eûmes la sensation de les avoir déchirées en deux fois : une première membrane fut rompue, puis une seconde, comme cela arrive dans les cas où il existe une poche amnio-choriale. Quelle ne fut pas notre surprise, en retirant la main, de voir brusquement sortir un flot de liquide tellement rouge qu'on eût pu le prendre pour du sang pur. La tête descendit immédiatement, elle était bien en position O. I. G. A.; une nouvelle contraction très forte arriva, et la femme faisant un grand effort, l'enfant fut aussitôt expulsé. Il était parfaitement vivant et ne paraissait ni avoir souffert, ni avoir perdu de sang. Une seule ligature fut faite sur le cordon avant de le couper. L'enfant, qui était du sexe masculin, pesait 2.690 grammes.

Qu'était-il survenu? Pourquoi cet écoulement de sang ou de liquide amniotique mélangé de sang? L'examen de l'arrière-faix devait nous en fournir l'explication.

Quinze minutes environ après l'expulsion du second fœtus, la délivrance fut faite par expression, afin d'éviter autant que possible toute déchirure des membranes. En examinant l'arrière-faix par l'extérieur, on constatait l'existence de deux placentas qui étaient séparés l'un de l'autre par un espace assez grand dont on pouvait apprécier l'étendue lorsqu'on relevait les membranes.

Il y avait sur ces membranes un orifice (Pl. XI, fig. 1, O^1) par lequel passait le cordon (K^1) du fœtus sorti le premier, ainsi que le prouvait la ligature jetée sur ce cordon.

Cette ouverture conduisait dans une première cavité. Au fond de cette cavité on trouvait une cloison; sur cette cloison était un orifice (O^2) qui permettait de pénétrer dans une autre poche où avait séjourné le second fœtus. Le cordon (K^2) du deuxième enfant allait s'insérer sur le bord du deuxième placenta (P^2). Il existait donc deux poches superposées.

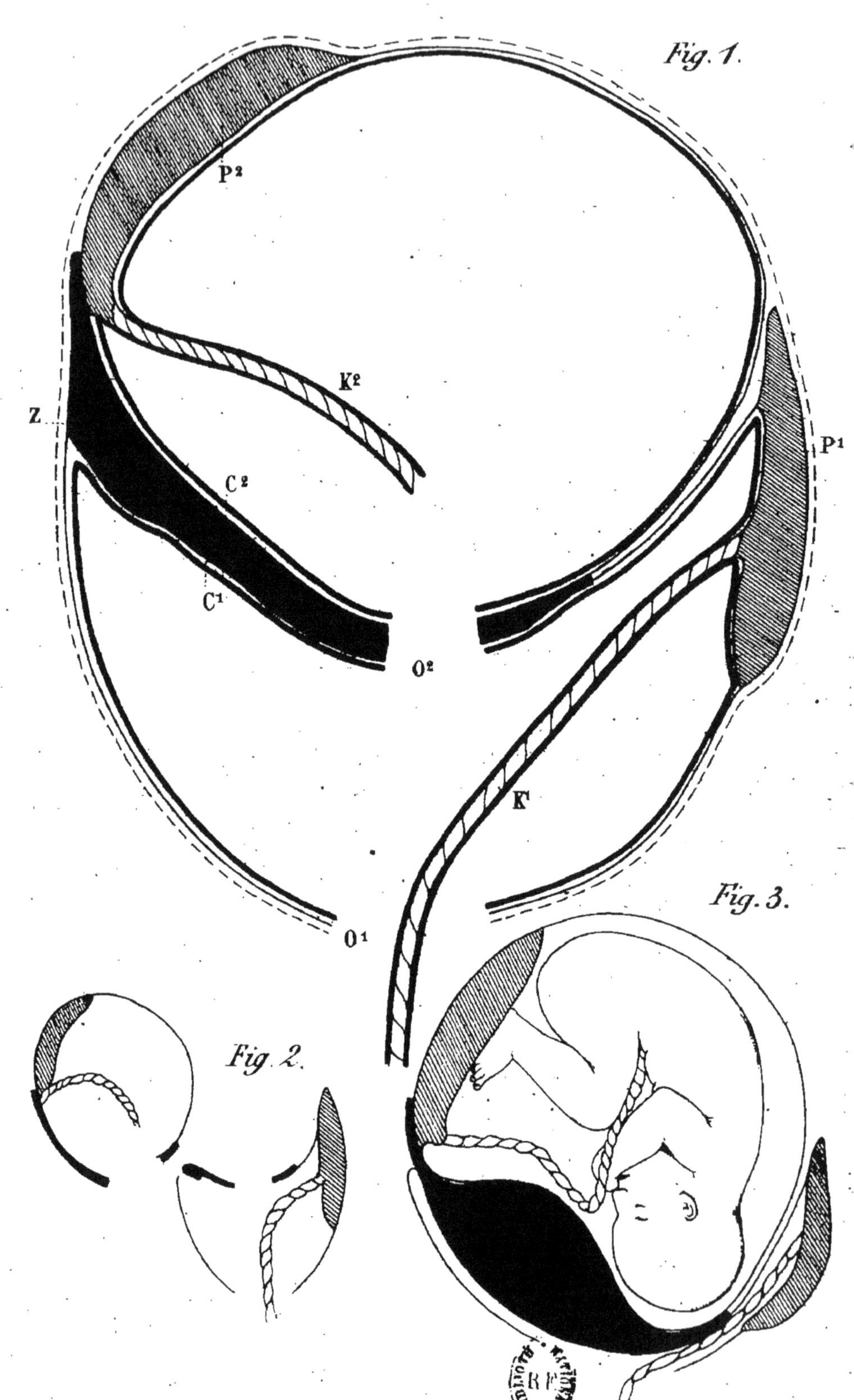
Fig. 1.
P²
K²
Z
C²
C¹
O²
P¹
K¹
O¹
Fig. 2.
Fig. 3.

L'examen de la cloison montra qu'elle était infiltrée de sang et de petits caillots. Ce sang semblait avoir pour origine le bord inférieur du placenta P^2, il s'était insinué assez loin entre les membranes, et on en trouvait encore au delà de la perforation de la cloison du côté du placenta P^1.

Une dissection attentive montra qu'il y avait deux œufs absolument distincts. Pour chacun d'eux, il existait un amnios (ligne verte) et un chorion (ligne noire); une seule caduque (ligne ponctuée) recouvrait la surface externe des membranes. Il fut donc possible de séparer complètement les deux œufs (Pl. XI, fig. 2).

Le sang venu du décollement du placenta (P^2) avait cheminé entre les deux chorions (C^1 et C^2) qu'il avait décollés. L'un des chorions (C^1) avait, de plus, été déchiré en Z, et une petite quantité de sang avait ainsi pu pénétrer entre le chorion et l'amnios de l'œuf inférieur. La figure 3, Pl. XI, représente la disposition des parties telle qu'elle devait exister après la sortie du premier fœtus.

Les suites de couches de la nommée Marie C... furent absolument normales et, le 7 août, elle quittait l'hôpital, emportant ses deux enfants qui étaient en bonne santé.

Nous allons prendre dans cette observation les points qui nous paraissent intéressants et les étudier successivement.

I. — Ce fait est un nouvel exemple de superposition de deux fœtus dans la cavité utérine. Depuis le mémoire que nous avons publié [1], quelques observations analogues aux nôtres ont été rapportées [2]; nous en connaissons d'autres qui sont encore inédites. Jusqu'ici, les deux fœtus superposés avaient été trouvés placés, le premier verticalement, le second transversalement au fond de l'utérus, c'est-à-dire en T, ou bien tous deux transversalement. Cette fois, le fœtus

1. Le *Progrès médical*, 1882, et chapitre XXX de ce volume.
2. Rivet, *Archives de Tocologie*, 1883, page 333, et Chatelier, *ibid.*, p. 408. Voyez aussi chapitres XXXI et XXXII de ce volume.

qui occupait le segment inférieur était placé transversalement et celui qui occupait le fond de l'utérus avait sa tête dirigée en bas. Les deux fœtus représentaient donc un ⊥ *renversé*. Les symptômes constatés pendant le travail avaient fait reconnaître cette situation des fœtus; l'examen de l'arrière-faix montrant qu'il existait deux poches ou, pour mieux dire, deux œufs placés directement l'un au-dessus de l'autre, confirmait après coup la superposition des fœtus.

II. — Il y avait une véritable présentation du dos pour le premier fœtus. Ce n'était ni l'épaule, ni le plan latéral qui venait s'offrir au détroit supérieur, c'était le dos, la région dorso-lombaire.

La colonne vertébrale était placée transversalement, allant d'une ligne innominée à l'autre; on n'arrivait ni sur le siège qui reposait sur la fosse iliaque gauche, ni sur les omoplates et le cou qui étaient dirigés du côté droit. A part la colonne vertébrale caractérisée par la saillie des apophyses épineuses, la seule région fœtale qu'on pouvait sentir, en portant le doigt en arrière, était l'intervalle costo-iliaque, la saillie des côtes inférieures et le bord supérieur de l'os des iles.

Nous avons vu ce que pensent les auteurs de la présentation du dos : elle n'existerait pas. Nous ne saurions regarder comme une présentation du dos l'observation que vient tout récemment de publier le docteur Chiarleoni sous ce titre : *Un caso di Presentazione dorso-lombare in donna a termine di gestazione* [1]. Il s'agissait en effet, non pas d'une présentation du dos, mais d'une présentation du plan latéral. Pendant les derniers temps de la grossesse, on avait constaté une présentation du siège; au moment de la dilatation complète et de la rupture des membranes, on trouva « une présentation du plan latéral droit en dorso-postérieure. On ne pouvait atteindre ni le creux axillaire, ni l'omoplate, ni l'iléon, ni le sacrum. » Chiarleoni ne toucha pas non plus la colonne

1. G. Chiarleoni, *Annali di Ostetricia*, vol. V, p. 641.

vertébrale, mais seulement les côtes et les parties molles de l'abdomen. L'expression de présentation dorso-lombaire, dont il fait usage, pourrait induire en erreur, car ce n'était nullement le dos qui était en rapport avec le détroit supérieur, mais le plan latéral droit, la région costo-abdominale.

C'était bien, au contraire, le dos que nous avions trouvé; le fœtus était étendu *comme dans un hamac*, en travers du détroit supérieur. Si dans les conditions ordinaires, les parois utérines s'appliquant sur le fœtus, celui-ci est pour ainsi dire obligé, au moment du travail, de se présenter par le plan latéral et par l'épaule, il est probable que, dans les conditions particulières où se trouvaient les deux œufs l'un par rapport à l'autre, cette présentation n'aura pas été sollicitée. La présence d'un second œuf placé au-dessus de celui qui occupait le segment inférieur, l'existence des membranes et du liquide amniotique qui transmettaient la pression utérine, permettent de comprendre pourquoi une véritable présentation du dos a pu exister.

III. — Si, pendant le travail, on se contentait de pratiquer le toucher dans l'intervalle des contractions utérines, on pouvait croire qu'il n'existait pour ainsi dire pas de dilatation de l'orifice utérin. L'introduction de deux doigts permettait de constater, au contraire, que cet orifice était complètement dilatable; au moment de la contraction, le tronc se fléchissait fortement, le fœtus courbait l'échine, et le dos, plongeant dans l'excavation, déterminait la dilatation de l'orifice utérin. Dès que la contraction avait disparu, la flexion du tronc cessait, le dos remontait au détroit supérieur et l'orifice utérin revenait sur lui-même.

IV. — On sait que, dans les cas de présentation de l'épaule avec rupture prématurée des membranes et écoulement du liquide amniotique au début du travail, la vie de l'enfant est souvent compromise avant que la dilatation soit complète : notre fœtus ne paraissait pas avoir souffert, les battements du cœur avaient toujours été réguliers. La présence du second œuf intact au-dessus du premier, en empêchant la compression directe du fœtus par l'utérus et en conservant les conditions favorables à la circulation utéro-placentaire, avait sans doute produit ce résultat.

V. — Après la sortie du premier enfant, on rompit, au moment d'une contraction, la nouvelle poche des eaux qui s'était formée. On fut tout surpris de voir s'échapper un flot de liquide rouge qui inonda le lit. On se demanda tout d'abord s'il n'y avait pas eu insertion vélamenteuse du cordon sur les membranes et rupture des vaisseaux ombilicaux; mais l'expulsion presque immédiate d'un fœtus bien portant, non décoloré, éloigna cette idée. L'examen de l'arrière-faix donna l'explication de ce qui s'était passé.

Le placenta du deuxième fœtus (P^2) s'était décollé par son bord inférieur, un écoulement sanguin en avait été la conséquence. Le sang, au lieu de descendre entre les membranes et les parois utérines et de s'écouler dans le vagin, s'était infiltré entre les deux œufs, entre les deux chorions : il avait formé, au niveau de la cloison qui séparait les deux cavités, une véritable poche *chorio-choriale* qui ne laissait que difficilement percevoir au toucher les caractères de la tête (Pl. XI, fig. 3). En voulant rompre ce qu'on croyait être la poche des eaux, on avait eu la sensation très nette qu'on produisait successivement deux perforations; on avait, en effet, déchiré les deux parois de la poche sanguine. La main formant tampon au niveau de l'orifice vaginal n'avait pas permis l'écoulement au dehors du sang pur contenu entre les membranes, et quand, après avoir ouvert la seconde paroi, la main se retira, ce fut du liquide amniotique mélangé de sang qui s'écoula en grande abondance.

Telles sont les diverses particularités qui nous ont semblé mériter d'être relevées dans ce cas complexe; quelques-unes sont peut-être uniques en leur genre.

CHAPITRE XXXIV

SUR UNE DISPOSITION PARTICULIÈRE DES ŒUFS DANS LA GROSSESSE GÉMELLAIRE [1].

Le 19 juin 1880, en examinant à l'hôpital des Cliniques un arrière-faix provenant d'un accoucnement gémellaire qui avait eu lieu pendant la nuit, je constatai qu'il présentait une disposition particulière. Au premier abord, il semblait n'exister qu'un seul œuf : il y avait une grande poche formée par les membranes, mais on voyait sur sa périphérie deux masses placentaires distinctes (Pl. XII, fig. 1).

En regardant par l'orifice unique O qui existait sur les membranes, on trouvait une première cavité dans laquelle existait un cordon se rendant au placenta A (Pl. XII, fig. 2); on voyait en outre un second orifice O′ sur une cloison membraneuse, et par cet orifice on entrait dans une seconde poche où se trouvait un autre cordon allant s'insérer sur le placenta B. On aurait donc pu croire au premier abord à une poche unique, mais dans la première poche s'en trouvait une seconde. Chacune de ces poches avait contenu un fœtus.

L'accouchement n'avait rien présenté d'extraordinaire. La femme, appelée Joséphine P..., qui avait expulsé cet arrière-faix, s'était présentée le 11 juin, à six heures du soir, à l'hôpital; elle était âgée de vingt-quatre ans, domestique de pro-

1. *Revue internationale des sciences biologiques*, t. IX, nº 1, 1882.

fession et enceinte pour la première fois. Elle ne pouvait dire à quelle époque elle avait eu ses dernières règles. Sa grossesse avait été normale, seulement depuis trois semaines elle avait de l'œdème des jambes et de la région inférieure de la paroi abdominale. Le 18 juin, à trois heures du soir, elle avait perdu des eaux, et en même temps apparaissaient des douleurs qui se succédèrent régulièrement. A huit heures du soir, la dilatation était complète, et à neuf heures elle expulsait spontanément un premier enfant qui s'était présenté par le siège en position sacro-iliaque droite antérieure. A neuf heures, on rompit la seconde poche des eaux, et à neuf heures trente-cinq un second enfant se présentant par le sommet était expulsé. Les deux enfants étaient du sexe féminin, bien portants, vivaces. Celui qui était sorti le premier pesait 2.050 grammes, le second pesait 2.650 grammes. La délivrance avait été naturelle.

Frappé de la disposition que présentait l'arrière-faix, je le mis de côté, me réservant de l'étudier dans la journée, et j'allai assister à la visite des malades, puis à la leçon clinique faite par le chef de service, M. le professeur Depaul.

Un peu avant onze heures, on vint me prévenir qu'une femme chez laquelle il existait une présentation anormale venait d'être amenée du dehors à la salle d'accouchement. C'était une nommée Carène, femme J.., âgée de trente-neuf ans, primipare. Elle avait eu ses dernières règles du 7 au 8 octobre 1879 et se disait enceinte de sept mois et demi à huit mois environ. Pendant toute la durée de sa grossesse, elle avait eu des vomissements. Le 18 juin, à huit heures du matin, elle avait perdu du liquide amniotique et des douleurs étaient apparues.

Elle fit mander une sage-femme qui, le lendemain matin, assura que l'accouchement serait trop difficile pour qu'elle pût s'en charger; elle donna le conseil de conduire la parturiente à la Clinique de la Faculté, ce que fit immédiatement le mari.

Je l'examinai à onze heures moins cinq minutes et constatai, bien que cette femme ne fût pas à terme, que le fond de l'utérus remontait jusqu'au niveau des fausses côtes du côté droit. Quoiqu'elle eût perdu les eaux depuis la veille, on trouvait encore au fond de l'utérus une certaine quantité de liquide amniotique.

Au palper, dans le court intervalle existant entre les contractions, on sentait une masse assez volumineuse, mollasse au niveau du détroit supérieur. De plus, au fond de l'utérus, on trouvait un fœtus placé transversalement; une de ses extrémités était sous les fausses côtes du côté gauche : c'était la tête; l'autre était sous les fausses côtes du côté droit : c'était le siège.

Au toucher, on trouvait un bras descendu dans le vagin : c'était le bras droit, peu développé; à côté du bras, le cordon faisait procidence; on n'y sentit pas de battements au premier abord, mais, après avoir introduit deux doigts dans le vagin, le médius et l'index, et avoir comprimé doucement le cordon entre ces deux doigts, on constata des battements très ralentis et très faibles. Au-dessus, on arrivait sur les côtes; on trouvait enfin que le creux axillaire s'ouvrait du côté gauche. Il existait donc une présentation de l'épaule droite en position acromio-iliaque droite; le dos était tourné en arrière.

De plus, l'index arriva sur l'angle sacro-vertébral. Cette femme dit en effet n'avoir marché qu'à l'âge de quatre ans. En examinant les tibias, on vit qu'ils présentaient une légère courbure, conséquence du rachitisme.

En auscultant, on entendit au niveau du fond de l'utérus les bruits rapides du cœur d'un fœtus; on n'entendit rien en bas; mais, étant données les circonstances, on ne prolongea pas cette exploration.

Tout se réunissait pour faire porter le diagnostic de grossesse gémellaire : l'existence d'une notable quantité de liquide au fond de l'utérus, alors que les membranes étaient rompues depuis la veille; la présence de deux grosses extrémités fœtales à droite et à gauche au niveau du fond de l'organe, alors qu'une masse volumineuse se trouvait au détroit supérieur; le petit volume du bras, qui pendait dans le vagin, comparé au volume de l'utérus; enfin la différence qui existait entre les pulsations lentes et faibles du cordon senties dans le vagin et les bruits du cœur nettement frappés et rapides entendus au fond de l'utérus.

Le diagnostic ayant été fait aussi vite que possible, je pratiquai de nouveau le toucher; je ne perçus plus les battements du cordon, mais je sentis des mouvements du thorax, des mouvements des côtes ; l'enfant faisait des efforts d'inspiration. Bien que la dilatation ne fût pas tout à fait complète, le fœtus étant peu volumineux, je me décidai à intervenir.

La femme fut mise en travers; un lacs fut appliqué sur le bras, et la main droite fut introduite assez difficilement dans le vagin; les organes génitaux externes de cette femme, âgée de trente-neuf ans et primipare, offrirent en effet un certain degré de résistance dont on finit par triompher. La main pénétra dans l'utérus et alla à gauche et en avant à la recherche d'un pied qui fut saisi et amené immédiatement à la vulve. Le tronc de l'enfant fut extrait assez rapidement, mais la tête s'arrêta au détroit supérieur, la face tournée du côté droit. Le tronc de l'enfant fut relevé du côté gauche avec la main droite; la main gauche fut introduite dans les parties génitales et deux doigts furent mis dans la bouche; ils déterminèrent la flexion de la tête. En même temps, le tronc ayant été abaissé, la main droite fut placée à cheval sur les épaules et exerça sur elles des tractions de haut en bas et d'avant en arrière. Au bout de quelques instants, la tête franchit le détroit supérieur, descendit dans l'excavation et fut amenée au dehors.

L'enfant était en état de mort apparente. En auscultant, on entendit quelques battements cardiaques très faibles et très espacés. Après avoir essuyé le nouveau-né, après avoir enlevé les mucosités et le méconium qui se trouvaient dans sa bouche, on introduisit l'insufflateur. Deux aspirations amenèrent au dehors une certaine quantité de mucosités et un peu de méconium qui avait pénétré dans les voies aériennes; puis l'insufflation fut pratiquée. Au bout de dix à douze minutes environ, l'enfant fit une inspiration spontanée. On avait eu soin de l'envelopper dans des linges chauds; sa peau, qui était très pâle au début, s'était assez vite colorée en rouge, et en même temps on avait entendu les battements du cœur devenir plus forts et plus rapides. L'insufflation fut continuée, d'autres inspirations spontanées apparurent, l'enfant fut plongé dans un bain chaud, frictionné, flagellé, etc. Au bout d'une demi-heure, il était complètement ranimé.

J'avais à deux reprises pendant ce temps examiné la femme; quelques douleurs avaient reparu. Je constatai qu'au moment des contractions les membranes bombaient; il me sembla que le second fœtus se présentait par l'extrémité pelvienne. Je rompis les membranes à onze heures et demie et je trouvai le siège qui était en position sacro-iliaque gauche; la main gauche faisait procidence. J'amenai un pied dans le vagin et au moment d'une contraction j'entraînai le siège à la vulve. Je ne rencontrai pas d'obstacles pour l'extraction du tronc; mais, comme cet enfant paraissait plus volumineux que le premier, je me demandai si le passage de la tête ne serait pas plus difficile. Elle resta en effet arrêtée au niveau du détroit supérieur, la face tournée du côté gauche. Avec la main gauche, je relevai le tronc de l'enfant du côté droit et j'introduisis la main droite dans les parties génitales. Deux doigts furent mis dans la bouche et fléchirent la tête; la main gauche fut placée à cheval sur les épaules de l'enfant, j'exerçai des tractions en bas et en arrière, en même temps que je fléchissais autant que possible la tête en repoussant sa nuque vers la paroi latérale droite du bassin. Elle ne descendit pas dans l'excavation; j'ajoutai alors aux tractions une pression faite d'avant en arrière sur le cou et destinée à reporter aussi fortement que possible en arrière la base du crâne, de manière à faire pivoter la tête autour de l'angle sacro-vertébral; je ne réussis pas davantage à engager la tête. Je plaçai alors la main d'un aide sur le côté gauche de la paroi abdominale de la femme, au niveau de la région antérieure ou frontale de l'enfant. Je priai cet aide de vouloir bien exercer en ce point une pression de haut en bas, au moment où je le lui dirais, c'est-à-dire au moment où j'exercerais moi-même des tractions dans le sens indiqué ci-dessus [1]. La tête s'engagea alors sans trop de difficultés et, sans rencontrer de nouvel obstacle, je pus extraire l'enfant. Il ne respira pas immédiatement, mais quelques frictions suffirent pour le ranimer.

En mesurant le bassin quelques instants après, je trouvai que le diamètre promonto-sous-pubien avait une longueur de 10 centimètres environ.

Les deux enfants étaient du sexe masculin; le premier pesait 1.600 gr., le second 2.100 grammes.

La délivrance fut naturelle. J'examinai l'arrière-faix et je constatai que, par une coïncidence singulière, il présentait presque absolument la même disposition que l'arrière-faix vu quelques heures auparavant. Il existait une grande poche qui, vue de l'extérieur, paraissait unique. Sur la périphérie des membranes se trouvaient deux placentas distincts. En regardant par l'orifice O (Pl. XII, fig. 3), on voyait une cavité qui avait contenu le premier fœtus dont le cordon allait s'insérer sur le placenta A; en arrière de cette cavité, il en existait une autre qui avait contenu le second fœtus, dont le cordon allait s'insérer sur le placenta B. On ne pouvait relever qu'une seule différence entre les deux arrière-faix; tandis que dans le premier cas (observation de Joséphine P...) le cordon de chacun des fœtus allait s'insérer sur le bord du placenta correspondant (insertions en raquette), dans le second cas (observation de Carène J...) le cordon du deuxième fœtus allait s'insérer au centre du placenta B.

1. Voyez Champetier de Ribes, *Du passage de la tête fœtale à travers le détroit supérieur rétréci du bassin dans les présentations du siège.* Paris, 1879.

J'étudiai avec soin ces deux arrière-faix, dans l'espérance d'avoir l'explication d'une disposition qui, au premier abord, me paraissait difficile à comprendre. Tous deux, disséqués avec précaution, me fournirent les mêmes résultats; une description unique suffira donc et je donnerai celle de l'arrière-faix de la nommée Carène (2e cas).

Pour le dire de suite, je pus, dans chaque arrière-faix, séparer, isoler complètement les deux œufs. Le placenta A avait une petite partie de sa surface recouverte jusqu'en *f* par les membranes de l'œuf B (Pl. XII, fig. 4). Ces membranes se séparèrent facilement de la surface du placenta A. Il fut facile également de séparer les membranes de l'œuf B de celles de l'œuf A du point *f* en O' et de O' en *d*. En un mot, chaque arrière-faix était constitué par deux œufs complets, accolés, mais parfaitement distincts.

Il avait donc un premier œuf A avec son placenta, son cordon, son amnios (ligne verte), son chorion (ligne bleue) (Pl. XII, fig. 5). Il y avait également une caduque (ligne noire) qui recouvrait toute la surface externe ou libre de l'œuf de *c* en *d*. Cet œuf formait une grande poche qui recouvrait le deuxième œuf B absolument comme un bonnet de coton coiffe la tête ou comme une séreuse coiffe un organe. On trouvait en O le premier orifice ou orifice par lequel était sorti le premier fœtus.

Il y avait en B un second œuf avec son placenta, son cordon, son amnios (ligne verte), son chorion (ligne rouge). Une caduque (ligne noire) s'étendait dans l'intervalle qui se trouvait entre les deux placentas B et A, c'est-à-dire en S. Au bord opposé du placenta B, en *d*, arrivaient les membranes de l'autre œuf.

Presque toute la périphérie de cet œuf B était donc, sauf entre les deux placentas, recouverte par les membranes de l'œuf A.

Cet œuf B, ou œuf enveloppé, avait de son côté refoulé, repoussé les membranes de l'œuf A, ou œuf enveloppant.

C'est ainsi que son chorion s'était appliqué sans y adhérer sur une partie de la surface fœtale du placenta A.

Il en résultait que, dans l'œuf A, le cordon était sur une étendue de 3 à 4 centimètres accolé et adhérent au chorion de ce même œuf A.

L'orifice de l'œuf B était en O'. Il avait fallu traverser le premier œuf en O pour rompre les membranes du second œuf en O'.

Les deux œufs étant séparés, il existait donc sur les membranes de l'œuf A deux orifices distincts : l'orifice O et l'orifice O', ce dernier n'étant autre chose que l'orifice de communication avec l'œuf B (Pl. XII, fig. 6).

Dans l'œuf B, il n'y avait au contraire qu'un seul orifice, l'orifice O' (Pl. XII, fig. 7).

Telle était la disposition des deux œufs. On voit ainsi que la cloison était formée par quatre membranes accolées : l'amnios et le chorion de l'œuf A, le chorion et l'amnios de l'œuf B. Entre les deux chorions, s'il n'existait pas de membrane distincte isolable, on trouvait cependant une série de filaments rosés qui paraissaient être des débris de la caduque (Pl. XII, fig. 5, ligne pointillée).

La dissection de ces œufs a été faite en présence de M. Léon Dumas (de Montpellier); les préparations ont été montrées à MM. Ribemont, Lefour, Gaulard, Duchamp, Bitot, etc.

Mais comment expliquer cette disposition? Ces deux cas ne pourraient-ils pas faire penser à la fécondation d'un ovule alors qu'il aurait déjà existé un autre ovule fécondé et développé dans la cavité utérine?

On peut faire une première hypothèse. Un œuf s'étant déjà développé dans la cavité utérine, un second ovule se trouve fécondé. Il descend à son tour dans la cavité utérine. En s'y développant, il refoule devant lui les membranes du premier œuf dont il s'enveloppe complètement pour ainsi dire. L'œuf A, dans cette hypothèse, se serait donc développé le premier (Pl. XII, fig. 8 et 9). L'œuf B se serait développé ensuite.

Mais on ne comprend pas comment les membranes de l'œuf A ont pu, dans les deux cas, aller jusqu'au point où elles adhéraient au placenta B. Elles auraient dû, sous l'action du développement de l'œuf B, se laisser détacher et refouler progressivement.

De plus, coïncidence frappante, le fœtus de l'œuf A, sorti le premier, pesait dans le premier cas 600 grammes et dans le second cas 500 grammes de moins que le fœtus de l'œuf B, sorti le second. Le fœtus de l'œuf B, de l'œuf enveloppé, paraissait donc être au contraire, dans les deux cas, celui qui avait été conçu et qui s'était développé le premier.

Une autre hypothèse peut être faite. L'œuf B serait arrivé le premier dans la cavité utérine et s'y serait développé. On sait qu'entre la caduque utérine et la caduque ovulaire il n'y a pas immédiatement adhérence, que cette adhérence ne survient au contraire qu'au bout d'un assez grand nombre de semaines (voyez les pièces de Coste au Collège de France). L'œuf B s'étant déjà développé dans la cavité utérine, l'œuf A fécondé ensuite s'y serait développé à son tour (Pl. XII, fig. 10). De son point d'insertion, il se serait étendu dans la cavité comme il aurait pu, prenant de la place où il en restait et s'avançant aussi loin que possible (Pl. XII, fig. 11, 12 et 13). Il se serait de la sorte insinué dans l'espace resté libre entre la caduque ovulaire de l'œuf B déjà développé et la caduque utérine. Il aurait pu ainsi s'étendre jusqu'au point *d*, enveloppant, englobant pour ainsi dire l'œuf B.

Cette seconde hypothèse nous paraît plus admissible. En tout cas, elle concorde avec le développement plus considérable de l'enfant contenu dans l'œuf B, lequel pesait 500 et 600 grammes de plus que le fœtus enfermé dans l'œuf A, et elle permet de comprendre plus facilement comment les membranes de l'œuf A ont pu s'étendre jusqu'en *d* au pourtour du placenta de l'œuf B.

Les débris de caduque trouvés entre les chorions des deux œufs seraient des débris de caduque ovulaire.

En admettant cette hypothèse, on admet du même coup qu'un œuf peut être fécondé alors qu'un autre œuf existe déjà depuis plusieurs semaines dans la cavité utérine. On a beaucoup discuté sur la superfécondation et la superfétation; admises par les uns, elles ont été rejetées par les autres. Que faut-il en réalité pour qu'elles puissent avoir lieu? Trois choses : 1° des spermatozoaires; 2° un ovule; 3° un passage libre qui permette aux spermatozoaires d'arriver jusqu'à l'ovule.

Les spermatozoaires font rarement défaut.

L'ovulation a-t-elle lieu pendant la grossesse ? Cette ovulation, niée pendant longtemps, est admise par quelques auteurs modernes; peut-être n'a-t-elle lieu que d'une façon exceptionnelle?

Quant au passage, il reste libre pendant plusieurs mois entre la caduque ovulaire et la caduque utérine, ainsi que le démontrent les pièces de Coste.

Dans ces conditions, une nouvelle fécondation pourrait avoir lieu chez la femme alors que depuis plusieurs semaines il existe déjà un œuf dans la cavité utérine.

Quoi qu'on puisse penser des hypothèses que nous avons faites, quoi qu'on puisse penser de la superfécondation et de la superfétation, la disposition particulière présentée par les œufs et qui était semblable dans les deux cas que nous avons rapportés n'en reste pas moins un fait exact. Elle nous a paru digne d'être signalée, car nous en avons en vain cherché des exemples dans les auteurs.

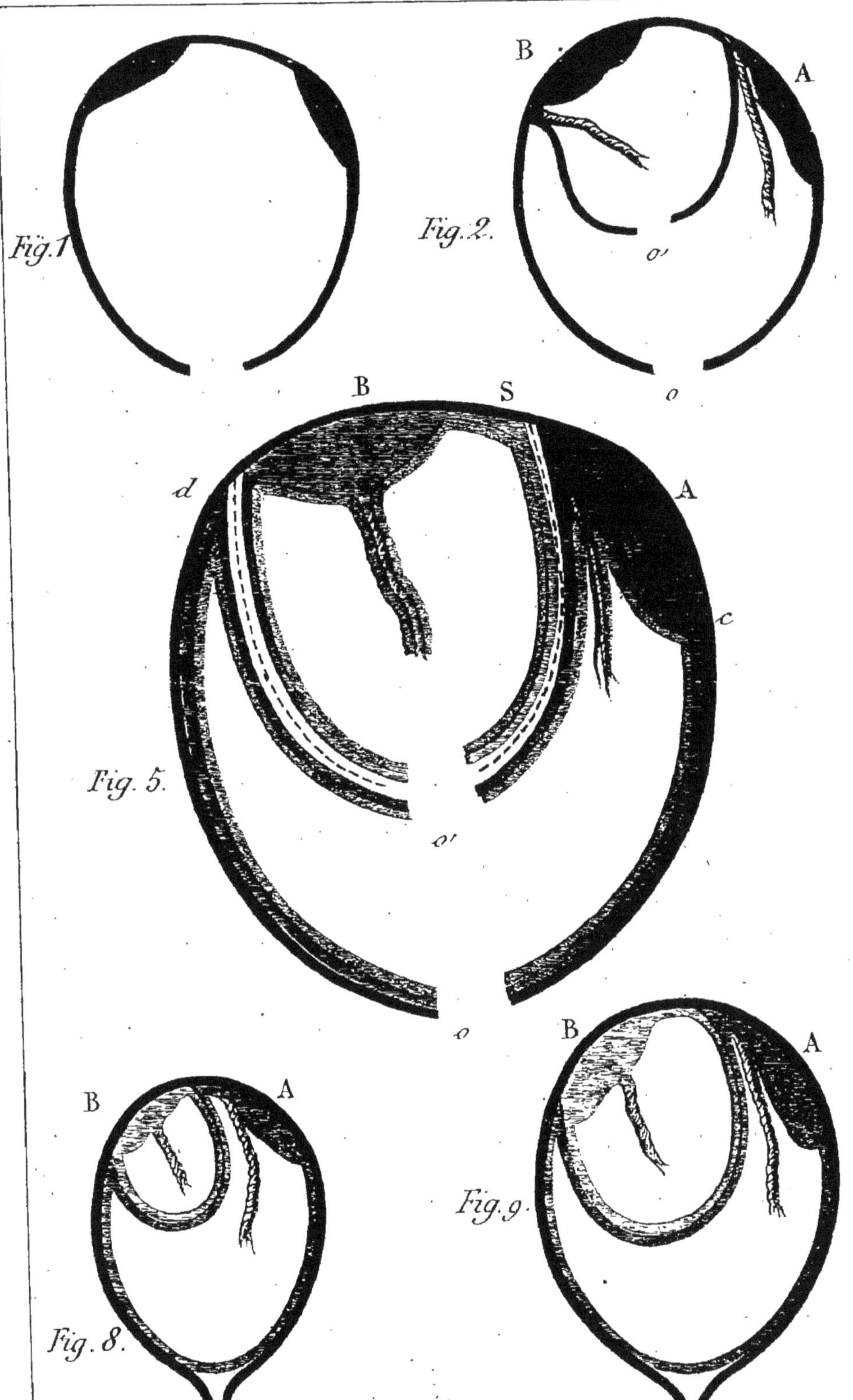

Fig. 1

Fig. 2.

Fig. 5.

Fig. 8.

Fig. 9.

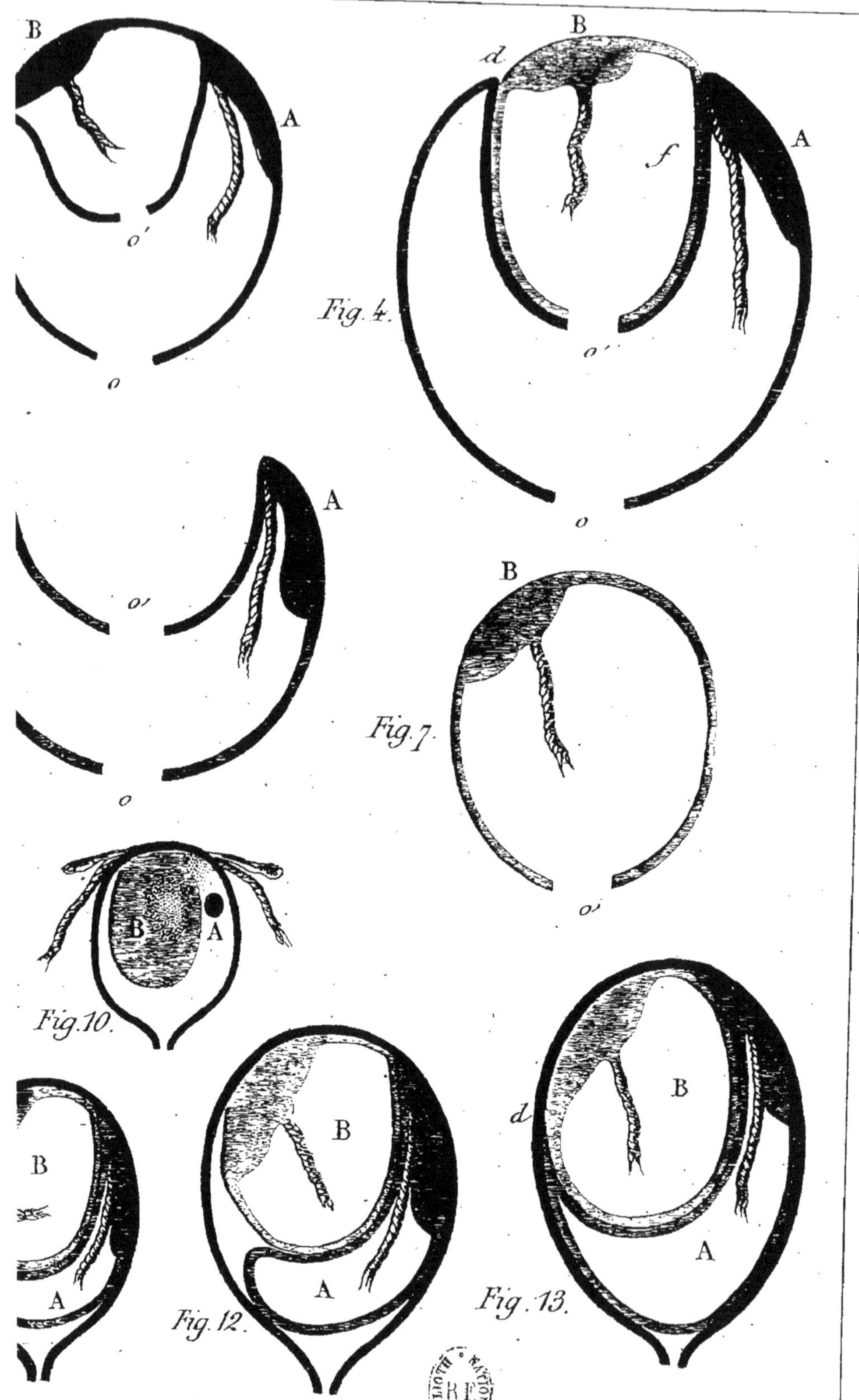

Fig. 4.

Fig. 7.

Fig. 10.

Fig. 12.

Fig. 13.

CHAPITRE XXXV

SUR UNE DISPOSITION PARTICULIÈRE DES ŒUFS DANS LA GROSSESSE GÉMELLAIRE. — NOUVELLE OBSERVATION.

Les faits analogues à ceux que nous venons de publier dans le chapitre précédent ne doivent certainement pas être très fréquents. Nous n'avons pas eu l'occasion d'en voir de nouveaux depuis 1880. M. le docteur Ch. Maygrier, alors qu'il était chef de clinique d'accouchement de la Faculté, en a observé un absolument semblable qu'il a disséqué minutieusement. Il a bien voulu nous en communiquer les détails et nous donner un dessin représentant la disposition des placentas et des membranes.

Le 7 janvier 1883, Marie G..., âgée de vingt-deux ans, domestique, enceinte pour la seconde fois, entre à la Clinique d'accouchement. Réglée à quatorze ans, elle a toujours eu depuis une menstruation régulière et elle jouit d'une bonne santé. Sa première grossesse a été normale et elle est accouchée naturellement à terme d'un enfant vivant; les suites de couches ont été excellentes.

Actuellement, la dernière époque a eu lieu le 20 avril 1882; la grossesse a donc dépassé un peu le huitième mois; elle a évolué sans autres incidents que des vomissements au début. La femme G... se présente à la Clinique parce que, depuis quelque temps, son ventre a pris un volume considérable et qu'elle s'en trouve incommodée.

L'utérus est, en effet, très développé et remonte jusqu'aux fausses côtes. La paroi abdominale est même et très exactement appliquée sur la matrice qui renferme peu de liquide, en sorte que les mouvements fœtaux se dessinent très nettement sous la peau. On peut établir facilement par le palper l'existence d'une grossesse gémellaire. L'un des fœtus, dont on délimite aisément les deux extrémités et le dos, se présente par le sommet en position O. I. D. P.; la tête plonge dans l'excavation. L'autre jumeau est moins facile à circonscrire; au fond de l'utérus et à gauche, on trouve le ballottement céphalique; le plan résistant du dos regarde à gauche; mais il est impossible de trouver nettement le siège en bas.

Quoi qu'il en soit, la grossesse gémellaire est évidente, l'un des enfants se présente par le sommet; l'autre, placé à peu près verticalement à côté du précédent, a le siège en bas. L'auscultation confirme ce diagnostic, car elle permet d'entendre deux foyers de battements, l'un à droite et en bas, l'autre à gauche et en haut. Ces deux foyers, auscultés simultanément et à diverses reprises par deux observateurs, diffèrent environ de dix pulsations. Rien de spécial au toucher : on trouve, comme l'indiquait le palper, un sommet profondément engagé.

Le 1er février, à quatre heures du soir, la femme entre en travail et est conduite à la salle d'accouchement. A six heures, le col est complètement dilaté; à six heures et demie, la poche des eaux se rompt et un premier enfant, du sexe féminin, présentant le sommet, est expulsé à sept heures. Les contractions se suspendant, on rompt la deuxième poche des eaux qui distend le vagin; les pieds apparaissent immédiatement et on fait l'extraction d'une seconde fille à sept heures et demie. La durée totale du travail a été de trois heures et demie. Les deux enfants sont très vivaces. Le premier paraît un peu moins développé que le second, il pèse 2.700 grammes et le deuxième 2.940 grammes. Voici d'ailleurs les dimensions prises aussitôt après la naissance :

		1er ENFANT (FILLE) Sommet.	2e ENFANT (FILLE) Siège.
Longueur du corps		48 cm.	49 cm.
Diamètres de la tête.	O. F.	11 cm. 5	11 cm.
	O. M.	12 cm. 5	12 cm. 5
	B. P.	9 cm.	9 cm. 5
	S. O. Br.	9 cm.	9 cm. 5
Longueur du cordon		59 cm.	52 cm.
Poids		2700 gr.	2940 gr.

La délivrance se fit très normalement.

En examinant avec soin l'arrière-faix, on constata qu'il présentait les particularités suivantes : Il existe deux placentas séparés par un pont membraneux assez large et deux

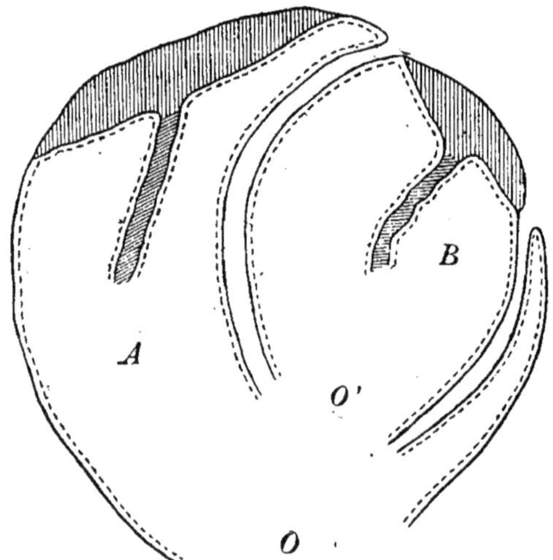

Fig. 84. — Grossesse gémellaire. L'un des œufs B est complètement enveloppé par l'autre œuf A. (Ch. Maygrier.)

poches distinctes, mais ces deux poches ne sont pas juxtaposées (voy. fig. 84). Au premier abord, on n'en voit qu'une, la poche A qui paraît très large; c'est celle de l'enfant qui est né le premier. Quand on soulève les bords de cette poche pour regarder dans son intérieur, on voit alors la poche B, plus petite, et qui semble incluse dans la première. Une dissection minutieuse des parois de ces deux poches montre qu'en réalité l'œuf B est complètement coiffé par les membranes de l'œuf A; elles le débordent de tous côtés et l'entourent jusqu'au voisinage de son insertion placentaire.

L'œuf A s'est rompu en O pour l'expulsion du premier fœtus; puis, en O′, une seconde poche des eaux formée par les membranes de l'œuf A et de l'œuf B accolées s'est rompue pour la sortie du second fœtus.

La figure 84 permet de se rendre aisément compte des rapports réciproques des deux œufs.

Leur disposition est absolument analogue à celle que le docteur Budin a signalée déjà dans deux observations de grossesse gémellaire. Ici, comme dans les cas du docteur Budin, le fœtus le plus gros et le mieux développé est né le second; aussi nous semble-t-il naturel d'admettre comme lui l'hypothèse d'une superfœtation qui aurait eu lieu ainsi : l'œuf B se serait développé le premier dans la cavité utérine; l'œuf A, qui n'y serait arrivé qu'un peu plus tard, a dû, pour s'agrandir, empiéter peu à peu sur le précédent; il s'est insinué entre lui et la paroi utérine, il l'a recouvert et a fini par l'envelopper complètement.

D'après cette explication qui doit être la vraie, l'enfant contenu dans l'œuf enveloppé, bien que né le second, serait en réalité l'aîné des deux jumeaux, sinon au point de vue légal, du moins quant à l'époque de son apparition et à la durée de son séjour dans l'utérus.

Les suites de couches de la femme G... ont été normales et elle est sortie en très bon état avec ses deux enfants, le 16 février 1883.

CHAPITRE XXXVI

TUMEUR CONGÉNITALE DE LA FESSE. — AUGMENTATION PENDANT LA GROSSESSE. — DIMINUTION APRÈS L'ACCOUCHEMENT[1].

Pouj..., trente-trois ans, multipare, est entrée à la Maternité le 11 avril 1872. Examinée par la sage-femme au moment de son admission, elle n'attira pas l'attention sur une tumeur volumineuse qu'elle présentait au niveau de la fesse, grâce à la faculté qu'elle possédait de la dérober en s'asseyant dessus. Elle put même rester ainsi près d'un mois à l'infirmerie des femmes enceintes, où elle avait été envoyée à cause de ses varices, sans que l'on soupçonnât l'existence de sa tumeur. Ce ne fut que le 25 mai que nous fut révélée cette particularité pathologique et voici les renseignements que nous avons recueillis.

La malade assure être venue au monde avec sa tumeur; celle-ci aurait augmenté de volume avec les progrès de l'âge. La menstruation, qui ne s'établit qu'à vingt-deux ans, n'eut aucune influence appréciable sur son développement. Préalablement à toute grossesse, le volume de la tumeur était moitié moindre que celui qu'elle offre actuellement. Cette tumeur était très molle, mobile, indolente, ne gênait la malade ni pour marcher, ni pour s'asseoir, ni pour aucun autre acte physiologique.

1. *Revue photographique des hôpitaux*, 1872, p. 212.

Mariée à l'âge de vingt-neuf ans à un ouvrier relieur, elle l'accompagna à pied dans les nombreuses pérégrinations auxquelles il se livra en cherchant de l'ouvrage. Il ne résulta de ces fatigues aucune incommodité sérieuse. Elle traversa ainsi successivement un grand nombre de villes : Vesoul, Lyon, Dijon, Moulins, Bourges, Orléans, Angers, etc., etc. Pendant ce temps, elle devint enceinte. Vers le sixième mois de la grossesse, la tumeur acquit un volume presque double. Au septième mois, la malade, partie d'Angers, était sur le point d'arriver à Nantes, lorsqu'elle ressentit tout à coup les douleurs de l'enfantement. Elle dut s'arrêter dans une ferme où l'accouchement eut lieu. Elle resta souffrante pendant deux mois et entra dans un hôpital de Nantes. Elle ne se souvient que d'une chose, c'est que son ventre et ses membres inférieurs étaient enflés. On examina son urine par la chaleur et un liquide, mais chaque fois l'urine restait claire. Quelque temps après l'accouchement, la tumeur avait repris son volume normal. Guérie, la malade recommence sa vie errante, parcourt la Bretagne, la Normandie, et dans le cours de ses pérégrinations, devient enceinte une seconde fois; c'est alors qu'elle vint à Paris et se fit recevoir à la Maternité.

L'examen, pratiqué le 25 mai, nous permet de constater les faits suivants : la malade est, selon toute apparence, parvenue à huit mois et demi de grossesse. Ce n'est que depuis un mois qu'aurait recommencé le développement anormal de la tumeur. Dans les derniers quinze jours surtout, le développement aurait été considérable. Cette tumeur, née de la partie inférieure de la grande lèvre gauche, s'étend en arrière sur la fesse du même côté jusqu'à sa partie supérieure et en se rapprochant du sillon interfessier. Elle présente des apparences assez diverses, suivant l'attitude qu'on donne à la malade.

Lorsque celle-ci est placée sur le côté gauche, la tumeur apparaît sous la forme d'un énorme rein qui s'insérerait par un large hile sur toute la hauteur de la fesse gauche. Cette attitude laisse à découvert le sillon interfessier qui est bordé, mais non envahi par la tumeur.

Dans l'attitude sur le côté droit, le sillon interfessier disparaît, recouvert qu'il est par la tumeur, aussi bien qu'une partie de la fesse du côté opposé (voy. fig. 85).

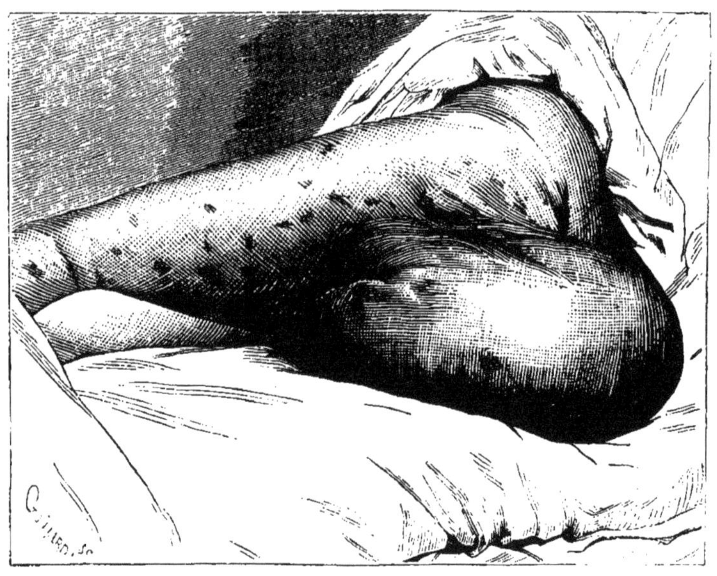

Fig. 85. — Molluscum de la fesse. Avant l'accouchement.

Si la femme se couche sur le ventre, la tumeur se détache en saillie sur la fesse gauche. On dirait une seconde fesse superposée à la première.

Dans le décubitus dorsal, la malade repose sur sa tumeur qu'elle comprime comme un coussin, sans qu'il en résulte pour elle de sensation douloureuse. Cette tumeur, ainsi aplatie, se montre par sa portion antérieure entre les deux cuisses lorsqu'on les écarte et, par sa portion la plus externe, elle fait saillie en dehors de la fesse, sous la forme d'une masse épaisse, charnue, convexe et arrondie sur les bords.

Enfin, lorsqu'on place la femme debout, la tumeur pend

comme un sac charnu sur la partie postérieure et supérieure de la cuisse gauche.

La peau qui recouvre le pédicule de la tumeur est molle, flasque, terne, plissée et sans adhérence aucune avec les parties sous-jacentes. Considérée au contraire au niveau de la circonférence et dans la partie la plus convexe de la tumeur, l'enveloppe cutanée est lisse, de couleur rosée et présente des traces non équivoques d'œdème. Elle conserve longtemps et profondément l'empreinte des doigts qui la compriment. Plus on se rapproche du pédicule, plus la surface de la tumeur est irrégulière et comme lobulée. Ces lobules ont peu de résistance, quoique l'ensemble de la tumeur forme une masse assez dure. Nulle part on ne sent de la fluctuation, rien qui fasse soupçonner la présence d'un liquide. L'auscultation ne fait entendre aucun souffle vasculaire, aucun bruit morbide.

Voici quelles étaient les dimensions de la tumeur à cette époque :

Grand diamètre........................	38	centimètres.
Petit diamètre........................	19	—
Circonférence du pédicule.............	55	—

Le poids de la tumeur était de 3.700 grammes.

Sur diverses parties du corps, et notamment aux membres inférieurs, on aperçoit des petites saillies brunâtres, arrondies, mollasses, d'un centimètre de diamètre environ, se laissant déprimer par le doigt, mais n'offrant pas d'inégalités au toucher. Plusieurs de ces tumeurs se voient nettement sur les figures 85 et 86. Le membre inférieur droit est, en outre, le siège de varicosités nombreuses, surtout au niveau de la jambe et du pied. Dans ces régions, les veines superficielles, très flexueuses, forment un réseau bleuâtre à mailles très serrées et se dessinant en saillie sous la peau.

4 *juin*. — Rupture spontanée des membranes. Présentation du sommet en O. I. G. A.

Une attaque d'éclampsie ayant eu lieu à minuit, la sage-femme en chef termina l'accouchement par une application de forceps, à minuit quinze minutes, le 5 juin. Délivrance spontanée à minuit trente minutes. Fille née morte pesant 3.700 grammes. Second accès d'éclampsie aussitôt après la délivrance. L'urine, examinée les jours précédents, ne contenait pas d'albumine. De minuit quarante-cinq minutes à cinq heures du matin, neuf accès. En tout onze accès. A cinq heures du matin, on fait passer la malade dans le service de médecine. De cinq heures du matin à dix heures trente minutes du soir, dix accès qui se succèdent comme il suit :

1er accès	5 h. 15 minutes.
2e accès	6 h.
3e accès	6 h. 15 minutes.
4e accès	7 h.
Pouls 142. T. V. 38°, saignée de 400 grammes.	
5e accès	7 h. 30 minutes.
6e accès	8 h. 15 minutes.
7e accès	midi.
8e accès	3 h. 15 minutes du soir.
9e accès	6 h.

A sept heures du soir (dix-neuf heures après la première attaque), température vaginale, 39°2. — A huit heures, saignée de 500 grammes.

6 *juin*. — Dernier accès à trois heures du matin. Huit heures du matin, T. V. 39°; P. 104; midi, T. V. 38°5; six heures soir, T. V. 38°2; P. 96; dix heures, T. V. 38°.

La tumeur a conservé son volume, elle est un peu moins violacée et moins tendue que la veille. La malade est en partie sortie du coma; elle ne parle pas, mais la sensibilité est revenue.

7 *juin*. — A sept heures du matin, T. V. 37°8; P. 72. — La connaissance revient; la malade parle, elle se plaint d'un grand mal à la tête. La tumeur est plus molle, moins œdématiée, moins volumineuse. — Six heures du soir, T. V. 37°1; P. 76.

8 *juin*. — Neuf heures du matin, T. V. 37°6; P. 80. — Quatre heures du soir, T. V. 37°9; P. 92. — La tumeur continue à diminuer de volume; sa flaccidité augmente.

9 *juin*. — Huit heures du matin, T. V. 38°; P. 96.

10 *juin*. — Matin, T. V. 38°; P. 96. — Soir, T. V. 38°; P. 96.

11 *juin*. — Matin, T. V. 37°8; P. 80. — Soir, T. V. 38°2; P. 96.

12 *juin*. — Matin, T. V. 37°8; P. 96.

13 et 14 *juin*. — Matin, T. V. 37°9; P. 96.

15 *juin*. — Matin, T. V. 37°8; P. 96.

17 *juin*. — T. V. 37°7; P. 96.

18 *juin*. — T. V. 37°4; P. 84.

19 *juin*. — T. V. 37°5; P. 80.

L'albumine de l'urine ayant été dosée par le procédé Tanret a présenté une diminution progressive, comme l'indique le tableau suivant :

5 juin	4 gr. 5	d'albumine par litre.
6 juin	4 gr.	—
7 juin	3 gr.	—
9 juin	3 gr.	—
10 juin	3 gr.	—
11 juin	3 gr.	—
17 juin	2 gr.	—

21 *juin*. — Le volume de la tumeur a diminué de moitié. Elle est molle, flasque, ridée, sans trace d'œdème. (Voy. fig. 86.) La peau qui la recouvre est terne, brunâtre. — Le poids actuel de la tumeur est de 1.800 grammes. Ses dimensions sont les suivantes :

Grand diamètre	26	centimètres.
Petit diamètre	13	—
Circonférence du pédicule	38	—
Grande circonférence	58	—

L'état général est bon. La malade se lève et mange deux portions.

23 *juin*. — La malade quitte l'hôpital, complètement rétablie.

29 *juin*. — Elle est présentée à la Société médicale des hôpitaux. Il résulte de l'examen qui a été fait de sa tumeur par les médecins les plus compétents en matière d'affections cutanées, qu'il s'agit dans ce cas d'un molluscum pendulum gigantesque, ou tout au moins d'une tumeur molluscoïde.

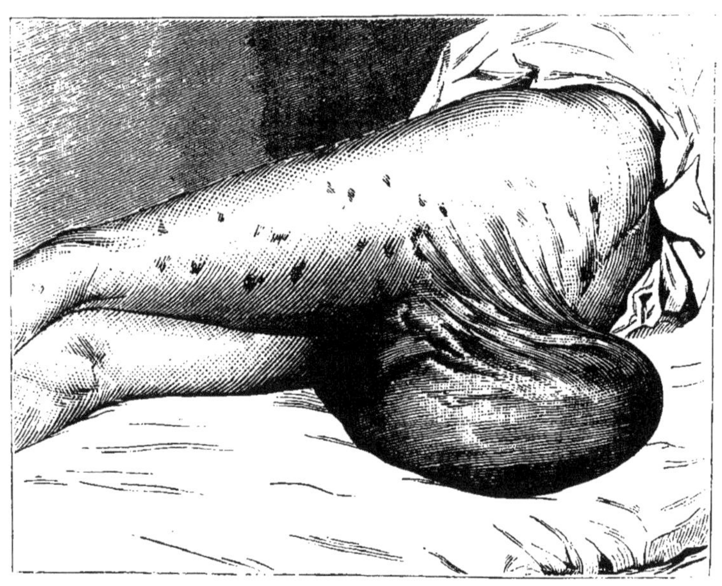

Fig. 86. — Molluscum de la fesse. Après l'accouchement.

On a été conduit à ce diagnostic, non seulement par l'examen direct de la production morbide, mais encore par la considération de la présence sur le membre inférieur correspondant d'un certain nombre de saillies appartenant manifestement à l'espèce molluscum.

CHAPITRE XXXVII

MÔLE HYDATIFORME. — HÉMORRHAGIE. — EXPULSION. GUÉRISON [1].

Le 23 novembre 1874, la nommée Rosalie R., âgée de trente-huit ans, était envoyée dans le service de M. L. Labbé, à l'hôpital de la Pitié, pour des pertes abondantes. L'interne de garde, appelé dans l'après-midi, ordonna de coucher cette femme en lui maintenant le siège élevé, d'appliquer des compresses glacées sur son ventre, etc. L'hémorrhagie cessa.

Le lendemain 24 novembre, la malade fournit les renseignements suivants : elle était habituellement bien portante ; elle avait été réglée dès l'âge de douze ans et s'était mariée à seize. A dix-huit ans elle devint enceinte; elle accoucha à terme, fut nourrice, redevint de nouveau enceinte, etc.; elle eut ainsi successivement 9 enfants qu'elle éleva elle-même, sans que jamais ses règles vinssent à à paraître.

De dix-huit à trente-quatre ans passés, elle ne fut donc jamais menstruée. Le 18 août 1872, elle accoucha de son dixième enfant; elle fut nourrice et ses règles ne reparurent qu'en janvier 1874.

A la fin de mai (1874) ses règles cessèrent : des nausées

1. Le *Progrès médical*, 1875, p. 190.

et des vomissements survinrent, des picotements du côté des seins, des pertes blanches; elle était enceinte. A son grand étonnement, trois mois plus tard, elle vit survenir un écoulement de sang peu abondant, mais continu; à la fin du quatrième mois de sa grossesse, elle remarqua que son ventre augmentait rapidement de volume, si bien que, un mois plus tard, elle aurait pu, d'après le développement de son abdomen, se croire arrivée à terme. Les pertes continuèrent et, dans la nuit du 20 au 21 novembre, elles devinrent excessivement abondantes. Dans la journée du 22, l'écoulement de sang fut un peu moins considérable, mais l'hémorrhagie reparaissant avec une grande intensité et s'accompagnant de violentes coliques, la malade se rendit à l'hôpital; une fois couchée, il lui sembla qu'elle expulsait des caillots, puis le sang cessa presque complètement de couler.

En examinant cette malade, on lui trouva les seins développés, autour de chaque mamelon était une auréole noire, les tubercules de Montgomery étaient saillants, et en pressant sur la glande on fit sortir du lait. Il y avait eu évidemment grossesse. En palpant l'abdomen, dont les parois étaient fort épaisses, on sentit le globe utérin revenir sur lui-même et faisant saillie à 3 ou 4 travers de doigt au-dessus du pubis. En cherchant dans les linges qui avaient été mis sous la malade la veille et retirés remplis de sang, on trouva un grand nombre de grappes d'un blanc rosé, dont quelques-unes de couleur grisâtre. Les grains, qui par leur réunion constituaient les grappes, étaient de volume variable, quelques-uns semblables a des grains de mil, d'autres à des grains de raisin, d'autres enfin étaient presque aussi gros que des œufs de pigeon.

C'était une môle hydatiforme, et sa présence dans la cavité utérine avait été jusqu'au moment de son expulsion la cause des hémorrhagies. On ne trouva que des portions de membranes et on ne put reconnaître aucune trace du fœtus. La malade était excessivement faible, elle avait des bourdonnements d'oreilles et des éblouissements, etc. On ordonna de continuer la situation horizontale et de faire boire une potion contenant 60 grammes de rhum, de donner des potages, etc.

25 *novembre.* — Fièvre, soif vive, peau chaude, température axillaire, 39°2; quelques douleurs dans le ventre, mais elles n'occupent aucun point fixe. Écoulement lochial fétide. On ordonne des injections vaginales avec une solution de chloral au centième. — Soir. T. A. 39°. 75 centigrammes de sulfate de quinine; la malade vomit pendant la nuit.

26 *novembre.* — Peau bonne. T. A. 36° 4; P. 84. Aucune douleur abdominale. Les lochies ne sont plus fétides; les seins contiennent une certaine quantité de lait.

Les jours suivants, l'état de la malade s'est amélioré d'une façon continue et elle a quitté l'hôpital complètement guérie.

Réflexions. — Nous relèverons dans cette observation de grossesse molaire hydatiforme ou vésiculaire les particularités suivantes : il n'a été possible de retrouver aucun débris du fœtus qui, mort sans doute pendant les premiers temps de la grossesse, avait été probablement résorbé; il faut aussi faire remarquer l'âge avancé de la malade qui avait trente-huit ans, et le grand nombre de grossesses antérieures (10) qui étaient toujours parvenues à terme : ces deux conditions, âge avancé de la mère et nombreux accouchements antérieurs, ont été signalées souvent dans les grossesses molaires.

Aucune chute, aucune contusion ne peuvent expliquer le développement anormal de cette grossesse. La malade n'a jamais eu la syphilis; elle n'a jamais présenté aucun symptôme d'affection utérine; on ne peut donc invoquer dans ce cas, comme cause, l'existence d'une métrite chronique (Virchow).

En ce qui concerne les symptômes on remarquera : 1° les hémorrhagies apparaissant d'une façon continue à la fin du troisième mois de la grossesse; 2° le développement très rapide du ventre, sur lequel M. le professeur Depaul a appelé l'attention, développement qui fut tel que, arrivée au sixième mois, la malade eût pu se croire à terme; 3° l'expulsion des vésicules qui constitue le signe pathognomonique de cette affection.

Enfin nous ferons remarquer que cette malade a pu rester depuis l'âge de dix-huit ans jusqu'à trente-quatre ans sans voir reparaître ses règles. Elle eut dans cet intervalle neuf enfants et fut alternativement enceinte et nourrice. Elle resta donc seize années sans être réglée. Ce fait prouve une fois de plus que l'ovulation et la menstruation peuvent être deux phénomènes indépendants l'un de l'autre.

CHAPITRE XXXVIII

MALADIE DU CŒUR. — GROSSESSES. — AVORTEMENTS [1]

Observation. — *Femme ayant eu quatorze grossesses. — Affection cardiaque accompagnée de phénomènes d'angine de poitrine symptomatique survenant dans le courant de la quinzième. — Quinzième, seizième et dix-septième grossesses terminées par avortement dans le courant du sixième mois.* — La nommée L..., Antoinette-Marie, âgée de quarante ans, journalière, entre à l'hôpital Saint-Antoine, salle Sainte-Geneviève, n° 13 (service de M. le Dr Gombault), le 21 juillet 1873. Cette femme a été constamment bien portante jusqu'à ces dernières années.

Mariée à vingt ans, elle a été dix-sept fois enceinte. Elle fit d'abord trois fausses couches au terme de deux mois ou deux mois et demi.

Sa quatrième grossesse fut normale, mais elle accoucha à terme d'un enfant mort.

Le cinquième et le sixième enfant naquirent vivants et à terme. Elle fit ensuite deux fausses couches vers deux mois et demi. La neuvième et la dixième grossesse se terminèrent par la naissance de deux enfants vivants et à terme. Onzième grossesse, fausse couche à deux mois.

Douzième, treizième et quatorzième enfants, nés à terme et

1. Le *Progrès médical*, 1873, p. 117.

vivants. Quinzième, seizième et dix-septième grossesses, terminées par une fausse couche à cinq mois et demi et six mois.

Jusqu'au moment où elle devint enceinte pour la quinzième fois, cette femme n'avait jamais été souffrante, jamais elle n'avait eu d'attaques de rhumatisme articulaire, ni de battements de cœur. Vers la sixième semaine de cette quinzième grossesse, elle fut prise d'accès d'étouffements très violents et tels qu'elle croyait chaque fois qu'elle allait succomber.

Le début de ces étouffements était marqué par des battements de cœur. Ces accès de dyspnée allèrent en s'aggravant jusqu'au moment où la fausse couche eut lieu ; ils cessèrent alors.

Elle devint enceinte pour la seizième fois : les battements de cœur et la dyspnée furent encore plus fréquents pendant le cours de cette grossesse et pendant la dix-septième : ils cessèrent chaque fois que l'avortement fut accompli. Les fœtus qui furent expulsés à cinq mois et demi et six mois n'étaient pas vivants.

La dernière fausse couche avait eu lieu le 20 mars 1869. Les battements du cœur, qui avaient été très violents pendant la grossesse, avaient considérablement diminué sans avoir cependant cessé complètement lorsque son mari succomba le 15 avril suivant. Les palpitations et les accès de dyspnée reparurent alors très forts, et elle dût entrer à l'hôpital de la Pitié où elle resta pendant quatre mois.

Depuis cette époque, sa santé était presque complètement rétablie. Tous les cinq ou six mois, quelques crises survenaient, il est vrai, mais dans l'intervalle elle était tout à fait bien portante.

La menstruation était assez régulière ; depuis 1872 seulement, la date des règles est toujours avancée, elles reviennent tous les quinze jours ou toutes les trois semaines ; l'écoulement de sang n'a lieu que pendant deux ou trois jours.

Le 16 juillet 1873, une crise très forte est survenue, accompagnée de battements de cœur, de sensations d'étouffements.

Elle n'a eu aucun œdème des membres ni du tronc, elle n'a eu ni épistaxis, ni hématémèse, ni hémoptysie, ni mélœna. Elle ne tousse pas, et depuis l'apparition des dernières crises seulement, l'appétit est diminué.

Voici ce que la malade éprouve actuellement et éprouvait pendant ses grossesses au moment des accès. Des battements de cœur surviennent violents, répétés; en même temps une douleur très vive apparaît spontanément, douleur qui siège au niveau de l'insertion sternale de la troisième côte gauche, s'irradie transversalement dans le troisième espace intercostal gauche, et quelquefois, mais plus rarement, dans le même sens et à droite. Cette douleur est aiguë, déchirante et comparée par la malade à celle qui serait produite « par une succession de coups de canif ».

Elle remonte vers l'extrémité externe de la clavicule gauche, atteint rarement l'épaule, mais descend le long du thorax jusqu'au niveau du bord inférieur des côtes en suivant la ligne axillaire. Jamais elle ne gagne l'abdomen, jamais elle ne s'irradie dans les bras, ni n'atteint spontanément la partie supérieure du cou et la face.

Cette douleur siège encore en arrière, produisant une sensation comparée à celle que produit l'application d'un fer rouge le long du bord gauche de la colonne vertébrale. Elle s'étend depuis la troisième et la quatrième vertèbre dorsale jusqu'au niveau de la partie supérieure de la région lombaire. Ces douleurs et ces battements de cœur sont tels que la malade peut croire à certains moments qu'elle va succomber.

Certaines circonstances spéciales, qu'elle évite du reste avec soin, déterminent le retour des crises. Ainsi, lorsqu'elle marche avec persistance contre le vent, la douleur cardiaque apparaît ; elle éprouve une angoisse épouvantable, elle est obligée de se retourner et de se mettre à l'abri. Une odeur trop forte de cuisine, surtout celle du poisson frit et l'odeur du tabac ramènent également des accès : elle n'a jamais éprouvé de troubles gastriques, de nausées, de vomissements : jamais elle n'a eu de coliques hépatiques.

A l'inspection de la poitrine, on ne constate l'existence d'aucune voussure. La main, appliquée au niveau de la pointe du cœur, perçoit un léger frémissement. La pression avec l'index, exercée en certains points très nets, détermine l'apparition d'une violente douleur et d'accès de dyspnée. Ces points sont : le troisième espace intercostal gauche près du bord sternal; — le bord externe de l'insertion claviculaire du sterno-cléido-mastoïdien gauche; — les insertions antérieures et latérales du diaphragme du même côté.

En arrière, la pression est également douloureuse au milieu de la partie latérale gauche de la colonne vertébrale; peu marquée au niveau de la troisième vertèbre dorsale, elle atteint son maximum au niveau de la cinquième, sixième et septième, et ne descend pas au delà de la partie latérale des premières vertèbres lombaires. A la percussion, pratiquée par M. le Dr Peter, on trouve que l'aorte à son origine mesure cinq centimètres de largeur. A l'auscultation, on entend au niveau de la pointe un bruit de souffle un peu rude précédant légèrement et surtout accompagnant le premier temps : au niveau de la base, on perçoit quelques légers frottements qui apparaissent plus nombreux lorsqu'on exerce une certaine pression sur le stéthoscope.

Le pouls est petit et serré. La malade éprouve très facilement des émotions vives : les battements du cœur s'exagèrent alors, et il suffit de passer légèrement l'index sur la peau pour déterminer l'apparition de ce qu'on appelle la raie méningitique. Après un séjour de quelques semaines et un traitement approprié, l'état de la malade s'est beaucoup amélioré et elle a pu quitter l'hôpital.

Réflexions. — En résumé, il existait chez cette femme des symptômes d'insuffisance mitrale et de péricardite sèche au niveau de la base s'accompagnant de phénomènes d'angine de poitrine symptomatique. Quatorze grossesses s'étaient terminées régulièrement ou par une fausse couche vers deux mois et demi lorsque des accidents cardiaques survinrent dans le cours de la quinzième. Aucune des trois dernières grossesses ne put alors être conduite à terme ; on vit, dans les trois cas, les accidents s'aggraver à mesure que la gestation s'avançait et enfin l'avortement survenir dans le cours du sixième mois.

Bien qu'elle ne soit pas encore exposée dans les traités d'obstétrique, les accoucheurs et les médecins connaissent aujourd'hui la funeste influence de la grossesse sur les maladies du cœur [1]. En effet, par le fait même de la grossesse, la masse totale du sang augmente chez la femme enceinte : il en résulte une hypertrophie physiologique du ventricule gauche. Le cœur de la femme doit désormais battre pour deux, ses poumons devront aussi respirer pour deux. S'il préexistait une insuffisance mitrale, la résultante de la contraction exagérée du cœur sera une accumulation de sang dans l'oreillette gauche et dans les poumons.

De là des bronchites aisément contractées, bronchites congestives qui prennent les proportions du catarrhe suffocant et qui s'accompagnent d'hémoptysie.

Les poumons sont donc compromis : le muscle cardiaque lui-même l'est davantage ; les accidents de la deuxième période des maladies du cœur sont précipités et le passage à la troisième période est accéléré. Des intermittences du cœur et du pouls apparaissent : il y a asthénie cardiaque. (Peter.)

Tels sont les accidents qu'amène la grossesse dans l'insuffisance mitrale.

En présence du fait qui précède et de quelques autres que

1. Voyez Peter, *Grossesse et maladies du cœur*, in *Union médic.*, 1873.

nous rapporterons plus tard, n'est-il pas permis de se demander si les affections cardiaques n'ont pas à leur tour une action réciproque sur le développement de la grossesse et si dans certains cas, rares sans aucun doute, elles ne sont pas la cause de l'avortement et de l'accouchement prématuré?

CHAPITRE XXXIX

DE L'EMPLOI DU NITRITE D'AMYLE DANS UN CAS D'ÉCLAMPSIE.

Parmi les nombreux médicaments qui ont été conseillés contre l'éclampsie se trouve le nitrite d'amyle. Mais, ainsi que l'a fait remarquer justement A. Masini, pour apprécier son action, les observations font jusqu'ici défaut [1].

Dans leur Traité d'accouchement récemment publié, Robert et Fancourt Barnes [2] écrivent : « On peut, par la façon dont il agit, rapprocher le nitrite d'amyle du chloroforme. Robert Barnes a eu la bonne fortune de guérir, par l'usage persévérant de ce médicament, un cas d'empoisonnement par la strychnine et il le conseille pour tous les cas où il est désirable de voir cesser les spasmes musculaires.

« On a publié un fait suivi de succès. Robert Barnes a recommandé l'emploi du nitrite d'amyle dans ses *Lumleian Lectures* en 1873 [3]. »

1. Dott. Arturo Masini, *Dell' Eclampsia nella gravidanza, nel parto e nel puerperio*, 1880. « Per il nitrito d'amile mancano finora delle osservazioni », page 58.
2. Robert Barnes and Fancourt Barnes, *Obstetric Medicine and Surgery*, t. I, p. 411. 1884.
3. Nous avons trouvé l'indication bibliographique suivante : W.-L. Jenks, Cas d'éclampsie puerpérale traitée par le nitrite d'amyle. *Philadelphia medical Times*, 1872, nº 45. Il nous a malheureusement été impossible de nous y reporter, le volume cité manquant à la Bibliothèque de la Faculté de médecine de Paris.

Nous avons essayé le nitrite d'amyle dans un cas d'éclampsie, en septembre 1877 : nous croyons utile de rapporter cette observation à titre de document.

OBSERVATION. — *Primipare. — Albuminurie. — Éclampsie pendant la grossesse. — Guérison. — La grossesse continue, l'enfant étant vivant. — Régime lacté. — Diminution considérable de l'albumine. — État mental particulier. — Accouchement d'un enfant vivant. — Pas de nouvelles attaques d'éclampsie. — Guérison.* — S... Eugénie, mécanicienne, dix-neuf ans, née à Paris, entre à la Clinique d'accouchement le 30 août 1877. Primipare. Elle a encore son père et sa mère qui sont en bonne santé et n'ont jamais eu d'attaques. Réglée pour la première fois à l'âge de onze ans et toujours bien réglée depuis. Dernière menstruation le 25 novembre 1876. Le 25 décembre elle éprouve de la pesanteur dans l'abdomen et des maux de reins; elle pense que ses règles vont venir, mais elles ne paraissent pas. Pendant toute la durée de sa grossesse elle est bien portante, elle n'a eu que deux fois des vomissements. Le 30 août, elle a quelques douleurs lombaires et un saignement de nez assez abondant; croyant que le terme de sa grossesse est arrivé, elle se présente à l'hôpital où on l'admet.

Elle se réveille deux fois le matin en saignant du nez, puis, quelque temps après, elle vomit du sang noir qu'elle avait sans doute avalé. Le même fait s'est reproduit une autre fois.

En l'examinant, on ne constate aucun œdème des membres inférieurs. Il n'y a pas de varices. Au palper, on trouve que la tête est engagée assez profondément, le dos est dirigé en avant et à gauche. Donc, présentation du sommet, en position O. I. G. A. A l'auscultation, on entend le maximum des bruits du cœur en avant et à gauche, au-dessous de l'ombilic. Au toucher, on trouve un col de primipare, long, conique, fermé; la tête est sous le doigt, profondément engagée.

Le 7 septembre, elle se plaignit d'une céphalalgie locale et limitée. Vers deux heures, elle perdit par les parties génitales une certaine quantité de liquide qui tacha la chemise en lui donnant une teinte un peu roussâtre comme dans les cas où l'urine est très chargée d'acide urique et tache le linge. Ce liquide a empesé un peu la chemise.

Au palper, on trouva toujours la tête profondément engagée, en position O. I. G. A. Le col est reporté en arrière et en bas; le segment inférieur de l'utérus coiffe la tête.

Dans la matinée du 8, la malade a deux attaques, une à 5 h. 20 et l'autre à 6 h. 30. Il en survient une à 8 h. à laquelle nous assistons. Un lavement purgatif a été administré. C'est une attaque d'éclampsie nettement caractérisée. Au toucher, on ne constate aucun changement du côté du col. Elle s'était plaint de céphalalgie et de troubles de la vue.

8 h. Troisième attaque; durée : 2 minutes; P. 96; T. V. 37°.

10 h. P. 96; T. V. 37° 2.

10 h. 13. Quatrième attaque; durée : 2 minutes; P. 96; T. V. 37° 2.

Midi. P. 80; T. V. 87° 5.

La malade est réveillée et répond à toutes les questions qui lui sont faites.

L'urine, examinée à dix heures, contient une certaine quantité d'albumine.

De midi à 1 h. 45, sommeil assez calme.

A 2 h. je vois la malade. Elle se plaint de quelques douleurs dans le bas-ventre et la région lombaire. Elle a tout à coup quelques clignements des paupières et dit : « Voilà que ça me reprend! » Je saisis vivement un flacon de nitrite d'amyle que j'avais préparé et mis à portée. J'en verse quelques gouttes sur une compresse que je place sous le nez de la malade et au-devant de sa bouche. La période de convulsions cloniques était commencée. Malgré quelques gouttes de nitrite d'amyle que je verse de nouveau, l'accès continue [1]. Convulsions cloniques. Coma.

1. Il faut prendre quelques précautions quand on administre le nitrite d'amyle. Pendant que nous le faisions respirer à la malade, nous nous étions

Le thermomètre que je venais de placer avait été expulsé du vagin pendant l'attaque; je le replaçai. T. V. 37° 6.

La malade était encore dans le coma 25 minutes après, quand survint un nouvel accès qui fut encore suivi de coma avec agitation. Vers 2 h. 50 l'agitation cessa et elle s'endormit.

A 3 h. 25, nouvel accès qui ne put être enrayé, malgré l'emploi du nitrite d'amyle. Il n'y eut pas de période bien nette de convulsions cloniques. Cet accès dura 3 minutes, depuis le moment où j'administrai le nitrite d'amyle jusqu'à la fin des convulsions cloniques.

Sept minutes plus tard, nouvel accès. Je fais respirer du nitrite d'amyle, et pendant ce temps il n'y a pas de cyanose ni de congestion de la face; la pâleur, au contraire, persiste. La période de convulsions cloniques, plus longue qu'auparavant, dura 4 minutes.

4 heures. Pouls 96; T. V. 37° 9.

Après un certain temps, le coma disparaît et la malade est assez agitée.

4 h. 40. Neuvième attaque. Durée, 2 minutes.

4 h. 45. Dixième attaque. Durée, 5 minutes. Malgré l'administration du nitrite d'amyle pendant ces deux accès, ils ne parurent pas enrayés ni modifiés.

6 h. Pouls 88; T. V. 38° 2.

M. Charpentier vient à 8 h. 45. Il supprime le nitrite d'amyle dans le cas où les accès reviendraient et prescrit, pour 24 heures, 3 lavements contenant chacun 4 gr. de chloral.

9 h. 20. Onzième attaque. Durée, 4 minutes.

approché de son visage pour suivre avec attention les modifications qui pourraient survenir dans les phénomènes convulsifs des paupières. Nous ressentîmes bientôt, sans nous rendre exactement compte de ce qui se passait, des battements violents dans les tempes et un malaise très accentué. Frappé enfin de ces phénomènes, nous pensâmes que si le nitrite d'amyle ne paraissait avoir aucune action sur la malade, il pouvait bien en avoir sur l'opérateur : nous nous redressâmes pour respirer un air plus pur. Nous n'oublierons jamais l'expression d'épouvante qui était peinte sur la physionomie de la surveillante et sur celle de l'infirmière du service : nous ayant vu devenir extrêmement pâle, elles s'étaient rapprochées de nous et se tenaient penchées, prêtes à nous porter secours.

9 h. 36. Douzième attaque. Durée, 3 minutes.

9 h. 45. Lavement avec 4 gr. de chloral.

10 h. 45. Pouls 88; T. V. 37° 5.

9 septembre. — 6 h. 5. Treizième attaque. Durée, 2 minutes.

6 h. 15. Quatorzième attaque. Durée, 2 minutes.

Ces deux attaques furent peu intenses.

6 h. 20. Lavement avec 4 gr. de chloral.

8 h. Pouls 88; T. V. 37° 3.

La malade avait toute sa connaissance. Beaucoup d'albumine dans les urines.

11 h. Pouls 84; T. V. 37° 6.

2 h. 1/2. Pouls 88; T. V. 37° 7.

6 h. Pouls 88; T. V. 38° 1.

La malade va bien. Enfant vivant. Moins d'albumine dans les urines.

10 septembre. — Pouls 68; T. V. 36° 8.

La céphalalgie persiste. La vue est redevenue parfaitement nette. Régime lacté absolu.

Le 9 et le 10, lavement purgatif.

5 h. soir. Pouls 80; T. V. 37° 8.

Les urines prises le 10 septembre au soir contiennent 18 p. 1000 d'albumine.

Le 11. Albumine 8 p. 1000. Pouls 68; T. V. 37° 4. Soir. Pouls 72; T. V. 36° 8.

Le 12. Albumine 8 p. 1000. Pouls 72; T. A. 36° 4.

Le 13. Albumine 3 p. 1000.

Le 14. Albumine 2 p. 1000.

Le 15. La malade mange en cachette.

Le 16. Albumine 9 p. 1000. Céphalalgie le soir. On surveille attentivement la malade qui ne prend plus que du lait.

Le 17. Albumine 3 p. 1000.

Le 10. Albumine 2 p. 1000.

Le 20. Albumine 1,8 p. 1000.

Le 21. Albumine 1,2 p. 1000.

Le 22. Régime ordinaire. Accouchement spontané.

Le 23. Albumine 0,5 p. 1000.

La céphalalgie avait persisté le 9 et le 10; le 11, elle avait disparu. Le léger brouillard qui troublait la vue s'était également dissipé.

Mais des modifications remarquables étaient survenues dans l'état psychique de la malade. Son caractère doux, facile et enjoué s'était tout à fait modifié. Le 11 septembre, la surveillante de service venant la prier de conserver toutes ses urines pour qu'on pût les examiner, elle saisit immédiatement le vase qui les contenait et les jeta sur le plancher. Quelques heures plus tard, la fille de service tardant quelque peu à lui apporter le bassin, elle se leva et alla s'accroupir pour uriner dans un coin de la salle.

Mise au régime lacté, elle l'accepta d'abord avec plaisir; mais au bout de quelques jours elle voulait d'autres aliments, elle voulait aussi se lever, et en ayant obtenu la permission le 12, elle se mit à courir comme une folle à travers les salles et les couloirs. Je dus le lendemain la gronder vivement et même la menacer de lui faire mettre la camisole de force et de l'envoyer à l'asile Sainte-Anne, pour obtenir qu'elle demeurât tranquille. Elle le fut, en effet, mais dès ce moment elle demeura sombre et taciturne; elle tenait constamment les yeux baissés. Le 15, elle fut mal surveillée, mangea du chocolat, des biscuits, etc., et le 16 l'albumine avait augmenté dans ses urines. Surveillée plus attentivement, elle ne prit que du lait et elle allait mieux dès le lendemain 17.

Ce jour-là l'enfant toujours vivant était trouvé se présentant par le sommet, en position O. I. G. A.

Les premières douleurs apparurent le 22 à 6 h. du matin, peu intenses, séparées par un intervalle d'un quart d'heure, puis un peu plus vives.

La malade ne dit rien et ce n'est que le soir en l'examinant que je constatai les phénomènes du travail, dont elle avoua plus tard avoir eu parfaitement conscience. En effet, à 5 heures du soir, le col était complètement effacé et l'orifice utérin permettait la pénétration de l'index. La présentation était toujours la même.

Les membranes se rompirent spontanément le 22, à 11 h. du soir, et l'accouchement se termina le 23 à 3 h. du matin. L'enfant était du sexe féminin, en bonne santé, mais ne pesait que 2.560 grammes.

Les suites de couches furent simples.

Interrogée après son accouchement, la malade a des lacunes dans la mémoire. Elle ne se souvient pas d'avoir eu des attaques, elle se rappelle encore moins les actes excentriques qu'elle a commis et se montre très étonnée d'avoir pu agir ainsi. Il n'y a que deux choses dont elle ait gardé le souvenir : les vives remontrances et les menaces que j'avais été obligé de lui faire un soir, et le dégoût profond que lui inspirait le lait à la fin du traitement, quelques jours avant son accouchement.

Du reste, elle se sent toute autre depuis sa délivrance et elle a complètement repris possession d'elle-même. Le visage, au lieu de rester sombre, est redevenu souriant comme auparavant; au lieu de détourner les yeux et de regarder obliquement, elle ne craint plus de regarder en face lorsqu'on lui parle. Son caractère a repris toute la douceur et l'aménité qu'on lui connaissait avant ses attaques.

Ainsi donc, dans ce cas, l'emploi du nitrite d'amyle pour faire avorter les accès d'éclampsie a été totalement suivi d'insuccès. Depuis cette époque, nous n'avons plus essayé d'y avoir recours.

Cette observation est encore intéressante à d'autres points de vue. Elle montre l'action efficace du régime lacté qui a déterminé une diminution considérable de la quantité d'albumine contenue dans l'urine. La grossesse a pu continuer son cours, l'enfant étant vivant, et l'accouchement avoir lieu sans que de nouveaux accès convulsifs apparaissent.

La malade s'est trouvée dans un état mental tout particulier qui n'a disparu qu'après la délivrance.

CHAPITRE XL

RÉTROVERSION DE L'UTÉRUS GRAVIDE

La rétroversion de l'utérus gravide n'est pas très fréquente; cependant il importe que les médecins n'oublient pas la possibilité de cette complication, car si elle est méconnue et non traitée, il peut en résulter des accidents graves et même mortels. Les trois observations suivantes, que nous avons recueillies pendant que nous étions chef de clinique de la Faculté, offrent quelques particularités sur lesquelles nous nous proposons d'insister.

OBSERVATION I. — *Rétroversion brusque de l'utérus gravide qui reste méconnue. — Entrée de la malade à l'hôpital six semaines après le début des accidents. — Œdème des membres inférieurs, d'une grande lèvre et de la paroi abdominale. — Cathétérisme de la vessie. — Tumeur formée par l'utérus au-dessus de la symphyse pubienne. — Réduction spontanée. — Guérison.* — La nommée Louise V..., femme de chambre, âgée de vingt-neuf ans, de grande taille, bien conformée, entra à la Clinique d'accouchement le 9 novembre 1878. Cette femme, qui a été réglée à l'âge de quatorze ans, a toujours été, depuis cette époque, très exactement menstruée pendant trois jours chaque mois. Elle se croit enceinte : ses dernières règles sont survenues du 30 juin au 2 juillet; elle a eu en août quelques nausées qui ne se sont pas reproduites, et elle avait des envies de dormir après les repas.

Six semaines avant son admission à l'hôpital, elle eut pendant la nuit de fréquentes envies d'uriner : elle se réveillait, se levait, mais n'expulsait à chaque miction qu'une quantité peu considérable de liquide. Quelques jours plus tard, un samedi, elle fit une chute en montant un escalier, le genou droit et le coude gauche portèrent sur les marches. La nuit suivante, à deux heures du matin, elle essaya d'uriner, mais en vain : un médecin fut appelé le matin, il prescrivit un grand bain, un purgatif, une tisane diurétique, des cataplasmes et une potion calmante. La même ordonnance fut renouvelée le lundi.

Le lundi soir, en faisant des efforts, la malade commença à uriner en petite quantité, un demi-verre environ : pendant quinze jours, elle continua ainsi à faire des efforts et à expulser quelques gouttes d'urine toutes les cinq ou dix minutes. Le médecin prescrivit une eau minérale, des pilules purgatives et une alimentation composée presqu'exclusivement de légumes.

Depuis quatre semaines, la malade urine continuellement et malgré elle; elle urine par regorgement. Le ventre est très tendu et très douloureux. Comme, malgré les pilules purgatives, elle a une constipation opiniâtre, on lui fait prendre de l'huile de ricin.

Il y a dix jours, de l'œdème est apparu aux membres inférieurs des deux côtés, particulièrement à droite : depuis quatre jours la grande lèvre droite est tuméfiée, elle est devenue rouge et douloureuse à la pression.

Voyant son état s'aggraver, la malade se décide à se faire transporter à l'hôpital : ses linges sont tachés par l'urine et elle répand une odeur ammoniacale très marquée. Après avoir recueilli les renseignements qui précèdent, on constate qu'une pression exercée sur le mamelon en fait sortir un liquide gris blanchâtre, ce qui a une certaine valeur chez une femme n'ayant jamais été enceinte. Non seulement les membres inférieurs et la grande lèvre droite sont œdématiés, mais aussi la peau de l'abdomen qui est tendue, blanchâtre, luisante. A la palpation, derrière la paroi abdominale qui offre une grande résistance, on trouve une tumeur dure, très distendue, qui siège sur la ligne médiane et s'élève à cinq ou six travers de doigt au-dessus de l'ombilic.

Au toucher vaginal, on arrive immédiatement sur une tumeur qui descend profondément dans l'excavation pelvienne ; le doigt peut pénétrer en avant de cette tuméfaction, derrière la symphyse pubienne et chemine dans un canal à parois aplaties l'une contre l'autre au fond duquel il arrive avec peine; enfin, au niveau du bord supérieur de la symphyse, il parvient à sentir le col de l'utérus dont la lèvre postérieure est seule accessible.

A l'aide d'une sonde en gomme, on pratique le cathétérisme; pour y parvenir, on est obligé d'écarter avec une certaine force les grandes et les petites lèvres afin d'apercevoir l'orifice de l'urèthre qui est entraîné en haut et en arrière. L'urine coule abondamment, on en retire trois litres : elle est de couleur foncée, rougeâtre d'abord, puis sanglante et mélangée de mucosités.

Après le cathétérisme, on trouve toujours au toucher la tumeur qui faisait saillie dans la cavité vaginale, mais la résistance de cette tumeur paraît moins grande; le col est un peu plus facilement accessible. En pratiquant le palper abdominal combiné avec le toucher, on constate l'existence, au niveau de la partie inférieure du ventre, d'une masse arrondie, assez élastique qui s'élève à quatre travers de doigt au-dessus de la symphyse pubienne. La pression exercée sur cette tumeur par la main qui palpe est transmise à la tumeur vaginale et au doigt qui touche.

Le cathétérisme avait été pratiqué à onze heures du matin, la malade s'était sentie ensuite considérablement soulagée. A six heures et demie du soir, on trouve la vessie distendue de nouveau et s'élevant jusqu'au-dessus de l'ombilic : on introduit une sonde et on retire un litre environ d'urine sanguinolente.

A la palpation, on constate alors une différence notable avec ce qui avait été observé le matin : on sent une tumeur dont le fond remonte jusqu'à 15 centimètres et demi au-dessus de la symphyse pubienne et dont le diamètre transverse mesure près de 18 centimètres. Cette tumeur élastique a la consistance de l'utérus gravide. Au toucher, le cul-de-sac antérieur du vagin n'a plus la profondeur qu'il offrait le matin, le col est revenu vers le milieu de l'excavation pelvienne et son orifice externe laisse pénétrer l'extrémité de l'index. En déprimant le cul-de-sac postérieur qui a recouvré sa profondeur normale, on sent la saillie faite par le segment inférieur de l'utérus. Le palper et le toucher combinés permettent d'affirmer que la tumeur abdominale est bien constituée par l'utérus gravide. La réduction s'était donc opérée spontanément après un seul cathétérisme.

Vers minuit, la malade a uriné involontairement dans son lit, mais à partir de une heure du matin, de fréquentes envies d'uriner sont survenues, toutes les quinze ou vingt minutes, et la miction a toujours été volontaire.

10 novembre, matin. — L'œdème des membres inférieurs et de la grande lèvre droite a considérablement diminué. L'utérus est dans la même situation que la veille au soir. On ne peut, à l'auscultation, constater l'existence des bruits du cœur fœtal. Pouls, 112. Température axillaire, 37° 4.

10 novembre, six heures du soir. — La miction a été très fréquente dans la journée ; l'urine est trouble et un peu sanguinolente : le ventre est sensible, la face est rouge, la peau est très chaude. Pouls, 132. Température axillaire, 40°.

11 novembre, matin. — La malade a pu reposer ; elle est restée pendant trois heures, de une heure à quatre heures du matin, sans se réveiller, sans être obligée d'uriner. Pouls, 108. Température axillaire, 38° ; l'œdème a continué à diminuer.

Soir. Pouls, 106. Température axillaire, 38°,8.

12 novembre, matin. — La nuit a été meilleure encore, les urines ne contiennent plus au fond du verre qu'un dépôt de mucus. Pouls, 92. La température axillaire, prise avec le même thermomètre et avec la plus grande attention, n'est que de 36°,2.

Soir. Pouls, 116. Température axillaire, 38°,6. Trois garde-robes dans la soirée.

13 novembre. — Nuit excellente; la malade ne s'est réveillée que deux fois pour uriner. Il n'y a plus trace d'œdème au niveau des membres inférieurs, de la grande lèvre et de l'abdomen.

A partir de ce moment, l'état général a été en s'améliorant d'une façon continue. Le 4 décembre, on trouve à la mensuration que le fond de l'utérus s'élève à 16 centimètres au-dessus du niveau de la symphyse pubienne.

Louise V... quitte l'hôpital le 5 décembre.

Observation II. — *Rétroversion de l'utérus gravide. — Cathétérisme. — Réduction spontanée.* — La nommée T..., femme M..., âgée de vingt-six ans, cuisinière, enceinte pour la troisième fois, entre à la Clinique d'accouchement de la Faculté, le 5 avril 1879. Elle raconte ce qui suit. Réglée depuis l'âge de treize ans, elle est devenue enceinte et a fait une fausse couche à cinq mois et demi de grossesse. Il y a treize mois, elle est accouchée à terme d'une petite fille qu'elle a allaitée et qu'elle allaite encore. Elle s'est levée le sixième jour après sa délivrance, mais elle perdait encore du sang et elle a continué à en perdre pendant deux mois. A la fin du troisième mois, ses règles ont reparu et elles ont continué à se montrer très exactement durant cinq à six jours chaque mois, jusqu'au 26 novembre 1878. Depuis cette époque, aucun écoulement sanguin n'a eu lieu par les organes génitaux; sauf des envies fréquentes de dormir qui sont survenues en février, elle n'a rien éprouvé de particulier; aussi ne se croyait-elle pas enceinte et s'étonnait-elle de voir son ventre augmenter de volume. Depuis quinze jours, elle se sentait mal à son aise, éprouvait une sensation de pesanteur dans le bas-ventre et avait à chaque instant des envies d'uriner; elle faisait des efforts, quelquefois pendant une heure, mais souvent en vain, et il en résultait pour elle une sensation de forte pression dans le bassin. Dans certains cas, elle finissait par uriner. Comme traitement, elle mettait des cataplasmes sur le bas-ventre et, sur le conseil d'un pharmacien, prenait une tisane diurétique à laquelle elle ajoutait du nitrate de potasse.

Ni le jeudi 3 avril, ni le vendredi 4, elle n'urina. Son ventre était devenu énorme, elle avait de vives douleurs, comme pour accoucher. Enfin, dans la nuit du 4 au 5, elle envoya chercher un médecin qui pratiqua le cathétérisme. Il s'écoula une quantité énorme d'urine. De deux heures à quatre heures du matin elle ne souffrit pas, mais voyant alors ses douleurs reparaître toutes les cinq minutes, semblables aux douleurs de l'accouchement, elle fit demander une sage-femme qui lui donna le conseil de se rendre à la Clinique. Nous l'y voyons à onze heures et demie.

A la palpation de l'abdomen, on trouve une tumeur fluctuante qui remonte jusqu'à deux ou trois travers de doigt au-dessus de l'ombilic : cette tumeur est ovoïde, à grand axe dirigé de haut en bas; elle semble constituée par la vessie remplie de liquide. A l'auscultation, on n'entend rien. Au toucher, le doigt, introduit dans le vagin, arrive immédiatement sur une tumeur arrondie, convexe, régulière, qui présente une résistance, une élasticité particulière. En suivant cette tumeur en avant, on parvient derrière la symphyse pubienne, où on trouve le col ramolli par la grossesse : ce col ne semble pas appliqué très fortement contre la paroi antérieure du bassin. En combinant le palper avec le toucher, la pression exercée de haut en bas sur la tumeur abdominale est transmise à la tumeur qui est dans la cavité du vagin. Mais si, au lieu d'appuyer ainsi de haut en bas, on fait une pression transversale brusque et peu considérable, en donnant une chiquenaude sur le côté droit de la tumeur, un aide dont la main a été appliquée sur la gauche de l'abdomen perçoit la fluctuation, tandis que le doigt qui pratique le toucher vaginal ne la sent pas.

On pense à l'existence d'une rétroversion de l'utérus gravite et on fait le cathétérisme : il s'écoule un litre un quart d'urine.

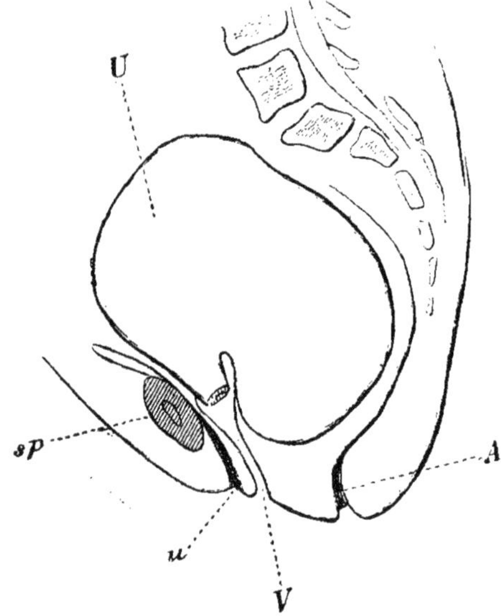

Fig. 87. — Rétroversion de l'utérus gravide. — Une partie du corps utérin s'élève au-dessus du détroit supérieur. — U, utérus. — A, anus. — V, vagin. — *sp*, symphyse pubienne. — *u*, urèthre.

Un nouvel examen ne permet plus de retrouver au palper la tumeur qui était formée par la vessie : cependant, en déprimant assez fortement en bas la paroi de l'abdomen, on sent une masse qui déborde notablement le détroit supérieur et qui fait une saillie convexe marquée surtout du côté gauche (fig. 87). Au toucher, on trouve toujours la même tumeur dans le vagin, mais elle paraît un peu moins fortement repoussée en bas. En combinant le palper avec le toucher, on constate que la tumeur sentie au-dessus du détroit supérieur se continue nettement avec la tumeur vaginale : la fluctuation peut être transmise alternativement de la main qui palpe au doigt qui touche et du doigt qui touche à la main qui palpe. C'est donc une partie du corps de l'utérus qui dépasse d'une façon très marquée le plan du détroit supérieur.

Dans la journée, la malade n'urine pas spontanément : à six heures du soir, on trouve les organes dans la même situation qu'au moment de l'admission à l'hôpital, cependant le corps de l'utérus fait une saillie moins accentuée dans la cavité du vagin. On retire 400 grammes d'urine par le cathétérisme.

Le 6 avril au matin, on apprend que la malade a uriné deux fois spontanément pendant la nuit. A la palpation, on ne trouve plus de tumeur formée par la vessie, mais l'utérus s'élève jusqu'à 16 centimètres 1/2 au-dessus du bord supérieur de la symphyse pubienne. Au toucher, il n'y a plus de tumeur dans la cavité vaginale, on arrive sur le col, qui est à peu près dans l'axe du détroit supérieur. La réduction s'est opérée spontanément, il n'existe plus aucune douleur. Il n'est pas survenu de complication, et la malade a quitté l'hôpital quelques jours plus tard.

Observation III. — *Rétroversion de l'utérus gravide. — Accidents pendant quatre semaines. — Après avoir pratiqué le cathétérisme de la vessie, on constate que le fond de l'utérus s'élève à 13 centimètres au-dessus du bord supérieur de la symphyse pubienne. — Réduction spontanée et brusque de l'utérus.* — La nommée Catherine P..., âgée de trente-trois ans, enceinte pour la cinquième fois, entre à la Clinique de la Faculté le 5 octobre 1879. Elle pense que ses règles sont apparues pour la dernière fois le 18 mai, et elle se croit enceinte.

Le 6 septembre, en montant un seau d'eau chez elle, au cinquième étage, elle est tombée dans l'escalier. Pendant la nuit qui a suivi, elle n'a rien ressenti de particulier, mais le 7 septembre, dans la matinée, elle a éprouvé dans le bas-ventre des douleurs qui s'irradiaient le long des cuisses. A partir de ce moment, il lui fut presque impossible d'uriner et d'aller à la garde-robe ; ce n'est qu'avec de grandes difficultés qu'elle réussissait à expulser ses urines : son ventre devenait de plus en plus volumineux et sensible. A partir du 15 septembre, elle urina très fréquemment et en petite quantité : comme les douleurs qu'elle éprouvait étaient très vives, que la marche et même la station debout lui étaient impossibles, on la transporta à l'hôpital le 5 octobre.

On constate, en l'examinant, que la paroi antérieure de l'abdomen est distendue par la présence d'une tumeur ovoïde, placée sur la ligne médiane et dont le fond remonte à trois travers de doigt au-dessus de l'ombilic. Les parois de cette tumeur sont très résistantes, comme le seraient celles d'un utérus en état de contraction, mais cette résistance est continue et persistante. En pratiquant le toucher, le doigt arrive, après avoir traversé l'orifice vaginal, sur une tumeur qui refoule en avant et en haut la paroi postérieure du vagin. En suivant la face postérieure de la symphyse pubienne, on parvient dans le cul-de-sac antérieur, qui est très élevé et au fond duquel on sent le col dont les deux lèvres sont nettement accessibles. L'excavation pelvienne est remplie, dans le reste de son étendue, par une tumeur qui arrive presque jusqu'au niveau du plancher périnéal. Par le toucher rectal, on sent la même tumeur, en arrière de laquelle passe le doigt : il semble donc évident qu'elle est située dans le cul-de-sac de Douglas déprimé, entre la paroi postérieure du vagin et la paroi antérieure du rectum. Si l'on appuie un peu brusquement avec la main sur l'abdomen, la pression est transmise au doigt qui pratique le toucher rectal.

On fait le cathétérisme, il s'écoule 1 950 grammes d'urine : les trois quarts environ de cette urine ont une couleur normale, mais la dernière partie est sanguinolente; à la fin même, on pourrait croire à du sang pur.

Si l'on procède à un nouvel examen, on ne trouve plus au

palper la tumeur qui était formée par la vessie; mais en déprimant doucement et d'une façon continue la paroi abdominale, qui est souple, on arrive plus profondément sur une masse molle, dépressible, dont le contour arrondi est suffisamment régulier. A la mensuration, on constate que le fond de cette tumeur s'élève à 13 centimètres au-dessus du bord supérieur de la symphyse pubienne (fig. 88). Le toucher donne

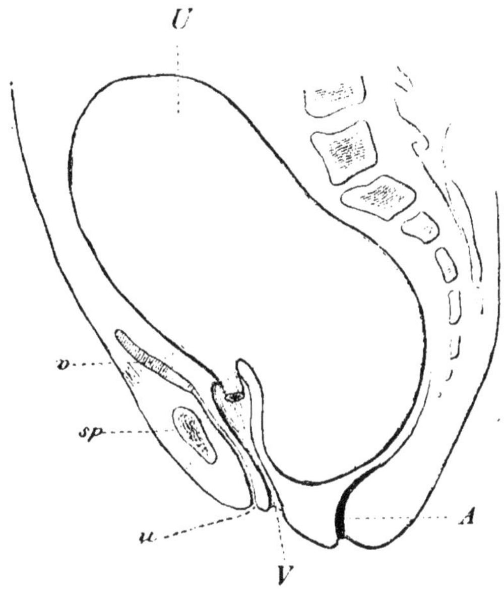

Fig. 88. — Rétroversion de l'utérus gravide. — Une partie du corps utérin s'élève dans la cavité abdominale. — U, Utérus. — A, Anus. — V, vagin. — *u*, urèthre. — *v*, vessie. — *sp*, symphyse pubienne.

les mêmes renseignements qu'avant le cathétérisme, seulement le col de l'utérus est un peu moins élevé et moins fortement appliqué derrière la paroi antérieure du bassin. Le toucher et le palper combinés permettent de reconnaître que c'est une portion de l'utérus qui s'élève dans la cavité abdominale.

Pendant la journée, la malade ne souffre pas, elle a seulement une garde-robe liquide, comme cela lui arrivait depuis plusieurs jours. Le soir à six heures, il n'y a pas eu de miction, et on retrouve les mêmes symptômes que le matin : la vessie remonte jusqu'au-dessus de l'ombilic; on pratique le cathétérisme, il s'écoule 1 500 grammes d'urine, les deux premiers tiers sont sanguinolents, le dernier semble tout à fait sanglant. Pouls, 96. Température axillaire, 37°.

Une heure environ après ce cathétérisme, la malade ressentit tout à coup une secousse dans le ventre; il s'écoula à ce moment une certaine quantité de liquide sanguinolent qui traversa en partie le matelas, puis la malade se sentit soulagée et reposa tranquillement pendant toute la nuit. Elle urina spontanément et sans douleurs.

Le 6 octobre au matin, on ne trouva plus, immédiatement derrière la paroi abdominale antérieure, la saillie faite la veille par la vessie; mais, plus profondément, on sentait une tumeur molasse, dépressible, inclinée à droite et dont le fond remontait à 17 centimètres et demi au-dessus du bord supérieur de la symphyse pubienne. Au toucher vaginal, il n'y avait plus de tumeur remplissant l'excavation pelvienne; le col était revenu presque au centre du bassin. Au-dessus de lui, on sentait la masse formée par le corps de l'utérus gravide, masse qui se confondait avec la tumeur sentie par le palper abdominal.

L'auscultation, pratiquée avec soin, ne permit pas d'entendre les bruits du cœur fœtal.

L'utérus s'était sans doute réduit spontanément au moment où la femme avait, la veille au soir, ressenti un mouvement brusque dans le ventre; le liquide qui s'était alors écoulé était probablement de l'urine mélangée de sang. De là l'amélioration immédiate éprouvée par la malade.

Le 7 octobre au matin, les urines émises spontanément sont très claires, elles ne contiennent aucune trace de sang. L'état général resta excellent et la malade quitta l'hôpital bien portante le 12 octobre. La veille, on avait constaté, par la mensuration, que le fond de l'utérus s'élevait à 19 centimètres au-dessus du bord supérieur de la symphyse pubienne.

Nous avons rapporté ces observations sous le titre de

rétroversion, bien qu'un certain nombre d'auteurs préfèrent celui de rétroflexion de l'utérus gravide. Il est certain que si l'on examine la situation du corps et du col de l'utérus, le col est reporté en haut et en avant, comprimé derrière la symphyse pubienne, tiraillé en bas par les parois vaginales qui s'insèrent sur lui, et, comme il est ramolli par le fait même de la grossesse, il doit, en réalité, y avoir rétroflexion; parfois même, cette rétroflexion est si nette que le col reste parfaitement accessible au toucher vaginal. L'expression de rétroflexion de l'utérus gravide peut donc être anatomiquement juste.

Et cependant, il faut bien le reconnaître, ce qui importe le plus dans ces cas, ce n'est nullement la situation du corps par rapport à celle du col. Il y a grossesse, le corps de l'utérus se développe, et c'est lui seul qui nous intéresse. S'il a conservé sa direction normale, il s'élève sans obstacle au-dessus de la cavité abdominale; si au contraire il est en rétroversion, il peut se trouver plus ou moins totalement emprisonné dans l'excavation pelvienne, de là des accidents graves. L'expression de rétroversion de l'utérus gravide doit donc être légitimement conservée.

Deux des observations que nous avons rapportées, la première et la troisième, peuvent être considérées comme des cas de rétroversion brusque; la seconde observation doit, au contraire, être rangée parmi les faits de rétroversion lente.

Dans l'observation I, on note l'existence d'une complication qui n'est pas fréquente : un œdème assez considérable avait envahi les deux membres inférieurs, la grande lèvre droite et la paroi abdominale. Cet œdème, dû probablement à la compression prolongée du système veineux, a disparu assez rapidement après la réduction de la rétroversion.

Pour arriver à faire le diagnostic de la rétroversion de l'utérus gravide, on peut procéder de la façon suivante :

Un premier examen (interrogatoire, inspection, palpation, toucher, etc.) ayant fait penser à l'existence d'une rétention d'urine, conséquence de la rétroversion de l'utérus pendant la grossesse, on pratique le cathétérisme vésical.

Après l'évacuation de l'urine, la scène change. On procède alors à un second examen (palpation abdominale, toucher vaginal, palper et toucher combinés), qui donne des renseignements différents et confirme le diagnostic.

Dans le premier examen, la tumeur abdominale, qui s'élève au-dessus de l'ombilic, donne manifestement au palper les caractères d'une tumeur liquide. En combinant le palper avec le toucher, on pourrait croire que la tumeur abdominale et la tumeur vaginale n'en forment qu'une seule, car une forte pression exercée de haut en bas par la main qui palpe est transmise au doigt qui touche. Mais, si au lieu de procéder ainsi, un aide ayant mis la main sur le côté gauche de la tumeur abdominale, on exerce sur le côté droit de la même tumeur une pression brusque et légère, l'aide perçoit la fluctuation, mais le doigt avec lequel on pratique en même temps le toucher vaginal ne la sent pas. Il est donc probable que les deux tumeurs abdominale et vaginale sont indépendantes l'une de l'autre, ou tout au moins qu'il n'existe pas une seule cavité, une seule poche.

Ajoutons que nous n'avons cherché à établir cette distinction que dans un fait; de nouvelles observations confirmant ce résultat seraient donc nécessaires. Du reste, le cathétérisme de la vessie permet d'arriver assez vite et sans difficulté à une conclusion.

Au palper, pratiqué aussitôt après la sortie de l'urine, on e retrouve plus la tumeur formée par la vessie; mais, en éprimant attentivement la paroi abdominale, on peut parois sentir une tumeur qui déborde la symphyse pubienne, e plan du détroit supérieur, et s'élève plus ou moins haut. e toucher, combiné avec le palper, démontre qu'il s'agit bien là de l'utérus gravide, dont une partie remonte dans la cavité abdominale. Cette disposition, qui a déjà été signalée dans quelques observations par les auteurs, est peut-être moins rare qu'on ne le pense en général; elle existait dans les trois faits que nous avons rapportés, elle était surtout remarquable dans le premier et dans le troisième, où les accidents de rétention d'urine remontaient à quatre et à six semaines.

L'utérus gravide, maintenu en rétroversion, continue à se développer : il remplit l'excavation pelvienne, se moule sur ses parois et tend à pénétrer là où la résistance est moindre, c'est-à-dire au niveau du détroit supérieur. Plus il y a de temps que dure la rétroversion, plus la grossesse est avancée et plus la partie de l'utérus qui a pénétré dans la cavité abdominale est considérable : elle s'élevait, dans l'observation III, jusqu'à 13 centimètres au-dessus de la symphyse pubienne.

S'il y a emprisonnement, enclavement de l'utérus dans la rétroversion de l'utérus gravide, cet emprisonnement, cet enclavement ne sont pas absolus; c'est peut-être ainsi qu'on peut expliquer la rareté relative des accidents dus à la compression du rectum et du périnée.

Dans ces trois observations, il a suffi de pratiquer le cathétérisme vésical pour voir la réduction spontanée s'effectuer. Beaucoup de faits de ce genre ont été publiés par les auteurs, et récemment encore par Ahlfeld. Le développement de l'utérus au-dessus du détroit supérieur doit favoriser cette réduction lorsqu'on a vidé la vessie, c'est-à-dire lorsqu'on a fait disparaître la tumeur qui comprimait l'utérus de haut en bas et contribuait à le maintenir dans sa situation vicieuse. L'utérus, s'il n'est pas fixé par des adhérences, glisse de bas en haut et se réduit; cette réduction peut même s'opérer brusquement, comme dans l'observation II.

On peut donc, pour commencer le traitement, se borner à pratiquer le cathétérisme. On prendra, bien entendu, toute les précautions antiseptiques nécessaires, et on aura recours de préférence aux sondes en gomme : grâce à leur souplesse, elles ne risquent pas autant de léser les tissus plus ou moins altérés déjà de l'urèthre et de la vessie. Comme les accidents les plus graves déterminés par la rétroversion sont la conséquence de la rétention d'urine, en évacuant la vessie on aura moins à craindre leur développement. Ce n'est que si ce moyen est insuffisant pour obtenir la guérison qu'on aura recours à des manœuvres de réduction qui peuvent ne pas être toujours inoffensives.

Beaulieu-sur-Mer, 4 mars 1885.

CHAPITRE XLI

SUR LE DIAGNOSTIC, A LA FIN DE LA GROSSESSE, ENTRE UN KYSTE DE L'OVAIRE ET LA DILATATION PAR DU LIQUIDE AMNIOTIQUE D'UNE CORNE DE L'UTÉRUS GRAVIDE.

A la fin de l'année 1875, alors que nous étions interne à la Maternité, on nous fit demander pour voir à la salle d'accouchement une femme qui venait d'y être admise et chez laquelle existait une tumeur abdominale.

A l'examen du ventre, on trouvait l'utérus situé sur la ligne médiane, ayant son grand axe dirigé de haut en bas. Au niveau de son angle supérieur droit, on voyait exactement appliquée contre lui une masse arrondie, du volume d'une tête de fœtus à terme. La tumeur avait des parois peu épaisses, son contenu était liquide, un sillon semblait la séparer du corps de l'utérus.

L'enfant se présentait par le sommet en position occipito-iliaque gauche antérieure. On entendait le maximum des bruits du cœur au-dessous de l'ombilic et à gauche. La dilatation de l'orifice utérin était presque complète, les membranes étaient intactes, la poche des eaux était plate.

S'agissait-il d'un kyste de l'ovaire? On pouvait le supposer. N'y avait-il pas plutôt une corne de l'utérus distendue par la présence du liquide amniotique? La femme, avant la grossesse, n'avait rien noté de particulier du côté de l'abdomen ;

elle n'avait eu aucune douleur, n'avait remarqué aucune tumeur. Nous cherchâmes, en mettant une main sur le fond du l'utérus et l'autre sur la tumeur, à éloigner ces deux parties l'une de l'autre, mais sans succès; nous essayâmes aussi de voir si, au moment des douleurs, il n'existait pas de différence entre la résistance des parois utérines et celle des parois de la tumeur, mais les contractions utérines se succédaient très rapidement, et la tension restait constamment assez grande des deux côtés.

Aucun symptôme bien net ne nous permit de conclure; aussi quand l'aide sage-femme, intriguée par cette forme du ventre, nous demanda de lui dire ce qu'elle signifiait, imitant de Conrard le silence prudent, nous restâmes absolument muet.

La dilatation étant complète, on rompit les membranes, mais il ne s'écoula pas une cuillerée à bouche de liquide. Les contractions continuèrent à être très intenses, et, au bout de vingt minutes, l'accouchement se termina spontanément.

Aussitôt après la sortie du fœtus, les eaux s'écoulèrent en notable quantité, et la tumeur, qui semblait appliquée contre l'utérus, disparut complètement : le fond de l'organe conserva seulement une forme un peu bilobée. En réalité, il n'existait pas de kyste de l'ovaire, mais la corne droite de l'utérus avait été distendue par du liquide amniotique.

Ce fait nous avait vivement intrigué, et nous nous étions demandé comment on pourrait, dans un cas semblable, arriver à faire sûrement le diagnostic, lorsqu'en juillet 1877 nous eûmes l'occasion de voir, à l'étranger, avec un médecin brésilien de nos élèves, une femme en travail chez laquelle existait absolument la même disposition que chez celle observée à la Maternité. L'enfant se présentait par le sommet, en position occipito-iliaque gauche antérieure; le siège occupait la partie gauche du fond du l'utérus; une tumeur un peu plus volumineuse que la précédente existait, exactement placée contre le bord droit de l'organe, à sa partie supérieure; une dépression, un sillon s'étendait en avant entre les deux angles formés par la réunion des bords de la tumeur aux bords de l'utérus; le contenu de la poche était formé par du liquide (fig. 89). Les parois paraissaient devenir plus tendues au moment des contractions, mais elles étaient loin d'acquérir la résistance, la dureté, l'épaisseur des parois utérines.

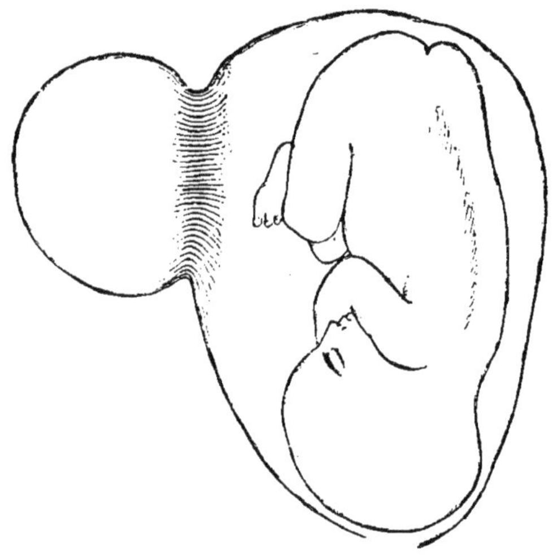

Fig. 89. — Corne droite de l'utérus gravide distendue par du liquide amniotique.

La même question se posait que dans le cas précédent : existait-il un kyste de l'ovaire, ou bien s'agissait-il seulement d'une corne utérine distendue par du liquide amniotique ?

Le fœtus, nous l'avons dit, se présentait par le sommet en position occipito-iliaque gauche antérieure; le siège occupait le fond de l'utérus, le dos était dirigé du côté gauche, et les petites extrémités étaient en rapport avec la moitié droite de l'utérus; on sentait les membres inférieurs mobiles au milieu des eaux de l'amnios. Nous pensâmes qu'on pouvait tirer parti de cette disposition pour arriver au diagnostic.

S'il y avait une corne utérine distendue par du liquide amniotique, il devait exister une assez large communication entre la cavité de la tumeur et la cavité de l'utérus : en refoulant le siège du côté droit, on devait pouvoir, non pas le faire passer lui-même dans l'intérieur de la tumeur, l'ouverture n'étant pas suffisante pour cela, mais réussir à y faire pénétrer les petits membres inférieurs, les pieds et les jambes. Profitant de l'intervalle de deux contractions utérines, on refoula le siège de gauche à droite et on le maintint dans cette situation avec la main gauche; la palpation des parois de la tumeur, pratiquée avec la main droite, permit d'y reconnaître bientôt la présence des petits membres mobiles au milieu du liquide.

Donc, il n'existait pas de kyste ovarique, il s'agissait encore d'une corne de l'utérus distendue par du liquide amniotique. Aussitôt après l'accouchement, la tumeur disparut.

Il faut savoir cependant que ce moyen si simple ne pourra pas toujours être mis en pratique. En 1883, nous avons eu l'occasion de voir un troisième fait, semblable aux précédents comme disposition de la tumeur et de l'utérus, mais l'enfant, au lieu de se présenter par le sommet et d'avoir son siège au niveau du fond de l'utérus, se présentait, au contraire, par l'extrémité pelvienne en position sacro-iliaque droite. Sous l'influence du travail, le siège s'était engagé dans l'excavation. On ne pouvait songer à faire pénétrer dans la tumeur ni la tête du fœtus trop volumineuse, ni les petits membres qui étaient dirigés du côté gauche. Tout en croyant à l'existence d'une dilatation de la corne droite de l'utérus par du liquide amniotique, on dut, en l'absence de preuves absolument convaincantes, rester sur la réserve.

De même si, l'enfant se présentant par l'extrémité céphalique fléchie ou défléchie, le dos se trouvait du même côté que la tumeur et les petits membres dirigés du côté opposé, on ne pourrait guère utiliser le moyen que nous avons conseillé.

En résumé, lorsqu'à la fin de la grossesse ou pendant l'accouchement on trouve une tumeur arrondie, liquide, immédiatement en rapport avec une des parois de l'utérus, pour reconnaître s'il s'agit d'un kyste ovarique ou de la dilatation d'une corne utérine, on peut avoir recours au procédé que nous avons utilisé. L'enfant se présentant par l'extrémité céphalique (sommet ou face) et son dos étant tourné du côté opposé à celui où se trouve la tumeur (dos à gauche si la tumeur est à droite, dos à droite si la tumeur est à gauche) on repousse dans l'intervalle des contractions le siège du fœtus vers la base de la tumeur. Si on réussit à faire pénétrer les petits membres de l'enfant dans l'intérieur de la poche et à les y sentir par la palpation, on a la preuve qu'il s'agit non d'un kyste de l'ovaire, mais d'une corne utérine distendue par du liquide amniotique.

Beaulieu-sur-Mer, 21 avril 1885.

CHAPITRE XLII

EXTENSIBILITÉ DES MEMBRANES DE L'ŒUF. — FORMATION DE LA BOSSE SÉRO-SANGUINE AVANT LA RUPTURE DE LA POCHE DES EAUX [1].

Parmi les propriétés que possèdent au terme de la grossesse les membranes de l'œuf, il en est une sur laquelle nous désirons appeler l'attention d'une façon toute spéciale, c'est leur extensibilité. Cette extensibilité joue, pendant le travail, un rôle important : elle favorise la formation de la poche des eaux, qui pénètre comme un coin à travers l'orifice utérin, et elle contribue ainsi largement à la dilatation de cet orifice. L'extensibilité est telle parfois que les membranes forment une poche volumineuse qui remplit le vagin et vient faire saillie jusqu'à l'orifice vulvaire. C'est surtout dans les présentations de la face, du siège et de l'épaule, qu'on peut constater cette grande extensibilité, c'est-à-dire dans les cas où l'extrémité céphalique fléchie ne vient pas appliquer sa sphère régulière sur le segment inférieur de l'utérus et s'opposer ainsi à la descente du liquide amniotique.

Des expériences inédites jusqu'ici, faites en 1873 par MM. Tarnier et Pinard, et qui avaient principalement pour but de démontrer les phénomènes d'osmose à travers les

1. Le *Progrès médical*, 26 janvier 1878.

membranes, viennent également donner la preuve de cette extensibilité. Des membranes fraîches ayant été tendues sur l'orifice inférieur d'un tube de verre cylindrique, on les maintenait solidement fixées à l'aide d'un fil de caoutchouc très serré, qu'un bourrelet existant sur le tube empêchait de glisser. Une certaine quantité d'eau était alors introduite dans le tube et, avec un piston, on exerçait sur le liquide une pression lente et continue. On voyait alors les membranes bomber et parfois s'allonger au point de former un véritable boudin.

Cette extensibilité permet d'expliquer les faits suivants que nous avons eu l'occasion d'observer. A la fin du mois d'août 1875, je trouvai un matin, couchée au n° 4 de la salle Sainte-Claire, une femme qui était entrée la veille à l'infirmerie de la Maternité pour des varices des membres inférieurs.

Elle était en travail depuis le milieu de la nuit et n'avait remarqué l'écoulement d'aucun liquide. Je ne connaissais pas encore tous les renseignements précieux que le palper peut fournir à l'accoucheur; cependant je crus constater que la tête s'engageait à travers le détroit supérieur et que le dos était dirigé en avant et à gauche. A l'auscultation, j'entendis les battements du cœur fœtal à gauche, au même niveau que l'ombilic et un peu au-dessous. En pratiquant le toucher, je trouvai l'orifice utérin dilaté et ayant un diamètre de 5 centimètres environ. La partie fœtale qui se présentait était régulière, ronde, mais mollasse et dépressible sous le doigt; elle donnait absolument la sensation d'une fesse. Un peu surpris, je cherchai à arriver sur la pointe du coccyx ou sur la crête sacrée, mais je ne parvins à sentir à gauche et assez haut qu'un bord osseux, dentelé, échancré. Je prolongeai mon examen et j'attendis une contraction utérine, je sentis alors la tumeur devenir plus turgide; en passant doucement le doigt, je trouvai sa surface lisse, glissante et satinée. Elle était recouverte par les membranes.

Je n'osai formuler un diagnostic, et quand arriva le chirurgien des hôpitaux qui remplaçait pendant les vacances mon excellent maître, M. le Dr Tarnier, je lui fis part de mon embarras et lui demandai de vouloir bien examiner cette femme. Il palpa avec attention, ausculta, toucha, et puis me dit : « N'en doutez pas, mon cher ami, c'est un siège. »

A dix heures et demie, la dilatation était complète ; les douleurs devenant très fortes, j'envoyai la patiente à la salle d'accouchement. Je l'y suivis, résolu à observer très attentivement ce qui allait se passer, et me gardant bien de formuler devant les élèves sages-femmes un diagnostic dont je n'étais pas sûr. Vingt minutes plus tard, la partie fœtale apparaissait à la vulve ; c'était le sommet recouvert par les membranes. L'aide sage-femme les déchira avec l'ongle, et l'expulsion totale d'un enfant vivant fut rapide et normale. La tête, examinée ensuite, offrait une bosse séro-sanguine très large et très épaisse qui, formant un cercle plus incliné du côté droit, s'étendait depuis la partie moyenne de l'écaille de l'occipital jusque vers le milieu de la suture sagittale. C'était l'existence de cette bosse qui m'avait empêché de trouver la fontanelle postérieure et les sutures. Le bord osseux offrant des échancrures, sur lequel j'étais arrivé, n'était autre chose que le bord inférieur et postérieur d'un des pariétaux.

Deux mois plus tard, le 21 octobre 1875, en arrivant à sept heures 45 du matin à la Maternité, je trouvai à la salle d'accouchement la nommée Kern..., âgée de trente-huit ans, parvenue au terme de sa seconde grossesse et en travail depuis l'avant-veille à sept heures du soir. Il était difficile de pratiquer chez elle le palper, parce que l'utérus était presque constamment en état de contraction. Au toucher, on trouvait la dilatation de l'orifice utérin presque complète, et on arrivait sur une région fœtale arrondie, mollasse, qui se laissait déprimer sous le doigt. Cette partie occupait le détroit supérieur à travers lequel elle commençait à s'engager. En faisant glisser l'index sur elle, on la trouvait recouverte par les membranes qui étaient lisses ; du reste elle devenait plus saillante, plus bombée sous l'influence de la contraction utérine, et cependant on ne sentait pas nettement le liquide amniotique venir s'interposer entre les membranes et la région fœtale. Était-ce le sommet? Était-ce le siège? En touchant profondément, j'arrivai à trouver en haut et à gauche les os du crâne et une suture. On ne constatait du reste aucun des caractères qui appartiennent au siège. Bien que les membranes fussent intactes, il semblait que la tête offrait une bosse séro-sanguine assez épaisse.

A 8 h. 15, les membranes se rompirent et une très petite quantité de liquide s'écoula. Immédiatement la tête s'engagea et, en quelques instants, elle arriva au détroit inférieur. Je m'assurai alors, par le toucher, qu'il existait véritablement une bosse séro-sanguine très étendue. Du reste, l'accouchement se fit très rapidement; à 8 heures 45, tout était terminé, et on voyait sur le sommet de la tête une bosse séro-sanguine considérable, qui faisait surtout saillie au niveau de la pointe de l'occipital et sur le pariétal droit. La forme de la tête était très allongée et les bords internes des pariétaux étaient incomplètement ossifiés. Un sillon circulaire, qui limitait en avant la bosse séro-sanguine, suivait la suture fronto-pariétale et longeait le bord supérieur des oreilles. Ce sillon semblait partager la tête en deux parties, une postérieure, beaucoup plus volumineuse, et une antérieure, moins considérable.

Dans ce cas, comme dans le précédent, bien que les membranes fussent intactes, la bosse séro-sanguine s'était formée, grâce à leur extensibilité. Des faits de ce genre, observés surtout dans les rétrécissements du bassin, ont été déjà signalés par Schwartz [1], Litzmann [2] et Olshausen [3]. Matthews

1. *Die vorzeitigen Athembewegungen*, p. 289.

2. « C'est en général après l'écoulement du liquide amniotique que se forme la bosse séro-sanguine. Par exception, cependant, la tête, lorsque les membranes sont encore intactes, peut se trouver tellement serrée contre le bassin que le retour du sang par les veines subit un arrêt. Dans de semblables conditions, j'ai quelquefois constaté, avant la rupture des membranes ou immédiatement après cette rupture, un gonflement diffus du cuir chevelu. » (*Volkmann's Sammlung*, n° 23, p. 187 et 188.)

3. « Qu'une petite bosse séro-sanguine puisse, contrairement à ce qui est

Duncan [1] les met en doute; il pense que « les témoignages invoqués par ces auteurs et les explications qu'ils donnent de la rareté de ces faits sont complètement insuffisants ». « Et cependant, dit-il plus loin, on peut parfaitement concevoir qu'une véritable bosse séro-sanguine puisse se former avant l'écoulement du liquide, bien que ce fait, pour moi, ne soit pas encore démontré. On comprend facilement qu'elle peut se produire dans les cas où il y a absence presque complète de liquide amniotique ou quand il n'existe aucun liquide qui soit intermédiaire entre la tête et la cavité utérine; il peut en être de même dans les cas où la circonférence occipito-frontale ou bien la circonférence occipito-bregmatique sont en rapport si intime avec les tissus voisins qu'elles empêchent toute descente, au-dessous de la partie qui se présente, du liquide contenu dans la cavité utérine. »

Pour nous, depuis que nous avons observé les faits rapportés ci-dessus, nous n'avons plus aucun doute sur la possibilité de voir la bosse séro-sanguine survenir dans certains cas avant la rupture des membranes. D'autres fois, il est permis de constater plus nettement encore l'extensibilité des membranes : en voici une preuve.

Le 4 août 1875, à huit heures du matin, je trouvai plusieurs femmes en travail à la salle d'accouchement de la Maternité. Chez l'une, je constatai par le palper que la partie qui se présentait au détroit supérieur n'offrait pas les caractères de la tête, mais était molle et dépressible comme le siège. Je trouvai, du reste, l'extrémité céphalique facilement reconnaissable à sa dureté et à sa rondeur dans l'hypochondre droit.

généralement accepté, exister dans quelques cas rares où la poche des eaux est encore intacte, c'est un fait dont je me suis convaincu deux ou trois fois de la façon la plus nette, lorsque la poche des eaux est peu considérable et lorsque la pression due aux contractions utérines est forte. » (*Volkmann's Sammlung*, n° 8, p. 61.) Voyez aussi : Schrœder, *Lehrbuch der Geburtshülfe*, 5e édition, 1877, p. 154 et 156. — Spiegelberg, *Lehrbuch der Geburtshülfe*, 1877, p. 142 et 643.

1. *Mécanisme de l'accouchement*, traduction française, p. 246 et 247. Paris, chez Doin.

Le dos était dirigé en avant et à gauche; il y avait donc une présentation du siège en position sacro-iliaque gauche antérieure. Au toucher, l'orifice utérin dilaté avait un diamètre de 2 centimètres 1/2 environ. Les membranes étaient intactes et présentaient des replis, on arrivait sur une surface lisse, molle, qui ressemblait à une fesse : un peu plus haut et à gauche, on sentait la crête sacrée et on pouvait, au-dessous, trouver une petite dépression qui correspondait sans doute à l'orifice anal. Le diagnostic n'avait pas été fait par les élèves sages-femmes.

Je quittai la salle d'accouchement pour aller faire la visite des malades. Vers dix heures, je rencontrai une des deux aides sages-femmes qui sont chargées, à la Maternité, de diriger et de guider les élèves. Elle était de service à la salle de travail et elle m'affirma que, chez les trois femmes qui s'y trouvaient et qu'elle avait examinées, il n'existait que des présentations du sommet. Je mis en doute l'exactitude de ses renseignements. Intriguée, elle voulut savoir ce que j'avais trouvé; je refusai de répondre, assurant que j'avais pu me tromper et que j'avais besoin de faire un nouvel examen. Elle partit, et quand cinq minutes plus tard je montai à la salle d'accouchement, elle descendait l'escalier précipitamment pour m'annoncer que, en effet, c'était le siège qui se présentait. Elle était allée chercher sa compagne, qui était beaucoup plus instruite et beaucoup plus expérimentée qu'elle, pour faire le diagnostic, et quand j'entrai dans la salle, je trouvai cette dernière qui pratiquait le toucher.

« Monsieur, me dit-elle, c'est un siège. — Et pourquoi? — J'en suis sûre, j'ai le doigt dans l'anus. — Oh! mademoiselle. Retirez votre doigt. » Elle sortit sa main, son doigt était immaculé.

« Comment se fait-il donc, lui dis-je, qu'ayant introduit votre doigt dans l'anus de l'enfant, il ne soit pas recouvert de méconium? Ne seriez-vous pas entrée dans la bouche, par hasard? — Non, monsieur, j'étais dans l'anus, j'en suis certaine. Si vous voulez, je vais y rentrer. — Gardez vous-en bien. Vous avez raison, mais si vous n'avez point sali votre doigt, c'est que vous aviez mis un gant. La malade a une douleur, pratiquez le toucher doucement, et vous sentirez les membranes bomber dans le vagin. »

Elle toucha et constata l'existence d'une poche des eaux volumineuse. Elle avait bien, en réalité, quelques minutes auparavant, pénétré dans l'anus de l'enfant, mais le doigt, dans l'intervalle de deux contractions, y était entré recouvert par des membranes complaisantes. Une heure plus tard, la femme accouchait spontanément d'un enfant vivant dont le siège sortait le premier.

On le voit donc, les membranes de l'œuf jouissent, dans certains cas, d'une très grande extensibilité. On pourrait objecter aux faits cliniques que je viens de rapporter que la saillie faite, en général, par la poche des eaux, résulte non pas de l'extensibilité des membranes, mais de leur décollement et de leur abaissement consécutif. Je ferai remarquer que, dans les cas où la poche des eaux arrive jusqu'à la vulve, le décollement des membranes est tel qu'il entraînerait presque fatalement une hémorrhagie causée par la rupture des adhérences du placenta à l'utérus. D'ailleurs, dans les faits que j'ai rapportés, je crois que je suis d'autant mieux fondé à faire jouer un rôle important à l'extensibilité des membranes, que dans les expériences de MM. Tarnier et Pinard, expériences auxquelles j'ai fait allusion plus haut, cette extensibilité a été démontrée d'une façon indiscutable.

CHAPITRE XLIII

NOTE SUR UN CAS DE ROTATION SPONTANÉE ET TRÈS ÉTENDUE DE LA TÊTE PENDANT L'ACCOUCHEMENT, ROTATION NON SUIVIE D'UN MOUVEMENT SEMBLABLE DU TRONC [1].

Nous avons communiqué récemment à la Société de Biologie un fait que nous avions observé pendant notre internat à la Maternité et qui nous semble présenter quelqu'intérêt au point de vue de la physiologie et de la pratique des accouchements.

Dans la plupart des cas et heureusement, l'enfant, on le sait, se présente par le sommet : que l'occiput soit dirigé en avant et à gauche (O. I. G. A.), ou qu'il soit tourné en arrière et à droite (O. I. D. P). Lorsque cette dernière position existe, l'accouchement, en général, a lieu de la façon suivante : l'occiput, par un mécanisme qui n'est pas encore complètement expliqué, exécute d'arrière en avant un mouvement de rotation tel qu'il vient se placer sous la symphyse pubienne; il décrit donc près d'un demi-cercle.

Aussi, au siècle dernier, un accoucheur anglais, grand observateur, Smellie, avait-il recommandé, lorsque dans les occipito-postérieures l'accouchement ne se termine pas spontanément, d'appliquer le forceps et, à l'aide de cet instrument, de faire exécuter artificiellement à la tête ce mouve-

1. Le *Progrès médical*, 1877, p. 45.

ment de rotation. Cette pratique, négligée après lui, a été remise en vigueur en France par P. Dubois, Danyau, Depaul, Blot, Tarnier, Bailly, etc. D'autres accoucheurs, Stoltz, Chassagny, Villeneuve, pour ne parler que des Français, protestent, au contraire, contre cette manœuvre opératoire et la considèrent comme dangereuse. Ils craignent que, si les membranes sont rompues depuis quelque temps, le tronc ne suive pas le mouvement de rotation imprimé à la tête. On pourra alors, disent-ils, produire une luxation de la colonne vertébrale et causer la mort de l'enfant.

Jusqu'ici, cet accident si redouté en théorie n'a pas encore été signalé en pratique. Voici un fait d'accouchement spontané, très attentivement observé, qui jettera peut-être quelque lumière sur le point en litige.

Le 18 octobre 1875, à 8 heures 15 du matin, j'entrai à la salle d'accouchement de la Maternité où se trouvaient plusieurs femmes en travail. La première que j'examinai, la nommée Gav... était âgée de vingt-trois ans, enceinte pour la seconde fois. Au milieu de la nuit, à une heure du matin, elle avait été réveillée par l'écoulement d'une certaine quantité de liquide amniotique et depuis elle n'avait cessé d'avoir des douleurs; ces douleurs se succédaient à intervalles assez rapprochés. En l'examinant par le palper, je trouvai que la tête plongeait dans l'excavation, le siège était en haut, le dos était tourné à droite et en arrière; en avant, on sentait un grand nombre de parties fœtales mobiles et petites, c'étaient les membres. A l'auscultation, j'entendis le maximum des bruits du cœur fœtal à droite et en arrière. Au toucher, je trouvai l'orifice utérin présentant un diamètre moins grand que celui de la paume de la main; la suture sagittale était placée suivant le diamètre oblique gauche du bassin, on sentait en arrière et à droite la pointe de l'occipital. Il y avait donc une présentation du sommet en position O. I. D. P. L'élève chargée de l'accouchement m'assura que les douleurs reparaissaient très régulières et très intenses toutes les quatre ou cinq minutes.

J'avais quitté cette femme pour aller en examiner une autre, lorsque, au bout de quelques instants, on m'appela : « Venez vite, la malade accouche. » En effet, à mon grand étonnement, je vis que la tête faisait saillie sous la symphyse pubienne. Je touchai et je constatai en ce point la présence de l'occiput. Ainsi, la dilatation du col s'était achevée, la tête était descendue et avait exécuté son mouvement de rotation avec une rapidité extrême. Dès que la douleur fut passée, que les parois abdominales furent devenues souples, je pratiquai de nouveau le palper : les membres du fœtus étaient toujours en rapport avec la paroi abdominale antérieure, le dos était resté en arrière.

Une nouvelle douleur survint, la tête se dégagea complètement suivant ses diamètres sous-occipitaux, la région sous-occipitale prenant un point d'appui sur le bord inférieur de la symphyse pubienne. Mais à peine la tête était-elle complètement sortie qu'elle tourna du côté droit, l'occiput décrivit brusquement d'avant en arrière un demi-cercle complet, vint se mettre en rapport avec la région anale de la mère et demeura dans cette situation.

Quelques minutes plus tard, une nouvelle douleur arrivait, l'occiput tournant comme une toupie, toujours du côté droit, accomplit d'abord d'arrière en avant un grand arc de cercle qui le plaça en position oblique antérieure, puis un nouveau mouvement beaucoup plus restreint en sens opposé, c'est-à-dire d'avant en arrière, qui le mit transversalement en rapport direct avec la cuisse droite, alors que l'épaule gauche venait se placer sous la symphyse pubienne. Deux minutes après, une nouvelle contraction arriva, les épaules se dégagèrent et le tronc sortit.

Évidemment, dans ce cas, la tête arrivée sur le plancher périnéal avait exécuté un mouvement de rotation qui avait ramené l'occiput sous la symphyse pubienne, mouvement de rotation qui n'avait pas entraîné un mouvement analogue du tronc puisque, d'une part, on sentait encore par le palper les membres du fœtus dirigés en avant, et que, d'autre part, la tête étant sortie des parties génitales et devenue libre, l'occiput, à la suite d'un véritable mouvement de détorsion, était allé se placer directement en arrière, en rapport avec la région anale de la mère.

Le nouveau mouvement qui avait ensuite ramené l'occiput en rapport avec la cuisse droite avait été consécutif à la rotation du tronc, l'épaule gauche étant venue s'engager sous la symphyse pubienne.

Du reste, je liai et sectionnai le cordon ombilical, j'essuyai et enlevai l'enfant. En l'examinant, je vis que la tête était très mobile et qu'il était très facile de lui imprimer un mouvement de rotation si étendu que la face, dirigée en arrière, avait son menton presque sur la même ligne que la colonne vertébralé. Ce mouvement fut exécuté lentement et à plusieurs reprises, à la grande frayeur des élèves sages-femmes, étonnées de me voir ainsi tordre le cou de cet enfant. Quant à ce dernier, il n'éprouvait sans doute ni gêne, ni douleur, car il respirait librement et ne poussait aucun cri. Il était du reste bien conformé, d'un volume normal, et pesait 3.200 grammes. Lorsqu'il fut emporté en nourrice cinq jours après, il était en excellent état de santé.

Voici donc un fait indiscutable dans lequel on a observé la rotation spontanée et complète de la tête, rotation qui n'avait pas été suivie d'une rotation du tronc. Les conséquences si graves, redoutées par certains accoucheurs, ne sont donc pas fatales. Jusqu'ici, du reste, on n'a jamais cité en pratique un seul cas dans lequel un accident avait été la conséquence d'un mouvement de rotation imprimé à la tête par le forceps. En outre, notre excellent maître, M. Tarnier, a démontré expérimentalement : d'une part, que le mouvement de rotation ne se passe pas seulement dans l'articulation atloïdo-axoïdienne, mais dans une grande partie de la colonne vertébrale; et, d'autre part, que cette rotation n'amène pas de compression de la moelle. « Il résulte, dit-il, de nombreuses expériences que j'ai faites sur des cadavres d'enfants nouveau-nés, que, lorsqu'on fait exécuter à la tête une rotation d'un demi-cercle, et qu'on ramène le menton au niveau du dos, et par conséquent l'occiput au niveau du sternum tout en maintenant les épaules immobiles, ce mouvement ne se passe pas seulement dans l'articulation axoïdo-atloïdienne, mais dans toute la longueur de la région cervicale et d'une partie de la région dorsale dont les vertèbres se tordent en spirale. Cette expérience ne peut se faire qu'en déployant une grande force pour faire exécuter à la tête une rotation aussi étendue, et néanmoins, une dissection minutieuse ne m'a révélé aucune lésion appréciable dans le rachis ou dans la moelle épinière. Mais, dira-t-on, si les vertèbres se tordent, le canal rachidien doit s'aplatir et comprimer la moelle épinière. Pour aller au-devant de cette objection, j'ai institué d'autres expériences dans lesquelles je substituai à la moelle épinière une colonne liquide qui pouvait refluer dans un tube de verre placé à l'intérieur. Toute compression du canal rachidien faisait monter le liquide dans le tube; or, en faisant exécuter à la tête une demi-rotation, le liquide restait immobile. Comme contre-épreuve, je fléchissais très fortement la tête et le liquide refluait aussitôt dans le tube. J'avoue que je ne m'attendais pas à ce dernier résultat, mais il m'a convaincu que la rotation exagérée expose moins à la compression de la moelle qu'une flexion aussi considérable que celle que l'on est obligé de produire pour dégager l'occiput en arrière dans les positions occipito-postérieures. Il est bien entendu que, dans cette comparaison, je n'ai en vue que la compression proprement dite du canal rachidien. »

Nous nous garderons bien de tirer du seul fait que nous avons rapporté des conclusions définitives. Cependant, en le rapprochant des expériences faites par M. Tarnier, on arrive à penser que la torsion du cou n'est pas, chez le fœtus, aussi redoutable que le croient certains auteurs. Cette observation démontre, en outre, que la rotation de la tête n'est pas, contrairement à une opinion exprimée récemment, la conséquence dans tous les cas de la rotation primitive des épaules.

NOTE

Depuis que nous avons publié ce travail, nous avons eu l'occasion de rencontrer un fait absolument semblable pendant que nous étions chef de clinique de la Faculté; seulement, au lieu de se présenter par le sommet, en position occipito-iliaque droite postérieure, l'enfant se présentait par le sommet en position occipito-iliaque gauche postérieure; l'expulsion avait été spontanée et rapide, l'enfant ne souffrit nullement du mouvement de rotation exagéré.

Nous avons, en outre, trouvé les deux observations suivantes qui avaient été publiées par Paul Dubois [1]. « Par l'effet de causes que nous ne saurions expliquer, il arrive quelquefois que le tronc ne suit pas les mouvements imprimés à la tête et que l'occiput se dirige en avant dans une position fronto-cotyloïdienne, les épaules conservant la situation qu'elles ont eue au commencement du travail. Un fait de ce genre s'est offert à notre observation dans le cours de l'été dernier; un autre s'était présenté, quelque temps avant, à Mme Legrand, sage-femme en chef à l'hospice de la Maternité. Dans les deux cas, l'application de forceps fut nécessaire; cette opération fut faite dans le premier, en notre présence même, par une aide sage-femme aussi adroite qu'instruite. Le tête ne put être dégagée que dans une direction oblique, mais nous ne saurions dire quel fut notre saisissement quand nous vîmes au moment où le tronc, cédant à quelques efforts, se présenta à la vulve, que l'occiput était à peu près en rapport avec la région sternale, et la face avec la région dorsale du fœtus. Celui-ci, né faible, fut promptement ranimé, et il avait, le lendemain de sa naissance, les mêmes apparences de viabi-

1. P. Dubois, *Journal des connaissances médico-chirurgicales,* t. II, p. 108.

lité, de santé et de force que s'il était né dans des conditions ordinaires. Il succomba pourtant le huitième jour, mais à une affection éruptive qui régnait épidémiquement dans les salles de l'hospice. Nous l'examinâmes avec une attention scrupuleuse, et nous ne trouvâmes dans les parties qui ont subi cette torsion inaccoutumée aucune trace de lésions. Les articulations de la tête avec la colonne vertébrale, celles des vertèbres cervicales entre elles et la moelle épinière de cette région, nous offrirent tous les caractères de l'état normal. Dans le second cas, l'enfant succomba à la longueur et aux difficultés du travail, ainsi qu'à des lésions graves auxquelles le fœtus précédent n'avait échappé que grâce à une extensibilité extraordinaire des parties, mais ce dernier fait se rattachait aux présentations de la face; nous en parlerons dans un autre article. »

Rappelons enfin les expériences et les recherches anatomiques si intéressantes faites par notre collègue et ami, M. Ribemont [1], qui ont été publiées dans sa thèse inaugurale. Les coupes qu'il a pratiquées sur des fœtus congelés démontrent que « la torsion du cou se répartit sur toute l'étendue de la colonne cervicale et les six à sept premières vertèbres dorsales. Loin de se passer exclusivement ou principalement au niveau de l'articulation atloïdo-axoïdienne, la torsion n'est pas plus accusée pour les premières vertèbres cervicales que pour les dernières... » M. Ribemont n'a vu, « en aucun point, de déformation, d'aplatissement du canal rachidien. La moelle occupe le centre de ce canal; elle n'est donc exposée à aucune compression, mais elle subit *une torsion sur son axe*, parallèle à celle que subissent les vertèbres. »

1. A. Ribemont, *Anatomie topographique du fœtus*. Thèse de Paris, 1878, p. 33.

CHAPITRE XLIV

NOTE SUR UN SIGNE PERMETTANT DE RECONNAITRE UNE HÉMORRHAGIE DES PAROIS DU VAGIN APRÈS L'ACCOUCHEMENT [1].

Les hémorrhagies qui surviennent au moment de la délivrance ont vivement, de tout temps, préoccupé les accoucheurs. S'il est inutile d'insister sur leur gravité, il ne l'est peut-être pas de rappeler les erreurs de diagnostic auxquelles elles peuvent donner lieu. « Une hémorrhagie considérable et même mortelle, dit J. Matthews Duncan, peut être prise à tort pour une hémorrhagie *post partum* quand elle vient d'une source qui n'est nullement soupçonnée. J'ai vu une artère du périnée saigner abondamment douze heures après la délivrance. Parmi ces hémorrhagies qu'on ne soupçonne pas sont les lésions du col, du vagin, du périnée, des lèvres, etc [2]. » Dans ces cas, la thérapeutique s'égare, et les malades, si elles ne succombent pas, peuvent être en grand danger. Un certain nombre d'auteurs, Klaproth, Winckel, Poppel, Müller, Schrœder et Laroyenne ont appelé l'attention sur les hémorrhagies clitoridiennes. Ces hémorrhagies sont, en général, faciles à reconnaître, mais des varices développées

1. Communication faite à la Société de Biologie le 21 avril 1877. Le *Progrès médical*, 12 mai 1877.
2. J. Matthews Duncan, *Mécanisme de l'accouchement*, etc. Traduction française, 1 vol., Paris, chez Doin, 1876.

au niveau de la moitié antérieure du vagin peuvent aussi se rompre; si la muqueuse reste intacte, un thrombus se formera probablement; si, au contraire, elle se déchire en même temps que le vaisseau, il surviendra une hémorrhagie abondante dont le point de départ sera parfois méconnu. La relation des faits qui suivent pourra peut-être, dans quelques cas, mettre à l'avenir sur la voie du diagnostic.

Observation I. — Le 22 octobre 1875, dans le service de mon excellent maître, M. le Dr Tarnier, accouchait à la Maternité de Paris, à deux heures et demie de l'après-midi, la nommée Marguerite R..., primipare, âgée de vingt-deux ans. L'enfant présentait le sommet en position O. I. G. A. A peine la tête était-elle sortie que l'occiput s'inclina légèrement du côté gauche, et nous vîmes alors s'écouler à droite et à gauche du cou de l'enfant une certaine quantité de sang rutilant. Ce sang ne pouvait venir de l'utérus, puisque les épaules et le tronc remplissaient la cavité vaginale. Ces parties furent expulsées à leur tour, et au fur et à mesure qu'elles se dégageaient, on voyait sortir, couvert de sang, tout le côté latéral droit de l'enfant, côté qui était dirigé en haut. Nous pensâmes immédiatement à une hémorrhagie clitoridienne, dont M. Laroyenne (de Lyon) avait, quelques mois auparavant, rapporté plusieurs cas. Après l'expulsion de l'enfant, le sang continua à couler en abondance, il était rouge et venait de la branche droite du clitoris. A plusieurs reprises, on fit des lavages à l'eau froide, l'écoulement diminua beaucoup : quelques minutes après, la délivrance fut faite par expression. Le placenta sortit en présentant son bord : sa face utérine n'était pas recouverte par les membranes. L'écoulement du sang continuant par la plaie clitoridienne, quelques nouveaux lavages à l'eau froide, puis la compression faite sur la plaie pendant dix minutes, amenèrent la cessation de l'hémorrhagie. L'enfant était du sexe masculin, volumineux; sa longueur était de 49 centimètres et son poids de 3.790 grammes.

Observation II. — Deux mois plus tard, le 16 décembre, j'assistai à la Maternité à l'accouchement de la nommée Barr..., primipare. L'enfant présentait le sommet en position O. I. G. A. La tête étant sortie, lorsque le corps se dégagea, je remarquai sur l'épaule droite une large tache de sang qui se continuait sur toute la partie latérale du tronc et sur le siège du même côté. Pendant qu'on essuyait l'enfant et qu'on attendait la cessation des battements du cordon pour en faire la ligature, me rappelant le fait qui précède, je me demandai si une hémorrhagie n'allait pas avoir lieu, hémorrhagie dont la source serait, non pas au niveau du clitoris, mais un peu en arrière, puisque du sang n'avait pas glissé sur le cou de l'enfant. En surveillant attentivement la vulve, je vis, après quelques minutes, du sang rouge couler abondamment. Je signalai cette hémorrhagie à l'aide sage-femme qui s'occupait de l'enfant, et je lui en indiquai la source probable.

Elle mit immédiatement la main sur le fond de l'utérus, comprima et déprima cet organe. Une certaine quantité de caillots sortit par la vulve; elle crut alors à une hémorrhagie utérine et donna l'ordre de préparer du seigle ergoté. Je lui fis remarquer que l'utérus, sous sa main, était dur, contracté, et que cependant un écoulement abondant persistait. Après avoir placé la femme devant une fenêtre dans une situation qui permettait à la lumière d'arriver directement sur les parties génitales, j'écartai les lèvres et les parois du vagin, et je vis, du côté droit, ruisseler du sang très rouge dont la couleur contrastait avec la coloration foncée et noirâtre des caillots.

Il y avait là des varices nombreuses et volumineuses qui s'étaient rompues en un point qu'on put voir exactement après avoir essuyé la muqueuse avec un linge. De même sur la paroi gauche du vagin, il existait des varices énormes qui présentaient également une déchirure par laquelle s'écoulait une certaine quantité de sang.

Ce qui s'était passé est facile à comprendre. Aussitôt après la sortie du corps, le sang avait coulé et s'était accumulé dans le vagin. Ce canal s'était laissé distendre, puis enfin le sang avait coulé au dehors. En comprimant l'utérus, on avait abaissé cet organe et du même coup chassé une partie des caillots contenus dans la cavité du vagin. L'expression faite à ce moment par l'aide sage-femme avait suffi pour faire sortir le placenta. On introduisit un linge dans le vagin et on fit la compression des deux côtés. L'hémorrhagie s'arrêta; au bout de dix minutes, on cessa la compression : sur la paroi latérale droite, le sang ne coulait plus, mais l'écoulement reparut sur la paroi latérale gauche. On fit de nouveau la compression; après un quart d'heure, toute hémorrhagie avait cessé.

Observation III. — Quinze jours ne s'étaient point passés que, par une coïncidence bizarre, j'eus occasion de voir un nouveau fait analogue au précédent. Il s'agissait encore d'une primipare : lorsque le tronc sortit, l'épaule et tout le côté qui était dirigé en haut se trouvaient être le siège d'une large tache de sang. Je pus, au grand étonnement des élèves, prédire une hémorrhagie des parois du vagin. Après quelques minutes, en effet, le sang coulait en abondance. Les caillots contenus dans la cavité vaginale furent enlevés et les lèvres écartées : on vit alors qu'une varice des parois s'était rompue et était la source d'une hémorrhagie que les lavages à l'eau froide, puis la compression, permirent d'arrêter.

Tels sont les faits que nous avons observés. Sans vouloir leur donner une importance trop grande, nous ferons les remarques suivantes. Si le sang vient du clitoris, il s'écoule, on l'a vu, immédiatement à l'extérieur, aussitôt après la sortie de la tête, avant même l'expulsion du tronc de l'enfant. S'il venait, au contraire, de la rupture du col de l'utérus, il serait sans doute effacé par le frottement du corps du fœtus contre les parois du canal vaginal, qui sont si considérablement distendues. Nous nous demandons donc s'il ne serait pas rationnel de conclure de l'apparition d'une large tache de sang s'étendant sur l'épaule et sur le tronc, à la rupture d'un vaisseau occupant la partie antérieure du vagin. Des observations ultérieures, faites par d'autres, décideront si, joint à l'état de dureté et de contraction de l'utérus, ce signe possède véritablement toute l'importance que nous sommes tenté de lui attribuer : en tout cas, nous avons cru les faits qui précèdent dignes d'être signalés brièvement.

CHAPITRE XLV

DOIT-ON EMPLOYER LES INJECTIONS INTRA-UTÉRINES DE PERCHLORURE DE FER DANS LE TRAITEMENT DES HÉMORRHAGIES POST PARTUM ?

REVUE DES JOURNAUX ANGLAIS [1].

En 1869, un accoucheur de Londres publiait, dans le *British medical Journal*, quelques articles qui furent le point de départ, dans toute la Grande-Bretagne, d'une série de travaux remarquables. Il affirmait que des injections intra-utérines de perchlorure de fer arrêtaient, instantanément et sans danger, les hémorrhagies les plus graves. Cette méthode n'était pas complètement nouvelle; elle avait déjà été mise en pratique, mais il l'exposa avec tant de conviction; il la défendit avec tant d'ardeur, qu'elle porte aujourd'hui son nom : on l'appelle la méthode de Barnes. Il semblait, à cette époque, que les médecins allaient pouvoir triompher à leur gré d'un des accidents les plus graves parmi ceux qui sont consécutifs à l'accouchement. Grâce au perchlorure de fer, il leur serait désormais facile d'arrêter les hémorrhagies utérines; grâce à la transfusion, ils pourraient remédier à l'anémie mortelle qui en est parfois la conséquence.

Robert Barnes conseillait d'agir de la façon suivante : étant

1. *Bulletin général de thérapeutique*, 1875, t. 89, p. 27.

donnée une solution de perchlorure de fer au quart, on en charge une seringue à l'extrémité de laquelle on adapte un tube ayant 20 centimètres de long; on introduit l'extrémité de ce tube dans la cavité utérine qui a été débarrassée des débris placentaires et des caillots, et on injecte lentement et sans interruption. Le liquide revient bientôt, mêlé aux caillots qui se sont formés à son contact, et l'hémorrhagie s'arrête : 1° parce que le perchlorure de fer coagule directement le sang dans les bouches des vaisseaux; 2° parce qu'il agit comme un astringent puissant sur la surface interne de l'utérus, corrugue la muqueuse et ainsi resserre les ouvertures vasculaires; et 3° parce qu'il provoque souvent une contraction de la tunique musculaire. Mais cette dernière action n'était, pour Barnes, que de peu d'importance, car il disait : « L'hémorrhagie s'arrêtera si vous pouvez oblitérer l'orifice des vaisseaux par des caillots. J'affirme qu'il en est ainsi, car j'ai vu des cas dans lesquels l'hémorrhagie s'est arrêtée, bien que l'utérus restât volumineux et non contracté. » (*British medical Journal*, 29 mai 1869.)

Ce moyen attira vivement l'attention. Aux faits rapportés par Barnes, un certain nombre de ses collègues en ajoutèrent d'autres dans lesquels l'injection avait été également couronnée d'un plein succès. L'engouement pour cette méthode était presque général à Londres, lorsque Snow Beck vint montrer, en s'appuyant sur des faits, que ce procédé était, en réalité, plus dangereux que Barnes ne semblait le croire. L'hémorrhagie s'arrêtait instantanément, il est vrai, mais on pouvait voir survenir la phlegmatia alba dolens, l'infection purulente, etc. Snow Beck alla même beaucoup plus loin; il soutint que, dans les observations rapportées, les médecins, et Barnes surtout, n'avaient pas, avant d'injecter le perchlorure de fer, employé tous les moyens classiques qui réussissent ordinairement : l'ergot de seigle, le massage de l'utérus, l'application de la glace dans la cavité de cet organe, la compression de l'aorte, etc.

Dès ce moment, la lutte devint vive. Somme toute, en supposant que le chiffre des décès rapportés par Snow Beck ne fût pas exact, un certain nombre d'entre eux ne purent être niés : Barnes lui-même avait eu des accidents. Donc sa méthode, si elle paraissait efficace, n'était pas totalement inoffensive. La plupart des médecins de Londres n'en demeurèrent pas moins ses partisans déclarés.

Une année s'était à peine écoulée, que la question fut portée par MM. Lombe Atthill et Hill Ringland devant la Société obstétricale de Dublin.

Lombe Atthill avait injecté le perchlorure de fer liquide, Hill Ringland lui avait substitué du perchlorure de fer solide. La discussion fut longue et porta uniquement sur des faits personnels aux accoucheurs de l'Irlande.

Lombe Atthill posa résolument la question en ces termes :

1° Existe-t-il réellement des cas d'hémorrhagies *post partum* qui puissent amener la mort des malades ou mettre leur existence sérieusement en danger, malgré l'emploi judicieux des moyens habituellement usités?

2° Les injections de perchlorure de fer sont-elles, par elles-mêmes, un moyen dangereux?

3° Si oui, les dangers qui en résultent sont-ils suffisants pour contrebalancer les avantages d'un procédé qui fait cesser presque certainement l'écoulement du sang?

Quarante-cinq observations furent rapportées dans le cours de la discussion. L'hémorrhagie avait été, non pas toujours, mais presque toujours arrêtée par l'injection, et onze fois la mort était survenue. Le résultat fatal ne fut cependant pas, dans la majorité des cas, attribué au perchlorure de fer. Aussi, répondant aux questions adressées par Lombe Atthill, le président de la Société obstétricale de Dublin put-il dire : « Les injections de perchlorure de fer constituent un procédé redoutable; on évitera donc d'y avoir recours, car les autres modes de traitement des hémorrhagies sont moins dangereux et, en général, plus efficaces. Si cependant, avec leur aide, on n'avait pu arrêter l'hémorrhagie, on pourrait alors, sans hésiter, employer les injections de perchlorure de fer; mais c'est un moyen dont on ne devrait faire usage qu'*en dernier ressort.* »

L'éclat de la nouvelle méthode commençait donc à se ternir, lorsque, faisant le tour de la Grande-Bretagne, la question des injections de perchlorure de fer fut inscrite à l'ordre du jour de la Société d'Édimbourg. Une simple observation rapportée par le docteur O'Connell souleva le débat auquel, du reste, tous les esprits étaient préparés. Des hommes considérables et d'une grande expérience, MM. Keiller, A. Simpson et Matthews Duncan montrèrent combien peu ils estimaient ce procédé. Matthews Duncan surtout, sapa de fond en comble et la méthode et la théorie de Barnes.

Et d'abord, tandis qu'un certain nombre d'accoucheurs affirment avoir à peine rencontré un cas mortel d'hémorrhagie *post partum* dans une carrière de trente ou trente-cinq ans, il semble que cet accident soit devenu excessivement fréquent, si on en juge d'après le grand nombre d'observations qui ont été rapportées depuis que la méthode de Barnes est à la mode : jamais on n'en avait tant cité, c'est un véritable torrent d'hémorrhagies mortelles. Il est vrai qu'elles guérissent toutes, grâce au perchlorure de fer; quelquefois, cependant, les malades ont succombé, mais c'est parce que l'injection avait été faite trop tard, ou bien encore parce que des accidents sont survenus, accidents dans l'étiologie desquels l'injection styptique n'était certainement pour rien!

Il suffit de parcourir attentivement les faits publiés pour se convaincre, comme l'avait déjà dit Snow Beck, qu'avant d'injecter le perchlorure de fer, on n'avait pas mis en usage tous les moyens qui sont habituellement efficaces contre les hémorrhagies. De plus, dit Matthews Duncan, il importe de distinguer dans les hémorrhagies mortelles deux grandes classes : ou bien ces hémorrhagies sont simples, et elles sont mortelles à cause de leur grande abondance, ce qui est excessivement rare; ou bien ces hémorrhagies sont compliquées, les malades ont été très affaiblies pendant leur grossesse, soit par des vomissements incoercibles, soit par d'autres affections : au moment de l'accouchement, elles perdent une certaine quantité de sang et l'hémorrhagie s'arrête sans avoir été considérable, mais des syncopes surviennent et, quoi qu'on fasse, les malades succombent. En supposant que le perchlorure de fer pût être utile dans la première série, il serait complètement inefficace dans la seconde. Qu'est-ce donc, en effet, que la surface utérine? Qu'est-ce donc que la surface placentaire après l'accouchement dans ces cas d'hémorrhagie foudroyante? On peut la comparer à une incision faite à travers une tumeur vasculaire, à travers un angiome caverneux : le sang coule à flots; croira-t-on qu'en jetant sur la surface une certaine quantité de perchlorure de fer, il coagulera le sang dans tous les orifices béants, dans tous les sinus, et parviendra à arrêter infailliblement l'hémorrhagie?

Assurément non. Il n'y a qu'une cause qui puisse amener sûrement, dans ces cas, la cessation de l'hémorrhagie utérine, c'est la contraction musculaire. Ainsi que l'ont si bien démontré les travaux d'Hélie (de Nantes), les fibres musculaires forment, dans la couche moyenne de l'utérus, une série de cercles plus ou moins complets qui entourent les vaisseaux; si ces fibres sont relâchées, les orifices vasculaires sont béants; si, au contraire, elles viennent à se contracter, vous avez là, comme l'a dit M. Pinard, mille ligatures vivantes qui arrêtent instantanément l'hémorrhagie. Ce n'est donc pas en coagulant le sang que peut agir le perchlorure de fer, il serait emporté par le courant; mais c'est surtout, quoi qu'en dise Barnes, en déterminant la contraction des fibres musculaires de l'utérus qu'il est efficace.

Aux injections de perchlorure de fer, qui constituent un

moyen redoutable, on devra donc préférer d'autres procédés qui agissent de la même façon, c'est-à-dire en réveillant la contractilité utérine, mais qui sont beaucoup moins dangereux. Telles furent, à peu près, les conclusions défendues par Matthews Duncan et auxquelles s'est ralliée la Société obstétricale d'Édimbourg.

En France, la méthode de Barnes n'a pu réussir à s'introduire, malgré tout le bruit qu'elle faisait chez nos voisins; dès le début, on lui fit de graves objections, objections théoriques, il est vrai, mais la pratique des accoucheurs anglais eux-mêmes a vite démontré combien ces objections étaient fondées. Et cependant, si tous les moyens venaient à échouer, ne vaudrait-il pas mieux avoir recours au perchlorure de fer que de laisser la patiente succomber?

CHAPITRE XLVI

ACCOUCHEMENT PRÉMATURÉ, APRÈS PLUS DE SIX MOIS ET DEMI DE GROSSESSE. — HÉMORRHAGIE DE LA CADUQUE LOIN DU PLACENTA. — MORT DU FŒTUS HUIT HEURES QUINZE MINUTES APRÈS L'ACCOUCHEMENT. — RESPIRATION INCOMPLÈTE [1].

Bri.., Adèle, âgée de vingt-deux ans, célibataire, domestique, entrait à la Maternité le 29 décembre 1872 et y accouchait spontanément le 30 au matin, après un travail qui avait duré vingt et une heures quarante-cinq minutes. Chez cette femme, qui jouissait d'une bonne constitution, les règles apparaissaient depuis l'âge de quatorze ans très régulièrement et abondamment tous les mois pendant quatre jours.

Quelques accidents légers avaient accompagné sa grossesse : odontalgie, suite de carie dentaire, leucorrhée, syncopes, pyrosis, vomissements alimentaires, etc. La dernière apparition des règles datait du 6 au 10 juin 1872. Cette femme semblait donc enceinte d'un peu plus de six mois et demi. L'enfant présentait le sommet en position O. I. G. A. — Cette enfant, née vivante, pesait 1.200 grammes; sa longueur était de 37 centimètres, les principaux diamètres de la tête mesuraient : l'occipito-mentonnier, 10 centimètres;

1. *Bulletins de la Société anatomique*, 1873, p. 3.

le bipariétal et le sous-occipito-bregmatique, 7 centimètres; l'occipito-frontal, 8 centimètres.

Le *placenta*, de forme circulaire, pesait 460 grammes et mesurait 51 centimètres de circonférence, 17 centimètres de diamètre. La longueur du cordon était de 49 centimètres; il s'insérait entre le centre et le bord, mais plus près du centre. Les membranes s'étaient rompues à 5 centimètres du bord du placenta; on n'avait pu apprécier ni la quantité, ni la couleur du liquide amniotique. Le placenta était sain, mais il n'en était pas de même des membranes.

On trouvait, dans l'épaisseur de la *caduque*, un caillot, trace d'une hémorrhagie ancienne. Ce caillot était situé loin de la circonférence placentaire, d'un côté à 13 centimètres, de l'autre à 11 centimètres du bord; il était assez volumineux, mesurait 9 centimètres de longueur sur 3 centimètres de largeur; un peu plus épais à l'une des deux extrémités qu'à l'autre, il offrait 7 millimètres dans sa plus grande hauteur; ce caillot siégeait dans la *caduque*. On pouvait isoler aisément l'amnios et le chorion qui étaient intacts. Ces deux membranes étant enlevées, le caillot et la caduque à la périphérie du caillot, restaient seuls. Ce caillot rouge, irrégulier, tomenteux par la surface qui était en rapport avec la muqueuse utérine était, au contraire, lisse par la surface qui correspondait au chorion.

Cette surface lisse était brunâtre et présentait des taches irrégulières d'un blanc grisâtre. Sur une coupe perpendiculaire à la surface on trouvait dans le caillot trois portions : une *superficielle*, recouverte par la caduque considérablement épaissie, une *moyenne*, d'un rouge brun, formée véritablement par de la fibrine renfermant dans ses mailles de nombreux globules sanguins ; enfin, une *profonde* qui était en contact avec le chorion : lisse, d'un blanc grisâtre par places, elle formait une couche épaisse d'un millimètre environ, qu'on pouvait séparer, mais avec difficulté, de la partie moyenne du caillot.

En examinant avec attention toute la caduque, on la voyait conserver son aspect normal, gris rosé, jusqu'à 4 ou 5 centimètres des bords du placenta ; elle devenait alors plus épaisse et plus rouge, d'autant plus épaisse et d'autant plus rouge qu'on se rapprochait du point où l'hémorrhagie s'était produite. On y constatait la présence de petits vaisseaux sanguins très fins, mais qui devenaient de plus en plus volumineux dans le voisinage du caillot. Examinés au microscope, ces vaisseaux étaient remplis de nombreux globules rouges. Sur les bords mêmes du caillot, quelques-uns présentaient près de 1 mm. de diamètre ; ils étaient gorgés de sang noir, très distendus, moniliformes, c'est-à-dire présentant des dilatations et des étranglements. L'aspect blanc grisâtre de la couche profonde semblait dû à une dégénérescence granulo-graisseuse de la fibrine du caillot. D'après M. Tarnier, sa formation datait de trois ou quatre semaines.

Interrogée, la malade ne se rappelait pas avoir éprouvé pendant le cours de sa grossesse aucune douleur utérine, aucune menace de fausse couche. Aucune cause nouvelle, en dehors de l'hémorrhagie de la caduque, n'expliquait davantage son accouchement prématuré. Elle n'avait jamais présenté aucun des symptômes de la syphilis. Du reste, les fémurs et la rate du fœtus, étudiés plus tard, furent trouvés intacts.

L'enfant, qui était née vivante à 4 heures 45 du matin, respirait fort bien ; elle jeta même plusieurs cris, mais d'un timbre assez faible ; l'insufflation ne fut nullement nécessaire, des frictions parurent inutiles : elle fit des mouvements pendant une heure environ. Après ce temps, elle resta complètement immobile, ne voulut rien avaler, poussa continuellement de petits gémissements et succomba le même jour à 1 heure du soir. Elle avait vécu pendant huit heures quinze minutes.

Son *autopsie* fut faite le lendemain 31 décembre, à 1 heure de l'après-midi. A l'ouverture de la cage thoracique, ses poumons sont trouvés peu volumineux, appliqués le long de la colonne vertébrale; le droit est plus considérable que le gauche.

Les poumons, le cœur, le thymus, jetés ensemble dans un vase rempli d'eau, plongent au fond du liquide. Les poumons, isolés des autres organes, plongent également, mais avec moins de rapidité. Le poumon droit, séparé de son congénère, reste entre deux eaux; le gauche gagne le fond du liquide.

Le poumon droit est charnu, de la couleur du foie dans la plus grande partie de son étendue; au sommet, à la surface de quelques vésicules qui sont au contraire dilatées, brillantes et rosées, on voit s'étaler de petits vaisseaux colorés en rouge par le sang qu'ils contiennent. Il en est de même au centre de la base, mais seulement au centre, non sur les bords de cette base. Des parties détachées à l'aide de ciseaux en ces points et mises dans l'eau surnagent complètement : comprimées sous l'eau, elles laissent échapper de fines bulles de gaz et reviennent à la surface. Les autres parties du poumon droit plongent au fond du vase. Si on les presse d'abord, on voit sur une coupe s'écouler du sang qui entraîne à sa surface des bulles de gaz excessivement fines. Lorsqu'on le comprime sous l'eau, on voit aussi de petites bulles très fines venir crever sur le liquide. L'air avait donc pénétré dans les bronches sans distendre les alvéoles. Le poumon gauche était partout en état d'atélectasie. Dans aucun point on ne trouva de tissu pulmonaire qui surnageât.

Le cœur était normal; ses cavités contenaient du sang noir et quelques caillots noirs. Le foie, la rate, les reins, étaient congestionnés, mais normaux.

Dans la cavité cranienne, on trouvait une congestion intense des méninges; il existait même un léger épanchement sanguin sous-arachnoïdien au niveau de la base. La substance cérébrale était intacte. Rien dans les ventricules.

En résumé, du côté des membranes, on trouvait une hémorrhagie de la caduque, hémorrhagie qui s'était faite loin du placenta, loin de l'insertion de l'œuf à l'utérus, mais plutôt au voisinage du col utérin. Sur la caduque hypertrophiée existaient des vaisseaux qui, près du caillot, étaient dilatés, moniliformes, comme ceux dont on constate l'existence dans les néo-membranes.

L'hémorrhagie ne paraissait avoir déterminé aucun symptôme considérable au moment où elle avait eu lieu, puisque la malade ne pouvait se les rappeler; elle n'avait amené aucune modification dans les autres membranes à son niveau.

Enfin, s'il est assez commun de rencontrer des hémorrhagies de la caduque se produisant dans les deux premiers mois de la grossesse et déterminant l'avortement, il est excessivement rare de les voir survenir dans le sixième mois de la gestation. Quant à l'enfant, bien qu'il eût vécu pendant plus de huit heures, il n'avait respiré que d'une manière tout à fait incomplète. Son observation se rapproche beaucoup de celles que nous avons déjà rapportées (Voir page 223 de ce volume) et dans lesquelles, bien que l'enfant eût vécu pendant un certain nombre d'heures, la *docimasie pulmonaire* avait été tout à fait impuissante à donner la preuve de la respiration.

Discussion. — M. Guéniot. Les hémorrhagies des membranes sont une des causes les plus fréquentes de l'avortement au début de la grossesse, mais, à six ou sept mois, il est très rare d'observer cette lésion. Ordinairement aussi, elle siège au niveau du placenta.

M. Trélat appuie la proposition de M. Guéniot. Il pense aussi que l'avortement reconnaît ici pour cause l'hémorrhagie des membranes. L'avortement, il est vrai, suit ordinairement d'assez près la production de l'hémorrhagie, mais il peut également ne survenir que beaucoup plus tard; de la même façon, la mort du fœtus n'entraîne pas un avortement immédiat.

M. Laborde fait remarquer l'analogie de cette lésion avec celles de la pachyméningite. On a observé des pseudo-membranes sur beaucoup de séreuses, ne serait-ce pas une lésion du même genre?

M. Trélat. Il existe, en effet, des exemples de pseudo-membranes sur le placenta.

CHAPITRE XLVII

CANCER DU COL DE L'UTÉRUS METTANT PENDANT PLUSIEURS JOURS OBSTACLE A L'ACCOUCHEMENT. — INCISIONS FAITES SUR LA PARTIE DU TISSU UTÉRIN RESTÉE SAINE. — EXTRACTION AVEC LE FORCEPS D'UN ENFANT VIVANT [1].

Le 6 juin 1879, on apportait à la Clinique d'accouchement de la Faculté la nommée Peyr..., femme Duc, âgée de trente-huit ans, piqueuse de bottines. Elle donne les renseignements suivants : elle a déjà eu quatre garçons et est enceinte pour la cinquième fois. Ses dernières règles datent du 7 au 15 août. Elle a toujours joui d'une très bonne santé et la première partie de sa grossesse s'est très bien passée ; mais depuis trois ou quatre mois, elle éprouve dans la partie inférieure de l'abdomen des douleurs assez vives. Il y a deux mois, elle se mit à perdre, au milieu de la nuit, une certaine quantité de sang; elle fit appeler un médecin qui pratiqua le toucher et lui conseilla de garder le repos au lit; l'écoulement sanguin cessa au bout de quatre jours. Une semaine plus tard, comme elle éprouvait dans le ventre des douleurs plus vives, elle demanda un autre médecin. A la suite d'un nouvel examen qui fut fait, elle perdit du sang pendant deux jours. Depuis cette époque, il n'y a plus eu d'hémorrhagie,

1. *Archives de tocologie*, novembre 1879, p. 695.

il s'écoule seulement par la vulve des matières puriformes, jaunâtres, n'ayant, suivant elle, aucune odeur. Mais des douleurs abdominales persistaient, elles étaient vives, surtout pendant la nuit, et l'empêchaient de dormir. La femme D... approchait du terme de sa grossesse, et dans la nuit du 3 au 4 juin elle commença à éprouver les premières douleurs de l'accouchement; ces douleurs revinrent à intervalles réguliers toutes les dix, puis toutes les cinq minutes. Un peu de sang sortit par la vulve, le 4 juin, après le dernier toucher : depuis, l'écoulement sanguin s'est arrêté. Les douleurs persistant pendant toute la journée du 5 juin et la malade n'accouchant pas, la sage-femme, après avoir pris l'avis d'un médecin, l'amena le 6 au matin à l'hôpital des Cliniques en disant qu'on sentait le placenta inséré sur l'orifice utérin.

Au moment de la visite, on trouve une femme de taille ordinaire, assez forte; elle est très brune; le facies est bon; le teint est un peu coloré; la peau n'est pas chaude; le pouls n'est pas rapide. Les douleurs reviennent toutes les sept ou huit minutes, elles sont assez fortes et arrachent des cris.

Au palper, on trouve l'utérus développé comme chez une femme arrivée au terme de sa grossesse. La tête s'est engagée à travers le détroit supérieur, le dos est dirigé à droite et un peu en arrière. A l'auscultation, on entend les bruits du cœur à droite. Il y a 136 pulsations fœtales par minute. Au toucher, le doigt arrive sur une masse volumineuse, irrégulière, présentant des nodosités et des anfractuosités. Il existe un champignon considérable qui remplit le fond du vagin. Du côté droit et en arrière, le doigt peut pénétrer à travers un orifice qui ne le laisse entrer qu'avec peine; il y a à ce niveau une petite bande de tissu sain, tandis que le reste du col est envahi par la dégénérescence cancéreuse. Après avoir traversé l'orifice, le doigt arrive sur les membranes qui sont intactes; derrière les membranes on sent la tête dans le liquide amniotique. Le doigt sort recouvert de sang.

Le travail a continué pendant toute la journée du 6 juin.

A 4 heures du soir, M. le professeur Depaul rompt les membranes et une certaine quantité de liquide amniotique s'écoule. A 8 heures du soir, bien que les douleurs aient continué à reparaître avec une grande régularité, on ne trouve aucune modification du côté du col; les battements du cœur fœtal sont normaux, il y a 132 pulsations par minute.

Pendant toute la nuit, des douleurs assez vives ont persisté. Le 7 juin, à 7 heures 45 du matin, on trouve que l'orifice utérin s'est dilaté aux dépens de la partie du col restée saine; cet orifice présente un diamètre de 5 centimètres environ. A l'auscultation, les battements du cœur de l'enfant sont toujours réguliers.

A 8 heures un quart, M. le professeur Depaul fait, avec un bistouri courbe à extrémité mousse, deux petites incisions en arrière et à droite sur cette partie du col non envahie par le cancer.

A 10 heures, l'accouchement n'ayant pas lieu et la tête restant toujours au-dessus de l'orifice utérin qui ne se dilate pas suffisamment, M. le professeur Depaul se décida à faire une application de forceps. Il se servit d'un instrument à cuillers étroites. Le femme ayant été anesthésiée, les branches du forceps furent appliquées directement, une à gauche, l'autre à droite. Quelques tractions suffirent pour amener le fœtus jusque sur le plancher périnéal. On s'efforça, mais en vain, de refouler au-dessus de la tête la masse cancéreuse qui avait été entraînée au-devant d'elle. La tête exécuta alors son mouvement de rotation et, au moment du dégagement, la cuiller droite était venue en avant presque sous la symphyse pubienne, tandis que la cuiller gauche était allée se placer en arrière. L'enfant fut extrait facilement; il ne respirait pas. On le transporta sur la crêche; la figure et le tronc étaient cyanosés, l'œil droit largement ouvert; M. le professeur Depaul le frictionna, enleva les mucosités qui étaient dans sa bouche, le flagella, mais il restait toujours cyanosé et immobile. Après cinq ou six minutes, il se mit enfin à respirer et à crier. On constata alors qu'il avait une paralysie faciale droite. La respiration continuant, on vit disparaître progressivement la cyanose. Cet enfant était du sexe masculin, il pesait 3.030 gr. et mesurait 47 cent. de longueur.

La délivrance se fit spontanément aussitôt après l'accouchement. Le 7 juin au soir, la paralysie faciale n'existait plus chez l'enfant.

La masse cancéreuse qui, pendant l'accouchement, était venue faire saillie à l'orifice vulvaire y demeura; l'état général de la femme était satisfaisant; il y avait à peine un peu de fréquence du pouls et de la chaleur de la peau.

8 juin, matin. État général bon. La tumeur fait toujours saillie à la vulve; l'écoulement lochial est excessivement fétide. On ordonne des lavages fréquents et des injections vaginales avec une solution de chloral à 1/200.

Soir. Même état satisfaisant.

9 juin, matin. La tumeur restant toujours à la vulve et le toucher ayant montré qu'il existait un pédicule du volume du pouce environ, M. le professeur Depaul appliqua une chaîne d'écraseur sur ce pédicule qu'il sectionna lentement. La tumeur enlevée avait le volume d'un gros œuf de poule.

Il n'y eut pas d'écoulement de sang à proprement parler pendant la journée, mais seulement un suintement séro-sanguinolent; il n'y eut aucune fièvre, aucune réaction.

En pratiquant le toucher, le 16 juin, on trouve avec un peu de difficulté le point sur lequel a porté la section sur la lèvre antérieure. Quant à la lèvre postérieure, elle est très volumineuse, elle constitue à son tour une tumeur assez considérable, grosse comme un œuf de poule, irrégulière, végétante, qui est bien différente comme forme de ce qu'elle était au moment de l'accouchement où elle se trouvait tiraillée, distendue.

Cette femme paraissant bien portante, sort le 21 juin 1879.

CHAPITRE XLVIII

A PROPOS D'UN CAS DE FIBROME SOUS-MUQUEUX DU CORPS DE L'UTÉRUS COMPLIQUANT LA GROSSESSE ET L'ACCOUCHEMENT [1].

Lorsque des fibromes utérins existent chez une femme qui devient enceinte, un certain nombre de complications peuvent survenir; parmi elles nous citerons les hémorrhagies et les présentations anormales.

Dans les conditions ordinaires, les hémorrhagies de la grossesse déterminent ou accompagnent souvent l'avortement : « Au contraire, dans le cas de tumeurs fibreuses, dit Lefour dans son excellente thèse [2], la grossesse n'est souvent pas interrompue. » C'est là un fait sur lequel il croit « devoir appeler l'attention d'une façon toute spéciale, car il constitue un enseignement d'une grande valeur; jamais, quelle que soit l'abondance de l'hémorrhagie, le médecin ne devra désespérer de voir continuer la grossesse. » Ce n'est pas tout, le même auteur rappelle que l'hémorrhagie, dans les cas de grossesse compliquée de fibromes utérins, se rencontre ordinairement aux époques correspondantes de l'écoulement

1. *The American Journal of Obstetrics*, t. XVII, 1884, p. 138.
2. R. Lefour. *Des fibromes utérins au point de vue de la grossesse et de l'accouchement. Thèse d'agrégation.* Paris, 1880.

menstruel et peut en imposer pour de véritables règles quand elle ne dépasse pas certaines limites.

Quant aux présentations anormales, Guéniot, Tarnier, Süsserott, Toloczinow, Nauss, Lefour ont montré combien elles étaient fréquentes. Lefour, réunissant toutes les observations dans lesquelles la présentation avait été notée, a trouvé que, dans les cas de fibromes utérins, on rencontrait :

La présentation	du sommet	dans une proportion	de	50,98	p. 100
—	du siège	—	—	32,35	—
—	de l'épaule	—	—	16,66	—

L'observation suivante vient confirmer les données déjà fournies par la statistique ; elle montre de plus combien parfois le diagnostic du fibrome peut être difficile et l'intervention compliquée.

Le 5 juillet 1883, à 9 heures du matin, on apportait sur un brancard à l'hôpital de la Charité, une jeune fille de dix-huit ans, domestique, la nommée Alfreda P. Généralement bien portante, elle avait été réglée pour la première fois à l'âge de douze ans, et depuis cette époque elle avait toujours été régulièrement menstruée, jamais elle n'avait eu de perte de sang dans l'intervalle des périodes menstruelles, dont la durée était chaque fois à peu près égale. Dans ces derniers temps, elle n'avait rien noté de particulier de ce côté, si ce n'est un peu d'augmentation de volume de l'abdomen auquel elle n'avait pas attaché d'importance, car elle avait eu à plusieurs reprises, autrefois, du ballonnement du ventre après les repas ; sauf quelques vomissements qu'elle avait eus un certain nombre de mois auparavant, sa santé générale était restée bonne.

La veille, dans la matinée, elle avait éprouvé quelques douleurs abdominales ; dans l'après-midi, elle avait été très surprise de se sentir mouillée, elle croyait qu'elle urinait involontairement.

Pendant toute la soirée elle continua à perdre du liquide, puis dans la nuit ses coliques augmentèrent. Comme elle souffrait beaucoup et qu'elle avait senti quelque chose d'anormal du côté des organes génitaux, on fit venir un médecin qui trouva une main à la vulve. Elle fut étonnée d'apprendre qu'elle était enceinte et en travail. Elle ne niait pas avoir eu des rapports sexuels, mais jamais elle n'avait soupçonné sa grossesse. On la fit immédiatement conduire à l'hôpital.

En l'examinant, on constata que c'était le bras droit qui faisait procidence entre les cuisses; il était violacé et tuméfié.

Le ventre n'était pas très volumineux, l'utérus formait un ovoïde à grand axe dirigé de haut en bas et de droite à gauche; il était en état de rétraction assez prononcée et presque constante. On parvenait cependant à sentir la tête du fœtus qui occupait la partie supérieure et droite de la cavité utérine.

Au toucher, le doigt pénétrait assez difficilement dans un vagin dont l'entrée était assez étroite et les parois résistantes.

L'orifice utérin mesurait 4 à 5 centimètres de diamètre et formait un cercle à bords relativement assez minces qui s'appliquaient sur la racine du bras. La saillie de l'épaule n'était pas accessible, le creux axillaire avait son ouverture dirigée du côté gauche; l'extrémité du doigt n'arrivait pas jusque sur la paroi thoracique et le gril costal.

A l'auscultation, on avait entendu les bruits du cœur au-dessous de l'ombilic et un peu à gauche. Il existait donc une présentation de l'épaule droite en position acromio-iliaque droite. Le corps du fœtus replié sur lui-même était très élevé; le siège et la tête étaient presque au même niveau.

La femme fut mise au bain; des injections vaginales furent faites toutes les deux heures avec une solution de sublimé à 1/2000.

Pendant la journée, les douleurs continuèrent à être très intenses et, à cinq heures du soir, voici ce qu'on trouva.

L'avant-bras, qui se trouvait hors des organes génitaux, était froid et plus tuméfié; l'utérus avait la même forme que le matin et se trouvait fortement rétracté. On entendait encore les bruits du cœur qui, par moments, étaient très ralentis.

Au toucher, la dilatation de l'orifice utérin paraissait complète ou à peu près complète. En faisant pénétrer le doigt plus profondément, on sentait le segment inférieur de l'utérus qui s'appliquait exactement sur les parties fœtales, ces dernières étaient toujours très élevées.

Bien que l'existence de l'enfant encore vivant parût très compromise, on devait essayer de le sauver. On résolut de donner du chloroforme à la femme, dans l'espérance que les parois utérines se relâcheraient et que la version pourrait être exécutée. A 5 h. 1/4, Pouls 92, Température 37° 2.

Lorsque l'anesthésie fut totale depuis quelque temps, un lacs ayant été mis sur le bras qui était au dehors, on profita d'un moment où les parois utérines paraissaient un peu moins rétractées pour introduire la main droite dans la cavité de l'organe.

Un genou fut saisi, mais à ce moment une contraction tétanique survint, qui immobilisa absolument l'opérateur. Cette contraction dura sept minutes; on sentit les parois thoraciques qui se soulevaient comme si l'enfant faisait des efforts d'inspiration; la main, à moitié paralysée, dut être retirée. On continua l'administration du chloroforme; dix minutes plus tard environ, profitant d'un peu de relâchement des parois, on réintroduisit la main; on saisit un genou et on amena un pied à la vulve. Ce pied ne pouvant être entraîné hors des organes génitaux, on appliqua sur lui un lacs. A partir de ce moment, il y eut une véritable contracture, une tétanisation persistante de l'utérus, tétanisation telle qu'il fut absolument impossible de faire accomplir au fœtus son mouvement d'évolution.

On laissa la femme revenir à elle-même. Pouls 104, Température 37° 4. Un peu avant le réveil et un peu après, des vomissements survinrent qui étaient dus à l'administration du chloroforme. On n'entendit plus les bruits du cœur fœtal.

A 7 heures 1/2, la malade fut mise dans un bain où on la laissa pendant une heure. Dans ce bain, les douleurs furent très violentes. Quand la malade sortit, on lui fit une injection de 0,01 centigramme de chlorhydrate de morphine.

A 10 heures 45 du soir. Température 37° 8. La tétanisation de l'utérus persiste. Le toucher est très douloureux; on arrive cependant jusqu'à l'union du bras avec l'épaule.

On se décide à faire l'embryotomie. En présence de la rétraction de l'utérus et de l'élévation considérable de la tête et du cou qui n'est pas accessible, on ne peut songer à pratiquer la décollation. On détachera le bras au niveau de l'épaule, et on tentera la version forcée en tirant sur le pied qui est resté à l'orifice utérin.

La femme ayant été de nouveau endormie, on prit des ciseaux de P. Dubois, on sépara à petits coups le membre supérieur qui fut bientôt entraîné au dehors.

Quelques tractions faites sur le pied gauche, sur lequel un lacs avait été appliqué, ne firent pas descendre le siège. Profitant d'un moment où l'utérus était moins contracturé, on refoula un peu l'épaule qui se trouvait au détroit supérieur et on exerça de nouvelles tractions. Le siège descendit et le fœtus tout entier fut peu à peu amené au dehors. Il était du sexe masculin et pesait 2.500 grammes. Le placenta sortit presque immédiatement, se dégageant à la vulve par son bord; il suffit d'appuyer légèrement sur le fond de l'utérus, et l'arrière-faix franchit l'orifice vulvaire.

Pratiquant ensuite le toucher, on éprouva des sensations bizarres au premier abord. Un examen attentif permit de constater ce qui suit : Le cul-de-sac vaginal postérieur (Voyez fig. 90, *Vp*) est intact; le cul-de-sac vaginal antérieur (*Va*) est lui-même indemne. Le col présente au niveau de son orifice externe et au côté gauche une déchirure qui n'arrive pas jusqu'à l'insertion du vagin.

Le doigt pénètre dans la cavité utérine, dont la paroi antérieure (*Ua*) a une épaisseur normale. Sur cette paroi on sent les inégalités qui correspondent au point d'insertion du placenta (*Pl*). En arrière, il existe une masse globuleuse, ayant à peu près le volume du poing; cette masse (*T*) est adhérente

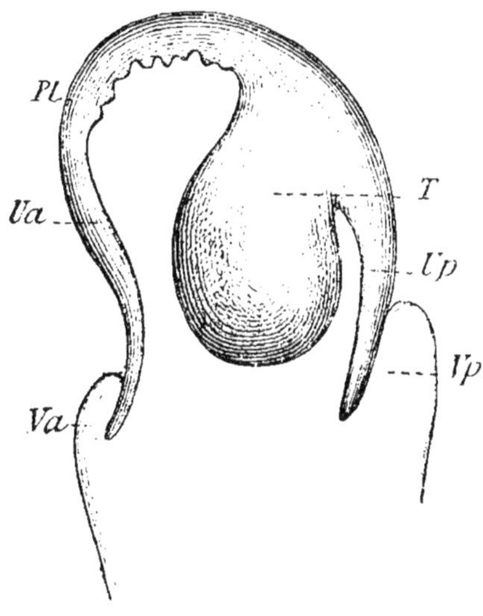

Fig. 90. — Utérus immédiatement après l'accouchement. Tumeur fibreuse faisant saillie dans sa cavité.

Fig. 90. — *Va*, cul-de-sac antérieur du vagin. — *Vp*, cul-de-sac postérieur du vagin. — *Ua*, paroi utérine antérieure. — *Up*, paroi utérine postérieure. — *Pl*, surface d'insertion du placenta. — *T*, tumeur fibreuse.

à la paroi postérieure (*Up*) de l'utérus, avec laquelle elle se confond, et elle présente une saillie arrondie qui descend jusqu'à l'orifice interne de l'utérus. Entre la partie la plus inférieure de cette masse et la paroi postérieure de l'utérus, il y a un sillon, une sorte de cul-de-sac.

On fait une injection intra-utérine avec deux litres d'une solution de sublimé à 1/2000. La femme est remise dans son lit. T. A. 37° 8. Des injections vaginales seront faites pendant la nuit toutes les deux heures. L'opérée repose d'une façon très calme.

Le 6 au matin, pas de douleurs abdominales. P. 90; T. A. 36° 8.

Les suites de couches furent normales. Il n'y eut ni hémorrhagie, ni lochies fétides. Les injections vaginales avec la solution de sublimé furent continuées toutes les deux heures pendant trois jours : puis on n'en fit plus que six, enfin que quatre dans les vingt-quatre heures.

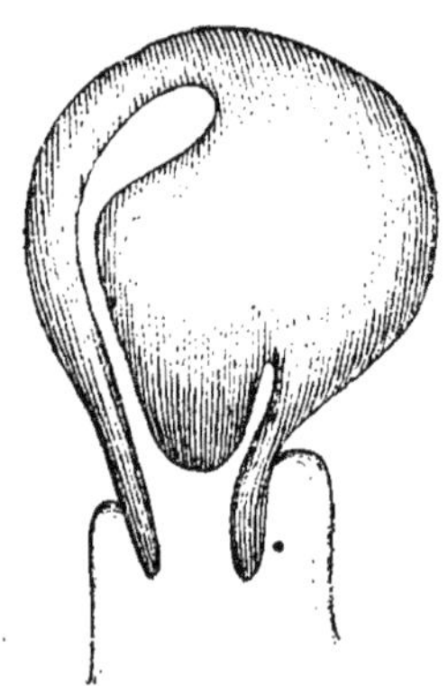

Fig. 91. — Tumeur fibreuse sous-muqueuse. Disposition des parties quelques jours après l'accouchement.

En examinant la femme quatre jours après son accouchement, on put encore introduire le doigt dans le col et jusque dans la cavité utérine : on sentit la tumeur qui venait faire saillie à l'orifice interne, le doigt ne passait plus que très difficilement entre elle et la paroi antérieure de l'utérus. (Voyez fig. 91.) En arrière, on ne trouvait plus de sillon; la tumeur, appliquée sur la paroi postérieure de l'organe et confondue avec elle, formait une masse volumineuse dont le diamètre antéro-postérieur semblait à peu près égal au diamètre vertical de l'utérus. Au toucher rectal, on pouvait sentir la tumeur qui faisait, en arrière, une saillie anormale.

Au douzième jour, le toucher vaginal fut de nouveau pratiqué; le col, absolument fermé, ne laissait plus pénétrer le doigt. On avait beaucoup de peine à faire rester au lit la nommée Alfréda P... qui sortit de l'hôpital en excellente santé le 24 juillet 1883.

RÉFLEXIONS. — 1° L'existence d'un fibrome sous-muqueux, reconnu seulement par le toucher intra-utérin après la délivrance, permit de comprendre pourquoi notre malade avait pu ne pas penser qu'elle était enceinte. Cette erreur s'expliquait par la persistance des règles, ou mieux par la production d'hémorrhagies dans le cours de la gestation ; en effet, en y réfléchissant bien, elle se rappela que les écoulements sanguins n'étaient pas revenus à des intervalles absolument réguliers, mais elle n'y avait pas ajouté d'importance. Il n'y avait presque pas eu de phénomènes sympathiques : à part quelques vomissements, rien du côté des seins ni du côté des différents organes de l'économie n'avait attiré son attention. Comme autrefois elle avait eu à plusieurs reprises après le repas du tympanisme abdominal, c'est au même phénomène qu'elle avait rapporté l'augmentation de volume de son ventre. Les premiers mouvements du fœtus n'avaient pas non plus été rattachés par elle à leur véritable cause.

2° La présence d'un fibrome sous-muqueux volumineux, siégeant au niveau du segment inférieur du corps de l'utérus, permettait aussi de comprendre pourquoi il y avait eu obstacle à l'accommodation normale, obstacle à l'engagement de la tête et présentation de l'épaule. C'était la présence de cette tumeur qui maintenait si élevés l'épaule et le tronc du fœtus ; c'était elle aussi sans doute qui, s'ajoutant à la contracture du corps de l'utérus, avait mis obstacle à l'évolution du fœtus lorsqu'on avait saisi le pied. L'administration même longtemps prolongée du chloroforme fut impuissante à faire cesser la tétanisation de l'utérus. Le corps du fœtus étant toujours resté très haut, le cou était inaccessible, ce qui ne permit pas la décollation et obligea de recourir à la brachitomie avec les ciseaux et à la version forcée.

CHAPITRE XLIX

A PROPOS D'UN CAS D'OBSTÉTRIQUE COMMUNIQUÉ A LA SOCIÉTÉ MÉDICALE DES HOPITAUX PAR M. N. [1]

Dans la *Gazette hebdomadaire* du 18 mai 1883, page 338, col. 2, au compte rendu de la *Société médicale des hôpitaux*, séance du 11 mai, on lit ce qui suit :

« M. N... présente les pièces anatomiques relatives à un cas de fièvre puerpérale constatée chez une malade qui, après avoir fait une fausse couche de sept mois, dans le service d'accouchement de l'hôpital Tenon, a été transportée mourante dans ses salles quatre jours plus tard. L'enquête à laquelle il s'est livré à cet égard lui a appris que, dans le même service d'accouchement, avait eu lieu, quelques jours auparavant, une craniotomie pratiquée par M. Budin, chez une femme atteinte de rétrécissement du bassin et chez laquelle le forceps, appliqué en ville puis à l'hôpital, n'avait pu terminer l'accouchement. Cette femme était morte dans le service de M. Roques où elle avait été transportée *in extremis*. L'autopsie a révélé une perforation *opératoire* de l'utérus et du cul-de-sac vaginal; il n'y avait pas, d'ailleurs, de rétrécissement du bassin. »

1. *Le Progrès médical*, 2 juin 1883, p. 422.

D'autre part, dans la *Revue médicale française et étrangère* du 19 mai 1883, page 718, on trouve :

« *Présentation de pièces.* M. N... présente deux utérus de femmes mortes de fièvre puerpérale à l'hôpital Tenon.

« La première, opérée par M. Budin, avait subi une craniotomie pour un rétrécissement qui n'existait pas et fut envoyée mourir, atteinte de déchirure de l'utérus, dans le service de M. Roques.

« La seconde, placée dans une chambre voisine de la première, fut prise de fièvre puerpérale à la suite d'une fausse couche de sept mois et mourut dans le service de M. N... avec du pus dans ses sinus utérins. »

Ainsi donc, pour ne prendre dans cette communication que ce qui me concerne, appelé à l'hôpital Tenon en l'absence du chef de service qui était malade, j'y aurais pratiqué une craniotomie. L'autopsie aurait révélé une perforation *opératoire* de l'utérus et du cul-de-sac vaginal : de plus, le rétrécissement que j'avais diagnostiqué n'aurait pas existé.

Le 11 mai, à 7 heures 1/2 du soir, je fus averti de la communication faite deux heures auparavant par M. N... J'avais déjà entre les mains les preuves que M. N... se trompait totalement. Dans la situation qui m'était faite j'avais, je pense, le droit et même le devoir de me défendre.

Tout d'abord, je pris dans le Corps médical des hôpitaux deux conseillers dont personne ne récusera l'honorabilité et la haute compétence en pareille matière : un accoucheur, chirurgien des hôpitaux, mon maître M. le Dr Tarnier, et un médecin des hôpitaux, M. le Dr Brouardel, professeur de médecine légale à la Faculté.

Voici maintenant les faits et les preuves que je puis opposer aux assertions de M. le Dr N...

Dans la nuit du 21 au 22 avril, on vint me chercher pour l'hôpital Tenon; je m'y rendis, accompagné de M. le Dr Maygrier, accoucheur des hôpitaux. J'y accouchai une femme nommée Renée L... et quelques détails de l'opération m'ayant semblé présenter un certain intérêt, je fis envoyer au laboratoire de M. Mathias Duval le crâne et la colonne cervicale du fœtus. La malade succomba au bout de neuf jours, le 1er mai.

Le 4 mai, c'est-à-dire sept jours avant la communication de M. N..., je recevais les documents suivants : une lettre de l'interne du service d'accouchement, M. Mérigot de Treigny, l'observation *in extenso*, le tracé de la température pendant les suites de couches et la relation de l'autopsie. Je devais, à l'observation qui m'était envoyée, faire des corrections si elles étaient nécessaires et ajouter quelques renseignements sur le procédé opératoire suivi. Le 11 mai, je ne l'avais pas encore fait.

Je puis donc publier d'abord les documents tels qu'ils m'ont été remis, *sans y rien changer*.

J'ajouterai ensuite quelques mots pour compléter l'observation, et j'ai soumis ce passage à MM. Maygrier et Mérigot de Treigny pour être bien certain de ne dire que l'exacte vérité.

Je terminerai en montrant les erreurs commises par M. N...

1° LETTRE DE L'INTERNE DU SERVICE.

« Monsieur et cher maître,

« Je vous apporte l'observation que vous m'avez demandée; vous avez sans doute appris que la malade avait succombé neuf jours après l'opération.

« Mon collègue du service où a été transportée la malade a bien voulu me donner les détails de l'autopsie et m'a montré les pièces anatomiques.

« J'ai consigné les résultats de l'examen dans l'observation. On a trouvé une perforation au niveau du cul-de-sac postérieur; elle n'avait nullement les caractères d'une ulcération résultant de la chute d'une eschare, mais cependant la malade n'a eu aucun signe de péritonite par perforation, et, de plus, la marche a été bien lente pour un cas de ce genre.

« Veuillez agréer, Monsieur, l'hommage de mes sentiments respectueux et dévoués.

« G. MÉRIGOT DE TREIGNY. »

Le 4 mai 1883.

2° OBSERVATION ET AUTOPSIE.

OBSERVATION. — *Primipare. — Rétrécissement du bassin. 24 heures de travail. — Plusieurs applications de forceps. — Céphalotripsie. — Mort. — Autopsie.* — La nommée Leg..., Renée, âgée de vingt-neuf ans, couturière, entre le 21 avril 1883 et est placée dans le pavillon Baudelocque, lit n° 4.

Le père de la malade est mort d'une affection pulmonaire, la mère est encore bien portante. Pendant son enfance, la malade a toujours été d'une bonne santé, elle a commencé à marcher avant un an.

Elle a été réglée très tardivement, vers vingt ans et demi. A ce moment elle était faible, avait des maux de tête fréquents et a été très fatiguée par la première époque menstruelle, puis a succédé une période de six mois pendant laquelle l'aménorrhée a été complète. Enfin les règles vinrent régulièrement, mais en très faible quantité et occasionnant toujours un grand malaise, quelques pertes blanches.

Comme couturière, elle travailla à la machine et se fatigua beaucoup, elle a toujours souffert de dyspepsie et avait des angines fréquentes. Chez elle, (elle) menait une vie très pénible, étant seule pour s'occuper des quatre enfants de sa sœur qu'elle avait recueillis.

Elle eut ses dernières règles le 7 août 1882. Le début de sa grossesse fut bon; c'est vers la fin de décembre qu'elle a commencé à sentir remuer son enfant. Dans les trois derniers mois, elle a souffert presque continuellement du ventre et avait une fatigue extrême; cependant, elle continua à travailler chez elle.

Le 21, dès le matin, les douleurs débutèrent brusquement et, deux heures et demie après, la poche des eaux se rompit. Les douleurs allèrent en se rapprochant et en augmentant d'intensité pendant toute la journée, la malade souffrait surtout de la région lombaire. Vers 8 heures du soir, un médecin est appelé chez elle et tente une application de forceps; malgré trois essais successifs, la deuxième branche ne peut être introduite; reconnaissant un rétrécissement, le médecin fait transporter la malade à l'hôpital.

C'est vers 11 heures du soir qu'elle est reçue au pavillon. Les douleurs reviennent toutes les dix minutes environ et se font sentir surtout dans la région lombaire, l'état général est bon, la température et le pouls normaux, la langue humide.

L'utérus semble normalement développé comme à terme, malgré le calcul que la malade affirme être exact. En explorant le détroit supérieur, on sent assez haut une masse dure, résistante, non mobile et régulière comme la tête; la main pénètre plus profondément à gauche qu'à droite où elle est arrêtée par une saillie prise d'abord pour le front; mais en explorant le reste de l'utérus on ne trouve pas la partie résistante à gauche, l'utérus se laisse facilement déprimer, pas de petites parties; sur la partie latérale droite, la résistance est plus grande, bien qu'on ne puisse pas délimiter exactement le plan fœtal. Au fond de l'utérus on trouve le siège qui est à peu près sur la ligne médiane; pas de petites parties.

Le foyer des battements du fœtus est au-dessous de l'ombilic et à droite de la ligne médiane. Les battements sont très rapides, mais réguliers et normaux. Le col est presque complètement dilaté et les lèvres se laissent facilement écarter. On trouve une bosse séro-sanguine considérable et gênant beaucoup l'examen. En la déprimant, on arrive sur les parois osseuses du crâne, elles sont molles et donnent la crépitation parcheminée. La tête est immobile, mais très haute et plonge seulement dans l'excavation; la suture sagittale est dirigée obliquement en arrière. A gauche, on arrive facilement sur la fontanelle antérieure qui répond à l'articulation coxo-fémorale gauche; en arrière et à droite, on parvient très profondément sur la fontanelle postérieure, dont on reconnaît bien les caractères.

La bosse séro-sanguine et l'œdème des parties maternelles gênent dans la recherche de l'angle, le doigt ne peut y arriver (le diamètre antéro-postérieur fut mesuré ultérieurement et était égal à...).

La malade ne présente aucun vice de conformation apparent; pas de claudication, aucune trace d'affection osseuse ou articulaire, le thorax est normal, sauf une légère saillie des articulations chondro-sternales, pas de déformation du rachis. Urines très chargées en urates, donnant un précipité par la chaleur et l'acide nitrique, mais l'albumine est en faible quantité.

A 11 heures et demie, après chloroformisation, application du forceps Tarnier; l'introduction des branches est facile, mais dans le placement de la branche postérieure, on reconnaît que le promontoire est très saillant et il faut, avec la main conductrice, repousser la cuiller contre la tête pour lui faire franchir le détroit supérieur.

L'articulation est facile, mais les tractions ne donnent aucun résultat. La bosse séro-sanguine s'allonge et vient presque jusqu'à la vulve sans que la tête progresse. Le forceps dérape deux fois, à chaque fois il est retiré dès qu'il commence à glisser pour éviter tout traumatisme et à chaque application on est gêné par la saillie du promontoire. La cuiller postérieure, introduite au-dessus du promontoire, descend facilement et en cherchant à la maintenir, un ressaut (se produit) lorsqu'elle retombe dans l'excavation. En la replaçant, on la sent buter comme la première fois. La troisième application ne donnant aucun résultat, on abandonne les tractions. La femme est maintenue au repos. Potion de Todd. Les battements du cœur du fœtus ne sont nullement modifiés. — On fait alors prévenir un accoucheur.

A 4 heures du matin, on trouve la femme dans le même état; elle souffre toujours dans la région lombaire, le vagin et la vulve sont fortement œdématiés. Les battements du cœur sont toujours normaux.

A 7 heures du matin, les battements du cœur sont toujours réguliers, mais peut-être un peu plus rapides qu'à l'entrée de la malade. L'enfant a perdu du méconium, les douleurs sont beaucoup plus espacées et ont beaucoup diminué d'intensité, la malade a dormi plusieurs heures.

M. Budin, assisté de M. Maygrier, fait une nouvelle application de forceps qui n'amène aucun résultat, les tractions sont faites pendant les douleurs, mais la tête ne se déplace pas. La femme souffre toujours beaucoup; les parties génitales étant très tuméfiées et fortement comprimées, la craniotomie est décidée.

On introduit le perforateur de Blot entre les branches du forceps, le crâne est facilement perforé et le cerveau s'écoule avec un sang noir; les battements du cœur ne sont nullement modifiés; on cherche alors à diriger le craniotome vers le bulbe, l'exploration intra-cranienne fait reconnaître les fosses cérébelleuses et la dépression correspondant au trou occipital, le perforateur est dirigé dans ce sens, mais les battements ne se modifient pas.

On fait de nouveau des tentatives d'extraction avec le forceps resté appliqué, la voûte s'engage alors, puis la tête reste de nouveau fixe et on applique le céphalotribe.

Une branche est placée en arrière et à gauche, l'autre en avant et à droite; quand on commence le broiement, les battements sont encore normaux; à partir de ce moment on suit constamment leurs modifications avec le stéthoscope; à mesure que les cuillers se rapprochent, les battements deviennent plus sourds, puis irréguliers, mais ils sont toujours très facilement perceptibles et on distingue parfaitement chacun d'eux; le dernier est perçu exactement au moment où les branches sont complètement rapprochées; après cet arrêt, l'auscultation n'indique plus aucun bruit fœtal [1]. On fait exécuter à l'occiput sa rotation et on vérifie ainsi le diagnostic de la position (O. I. D. P.), puis le céphalotribe est retiré, les épaules sont dégagées aussi lentement que possible, mais il se produit cependant une petite déchirure du périnée.

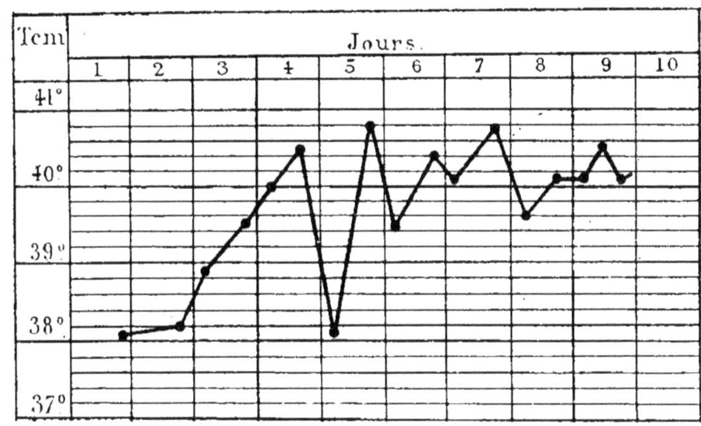

Fig. 92.

La délivrance tarde un peu, mais se fait spontanément; la femme perd un peu de sang, on fait alors une injection de 1 cc. d'ergotine d'Yvon.

Après une injection intra-utérine et des lavages au sublimé, on applique deux serre-fines. La malade se trouve assez bien et demande du repos. Dans la journée, elle accuse seulement des douleurs à la moindre pression sur l'abdomen, l'utérus est dur et bien contracté; soif vive, fièvre. T. soir, 38° (voyez fig. 92), pas de frissons. Bouillon, potage, Todd. Injections vaginales toutes les deux heures.

23. — La nuit est assez bonne; le matin, la malade est dans le même état, le ventre est toujours douloureux, l'utérus gros

1. Nous avons fait sur ce sujet une communication à la Société de Biologie, séance du 25 mai 1883. Voyez chapitre XIX, page 219 de ce volume.

et très sensible. T. matin, 38°. Bouillon, potage, cataplasmes laudanisés, injections vaginales comme la veille; le soir un peu de céphalalgie, la langue est humide. T. soir 38° 2. La malade n'urine pas seule. Elle a de fréquentes nausées et a vomi, le ventre est assez ballonné.

La vulve présente de nombreuses plaques de sphacèle assez étendues, mais les injections ramènent un liquide sans débris ni sans odeur gangréneuse; on fait le soir une injection intra-utérine.

24 août. — La céphalalgie continue; il n'y a plus de nausées, mais la malade a eu quelques petits frissons. Le météorisme a un peu augmenté et provoque de la dyspnée; quelques râles de congestion aux deux bases. Ventouses sèches. L'écoulement vaginal est très fétide; le sphacèle n'a pas augmenté. Injections vaginales toutes les deux heures; trois injections intra-utérines; pulvérisations phéniquées sur la vulve, matin et soir. Potion avec rhum et extrait de quinquina, sulfate de quinine, 1 gramme. Cataplasmes laudanisés. T. matin, 38° 8. T. soir, 39° 4.

25 août. — La fièvre est toujours intense, mais la céphalalgie a diminué, légère épistaxis, plus de frissons. T. matin 40°, T. soir 40° 4. On continue le traitement de la veille. Sulfate de quinine, 2 grammes.

26 août. — Le matin, amélioration sensible. T. matin 38° 2; mais le soir, 40° 8, fièvre très vive, peau brûlante, soif, agitation; les douleurs abdominales sont localisées au niveau de l'utérus, six ventouses scarifiées, très peu de météorisme. L'écoulement vaginal est toujours aussi fétide. Même traitement, 2 grammes de sulfate de quinine.

27 août. — L'état général reste le même, l'utérus est un peu moins douloureux, les eschares commencent à se détacher. T. matin, 39° 5. Le soir, la céphalalgie a augmenté, la langue est très sèche, l'écoulement est notablement plus fétide malgré le traitement local; sulfate de quinine, 2 grammes.

28 août. — L'état général est plus grave, dyspnée extrême, sueurs profuses, agitation alternant avec un délire calme. Ventouses sèches matin et soir, sulfate de quinine, 2 grammes.

29 août. — La dyspnée a encore augmenté, râles perceptibles à distance. Le délire est plus fort, il s'accompagne d'hallucinations de l'ouïe et de la vue, la malade cherche à se lever pour éviter des animaux dangereux dont elle se voit assaillie. Ventouses sèches matin et soir, potion à l'acétate d'ammoniaque.

30 août. — Les hallucinations continuent, prostration extrême; vers le soir, commencement des symptômes asphyxiques. La malade passe en médecine et meurt à deux heures du matin (1er mai).

AUTOPSIE, le 2 mai, par M. GIRODE, interne de M. ROQUES. — Météorisme très prononcé. Voussure énorme du diaphragme, le foie remonte jusqu'à la troisième côte droite. Les poumons sont fortement tassés, congestionnés et atélectasiés; à la coupe on ne trouve aucune trace de lésion inflammatoire.

L'intestin est fortement distendu par les gaz, mais ne présente pas d'altération. Le rectum contient une assez notable quantité de matières fécales. Les reins, la rate, le foie, ne présentent rien de particulier.

L'utérus est gros et mesure à peu près 15 centimètres de hauteur. Sur sa face antérieure, pas de traces d'inflammation péritonéale. En arrière, en repoussant l'utérus, on voit quelques fausses membranes occupant le cul-de-sac de Douglas, elles cèdent facilement aux moindres tractions, et on arrive alors dans le cul-de-sac qui contient quelques cuillerées de pus; on aperçoit (avant qu'aucun coup de scalpel n'ait été donné dans la région) une perforation allongée verticalement et occupant la partie la plus déclive du cul-de-sac. Les organes génitaux sont alors retirés avec précaution et examinés. On incise le vagin et l'utérus sur la ligne médiane de la paroi antérieure. A l'incision de l'utérus, écoulement assez abondant de liquide purulent, mais pas de collection dans l'épaisseur des parois. Le col est déchiqueté, surtout en arrière. Le cul-de-sac antérieur du vagin est intact et ne présente pas de plaques de sphacèle. Dans le cul-de-sac postérieur, à 1/2 centimètre du col, on voit la perforation qui est rectiligne et occupe une longueur d'un centimètre environ, elle communique directement avec le péritoine. Les bords en sont minces, réguliers et non déchiquetés, ils sont simplement écartés l'un de l'autre.

A l'entrée du vagin, on trouve de nombreuses plaques de sphacèle, ainsi qu'au niveau de la branche ischio-pubienne du côté droit. Les ovaires et les trompes ne présentent aucune altération. Les autres organes sont sains.

Le bassin a été mesuré avec soin après l'autopsie. Le diamètre sacro-pubien mesure 10 centimètres, et le diamètre transverse du détroit supérieur, 12 centimètres.

G. Mérigot de Treigny.

Le 4 mai 1883.

Tels sont les documents que j'avais reçus une semaine avant la communication de M. le Dr N...

On voit, en lisant l'observation, que l'interne, cherchant d'abord à arriver sur l'angle sacro-vertébral, n'avait pu l'atteindre, ce n'est qu'en introduisant profondément la main pour placer la cuiller qu'il a eu la sensation d'un rétrécissement. Nous avons plus tard, M. Maygrier et moi, constaté la même chose; le rétrécissement était donc peu considérable. Après la sortie du fœtus, je pratiquai avec soin le toucher vaginal pour examiner les parties molles et mieux apprécier le degré du rétrécissement du bassin. En ne touchant qu'avec un doigt, on pouvait suivre la face antérieure du sacrum, mais on n'arrivait que difficilement jusqu'au niveau du promontoire. Je touchai alors avec deux doigts, l'index et le médius. Le médius étant plus long, je pus ainsi mieux atteindre l'angle sacro-vertébral, et mesurant sur 1 mètre en étoffe le diamètre promonto-sous-pubien, je formulai cette conclusion que le diamètre minimum mesurait 10 centimètres environ.

Quant à mon intervention, elle était en outre nécessitée par la situation de la tête et plusieurs applications infructueuses du forceps. Le sommet se présentait en position occipito-iliaque droite postérieure; de plus, la tête était défléchie. « Au toucher, dit l'observation, la suture sagittale est dirigée obliquement en arrière. A gauche, on arrive facilement sur la fontanelle antérieure qui répond à l'articulation coxo-fémorale gauche; en arrière et à droite, on parvient très profondément sur la fontanelle postérieure dont on reconnaît très bien les caractères. » Une nouvelle preuve de la déflexion de la tête a été fournie lorsqu'on a examiné le crâne de l'enfant, le perforateur avait pénétré à travers la fontanelle antérieure.

Les accoucheurs savent qu'en pareille circonstance les tractions avec le forceps ne font souvent que défléchir et enclaver la tête; c'est un point qui a été très nettement mis en lumière par M. le Dr Tarnier, au dernier Congrès de Londres [1].

Dans la relation de l'autopsie qui m'avait été envoyée dès le 4 mai, on lit : « Le bassin a été mesuré avec soin; le diamètre sacro-pubien mesure 10 centimètres, le diamètre transverse du détroit supérieur, 12 centimètres. » C'était l'évaluation à laquelle j'étais arrivé. M. N... affirme qu'il n'y avait pas de rétrécissement : cependant, tous les livres classiques nous ont appris que, dans un bassin normal, le diamètre antéro-postérieur du détroit supérieur mesure 11 centimètres, et le diamètre transverse 13 centimètres et demi.

Quant « aux perforations de l'utérus et du vagin » on cherche en vain, dans la relation de l'autopsie, la moindre allusion à la perforation *utérine* dont, d'après les journaux cités, M. N... aurait parlé en séance.

1. Tarnier, *Annales de Gynécologie*, vol. XVII, pages 409 et 410, avec figure.

Voyons maintenant ce qu'il faut penser de la perforation du cul-de-sac vaginal que M. N... a qualifiée de perforation *opératoire*. Rappelons les textes. « En arrière, en repoussant l'utérus, on voit quelques fausses membranes occupant le cul-de-sac de Douglas; elles cèdent facilement aux moindres tractions et on arrive alors dans le cul-de-sac qui contient quelques cuillerées de pus. On aperçoit (avant qu'aucun coup de scalpel n'ait été donné dans la région) une perforation allongée verticalement et occupant la partie la plus déclive du cul-de-sac. » Voilà pour l'examen par la partie supérieure, par la cavité péritonéale. En examinant par la partie inférieure, qu'a-t-on trouvé? « Dans le cul-de-sac postérieur du vagin, à un demi-centimètre du col, on voit la perforation qui est rectiligne et occupe une longueur d'UN CENTIMÈTRE environ, elle communique directement avec le péritoine; *les bords en sont minces, réguliers et non déchiquetés, ils sont simplement écartés l'un de l'autre.* »

Cette perforation a-t-elle été produite par le forceps? Évidemment non, puisqu'elle mesurait 1 centimètre environ. De plus, elle était « allongée verticalement ». Une perforation produite par le forceps eût présenté une plus grande étendue et une direction transversale ou oblique.

A-t-elle été produite par le céphalotribe? Évidemment non, pour les mêmes raisons. J'ai fait usage du céphalotribe Tarnier à cuillers fenêtrées.

A-t-elle été produite par le perforateur? Évidemment non. Si j'avais perforé le vagin avec l'instrument de Blot j'aurais, de plus, forcément atteint le rectum et le sacrum : l'autopsie ne fait mention d'aucune lésion de ce côté. J'ai opéré, la tête se trouvant entre les cuillers du forceps, je ne pouvais donc guère commettre d'erreur. Enfin, je n'ai fait qu'une seule tentative de perforation et je suis entré d'emblée dans la cavité cranienne à travers la fontanelle antérieure; je suis même, comme l'examen ultérieur fait par MM. Mathias Duval et Laborde l'a démontré, parvenu à détruire le bulbe du fœtus.

J'ajoute que, si une déchirure avait existé, je l'aurais constatée lorsque j'ai pratiqué le toucher après l'accouchement. Il n'y avait pas de déchirure quand j'ai commencé l'opération, il n'y en avait pas quand je l'ai terminée. Si une rupture avait existé, j'aurais pris des soins particuliers, car les accoucheurs possèdent depuis quelques années des méthodes de traitement qui leur permettent de guérir souvent les ruptures, et tout récemment il y a eu à la Maternité, dans le service de M. Tarnier, deux cas de ruptures : les deux malades, traitées par ces nouvelles méthodes, ont complètement guéri.

Enfin, s'il y avait eu une perforation opératoire non soignée, la femme aurait très probablement succombé en quarante-huit ou soixante-douze heures au lieu de vivre neuf jours.

En réalité, que s'est-il passé? Voici quelle est l'opinion de MM. Tarnier et Brouardel, qui approuvent tous les termes de la rédaction suivante :

« Pour eux, l'ouverture siégeant sur la paroi du vagin et constatée à l'autopsie, ne présente pas les caractères habituels des lésions opératoires.

« Il est possible que la compression exercée par la tête pendant l'accouchement ou que, plus tard, la présence du pus dans le cul-de-sac de Douglas ait déterminé un amincissement des tissus analogue à celui qui précède la formation des fistules vésico-vaginales ou l'ouverture des foyers purulents de pelvi-péritonite. Ainsi pourrait s'expliquer la production pendant les derniers temps de la vie de la petite perforation trouvée à l'autopsie.

« Mais si l'on remarque qu'il existait dans le cul-de-sac de Douglas des fausses membranes, qu'après les avoir déchirées on arrivait dans le fond du cul-de-sac qui contenait quelques cuillerées du pus, si l'on tient compte en outre de l'amincissement des tissus, il est également possible que ce soit à l'autopsie même, sous la pression des doigts, involontairement et sans qu'on s'en aperçoive, que se sera produite cette fissure « d'UN CENTIMÈTRE environ, dont les bords étaient minces, réguliers, non déchiquetés, *simplement écartés l'un de l'autre* ».

Telle est, je le répète, l'opinion de MM. Tarnier et Brouardel.

En résumé, M. le Dr N... a présenté, devant une Société savante dont je ne fais point partie, des pièces recueillies dans un service qui n'était pas le sien; il n'a pas craint d'affirmer que j'avais cru à un rétrécissement du bassin qui n'existait pas et que j'avais produit une perforation opératoire de l'utérus et du vagin. M. N... ne s'était pas même enquis près de moi du diagnostic que j'avais pu faire, des causes de mon intervention et des manœuvres obstétricales auxquelles j'avais eu recours.

Je viens de démontrer que *M. N... s'était trompé sur tous les points*. En effet, le bassin était rétréci, il n'y avait pas de perforation de l'utérus, et tout prouve que la lésion vaginale n'a pas été produite pendant l'opération.

Mais, en supposant même que ses allégations eussent été vraies, M. le Dr N..., en faisant sa communication, a-t-il observé les règles habituelles de la déontologie médicale?

C'est une question que je laisserai résoudre par le Corps médical tout entier.

CHAPITRE L

DE L'EXPULSION PENDANT LA GROSSESSE DE CAILLOTS SANGUINS FRAIS OU ALTÉRÉS SANS QU'IL Y AIT AVORTEMENT.

Il y a quelques années, deux médecins de nos amis nous adressèrent, avec prière de donner notre avis, une dame dont voici en quelques mots l'histoire.

Mme Bon....... était âgée de trente et quelques années; mariée depuis longtemps, elle n'avait jamais eu de grossesse. Ses règles ayant disparu pendant deux époques, des nausées et des malaises étant survenus, elle se demanda avec inquiétude si elle n'était pas enceinte : cette idée la contrariait fort.

Un jour, elle eut des douleurs abdominales et se mit à perdre du sang et des caillots en grande quantité; on chercha en vain au milieu de ces caillots des débris de fœtus ou des villosités choriales. Mme B. fut convaincue qu'elle avait eu un simple retard suivi d'une hémorrhagie. Elle paraissait à peu près rétablie lorsque, dix jours plus tard, elle perdit par la vulve des matières solides, grumeleuses, semblables comme consistance à du marc de café, mais plus rougeâtres; elles étaient à peine odorantes. Un peu de sérosité déterminant quelques taches sur le linge s'échappait en même temps. Cette expulsion se renouvela quatre à cinq fois, puis tout sembla rentrer dans l'ordre. Cependant ses règles ne revenant pas, son état général ne lui paraissant pas normal, elle alla trouver son médecin qui l'examina avec un de ses confrères.

Ils constatèrent l'existence d'une tumeur abdominale : cette tumeur était-elle due à une grossesse? Telle était l'opinion qu'ils nous demandaient de formuler. En tout cas, la grossesse ne leur semblait pas devoir être utérine, étant donnée l'expulsion abondante de sang et de caillots qui avait eu lieu un certain temps auparavant.

Un examen attentif nous permit de constater ce qui suit. Des malaises, des nausées persistaient; les seins étaient augmentés de volume, les tubercules de Montgomery étaient apparents. A la palpation, on trouvait dans la partie inférieure de l'abdomen et sur la ligne médiane une tumeur molle, dépressible, à contenu liquide au milieu duquel on pouvait déplacer une masse solide. On sentit les parois se contracter sous la pression répétée de la main. A l'auscultation, on entendit le souffle utérin, puis des battements du cœur fœtal. Au toucher, le col était ramolli et le doigt constatait que le segment inférieur de l'utérus était développé. Le palper abdominal et le toucher vaginal combinés firent reconnaître que la tumeur trouvée dans l'abdomen était formée par le corps de l'utérus.

Il existait donc une grossesse et une grossesse utérine. Au bout de très peu de temps, du reste, Mme B. sentit nettement les mouvements actifs du fœtus. Nous pensâmes ou qu'il y avait eu une grossesse gémellaire et que l'un des œufs avait été expulsé, ou plutôt, comme on n'avait retrouvé aucune trace d'embryon ni de villosités choriales, qu'il y avait eu un décollement plus ou moins étendu de l'œuf dans un cas de grossesse simple. Des caillots avaient dû s'accumuler entre les membranes et la paroi utérine, et, au bout d'un certain temps, ces caillots altérés, désagrégés, avaient été expulsés par des contractions sans que la grossesse fût interrompue.

Mme B. arriva jusqu'à terme; on dut, en raison de la résistance des parties molles chez une primipare âgée, faire une application de forceps pour terminer l'accouchement. L'enfant était vivant, bien portant. La délivrance ne présenta rien de particulier et les suites de couches furent normales.

Le 25 septembre 1883, une de nos clientes Mme C. vint nous voir, non pour nous consulter car elle se trouvait bien portante et n'avait aucune inquiétude sur son état, mais pour nous raconter ce qui lui était arrivé pendant les vacances.

En mai 1881, Mme C. était accouchée à terme d'un magnifique garçon. Depuis cette époque, elle avait joui d'une excellente santé. Du 4 au 6 mai 1883, se trouvant à Dijon, ses règles étaient survenues à l'époque ordinaire, mais elles n'avaient reparu ni en juin, ni en juillet. Des nausées, des vomissements, des envies fréquentes et insurmontables de dormir, des besoins d'uriner, etc., lui firent se demander si elle n'était pas enceinte.

Le 2 août, elle partit pour la Suisse et séjourna pendant trois semaines à Interlaken. Le 22 août, elle se rendit à Lucerne par le col du Brünig, elle était restée en voiture pendant toute la journée.

Dans la nuit du 22 au 23 août, elle eut une hémorrhagie très abondante et inquiétante; elle perdit du sang pur d'abord, puis des caillots en notable quantité. Après être demeurée trois jours à Lucerne, elle partit : tout écoulement sanguin avait cessé. Elle pensa qu'elle avait fait une fausse couche.

Dix jours plus tard, sans éprouver de douleurs, elle expulsa par les organes génitaux des matières solides, grumeleuses, à peine odorantes, d'un noir rougeâtre, rappelant par leur consistance le marc de café, ou semblables à de la brique pilée un peu humide. En même temps, il sortait une très petite quantité de sérosité un peu roussâtre. Cette expulsion se renouvela à plusieurs reprises pendant une huitaine de jours, puis cessa totalement. L'état général redevint excellent et il n'y eut plus aucun symptôme qui pût faire croire à Mme C. qu'elle était enceinte.

Nous lui demandâmes cependant la permission de l'examiner. Nous trouvâmes tous les signes d'une grossesse de quatre mois environ; l'utérus était développé, ses parois mollasses se contractaient de temps en temps sous la main. Il existait un bruit de souffle utérin, mais nous ne pûmes ni constater les mouvements actifs, ni entendre les bruits du cœur du fœtus. Le toucher et le palper abdominal combinés nous confirmèrent dans l'idée qu'il y avait grossesse.

Mme C. fut absolument stupéfaite de cette opinion : comme nous n'avions cependant trouvé aucun signe de certitude absolue, nous la priâmes de revenir quinze jours plus tard, pensant qu'il nous serait alors possible de lui donner une réponse définitive. Cependant, dans notre esprit, nous n'avions aucun doute.

Nous revîmes Mme C. le 8 octobre; elle était enceinte, elle-même n'en doutait plus, car elle avait senti le fœtus remuer.

La grossesse semblait continuer régulièrement son cours, lorsque le 15 novembre, à 7 heures du matin, on vint nous demander pour voir Mme C. qui souffrait beaucoup depuis la veille au soir. Nous la trouvâmes en travail, le col était presque complètement effacé, l'enfant se présentait par le siège en position sacro-iliaque gauche antérieure. Ni le laudanum, ni la morphine n'amenèrent la cessation des contractions utérines et l'enfant fut expulsé à trois heures et demie de l'après-midi. Il était vivant, mais non viable; il succomba la nuit suivante.

Le placenta ne sembla pas se détacher : aucune tentative de délivrance, aucune traction sur le cordon ne furent faites; on attendit patiemment.

A quatre heures et demie, l'accouchée devint tout à coup très pâle, elle se sentait mouillée; en la découvrant, nous constatâmes qu'elle avait perdu et continuait à perdre en énorme quantité; le siège, les cuisses baignaient dans une mare de sang. Nous introduisîmes immédiatement la main droite dans l'utérus; le placenta était à moitié détaché, nous eûmes un peu de peine à décoller le reste de l'organe; quand nous fûmes certain qu'aucune partie ne restait adhérente, nous retirâmes la main au moment d'une contraction utérine en entraînant tout le placenta et les membranes. Puis, une injection sous-cutanée d'ergotinine fut faite. Inutile d'ajouter que toutes les précautions antiseptiques avaient été prises; un lavage de la cavité utérine avec une solution chaude de sublimé à 1/2000 fut pratiqué aussitôt après la délivrance.

Les suites de couches furent absolument normales, il n'y eut pas la moindre élévation de température.

En examinant l'arrière-faix, on vit que le placenta avait été inséré au voisinage du fond de l'utérus, car il existait une grande distance entre cet organe et l'orifice des membranes qui avait laissé passer le fœtus. Sur toute une partie du placenta, on trouvait des caillots anciens, fibrineux, d'un blanc grisâtre, formant des couches lamellaires. Le tissu placentaire était lui-même atrophié à ce niveau. Entre cette portion du placenta recouverte de caillots stratifiés et l'orifice de l'œuf qui avait correspondu à l'ouverture utérine, on voyait, sur une certaine largeur, les membranes recouvertes du côté de la caduque de lamelles fibrineuses, minces, d'un blanc grisâtre. On retrouvait donc ainsi les traces évidentes de l'hémorrhagie qui, au 22 août, était survenue comme conséquence d'un décollement placentaire. Nous avons conservé cet arrière-faix dans notre musée de la Charité.

Notre maître le professeur Tarnier nous a assuré qu'il avait eu l'occasion d'observer plusieurs faits semblables à ceux que nous venons de rapporter; jamais cependant il n'en était résulté des difficultés au moment de la délivrance.

Ainsi donc, on peut voir survenir chez certaines femmes, au début de la grossesse, des hémorrhagies abondantes avec expulsion de caillots; quelque temps après, des matières solides, grumeleuses, peu odorantes, semblables à du marc de café coloré en rouge ou à de la brique pilée humide peuvent être expulsées sans que la grossesse soit interrompue dans son cours. Ce sont des caillots qui s'étaient accumulés entre l'œuf et les parois utérines et qui, après s'être désagrégés, sont chassés par des contractions.

Donc, dans les hémorrhagies du début de la grossesse, malgré l'abondance de l'écoulement sanguin, malgré le nombre et le caractère des caillots expulsés, le médecin, s'il n'a constaté la présence d'aucun embryon ou d'aucun débris de l'œuf, doit se montrer très réservé et se garder d'affirmer qu'il y a eu avortement. Il faut, avant de se prononcer, continuer à observer les malades avec soin et pendant un certain temps.

Beaulieu-sur-Mer, 3 mai 1885.

CHAPITRE LI

NOTE SUR LE DIAGNOSTIC ET L'ACCOUCHEMENT DANS LES CAS DE RÉTENTION DU FŒTUS MORT DANS LA CAVITÉ UTÉRINE.

On peut étudier les symptômes auxquels donne lieu la mort du fœtus dans des catégories de faits un peu différentes, quand la grossesse est simple, quand la grossesse est multiple, quand elle est anormale, qu'il y a, par exemple, grossesse extra-utérine.

Nous nous bornerons à parler des cas dans lesquels la grossesse est simple. Pour confirmer les idées exprimées dans ce travail, nous rapporterons quelques observations; nous choisirons, parmi les faits que nous avons recueillis, ceux qui nous ont paru les plus intéressants à divers titres.

Une première distinction doit être établie : 1° ou le fœtus a succombé dans les quatre ou cinq premiers mois; 2° ou le fœtus a succombé dans les derniers mois de la grossesse.

1° LE FŒTUS A SUCCOMBÉ DANS LES QUATRE OU CINQ PREMIERS MOIS DE LA GROSSESSE.

Il est évidemment bien difficile d'affirmer d'une façon absolue qu'il existe un fœtus mort dans la cavité utérine à une époque où, même s'il était vivant, on ne pourrait encore constater aucun signe de certitude de grossesse; cependant, un certain nombre de symptômes recueillis par l'interrogatoire ou perçus directement par l'accoucheur peuvent mettre sur la voie du diagnostic. Il y a eu, par exemple, chez une femme habituellement bien réglée, disparition totale de la menstruation, les seins ont augmenté de volume, des nausées, des vomissements, des envies de dormir sont survenus qui avaient fait soupçonner le début d'une grossesse; mais le fœtus ayant succombé, la grossesse s'est trouvée arrêtée dans son évolution et les divers phénomènes réflexes qui étaient sous sa dépendance ont disparu. A une époque déterminée, les vomissements et les nausées ont cessé, les seins n'ont plus donné lieu à la même sensation de tension, l'abdomen n'a plus augmenté de volume, l'état général a semblé se transformer et redevenir absolument normal.

A l'examen de la poitrine, les seins moins turgescents peuvent présenter encore quelques tubercules de Montgomery et une coloration pigmentée de l'auréole; en pressant, on fait sortir par le mamelon une quantité variable d'un liquide grisâtre et filant; ces signes ont surtout de la valeur lorsqu'il s'agit d'une femme qui aurait été enceinte pour la première fois [1].

Du côté de l'abdomen, l'utérus paraît, au palper, moins volumineux qu'il devrait être, étant donné l'âge supposé de la grossesse; il forme une tumeur ovoïde située sur la ligne médiane ou légèrement inclinée d'un côté et qui dépasse de

1. Une jeune femme, âgée de dix-sept ans et demi et mariée depuis quatre mois, avait eu un retard de vingt jours pour sa menstruation. Elle se mit à perdre du sang et des caillots. Les linges n'ayant pas été conservés, nous ne pûmes constater aucun débris de l'œuf. La malade affirmait qu'elle n'avait pas été enceinte; une personne de sa famille soutenait en riant qu'il y avait eu début de grossesse : un pari s'ensuivit. On me prit comme juge. Je fus d'abord bien embarrassé pour désigner le gagnant, mais deux jours plus tard, du colostrum, puis du lait apparurent dans les seins. Chez une femme aussi jeune, récemment mariée, n'ayant bien entendu pas eu de grossesse antérieure, ce symptôme acquérait une valeur telle qu'elle pouvait moralement se considérer comme ayant perdu son pari. Ce signe serait-il cependant suffisant en médecine légale? Nous n'oserions l'affirmer.

un ou de plusieurs travers de doigt le bord supérieur de la symphyse pubienne : cette tumeur est quelquefois assez résistante, mais le plus souvent elle est dépressible, mollasse, sans donner cependant la sensation d'une tumeur liquide et encore moins d'une tumeur liquide contenant dans sa cavité un corps solide; on ne peut produire le ballottement.

A l'auscultation, on ne perçoit aucun bruit du cœur fœtal et rarement un bruit de souffle.

Au toucher, le col est un peu ramolli; quelquefois, si l'enfant a succombé depuis un certain temps, il peut être dur, résistant.

Si on combine le palper abdominal et le toucher vaginal, on trouve que le corps de l'utérus est augmenté de volume; c'est évidemment lui qui forme la tumeur sentie à la palpation, car elle se continue avec le col auquel elle communique les mouvements qui lui sont imprimés; mais le corps utérin n'a pas, en général, la résistance particulière qu'il présente lorsque l'enfant est vivant, il y a moins de tension, moins d'élasticité, la sensation perçue est plus molle, parfois même pâteuse. Il y a des différences qui tiennent à ce que le fœtus est mort depuis plus ou moins longtemps et à ce qu'une plus ou moins grande quantité de liquide a été résorbée.

Dans ces conditions, on est autorisé à penser qu'une grossesse a existé, puisqu'on en a eu des signes, et que, de plus, le fœtus a succombé, puisqu'à partir d'un moment donné il y a eu, non plus des phénomènes de développement, mais des phénomènes de régression.

On n'a pas évidemment à faire le diagnostic avec une affection ou avec une tumeur siégeant en dehors de l'utérus, mais seulement avec une maladie utérine, une métrite ou des tumeurs fibreuses. L'absence de phénomènes inflammatoires, l'absence d'hémorrhagies, l'absence de douleur spontanée ou de douleur provoquée par la palpation et le toucher feront facilement éliminer la métrite. La forme régulière de la tumeur, l'absence de bosselures, les sensations toutes particulières perçues au palper et au toucher combinés, la disparition des règles montreront qu'il ne s'agit pas de fibromes utérins.

On devra cependant, comme on ne possède aucun signe de certitude absolue, rester sur une certaine réserve, surveiller attentivement les malades, et ne pas oublier que le fœtus peut séjourner longtemps dans la cavité utérine, pendant des semaines et même pendant des mois, avant d'être expulsé.

2° LE FŒTUS A SUCCOMBÉ DANS LES DERNIERS MOIS DE LA GROSSESSE.

Le fœtus peut succomber, non pas au début, mais dans les derniers mois d'une grossesse qui n'avait point paru douteuse. Les règles avaient été supprimées, il y avait eu des phénomènes réflexes nettement accentués, la mère avait perçu des mouvements actifs, quelquefois le médecin lui-même les avait constatés, il avait entendu les bruits du cœur fœtal et, dans les cas de grossesse avancée, il avait pu préciser déjà quelles étaient la présentation et la position.

Le fœtus succombant, il en résulte, comme dans les quatre ou cinq premiers mois de la grossesse, des modifications générales de l'organisme maternel, et localement, du côté des organes génitaux, un certain nombre de transformations qui sont différentes suivant le temps depuis lequel le fœtus a succombé, suivant le degré plus ou moins accentué de résorption du liquide amniotique et suivant la façon dont se comportent ou réagissent les parois de l'utérus. Pour mieux mettre en lumière les différents symptômes qui peuvent être constatés, nous supposerons :

A. Que la grossesse étant de sept, huit ou neuf mois, le fœtus vient de succomber tout récemment ;

B. Qu'il est mort depuis un temps plus long, une semaine

environ, et qu'il persiste une quantité notable de liquide amniotique dans la cavité de l'œuf;

C. Que le fœtus a cessé de vivre depuis plusieurs semaines et que le liquide amniotique a été presque totalement résorbé.

A. — *La grossesse étant de sept, huit ou neuf mois, le fœtus vient de succomber tout récemment.* — Nous ne reviendrons pas sur les signes qui peuvent être recueillis par l'interrogatoire et que nous avons exposés ci-dessus : notons seulement qu'on a signalé la disparition des varices des membres inférieurs qui étaient apparues pendant le cours de la grossesse; en outre, il n'est pas rare de voir survenir une véritable montée du lait, accompagnée des mêmes symptômes qu'après l'accouchement; d'autres fois cependant il ne paraît pas y avoir de phénomènes de congestion mammaire, mais les seins se flétrissent et, à la pression, on en fait sortir une quantité plus ou moins considérable d'un liquide filant, grisâtre, parfois séreux ou bien blanc comme du véritable lait.

A la palpation, on peut très facilement limiter le contour de l'utérus, mais si on déprime ses parois, on n'a plus la résistance ferme et toute particulière que donne le fœtus vivant contenu dans la cavité utérine et le liquide amniotique. On peut encore, s'il s'agit d'une présentation de l'extrémité céphalique, constater la présence de la tête au niveau du détroit supérieur, du siège au fond de l'utérus et du dos tourné vers l'un des côtés, mais ces sensations sont beaucoup moins nettes, elles sont plus confuses : on n'a plus, en un mot, cette résistance, cette tonicité toute particulière qui indiquent la vie du fœtus. Cette sensation n'a évidemment qu'une valeur contingente, mais elle ne trompe point ceux qui sont exercés au palper : on peut, par comparaison, la percevoir très nettement si, comme nous l'avons fait faire plusieurs fois à nos élèves, on palpe successivement, après les avoir couchées dans deux lits voisins, une femme parvenue près du terme, chez laquelle l'enfant vivant se présente de la même manière, et la malade chez laquelle le fœtus a récemment succombé.

Ajoutons que, pendant ces explorations, on ne constate à aucun moment les mouvements actifs du fœtus que la mère elle-même ne perçoit plus depuis plusieurs jours, mais par instants l'utérus se contracte et il forme une masse dure, globuleuse, parfaitement caractéristique.

Pendant les jours qui suivent, la mollesse, la flaccidité des parties fœtales deviennent de plus en plus grandes, la tête seule continue à offrir une certaine résistance; lorsqu'elle se trouve en partie engagée et maintenue au niveau du détroit supérieur, il n'est même pas rare, si elle a été saisie entre les doigts des deux mains, qu'on perçoive, comme l'a indiqué Negri [1], une sensation de crépitation très nette due à la tendance au chevauchement des os du crâne les uns sur les autres.

Si l'enfant, au lieu de se présenter par le sommet, se trouve avoir son siège au niveau du détroit supérieur, ou est placé transversalement dans la cavité utérine, on peut, pendant un certain nombre de jours, continuer à percevoir le ballottement céphalique, mais les sensations fournies par les autres parties du corps, le tronc et le siège, deviennent de moins en moins nettes.

A l'auscultation, on n'entend en aucun point de l'abdomen les bruits du cœur fœtal, mais on peut constater l'existence d'un bruit de souffle.

Au toucher, le col ramolli n'offre rien de particulier; on constate que le segment inférieur de l'utérus est développé comme dans la grossesse ordinaire; si on le déprime, on arrive sur une partie fœtale qui reste élevée ou qui s'est engagée. Si la partie est élevée, le doigt peut déterminer le ballottement, s'il s'agit de la tête, ou bien il atteint une autre

1. P. Negri. *Puo il palpamento addominale contribure alla diagnosi della morte del feto? Annali di Ostetricia*, 1883, p. 82.

partie du corps qui se déplace facilement et qui semble plus molle, moins résistante que dans les conditions ordinaires. Si la partie fœtale est engagée, c'est habituellement l'extrémité céphalique et on peut parfois trouver au toucher une crépitation analogue à celle perçue par la palpation; elle est due à la même cause.

OBSERVATION I. — *Femme arrivée près du terme de la grossesse. — Enfant vivant présentant le sommet en position O. I. G. A. — Mort du fœtus contenu dans la cavité utérine. — L'examen de la mère, pratiqué à diverses reprises, permet de constater une série de modifications.* — La nommée Armandine Bo..., âgée de dix-neuf ans et demi, giletière, entre à la Clinique d'accouchement de la Faculté le 11 novembre 1878. Elle porte au cou des cicatrices de scrofule. Elle a été menstruée à l'âge de quatorze ans et demi, mais toujours d'une façon irrégulière. Ses dernières règles seraient survenues à la fin du mois de février 1878. Au début de sa grossesse, elle a eu quelques vomissements; les pertes blanches vaginales qu'elle avait avant de devenir enceinte ont considérablement augmenté et persistent très abondantes. Comme elle se croyait arrivée près du terme, elle s'est présentée à l'hôpital pour y faire ses couches.

Le 12 novembre, en l'examinant pour la première fois, nous trouvons au palper que la tête du fœtus est profondément engagée dans l'excavation : le front est très accessible du côté droit, le siège occupe le fond de l'utérus, le dos est dirigé à gauche et en avant. A l'auscultation, on entend les battements du cœur au-dessous de l'ombilic et à gauche. Au toucher, on constate que la tête du fœtus remplit l'excavation; le col de l'utérus est situé très en arrière et offre tous les caractères de la primiparité. Il existe, de plus, un nombre considérable de grosses granulations qui tapissent les parois du vagin, elles sont distinctes les unes des autres et leur volume est tel qu'on croirait toucher des pustules de variole.

En résumé : grossesse; enfant vivant, se présentant par le sommet en position O. I. G. A.

16 novembre. — Un nouvel examen est pratiqué ; l'enfant occupe toujours la même situation.

22 novembre. — Nouvel examen; le résultat obtenu est le même; la tête est assez profondément engagée; le dos du fœtus, qui est toujours tourné du côté gauche, paraît dirigé moins en avant et un peu plus transversalement. Les bruits du cœur fœtal semblent aussi avoir leur maximum un peu reporté du côté gauche.

28 novembre. — Nous trouvons un certain nombre de modifications importantes.

A la palpation, l'utérus forme toujours une tumeur ovoïde, régulière, un peu inclinée du côté droit. En explorant le détroit supérieur, on le trouve rempli par une partie fœtale qui a les caractères de l'extrémité céphalique, mais qui paraît un peu moins dure. Le siège est au fond de l'utérus, mais il semble plus mou, plus dépressible. Le dos est tourné du côté gauche, mais il n'offre pas, sous la pression des doigts, la même résistance, la même tonicité. On éprouve une sensation pâteuse, même quand, avec l'autre main, on appuie de haut en bas sur le siège pour rendre la saillie du dos plus convexe [1].

Enfin, on ne constate plus la différence qui existe habituellement entre la résistance fournie par le dos et la dépressibilité des parois utérines qui sont en rapport avec le liquide amniotique et le plan antérieur du fœtus.

Tous ces symptômes font penser que l'enfant a succombé.

A l'auscultation, on n'entend plus en aucun point les bruits du cœur fœtal.

Au toucher, on trouve le col utérin au fond du cul-de-sac latéral gauche; il est long et fermé. En déprimant le cul-de-

1. Voyez chapitre XXVII, page 403 de ce volume.

sac antérieur, l'index arrive à sentir la tête mobile au milieu du liquide amniotique.

Le fœtus avait succombé réellement : depuis trois jours au moins, sans qu'elle pût préciser exactement l'époque, la mère ne l'avait plus senti remuer.

Les sensations fournies par la palpation nous avaient surtout frappé, et nous attirions sur elles l'attention de nos élèves. Quelques-uns cependant, moins habitués à la palpation, ne se laissaient pas absolument convaincre et ne regardaient pas comme suffisamment nets et le défaut de résistance et le défaut de tonicité des parties fœtales.

Pour les rendre plus manifestes, je fis descendre du dortoir plusieurs femmes enceintes; j'en choisis une arrivée près du terme et chez laquelle l'enfant, comme chez Armandine Bo.., se présentait par le sommet, en position O. I. G. A. En appuyant successivement sur l'extrémité céphalique, sur le siège et sur le dos, on avait une sensation particulière de résistance et de tonicité, et en palpant successivement cette femme et celle chez laquelle le fœtus avait succombé, la différence devenait immédiatement évidente, même pour les élèves les moins exercés.

Le 29 novembre, Armandine B. est de nouveau examinée avec attention. Les seins n'ont pas augmenté de volume. A la palpation, même sensation que la veille. En palpant à plusieurs reprises l'extrémité céphalique qui se trouve au niveau du détroit supérieur, on obtient, par la pression, un bruit et une sensation analogues à ceux qu'on produit lorsqu'on fait chevaucher l'un sur l'autre deux os du crâne.

A l'auscultation, on entend un souffle utérin très marqué du côté gauche, mais nulle part on ne perçoit les bruits du cœur ou les mouvements actifs du fœtus.

Au toucher, le col, au lieu d'être dévié comme la veille, est à peu près revenu sur la ligne médiane. En explorant les culs-de-sac et surtout l'antérieur, on sent une partie qui s'engage; elle est molle et dépressible. On finit par reconnaître des os réunis par des sutures assez larges; ces os mobiles se laissent déprimer et refouler. Par moments, on reproduit sous la pression le bruit de crépitation particulier qu'on avait constaté par la palpation [1].

Le 2 décembre, nouvel examen. Les seins n'ont pas augmenté de volume : à la pression, on fait sortir une certaine quantité de liquide grisâtre, mais peu filant, qui empèse le linge : Armandine B.. dit avoir constaté le même écoulement pendant toute la durée de la grossesse. Elle n'a noté aucune modification dans son état général; elle n'a ressenti ni douleur, ni mouvement dans l'abdomen : quand elle se couche sur un côté ou sur l'autre, il n'y a pas de sensation de déplacement en masse.

A la palpation, le volume de l'utérus a beaucoup diminué quand on le compare à celui qu'il offrait les jours précédents. On n'a plus, au niveau du fond de l'organe, la sensation d'un corps solide mobile dans du liquide, mais plutôt celle d'une masse mollasse, dépressible, sans tonicité, et dans laquelle il est difficile de distinguer quelque partie offrant en un point particulier des caractères différents : la sensation est la même dans toute la tumeur formée par l'utérus.

A l'auscultation : souffle utérin à gauche, aucun autre bruit.

Au toucher, col sur la ligne médiane, orifice externe fermé. On sent le segment inférieur de l'utérus qui descend dans l'excavation et forme une tumeur sphérique assez régulière. Si on la déprime avec l'extrémité de l'index, la tumeur est assez résistante, elle ne forme plus une masse molle dont les parois osseuses sont mobiles les unes sur les autres; au contraire, on sent les surfaces osseuses qui sont, pour ainsi dire, en position fixe, et, en déprimant, on constate qu'un des os a passé sous ses voisins : c'est surtout en avant, près de la symphyse pubienne, qu'existe ce chevauchement. On ne

1. Cette observation confirme avec d'autant plus de force la remarque de notre ami le professeur Negri qu'elle a été recueillie en 1878, c'est-à-dire plusieurs années avant la publication de son travail.

produit pas le bruit de crépitation qui avait été obtenu le 29 novembre. Il semble, en un mot, que l'extrémité céphalique ait eu, à un moment, une grande dépressibilité dans tous les sens, tandis qu'elle ne forme plus maintenant qu'une masse ne contenant plus de liquide dans son intérieur. Tout se serait pour ainsi dire tassé.

9 décembre. — L'utérus paraît encore moins volumineux. La tête est un peu plus profondément engagée, elle semble plus dure et moins grosse. Le col n'a plus guère qu'un centimètre de longueur.

10 décembre. — La femme a eu quelques douleurs dans la première partie de la nuit. Elle a été conduite à la salle d'accouchement; puis le travail ayant paru cesser, elle a été ramenée dans son lit. A sept heures du matin, l'orifice utérin mesure environ 3 centimètres de diamètre. Une demi-heure plus tard, les contractions reparaissent avec intensité.

A huit heures et demie, la dilatation est complète, la partie fœtale arrive sur le plancher périnéal ; je sens, à travers les membranes qui sont intactes, les os du crâne qui chevauchent très profondément. On ordonne que la femme soit conduite à la salle d'accouchement : pendant le transport, les membranes se déchirent et il s'écoule une substance épaisse, d'un brun verdâtre. On ne peut pas dire qu'une poche des eaux se soit rompue, car il n'y avait pas eu, à proprement parler, de poche des eaux. Il se forme ensuite une sorte de sac contenant du liquide que le doigt déprime : c'est de la sérosité qui s'accumule entre le cuir chevelu et les os.

Lorsque la tête était près de franchir la vulve, les contractions utérines semblaient inefficaces. La sage-femme saisit avec une main le cuir chevelu et amena la tête au dehors. Il était 10 heures 15 minutes du matin. L'enfant était une fille macérée, très ramollie et pesant 2.530 grammes.

La délivrance fut naturelle, il suffit de tirer sur le cordon pour extraire le placenta. Il y eut néanmoins un écoulement de sang assez abondant : il représentait 600 à 700 grammes environ. Quelques frictions furent faites sur l'abdomen, du seigle ergoté fut administré, l'hémorrhagie s'arrêta. Le placenta offrait par places, à sa surface utérine, l'aspect crétacé. Le cordon était infiltré, rouge, ramolli.

Les suites de couches furent absolument normales. Les seins n'augmentèrent pas de volume, ne devinrent pas durs; seulement, trois jours après l'accouchement, le liquide qui s'écoulait par le mamelon, au lieu d'avoir la même coloration blanc grisâtre qu'auparavant, était tout à fait blanc comme du lait. Armandine B... sortit de la Clinique le 26 décembre 1878.

B. — *Le fœtus a succombé depuis un temps plus long, une semaine environ, et il persiste une quantité notable de liquide amniotique.* — Dans ces cas, non seulement le volume de l'utérus a cessé de s'accroître, mais encore il a diminué, quelquefois d'une façon très remarquable.

Certaines femmes éprouvent, lorsqu'elles se couchent sur le côté droit ou sur le côté gauche, la sensation d'un corps pesant qui se déplacerait dans l'abdomen pour tomber du côté vers lequel elles s'inclinent.

Au palper, on peut être frappé de la mollesse des parois de l'utérus dont on n'arrive que difficilement à délimiter le contour; parfois même on ne parvient qu'après un certain temps à constater la présence d'un corps solide qui se déplace dans le liquide. Cependant, si on combine avec soin le palper abdominal et le toucher vaginal, la main qui palpe peut repousser ce corps solide vers le doigt ou vers les deux doigts qui dépriment le cul-de-sac antérieur du vagin : on le saisit ainsi entre les deux mains. Si la main qui palpe cesse d'appuyer, le corps solide s'éloigne et n'est plus senti par le toucher.

Ajoutons qu'on arrive, en général, en pratiquant l'examen, à déterminer l'apparition des contractions utérines qui apportent au diagnostic un élément précieux.

Observation II. — *Mort de l'enfant pendant la grossesse. — Séjour prolongé dans la cavité utérine. — Poche en bissac au moment du travail. — Expulsion de la caduque quelques jours après l'accouchement.* — Le 23 octobre 1879, la nommée Annette C..., d'origine anglaise, était admise à la Clinique d'accouchement de la Faculté. Cette femme, non mariée, était déjà accouchée à terme d'un enfant vivant qui avait succombé en nourrice à l'âge de sept mois.

Elle avait eu ses dernières règles dans les premiers jours du mois de février et elle avait perçu les mouvements actifs du fœtus au commencement du mois d'août. Généralement bien portante, elle n'avait pas eu la syphilis et sa grossesse évoluait régulièrement, lorsque, dans les premiers jours du mois d'octobre, elle glissa dans sa chambre et tomba sur le côté droit. Elle eut grand'peur, dormit mal la nuit suivante, et, depuis cette époque, elle ressent dans les reins, dans les côtés et dans l'hypogastre, des douleurs sourdes qui deviennent plus vives lorsqu'elle marche. Elle a été obligée de mettre une ceinture pour soutenir son ventre qui, depuis quinze jours cependant, lui paraît diminué de volume. Dans la dernière semaine, elle a eu à plusieurs reprises des faiblesses, des menaces de syncope; c'est pourquoi elle a demandé son entrée à l'hôpital.

24 octobre. — En examinant cette femme, voici ce que l'on trouve.

A la palpation, l'utérus est assez difficile à limiter, les parois en sont molles et flasques; cependant on finit par en sentir le fond à quatre ou cinq travers de doigt au-dessus de l'ombilic. Le ventre est encore assez volumineux, bien que, au dire de la malade, il le soit beaucoup moins que deux semaines auparavant. En explorant le détroit supérieur, on ne trouve aucune partie fœtale engagée, l'excavation est vide; au-dessus d'elle tout est mollasse. Au contraire, au fond de l'utérus et à droite, on sent une partie un peu dure, résistante, mobile dans le liquide et qui ballotte. Quand on appuie brusquement sur la paroi, cette partie s'éloigne; on peut même la renvoyer d'une main à l'autre. En avant, on sent sous la pulpe des doigts une surface un peu résistante qui va de haut en bas et de droite à gauche; c'est probablement le dos de l'enfant, bien qu'il n'offre pas l'étendue et la résistance habituelles. Sur tout le reste de l'utérus, les parois sont molles et flasques.

A l'auscultation, on n'entend les bruits du cœur en aucun point.

Au toucher, le col est volumineux et offre une échancrure à gauche. Le doigt n'arrive sur aucune partie fœtale; les parois du segment inférieur de l'utérus sont molles et dépressibles.

Les seins sont volumineux et durs; ils sécrètent un peu de lait, comme pendant la première période de la grossesse.

En examinant cette femme le 1er novembre, on constate que le ventre continue à diminuer de volume d'une façon progressive et régulière. Les parois utérines sont plus flasques, plus dépressibles; on ne peut arriver à les limiter et on se demanderait presque s'il y a grossesse, si à certains moments l'utérus, en se contractant, ne formait un corps globuleux résistant.

Cependant, dans l'intervalle des contractions, il est un point au niveau duquel on constate une partie plus résistante, mais beaucoup moins volumineuse et moins dure qu'au début. Cette partie paraît être la tête qui occupe, non plus le fond de l'organe, mais le segment inférieur. On n'a plus la sensation de ballottement.

Au toucher, le col est moins ramolli; il est loin toutefois d'avoir la fermeté qui existe ordinairement en dehors de la gravidité.

La paroi de l'utérus est molle; on n'arrive sur aucune partie fœtale. Si, appliquant une main sur l'abdomen, on refoule de haut en bas vers le détroit supérieur la partie dure dont on avait constaté l'existence par la palpation; on arrive à sentir, avec le doigt qui a été introduit dans le vagin et placé en rapport avec le cul-de-sac antérieur, le même corps résistant et dur qui est mobile dans le liquide; on peut même obtenir la sensation de ballottement. Dès qu'on cesse d'exercer cette pression sur la paroi abdominale, on ne sent plus rien par le toucher au niveau du détroit supérieur.

Pendant les jours qui ont suivi, le ventre a continué à s'affaisser; la malade déclare que, quand elle se couche sur le côté, elle a la sensation d'un corps solide qui se déplace et tombe vers le flanc. A la palpation, on arrive à ne presque plus rien sentir, tant les parois utérines sont molles; ce n'est qu'en pratiquant le toucher et en appuyant fortement sur la région du pubis, qu'on peut arriver à retrouver le corps dur qui doit représenter la tête.

Le 16 novembre, à 6 heures du matin, apparaissent les premières douleurs qui reviennent toutes les 15 minutes environ. Je la vois à 8 heures un quart.

Au toucher, on trouve une poche des eaux volumineuse qui descend jusqu'au voisinage de l'orifice du vagin dont elle remplit la cavité.

Le doigt, introduit profondément, arrive jusqu'au niveau de l'orifice utérin qui n'est que très peu dilaté. On pourrait introduire l'index dans son orifice, mais l'index et le médius réunis ne pénétreraient pas. Le col est, du reste, très élevé; on ne l'atteint que très difficilement avec le doigt. Plusieurs médecins et élèves ayant touché cette femme, tous crurent que la dilatation était complète et que l'accouchement allait se terminer rapidement.

A 3 heures de l'après-midi, je revis cette femme; vers midi elle s'était sentie très mouillée et une assez grande quantité de liquide s'était écoulée sur ses cuisses et jusque par terre. En examinant sa chemise, on vit sur elle de larges taches d'une couleur rose clair. Cette coloration frappa beaucoup; le liquide qui s'était écoulé n'était donc pas du liquide noirâtre, semblable à celui qu'on trouve en général dans la cavité amniotique, lorsque l'enfant est mort depuis longtemps et macéré. En pratiquant le toucher, on trouva encore une poche des eaux volumineuse arrivant jusqu'au niveau de l'orifice du vagin ; en écartant les grandes et les petites lèvres, on vit que cette poche était noirâtre. La dilatation de l'orifice utérin était, cette fois, presque complète.

A 3 heures 25, la sage-femme rompit les membranes; il s'écoula une notable quantité de liquide brunâtre contenant des détritus granuleux, une sorte de boue analogue à du marc de café bouilli. L'enfant présenta le sommet et il fut expulsé sans difficultés à 6 heures et demie du soir.

Un quart d'heure après environ, on assista à la sortie spontanée du placenta et des membranes. L'arrière-faix étant à la vulve, il suffit d'un léger effort de la femme pour le chasser au dehors.

A l'examen de l'arrière-faix, on ne trouva rien de particulier du côté du placenta; les membranes n'étaient représentées que par le chorion et l'amnios. On ne trouva sur elles aucune trace de caduque. Cette dernière épaissie, blanchâtre, fut expulsée quelques jours plus tard. Le chorion et l'amnios sont, en grande partie, séparés l'un de l'autre. Il existe un orifice de sortie assez large, par lequel a dû passer le fœtus; un peu en dehors de cet orifice on trouve sur le chorion un trou circulaire de petite dimension, il semble représenter l'ouverture par laquelle est sorti le liquide contenu dans la poche amnio-choriale qui s'était formée pendant le travail.

OBSERVATION III. — *Grossesse. — Syphilis. — Le fœtus succombe. Il est retenu dans la cavité utérine. — Ramollissement considérable des tissus. — Rétention de la caduque.* — La nommée Adeline A..., âgée de dix-neuf ans, blanchisseuse, primipare, entre à la Clinique d'accouchement de la Faculté le 17 octobre 1879. Menstruée à dix-sept ans seulement, elle l'a toujours été irrégulièrement et ne peut dire à quelle époque elle l'a été pour la dernière fois. Elle pense être devenue grosse vers le mois de février 1879. C'est en voyant du lait dans ses seins au mois de juillet et en sentant l'enfant remuer qu'elle s'aperçut qu'elle était enceinte. Au mois de mai, elle avait vomi trois fois; c'était le seul signe de grossesse dont elle pouvait se rappeler.

Au mois de mars, elle avait eu des accidents syphilitiques divers (adénopathies, plaques muqueuses, etc.) pour lesquels elle avait été soignée à l'hôpital de Versailles. Rentrée chez elle, elle continua pendant un mois à exécuter les prescriptions qui lui avaient été faites, puis elle ne suivit plus aucun traitement.

Au moment de son entrée à la Clinique d'accouchement, le 17 octobre, elle déclare que, depuis le 2 du même mois, elle n'a plus senti remuer son enfant. Depuis le 12 octobre, elle éprouve des douleurs lombaires.

Jusqu'à la fin de septembre, ses seins étaient durs, résistants et laissaient s'écouler du lait : or, à partir du moment où elle n'a plus senti remuer, les seins se sont considérablement ramollis et il n'est plus sorti de lait. A l'examen direct, on trouve les seins très mous et très flasques, en pressant on n'en fait sortir qu'à grand'peine un peu de liquide.

L'abdomen a considérablement diminué de volume, la malade dit qu'il lui semble qu'elle n'a plus de ventre : au premier aspect, on pourrait croire qu'elle n'est pas enceinte. Les parois abdominales sont très souples, on les déprime très facilement et on ne constate d'abord aucune résistance : ce n'est qu'après avoir palpé pendant un certain temps qu'on finit par sentir l'utérus qui se contracte un peu et forme une tumeur médiane mollasse. Une palpation plus attentive encore permet de reconnaître, dans l'intervalle de ces contractions très légères, une partie plus dure, plus mobile, fuyant au milieu de la masse molle qui paraît formée par l'intestin.

Depuis le 12 octobre, la malade a noté une sensation particulière, bizarre : quand elle se couche sur un côté, elle sent comme un corps qui se déplace et tombe dans le flanc, soit à droite, soit à gauche.

A l'auscultation, on n'entend aucun bruit du cœur fœtal ni aucun souffle utérin.

Au toucher, le col est ramolli, mais il l'est moins qu'au terme de la grossesse. Dans le cul-de-sac, on ne distingue absolument rien, si bien qu'au premier abord on a une tendance à nier la grossesse; c'est ce que font quelques médecins, qui suivent la visite avec moi et examinent cette femme. Mais je fais remarquer qu'en suivant le col et en déprimant fortement de bas en haut le cul-de-sac antérieur du vagin, on n'arrive pas, en déprimant en même temps la paroi abdominale, sur un corps utérin dur et résistant tel qu'il existe lorsque la femme n'est pas enceinte. Il y a, au contraire, une masse molle, dépressible, qui est probablement la paroi antérieure de l'utérus. On peut, du reste, s'assurer qu'il existe un corps étranger dans la cavité utérine. Si on palpe, avons-nous dit, on peut, au milieu de la masse molle, rencontrer une partie plus dure, mobile, qui fuit sous les doigts. Il faut repousser cette partie de haut en bas et l'amener au niveau du détroit supérieur où on la maintient avec la main gauche. En pratiquant alors le toucher avec la main droite et en déprimant à travers le cul-de-sac antérieur du vagin le segment inférieur de l'utérus, on sent la partie dure qui se déplace et qui ballotte.

Les choses sont restées à peu près dans le même état jusqu'au 27 octobre. Après une journée très bonne, Adeline A.. fut prise, dans la soirée, de malaise général, de céphalagie, de douleurs lombaires. Pouls 116. Température axillaire 39° 1.

28 octobre, matin. — La peau est fraîche. Le pouls et la température sont redevenus normaux. L'appétit est bon. Pas de douleurs.

6 heures du soir. — La fièvre a reparu. P. 108; T.A. 38° 2.

29 octobre, matin. — La nuit a été bonne. La température et le pouls sont normaux. Appétit bon.

6 heures du soir. — Il y a eu quelques douleurs dans la journée. Au toucher, on trouve que le col est presque complètement effacé. P. 100; T. A. 37° 7.

Dans la nuit, à partir de 11 heures, les douleurs deviennent plus régulières et plus intenses.

Le 30, à 8 heures du matin, le col a complètement disparu ; l'orifice utérin laisse pénétrer l'index qui arrive sur les membranes. A 11 heures, les membranes arrivent au niveau de l'orifice vulvaire; on voit entre les petites lèvres une poche lisse et noirâtre.

A 2 heures de l'après-midi, on rompt les membranes; il s'écoule une substance molle, demi-liquide, d'un vert foncé, un peu rougeâtre. A 2 heures et demie, un fœtus macéré est expulsé, il est du sexe féminin et pèse 1.060 grammes. Ce fœtus est très mou, il s'affaisse sur lui-même quand, après l'avoir élevé, on le laisse appuyer sur la table. La cavité cranienne semble comme en partie vide; les os chevauchent les uns sur les autres, il ne reste un peu de résistance qu'à la base; les deux pariétaux forment comme deux plaques mobiles. Le placenta est peu volumineux, d'un blanc grisâtre.

31 octobre. — La malade, qui se sentait très bien dans la soirée qui a suivi son accouchement, a eu, pendant la nuit, de la chaleur et des sueurs : on trouve même une éruption assez abondante de sudamina. P. 110; T. A. 39°.

Soir. — La peau est chaude; lochies fétides ; il n'y a pas de sensibilité de l'abdomen. On prescrit des injections vaginales avec une solution de chloral à 1 pour 100. P. 116; T. A. 40° 2.

1er novembre. — A 5 heures du matin, la malade a expulsé une masse grisâtre, lamelleuse. En l'examinant, on voit que c'est un large lambeau de caduque qui s'est détaché de la cavité utérine. P. 96; T. A. 38° 7. Les injections chloralées sont continuées.

Soir. — La malade se trouve mieux. P. 88; T. A. 38° 4. Cependant, dans la journée, les seins sont devenus très volumineux et durs.

2 novembre, matin. — La malade a bien reposé. P. 72; T.A. 37° 6.

Soir. — Il y a de la chaleur et des sueurs, mais la malade n'éprouve aucune douleur. P. 96; T.A. 39° 2.

3 novembre. — Pendant la nuit, la sueur a été abondante et on trouve le matin une éruption sudorale très caractérisée. P. 80; T.A. 37° 4.

A partir de ce moment, aucun accident n'est survenu et la malade a quitté l'hôpital en excellent état de santé.

C. *Le fœtus a succombé depuis plusieurs semaines et le liquide amniotique a été presque totalement résorbé.*

Dans ces circonstances, on peut constater deux variétés de symptômes absolument distincts :

α. Ou bien le corps de l'utérus et son contenu forment une tumeur tellement mollasse qu'on ne peut plus la délimiter ni au palper, ni au toucher;

β. Ou bien, au contraire, l'utérus et son contenu forment une tumeur solide ayant des caractères tels qu'on exclut l'idée d'une grossesse pour croire à la présence d'un fibrome.

α. — Dans le premier cas, la femme affirme bien que, un certain temps auparavant, elle a eu des signes non douteux de grossesse et qu'elle a senti remuer, mais on se rappelle aussi combien, en pareille matière, les erreurs involontaires sont fréquentes de sa part. Son ventre a un volume normal, il n'offre aucune saillie qui rappelle celle due à la présence de l'utérus gravide; il y a plus : à la palpation on peut déprimer les parois abdominales très fortement et dans tous les sens sans constater autre chose qu'une flaccidité, une mollesse semblable à celle que donnent les anses intestinales. A l'auscultation, on n'entend ni bruit du cœur fœtal, ni souffle utérin. Au toucher vaginal, le doigt arrive sur le col dur et résistant, il ne constate aucun développement du segment inférieur de l'utérus.

Dans ces conditions, on est bien tenté de nier qu'il y ait ou qu'il y ait eu grossesse. Cependant, si en présence des affirmations de la femme on tient compte des commémoratifs, si elle rapporte en outre spontanément qu'en se mettant sur le côté elle a la sensation d'un corps qui se déplace dans l'abdomen, si bien que le col soit dur au toucher on n'arrive pas à sentir le segment inférieur de l'utérus, si enfin par l'examen combiné on ne parvient à aucun moment à délimiter la forme du corps utérin, on devra rester sur la réserve. On ne tardera pas du reste, soit dans la même séance, soit dans une séance ultérieure, à voir survenir des contractions non douloureuses de l'utérus qui permettront de délimiter facilement par le palper les contours de l'organe. Si même, au moment où l'une de ces contractions arrive, on pratique le palper abdominal et le toucher vaginal combinés, on peut s'assurer que la tumeur qui se produit se continue directement avec le col et qu'elle est réellement formée par le corps de l'utérus qu'on n'avait pu sentir auparavant : dès lors, le diagnostic n'est plus douteux.

Observation IV. — *Femme se présentant à l'hôpital pour accoucher. — Il existe un état de mollesse tel des organes que l'examen direct ne permet pas de sentir l'utérus. On nie la grossesse. — Expulsion d'un fœtus mort depuis longtemps et macéré.* — Le 1er mai 1878, mon excellent ami le Dr Pinard me fit appeler pour voir avec lui une nommée Catherine B... qui était examinée rue Monsieur-le-Prince par les élèves de notre cours particulier. Cette femme, âgée de trente-trois ans, se disant arrivée au terme de sa grossesse, s'était présentée à la Maternité : elle avait été examinée par la sage-femme en chef qui lui avait déclaré, à son grand étonnement, qu'elle n'était pas enceinte et qui, en conséquence, avait refusé de la recevoir.

Voici les renseignements qu'on pouvait recueillir : Elle avait déjà eu deux enfants ; ses règles étaient apparues pour la dernière fois le 1er août 1877 ; à la fin du même mois, elle avait eu du malaise, des nausées, des vomissements le matin, des envies de dormir dans la journée. Elle pensa qu'elle était grosse; plus tard, son ventre augmenta de volume et, vers le milieu de janvier, elle sentit remuer, ce qui la confirma absolument dans son idée qu'elle se trouvait enceinte. Par la suite, les mouvements du fœtus disparurent, ses seins gonflèrent et il s'en écoula du lait ; cependant elle avait déjà remarqué qu'en dehors de la grossesse, elle pouvait, en pressant sur la base du mamelon, faire sortir quelques gouttes de liquide. Son ventre, au lieu de continuer à augmenter de volume, avait diminué peu à peu; néanmoins elle persistait à se croire enceinte et c'est pourquoi, se croyant arrivée à terme, elle s'était présentée à la Maternité pour accoucher.

En l'examinant, on constata d'abord que l'abdomen était partout très mou, il était impossible d'y trouver un utérus gravide; mais bientôt, sous l'action de la palpation, on sentit une tumeur arrondie, régulière, se former dans la partie inférieure et médiane du ventre, tumeur qui disparaissait peu après pour se reproduire de nouveau : c'était l'utérus qui se contractait d'une façon intermittente.

Au toucher, le col était mou et laissait pénétrer dans son intérieur l'extrémité de l'index. En combinant le palper abdominal et le toucher vaginal, on pouvait, au moment des contractions, s'assurer nettement que la tumeur trouvée à la palpation était constituée par le corps de l'utérus. Nous renvoyâmes donc la femme à la Maternité, en priant M. Tarnier de l'accepter dans son service.

Le lendemain matin, quand nous arrivâmes dans cet hôpital, M. Tarnier et M. Lucas-Championnière étaient en train d'examiner Catherine B..., mais ils avaient beau palper profondément, ils ne trouvaient aucune partie résistante dans le bas-ventre dont le contenu absolument mollasse donnait la sensation de la masse intestinale.

Malgré les renseignements fournis par la malade, malgré le signe rapporté par elle que, en se couchant sur le côté, elle avait la sensation d'un corps lourd qui se déplaçait dans son ventre, malgré cette circonstance encore qu'en pratiquant le palper et le toucher combinés on ne pouvait sentir aucune partie de corps de l'utérus, comme cela a lieu chez une femme non enceinte (circonstance sur laquelle j'appelai d'une façon particulière son attention), M. Tarnier trouvait partout une mollesse telle qu'il ne pouvait admettre l'existence d'une grossesse. Et prenant à pleines mains, qu'il enfonçait jusqu'à la colonne vertébrale, toute la masse contenue dans l'abdomen : « Comment voulez-vous, s'écriait-il, qu'il y ait là un utérus gravide? »

Malgré tout, certains d'avoir la veille senti l'utérus se contracter sous nos doigts, nous ne pouvions, M. Pinard et moi, que maintenir notre opinion, opinion que partageait encore notre ami Alphonse Herrgott qui avait vu cette femme avec nous.

Le doute, du reste, ne fut pas de longue durée. Le même soir, à sa visite, l'interne du service, M. Champetier de Ribes, en palpant longuement et patiemment la malade, finit par trouver une tumeur très molle, de forme ovoïde, très obliquement dirigée à droite, remontant jusqu'au niveau de l'ombilic, durcissant de temps en temps, ce qui rendait son existence moins difficile à constater et affirmait le diagnostic de la grossesse.

Le 3 mai, à 1 heure du matin, les douleurs de l'accouchement apparurent; à 5 heures et demie les membranes se rompirent et une petite quantité de liquide s'écoula ; à 7 heures 30, un fœtus macéré extrêmement mou fut expulsé ; il pesait 640 grammes. Vingt-cinq minutes plus tard, le placenta était expulsé.

β. — D'autres fois, les symptômes sont pour ainsi dire complètement opposés. En examinant la femme, on trouve une tumeur ovoïde qui occupe la partie inférieure de l'abdomen, siège sur la ligne médiane ou s'incline sur un des côtés, mais cette tumeur régulière dans sa forme, possède une résistance ligneuse qui persiste constamment et ne diminue à aucun moment. Au toucher, le col est long et fermé; le palper abdominal et le toucher vaginal combinés montrent que le segment inférieur du corps de l'utérus est développé régulièrement et offre une dureté qui est partout la même.

Le diagnostic est alors presque impossible : les symptômes éprouvés par la femme qui s'est crue réellement enceinte à un moment donné, l'état des seins, la forme régulière de l'utérus qui contraste avec les saillies, les inégalités qui existent dans les cas de fibromes, la suppression des règles depuis un certain temps, etc., permettront cependant de soupçonner la vérité.

Dans ces cas difficiles, le médecin doit toujours rester sur une grande réserve : du reste, au bout de peu de temps, à une époque qui ne dépasse pas généralement celle qui aurait marqué le terme de la grossesse normale, l'expulsion du fœtus macéré vient lever tous les doutes.

Observation V. — *Femme n'ayant eu que des signes douteux de grossesse. — Utérus volumineux et dur; on croît à l'existence d'un fibrome. — Expulsion d'un fœtus mort et macéré* — La nommée Rachel L..., âgée de vingt-sept ans, domestique, n'ayant jamais été malade, entre à la Clinique d'accouchement de la Faculté le 23 avril 1880. Cette femme, chez laquelle la menstruation s'est établie à l'âge de seize ans et qui a eu de temps à autre quelques pertes blanches, n'est plus réglée depuis plusieurs mois, sans qu'il lui soit possible de dire exactement depuis quelle époque. Dans les derniers jours du mois de septembre 1879, elle eut quelques nausées le matin à jeun et des picotements légers dans les seins; peut-être aussi a-t-elle un peu plus perdu en blanc, mais elle n'attacha aucune importance à ces phénomènes. Jamais elle n'a eu d'hémorrhagie, jamais elle n'a noté d'augmentation de volume de ses seins, d'augmentation de volume de son ventre; ce dernier ne lui a donc point paru s'affaisser dans les derniers temps; jamais enfin elle n'a senti remuer.

Le 21 avril, à 4 heures du matin, elle est réveillée par des douleurs abdominales assez vives qu'elle localise au niveau de l'épigastre et des flancs. Ces douleurs ne sont pas intermittentes, mais continues; elles durent une heure, une heure et demie, puis disparaissent pour recommencer avec leur caractère de continuité sans exacerbation. Elle se rend chez une sage-femme qui, après l'avoir touchée, diagnostique une grossesse et même un commencement de travail.

Le jeudi 22, lasse de voir que l'accouchement ne se fait pas, elle se rend chez un médecin qui, ne pouvant lui affirmer qu'elle est enceinte et trouvant le cas anormal, lui conseille de se rendre à la Clinique d'accouchement.

A 6 heures du soir, les douleurs qui avaient cessé dans la journée recommencent comme les deux nuits précédentes.

Le vendredi 23 avril, elle entre à l'hôpital. Cette femme n'a aucune vergeture sur l'abdomen ou sur les cuisses, elle n'a pas de varices des membres inférieurs ou des organes génitaux externes. Elle est rousse de cheveux, sès seins ont conservé une coloration rosée de l'auréole, ils présentent quelques saillies rougeâtres, véritables tubercules de Montgomery dont cependant elle affirme avoir constaté l'existence avant même de s'être exposée à devenir enceinte, c'est-à-dire il y a plus d'une année. Une pression modérée exercée à la base du mamelon fait sortir quelques gouttes de colostrum.

Au palper abdominal, on sent une tumeur médiane qui remonte à deux travers de doigt au-dessus de l'ombilic, elle est cependant un peu déviée du côté droit. Elle est formée par une masse solide, résistante, non dépressible; ses dimensions transversales paraissent un peu plus considérables que ses dimensions verticales.

A l'auscultation pratiquée en différents points on n'entend ni bruits du cœur fœtal, ni souffle utérin.

Au toucher, les parois du vagin semblent ramollies; les culs-de-sac sont profonds, sauf l'antérieur. Le col est très mou, il a une longueur de deux centimètres et demi environ; son orifice externe est fermé et présente quelques granulations.

Dans le cul-de-sac antérieur, on sent, en combinant le palper abdominal et le toucher vaginal, que le corps de l'utérus est très développé, qu'il existe une tumeur dure, résistante, qui n'a pas la dépressibilité d'un utérus gravide, mais donne la sensation d'un fibrome. En arrière et sur les parties latérales du corps, deux doigts introduits dans le vagin constatent des caractères semblables sur toute l'étendue du segment inférieur.

Au speculum, la coloration des organes génitaux paraît normale; on trouve le col un peu rouge, son orifice est excessivement petit, il est circulaire et son diamètre est comparable à celui du renflement qui termine une sonde utérine. M. le professeur Depaul pratique le cathétérisme et constate que l'instrument pénètre sans difficulté jusqu'à cinq centimètres et demi.

Le doigt introduit dans le rectum sent, à travers la paroi antérieure de cet organe, le col et le corps de l'utérus qui font saillie. M. Depaul croit aussi sentir au-dessus du col une petite bande qui représenterait la face postérieure de l'utérus et serait distincte de la tumeur elle-même.

En présence de ces symptômes, aucun signe bien net de grossesse ne lui paraissant pouvoir être relevé, étant donnés aussi les caractères de la tumeur, M. le professeur Depaul discute le diagnostic dans une de ses cliniques et conclut à l'existence d'un fibrome utérin.

Dans la nuit du 23 au 24 avril, des douleurs reparaissent; elles n'ont pas les mêmes caractères que les jours précédents, elles ne durent qu'une minute environ et elles reviennent toutes les sept ou huit minutes. Elles disparaissent vers le matin.

En examinant de nouveau Rachel L. le 25 et le 26 avril, on trouve au palper que l'utérus a la même forme, les mêmes dimensions; au toucher, le col est toujours très mou, mais le segment inférieur de l'utérus paraît peut-être moins dur que le premier jour. A plusieurs reprises, on perçoit des contractions de l'utérus dont le segment inférieur aussi bien que la partie supérieure du corps deviennent durs et résistants.

Le 29 avril au matin, M. Depaul pratique de nouveau le cathétérisme; il se sert successivement d'un hystéromètre en métal, d'un hystéromètre en baleine et d'une sonde en gomme munie d'un mandrin. Ces instruments pénètrent sans difficulté jusqu'à une profondeur de sept centimètres et demi. L'instrument éprouve alors une certaine résistance, comme s'il luttait contre le fond de l'utérus. M. Depaul pense donc pouvoir confirmer son diagnostic de fibrome.

Mais dans la journée des douleurs surviennent qui reparaissent d'abord de dix en dix minutes, puis de cinq en cinq minutes. En examinant la malade, à 6 heures 1/2 du soir, on trouve au toucher que le col a beaucoup diminué de longueur, il n'a plus guère que 1 centimètre. Le segment inférieur de l'utérus devient dur pendant les contractions; dans l'intervalle il est dépressible et on sent manifestement derrière la paroi une masse irrégulière plus molle en certains points. On ne perçoit nulle part la sensation d'un liquide.

Les douleurs continuent; à 11 heures 15 du soir, nous constatons que le col est complètement effacé, son orifice est toujours fermé, il est résistant et ne permet pas l'introduction de la pulpe de l'index.

Le 30 avril, à 8 heures du matin, la dilatation de l'orifice utérin mesure environ 6 à 7 centimètres. On arrive sur la tête; le cuir chevelu, pendant les contractions, bombe exactement comme s'il y avait une poche des eaux, mais on sent en arrière de lui un pariétal. Quelques instants après, les contractions amènent la tête à la vulve; elle franchit l'orifice vaginal sans difficulté; une nouvelle contraction expulse le tronc.

On n'a trouvé sur les linges aucune trace de liquide coloré venant de la cavité utérine. Après l'expulsion du fœtus, il n'est sorti ni liquide, ni matières brunâtres comme celles qu'on voit, en général, en pareille circonstance. Le fœtus, qui était du sexe féminin, mort et macéré, pesait 860 grammes. La délivrance a été naturelle; le cordon mesurait 33 centimètres de longueur.

Les suites de couches n'ont rien présenté de particulier, et quand Rachel L. quitta l'hôpital le 10 mai 1880, son utérus était revenu sur lui-même et n'offrait aucun fibrome.

L'*expulsion* du fœtus mort et macéré, lorsqu'elle a lieu dans les cinq premiers mois, peut offrir les différents caractères qu'on rencontre dans l'avortement; au contraire, plus on se rapproche du terme de la grossesse, plus cette expulsion est analogue à l'accouchement, surtout si le fœtus n'a succombé que depuis peu de temps.

Notons seulement que parfois les membranes s'insinuent à travers l'orifice utérin à peine dilaté et constituent au moment de la contraction une poche qui remplit la cavité vaginale et arrive jusqu'à la vulve : on a alors une poche des eaux en 8 dont l'une des boucles serait dans l'utérus et l'autre au dehors. Dans l'intervalle des contractions, ces membranes forment une masse mollasse, flottante, très dépressible qui demeure dans le vagin. Cette disposition de la poche des eaux doit tenir, non seulement à l'extensibilité des membranes, mais surtout à la résorption d'une partie du liquide amniotique : elle n'est, du reste, point pathognomonique de la mort du fœtus.

Quant au liquide qui s'écoule après la rupture de la poche des eaux, sa couleur varie : il peut être verdâtre, si le fœtus est mort depuis peu de temps; il peut avoir une teinte rosée lorsque la mort est plus ancienne; d'autres fois, quand l'enfant a succombé depuis plusieurs semaines, il peut ne sortir qu'une matière semi-liquide, épaisse, grumeleuse, noirâtre, ou bien, au contraire, semblable à du chocolat au lait clair.

Le degré de ramollissement du fœtus rend son expulsion très facile : lorsque c'est la tête qui se présente, le tissu cellulaire sous-cutané s'infiltre quelquefois au niveau du cuir chevelu, il se forme une masse qui ressemble à une poche des eaux et sort la première, tandis que les os du crâne tassés les uns sur les autres se dégagent ensuite.

La *délivrance* n'offre rien de particulier : notons cependant que les hémorrhagies ne sont pas rares dans ces circonstances, notons surtout que, dans un certain nombre de cas, l'œuf est expulsé sans la caduque qui demeure en totalité ou en partie dans la cavité utérine (Voyez les observations II et III. Nous avons aussi noté la rétention de la caduque dans beaucoup d'autres faits). Cette caduque est souvent épaissie, tomenteuse, grisâtre; elle est expulsée spontanément soit en bloc, soit par grands lambeaux pendant les jours qui suivent la délivrance. Son séjour dans la cavité utérine et son expulsion tardive ne nous ont paru que rarement donner lieu à des complications, lorsque toutes les précautions antiseptiques nécessaires avaient été prises.

Les *suites de couches* sont simples en général; on observe les mêmes phénomènes qu'après l'accouchement à terme; quelquefois cependant la sécrétion lactée ne s'établit pas, mais le fait est rare; le plus habituellement, la montée du lait a lieu : chez certaines femmes même, bien qu'elle ait déjà été observée au moment où le fœtus avait succombé dans la cavité utérine, elle se reproduit une seconde fois.

Berchtesgaden, 18 août 1884.

CHAPITRE LII

FRACTURE DU BASSIN. — LA PRÉSENCE D'UN CAL DÉTERMINE UN RÉTRÉCISSEMENT DU DIAMÈTRE OBLIQUE DROIT DE L'EXCAVATION. — ACCOUCHEMENT SPONTANÉ.

La nommée Pr....., femme B....., âgée de vingt-trois ans, blanchisseuse, entre à la Clinique d'accouchement de la Faculté le 19 septembre 1879. Cette femme n'a rien présenté de particulier dans son enfance; elle a été réglée pour la première fois à l'âge de onze ans et elle a continué à l'être tous les mois pendant huit jours. Il y a un an, alors qu'elle était enceinte de cinq mois, elle est tombée d'un quatrième étage; elle a eu un enfoncement au niveau du front, une fracture de la jambe droite et une fracture de la paroi du bassin du côté droit. Transportée à l'hôpital Necker, elle y est restée un certain temps sans connaissance; au bout de quelques jours, elle fit une fausse couche.

En examinant le bassin on constate, en effet, qu'il existe du côté droit une saillie angulaire à base assez large, formée par un cal osseux. Elle siège environ au niveau du fond de la cavité cotyloïde vers la partie antérieure de ce fond. Elle se trouve au-dessous de la ligne innominée, de sorte qu'il existe un rétrécissement de l'excavation du bassin, rétrécissement qui porte, par conséquent, sur le diamètre oblique droit.

La femme B..... est enceinte; elle a eu ses dernières règles le 25 décembre 1878; l'enfant se présente par le sommet en position gauche; l'extrémité céphalique se trouve arrêtée au détroit supérieur. Après avoir examiné le bassin à plusieurs reprises, on pense que l'accouchement pourra avoir lieu spontanément et on laisse la grossesse aller jusqu'à terme.

Les premières douleurs apparaissent le 24 octobre, à 8 heures du matin. Elles sont peu intenses dans la journée. C'est toujours le sommet qui se présente, mobile au détroit supérieur et en position gauche.

Le 25 octobre à 3 heures du matin, nous nous rendons près de la malade. La dilatation n'est pas encore tout à fait complète, les membranes sont intactes. Au toucher, on constate que la suture sagittale est située assez loin en arrière; le doigt arrive facilement sur tout le pariétal droit qu'il parcourt; la pointe de l'occipital est assez élevée et très à gauche; la tête est peu fléchie, elle est mobile au-dessus du diamètre rétréci. A la palpation, on avait senti le dos à gauche transversalement dirigé; les bruits du cœur avaient été entendus dans le flanc gauche, surtout en arrière.

4 heures 10. — Dilatation complète : la tête descend un

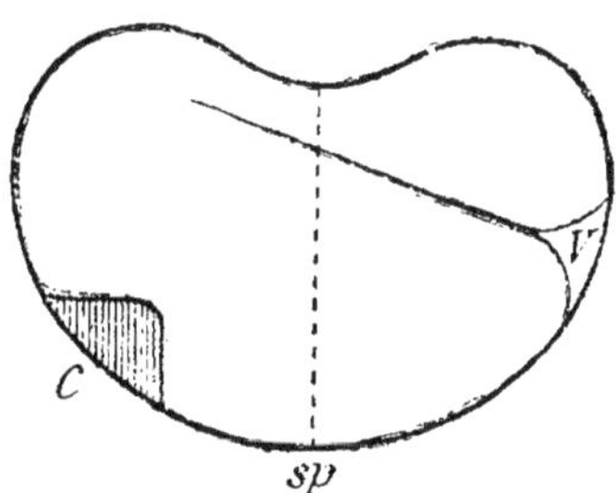

Fig. 93 — Fracture ancienne du bassin. Accouchement. Situation de la tête à 4 heures 10 du matin. — *C*, col osseux. — *sp*, symphyse pubienne. — *V*, pointe de l'occipital.

peu, comme si elle allait s'engager. Je romps les membranes. La présentation du sommet est toujours inclinée en variété pariétale droite. La tête est peu fléchie, mais la pointe de l'occiput est plus en avant qu'à 3 heures. La suture sagittale est portée très en arrière; le côté droit de la tête s'applique sur le cal osseux et il semble qu'elle veuille pivoter sur l'angle sacro-vertébral (Fig. 93).

4 heures 45. — L'orifice utérin est un peu revenu sur lui-

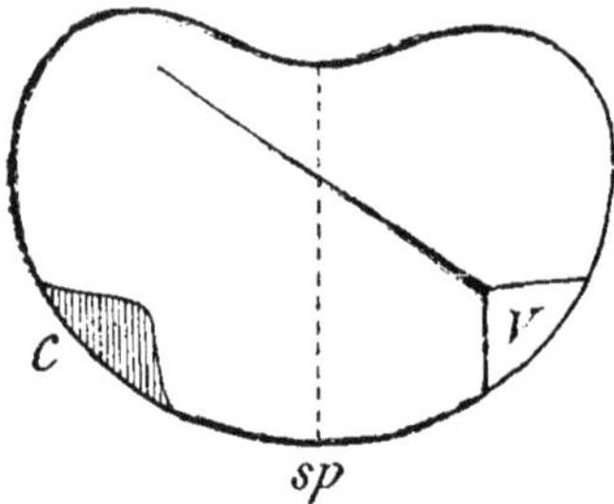

Fig. 94. — Situation de la tête à 4 heures 45.

même; la dilatation n'est plus complète, mais l'orifice est dilatable. L'occiput est venu se placer plus en avant et à gauche; la tête s'est fléchie légèrement, la suture sagittale est toujours en arrière et se dirige vers le côté droit de l'angle sacro-vertébral qu'elle rase. A droite et en avant, la tête, qui s'efforce de s'engager, appuie toujours sur le cal osseux (Fig. 94).

5 heures 15. — La flexion de la tête est plus marquée et

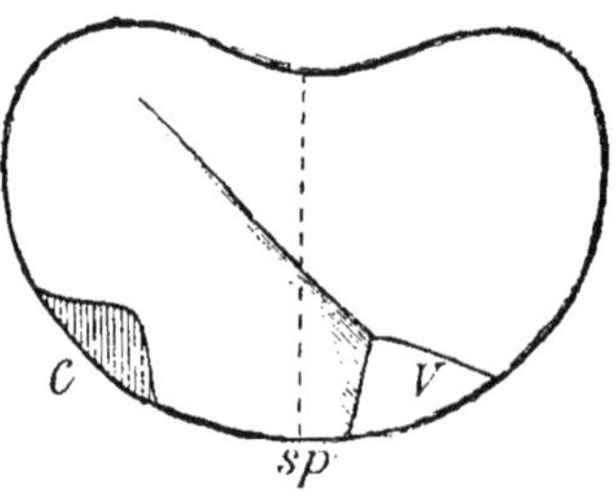

Fig. 95. — Situation de la tête à 5 heures 15.

elle continue son mouvement de rotation: l'occipital se rapproche de la symphyse pubienne et sa pointe descend vers le centre du bassin. Par suite de la pression qu'il subit contre la saillie osseuse du cal, le pariétal droit est déprimé et son angle postérieur et supérieur forme une sorte de triangle en creux. On sent la suture sagittale qui va de gauche à droite et d'avant en arrière. On ne peut plus reconnaître la suture lambdoïde qu'en déprimant le cuir chevelu, car la branche gauche de cette suture ne forme plus qu'une ligne à peine marquée (Fig. 95).

5 heures 35. — La rotation est encore plus marquée et

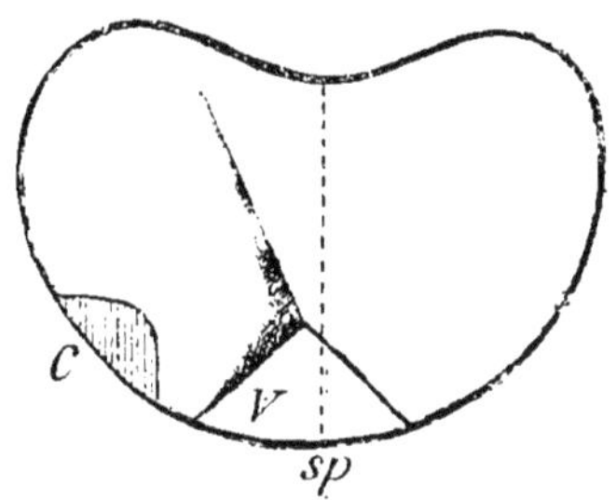

Fig. 95. — Situation de la tête à 5 heures 35.

l'enfoncement du pariétal droit plus exagéré; cet enfoncement se rapproche toujours de l'angle osseux saillant comme si cet angle devait se loger dans la dépression qui se forme aux environs de la petite fontanelle. La tête reste toujours au-dessus du cal, elle ne franchit pas le rétrécissement. A chaque douleur on sent le pariétal droit qui s'enfonce profondément sous le gauche et sous l'occipital (Fig. 96).

6 heures. — Même état. Une bosse séro-sanguine commence à se former qui rend le toucher assez difficile, mais en déprimant avec l'extrémité du doigt on peut sentir encore le côté gauche de la suture lambdoïde dont les deux bords sont au même niveau, tandis que du côté droit de cette suture le pariétal droit chevauche sous l'occipital.

7 heures. — Même état. Depuis une heure les douleurs sont beaucoup moins vives et moins fréquentes.

7 heures 1/2. — La bosse séro-sanguine devient volumineuse; la tête a encore un peu tourné. La dépression qui existe au niveau de l'angle supérieur et postérieur du pariétal

droit est plus marquée et plus rapprochée de la saillie faite par la paroi du bassin (Fig. 97).

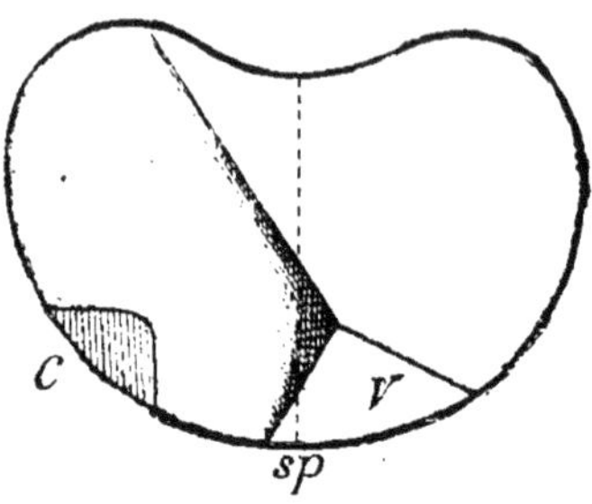

Fig. 97. — Situation de la tête à 7 heures 30.

8 heures 1/2. — M. Charpentier, qui suppléait le professeur Depaul, arrive pour la visite du matin. L'enfoncement du pariétal droit, dont la pointe pénètre sous le pariétal gauche et sous l'occipital, pourrait faire croire à une présentation du sommet en position occipito-iliaque droite antérieure. Mais l'angle formé par la pointe de l'os déprimé est moins aigu que celui que fait habituellement la pointe de l'occipital. De plus, on ne peut suivre la suture sagittale suivant le diamètre oblique droit du bassin; au contraire, on la sent en arrière, qui marche parallèlement au diamètre oblique gauche. La tête est toujours arrêtée au-dessus de la partie rétrécie, elle paraît comme bloquée.

M. Charpentier se propose de faire une application de forceps un peu plus tard si l'accouchement ne se termine pas spontanément.

A 9 heures, on constate que la tête est descendue sur le plancher périnéal; elle a franchi le rétrécissement. L'occiput est tourné directement en avant sous la symphyse pubienne, la rotation est complète, et à chaque contraction vient s'ajouter un effort qui amène la tête à l'orifice vulvaire.

La tête reste pendant une demi-heure à la vulve; une bosse séro-sanguine se forme entre les lèvres; enfin à 9 heures 1/2 l'accouchement se termine spontanément.

En déprimant après la naissance de l'enfant la bosse séro-sanguine qui occupe le sommet de la tête, on cherche à retrouver la dépression qui existait à l'angle supérieur et postérieur du pariétal droit. On ne la retrouve pas tout d'abord; la tête a pris la forme qui existe ordinairement à la suite de l'accouchement par le sommet. Cependant, en déprimant un peu, on sent immédiatement le pariétal droit qui chevauche sous l'occipital et sous le pariétal gauche, et on reproduit en partie la sensation qui existait au toucher quand la tête ne descendait pas.

L'enfant était du sexe féminin; il ne paraissait pas avoir souffert; il pesait 3.670 grammes et mesurait 52 centimètres de longueur. Les dimensions de la tête étaient les suivantes :

Diamètre	occipito-mentonnier.............	14	centimètres.
—	occipito-frontal......	12	—
—	bipariétal............	9,7	—
—	bitemporal....................	8,2	—
—	sous-occipito-bregmatique......	9,2	—

La délivrance fut naturelle et les suites de couches absolument régulières.

Beaulieu-sur-Mer, 5 mai 1885.

CHAPITRE LIII

L'INVENTEUR DU FORCEPS A DOUBLE COURBURE [1]

Tel est le titre d'un travail lu au mois d'avril dernier devant la Société obstétricale de Dublin par un accoucheur dont la science profonde, les travaux remarquables et le caractère équitable sont connus et appréciés du monde entier, M. McClintock. Les opinions qu'il a émises, celles qui ont été formulées dans le cours de la discussion par des hommes également considérables, G. Kidd, L. Atthill, More Madden et Byrne ne sauraient être acceptées sans conteste [2], et comme il s'agit d'une question de priorité scientifique grave et souvent discutée déjà, on comprendra que nous prenions la défense d'un des plus illustres représentants de l'obstétrique française.

Le forceps des Chamberlens était droit. A qui doit-on l'invention de la seconde courbure qu'il possède aujourd'hui, courbure sur les bords qui, se rapprochant de celle présentée par la face antérieure du sacrum, permet d'aller l'appliquer sur une tête retenue au-dessus du détroit supérieur? Est-ce à Levret? Est-ce à Smellie? Presque tous les auteurs, et la plupart des auteurs anglais eux-mêmes, s'accordaient à reconnaître que Levret avait véritablement, le premier, ima-

1. Le *Progrès médical*, 1876, p. 779.
2. Voyez *The obstetrical Journal*. August. 1876, p. 330.

giné le nouveau forceps, quelques années avant la publication du livre de Smellie. Un troisième, Benjamin Pugh, viendrait aujourd'hui, et à juste titre suivant la Société obstétricale de Dublin, disputer à Levret et à Smellie le mérite de l'invention. La chose en valant la peine au point de vue historique, nous allons préciser les faits et entrer dans les détails que comporte cette question.

Il y a dans le récent travail de M. McClintock deux parties : dans la première, il discute la priorité entre Smellie et Levret; dans la seconde, il croit pouvoir affirmer que Benjamin Pugh les avait précédés tous les deux d'un certain nombre d'années.

I. « En ce qui concerne la date, dit M. McClintock, il ne nous semble pas qu'une grande différence existe entre Levret et Smellie, et il est fort possible que chacun ait, de son côté, imaginé la même modification. » Textes en main, témoignages et dates à l'appui, il existe, au contraire, une différence de plusieurs années, de quatre années au moins, entre les publications de Levret et celles de Smellie. Nous allons le prouver.

« La première édition du grand Traité des accouchements de Smellie, dit M. McClintock, parut à la fin de l'année 1751. La date marquée sur la première page est 1752, mais le livre fut certainement publié en 1751, car j'en ai lu un compte rendu dans *The British Register* du mois d'octobre 1751 : il est probable que l'auteur, ainsi qu'on le fait habituellement, a daté son ouvrage, non de l'année qui se terminait, mais de celle qui allait lui succéder. C'est dans une observation datant de 1752 qu'on trouve, par la suite, une allusion à la nouvelle courbure du forceps. « Ne pou-
« vant parvenir à saisir solidement à l'aide du forceps droit
« et court une tête restée la dernière et retenue au-dessus
« du détroit supérieur, et cela en raison de la courbure du
« sacrum, je fus conduit, dit Smellie, à imaginer un instru-

« ment dont les cuillers fussent plus larges et courbées sur « un bord. » Dans une autre observation datant de 1753, Smellie dit encore : « Je résolus de me servir d'un forceps « courbé sur ses bords de façon à s'adapter à la forme du « sacrum. Cet instrument avait été imaginé quelques années « auparavant par moi-même et par d'autres médecins afin de « pouvoir aller saisir plus haut dans le bassin et d'une façon « plus solide, la tête quand elle se présente. »

Tels sont les titres de Smellie rappelés par M. McClintock. Exposons maintenant ceux de Levret.

C'est au commencement de l'année 1747 que Levret publia son célèbre volume intitulé : *Observations sur les causes et les accidents de plusieurs accouchements laborieux*. Ce livre était écrit depuis l'année 1746, ainsi que le prouvent l'approbation et le privilège du roi (29 novembre et 23 décembre 1746) annexés à l'ouvrage. Levret y expose les modifications qu'il a apportées au forceps : l'une d'entre elles, la troisième, a pour but de prévenir les déchirures de la fourchette.

« Pour remédier à cet inconvénient, dit-il (page 97), j'ai fait faire un forceps courbe qui ne diffère point d'ailleurs des dimensions du premier : j'en ai pris l'idée sur les tenettes courbes qui sont d'usage dans l'opération de la lithotomie. »

Et à la fin de son livre, il met en note :

« DES PERSONNES FORT HABILES ONT BIEN VOULU ME PRÊTER UNE OPINION QUE JE N'AI POINT EUE A L'ÉGARD DU FORCEPS COURBE [1]. »

Ce qui a pu faire supposer que la nouvelle courbure du forceps ne remontait pas à cette époque, c'est une critique adressée à Levret par un anonyme, critique parue dans le *Journal des Sçavans* du mois d'août 1749. Cet anonyme s'exprime ainsi : « Les préliminaires de la paix ne furent pas plutôt signés, et les passages devenus libres, que je fus en Angleterre à dessein d'y acquérir des lumières, dont l'amour

1. Ces mots sont imprimés en lettres capitales dans le texte même de Levret, p. 149.

de mon état me dicte toujours la nécessité, et cela en y fréquentant les personnes les plus en réputation dans la ville de Londres. Dans le nombre des sçavans que j'eus l'honneur de voir en cette ville, furent le docteur Layard, le laborieux Unter, et l'ingénieux Faucaud, tous trois en correspondance littéraire avec M. Levret; ce furent ces messieurs qui me parlèrent de la découverte de ce chirurgien, et l'un deux m'ayant prêté son livre, je le lus avec beaucoup de plaisir... » Et plus loin il ajoute : « Mais une chose qui fera infiniment d'honneur à M. Levret, en supposant qu'elle réussisse, c'est la nouvelle courbure qu'il a donnée à cet instrument. Mais pourquoi M. Levret nous a-t-il privé de la figure de cet instrument? Est-ce qu'il ne serait encore existant qu'en idée? »

Levret a répondu de deux façons. D'abord il publia en septembre 1749 la note suivante : « Extrait des registres de l'Académie royale de chirurgie de Paris du 2 janvier 1747.

« M. Levret a présenté à l'Académie un nouveau forceps courbe, imaginé pour dégager la tête de l'enfant enclavée au passage et arrêtée par les os pubis. Ce forceps est entaillé de même que le forceps droit, à sa jonction; il a les dimensions toutes semblables et est évidé dans toute l'étendue des ouvertures qui sont à chacune de ses branches.

« Le présent extrait a été délivré à l'auteur pour en faire l'usage qu'il jugera convenable, par nous soussigné, secrétaire de l'Académie royale de chirurgie pour les correspondances. A Versailles, le premier août 1749. Signé : Hervin. »

Plus tard, dans la préface d'un nouveau volume (*Suite des observations sur......*), Levret dit : « Si je n'ai, dans mon ouvrage, donné la figure de ce forceps qu'en description, c'est que, lorsque je le présentai *en original* à l'Académie royale de chirurgie, la planche était gravée et le livre imprimé pour la plus grande partie, et que je n'imaginais pas que cette légère omission pût jamais m'attirer un reproche aussi sensible (p. xxii). »

Ce second volume, qui contenait la description détaillée du

forceps, des planches qui le représentaient et des observations dans lesquelles l'auteur en avait fait usage, parut au commencement de l'année 1751. Le privilège du roy avait été accordé dès le 23 septembre 1750.

Ainsi donc, ces livres de Levret avaient tous deux paru avant le commencement de la publication de l'ouvrage de Smellie et son forceps était connu depuis 1747 à Paris, depuis 1749 au plus tard à Londres. Et on ne peut supposer pour Levret, comme l'a fait M. Byrne, que les Français n'étaient alors nullement au courant de la littérature anglaise (extremely unacquainted), puisque, le critique anonyme lui-même nous l'apprend, Levret était en correspondance littéraire avec MM Layard, Unter et Faucaud, de Londres. Il avait même envoyé à la Société royale de Londres un manuscrit « sur un crochet mécanique pour l'extraction du corps de l'enfant hors de la matrice quand la tête a été arrachée par quelque accident ».

Nous ajouterons que si Smellie avait eu alors imaginé, et le premier, la nouvelle courbure, ses confrères anglais en eussent certainement eu connaissance et ils n'auraient pas manqué, ainsi que l'anonyme qui ne ménageait pas à Levret ses critiques, d'en prévenir l'accoucheur français. Du reste Smellie ne réclamait pas pour lui la priorité de l'invention.

En résumé, il reste démontré :

1° Que Levret a présenté son nouveau forceps courbe le 2 janvier 1747 ;

2° Que son instrument était connu à Londres dès 1749;

3° Que c'est seulement après 1751 que Smellie a parlé du forceps à double courbure;

4° Enfin que Smellie lui-même ne prétendait pas être l'unique inventeur de cet instrument.

Donc les textes, les dates, les rapports de Levret avec les accoucheurs anglais, les critiques mêmes de l'anonyme, tout prouve nettement que c'est à Levret et non à Smellie qu'est due la nouvelle courbure du forceps.

II. Il n'en serait rien cependant et, suivant M. McClintock, l'honneur tout entier devrait en être rapporté à Benjamin Pugh. « Il est, dit-il, un autre écrivain anglais, contemporain de Smellie, dont le traité d'accouchement est très peu connu ou très peu cité; mais, d'après l'étude que j'ai faite de son livre, je le regarde comme un des praticiens les plus sagaces de son époque, quoiqu'il fût châtié et concis dans son style. Cet écrivain est Benjamin Pugh. C'était un chirurgien de province qui exerçait à Chelmsford, dans le comté d'Essex. Son traité d'accouchement a été publié en 1754. Pugh dit dans sa préface :

« J'insisterai, autant que cela me sera possible, sur la des- « cription et le mode d'emploi des instruments, tant d'ac- « couchement que de chirurgie que j'ai moi-même inventés. « J'en ai constaté pendant de nombreuses années les excel- « lents effets : grâce à eux je n'ai pas eu, depuis quatorze « ans, à perforer une seule tête de fœtus, et je ne doute pas « que les médecins ne soient sensibles aux avantages qu'ils « offrent. Le forceps courbe que j'ai inventé il y a déjà qua- « torze ans (c'est-à-dire en 1740, fait remarquer M. McClin- « tock), a été exécuté par un ouvrier de M. Archer, coute- « lier habitant à Chelmsford. La différence qui existe entre « cet instrument et le forceps droit et court est de tous « points considérable. »

« Pugh était, sans aucun doute, un ardent défenseur du forceps à double courbure. Il possédait un forceps long et un forceps court, et tous deux avaient la seconde courbure ou courbure pelvienne. L'un mesurait 27 centimètres, l'autre 38 centimètres de longueur. Dans trois passages de son livre, il fait cette remarque qu'il se sert du forceps courbe depuis quatorze ans. »

La communication de M. McClintock est, au point de vue historique, extrêmement intéressante. Elle montre que, en 1754, à Chelmsford, un accoucheur instruit et habile possédait un forceps long et un forceps court, tous deux offrant une courbure pelvienne. Cela suffit-il pour démontrer que Pugh en avait été véritablement l'inventeur dès 1740? Nous ne le croyons pas. Qui ne voit à quels résultats et à quels conflits on arriverait si la doctrine de M. McClintock était une fois admise. Il suffirait d'une phrase, d'une assertion tardive d'un auteur peu connu, même par ses contemporains et ses compatriotes, pour que, un siècle plus tard, toute priorité bien établie pût être remise en question. Ces questions de priorité sont en général résolues : soit par la publication d'un livre qui fait date, soit par une présentation ou une communication faite par l'auteur devant une société savante. L'une et l'autre font défaut à Benjamin Pugh; il n'a même pas pour lui le témoignage de ses contemporains.

On a demandé à Levret de montrer que son forceps existait véritablement et, dès 1749, il en a donné des preuves indiscutables. Peut-on, d'une façon aussi nette, démontrer que, dès 1740, B. Pugh avait imaginé la double courbure du forceps et s'en servait? Telle est la question. Nous ne mettons certainement pas en doute l'exactitude des souvenirs de Pugh, mais il ne lui manque qu'une chose, c'est que son livre ait été publié en 1740.

Donc jusqu'à plus ample informé et malgré l'estime que nous avons pour MM. McClintock, G. Kidd, etc., nous ne pouvons accepter leur opinion et nous croyons qu'ils devront abandonner complètement la priorité de l'invention à l'accoucheur français; elle est indiscutable. Ce qu'ils peuvent faire, c'est de mettre en comparaison et en balance Smellie et Pugh comme vulgarisateurs de l'instrument de Levret en Angleterre, et sur ce point encore Smellie, assurément, aurait la priorité.

A cette question : quel est l'inventeur du forceps à double courbure? nous croyons qu'on doit répondre sans hésiter : c'est Levret.

CHAPITRE LIV

LES CHAMBERLENS. — LEQUEL D'ENTRE EUX IMAGINA LE FORCEPS?

Il n'est douteux aujourd'hui pour personne que l'invention du forceps est due à un médecin appelé Chamberlen. Mais comme plusieurs Chamberlens de la même génération ou appartenant à des générations différentes ont été médecins, comme d'autre part la découverte du forceps a été longtemps tenue secrète, il a été jusqu'ici difficile de déclarer quel était le véritable inventeur de cet instrument.

En 1882, un accoucheur anglais très instruit, J.-H. Aveling, a publié sur la famille des Chamberlens une série de documents extrêmement intéressants [1]. Il est arrivé à cette conclusion, que le forceps a été imaginé par celui qu'on appelle Peter Chamberlen l'aîné : ce dernier mourut en Angleterre en 1630, il était né vers 1560 de parents français qui habitaient alors Paris.

Nous allons mettre largement à contribution le livre d'Aveling et nous étudierons successivement :

1° L'origine française des Chamberlens;

2° La généalogie des Chamberlens qui ont pratiqué la médecine;

3° Les considérations qui ont permis d'attribuer à Peter Chamberlen l'aîné l'invention du forceps.

1. J.-H. Aveling, M. D. *The Chamberlens and the midwifery forceps. Memorials of the family and an essay on the invention of the instrument*, London, 1882.

I. — Origine française des Chamberlens.

« En 1569, dit Aveling, quand la France était affaiblie et désolée par de nombreuses guerres de religion, William Chamberlen, sa femme Geneviève et leur famille vivaient à Paris. Comme Huguenots, ils avaient à endurer toutes les misères et tous les supplices auxquels étaient exposés ceux qui avaient la même foi religieuse. A cette date, on ordonna de nouvelles persécutions et le peuple fut excité par les prêtres à se porter aux plus cruelles extrémités afin d'arriver à l'extermination de ces détestables hérétiques.

« Le séjour de la France lui ayant été rendu intolérable, W. Chamberlen prit heureusement la résolution de partir avec les siens et de chercher en Angleterre la paix et un abri. S'ils avaient attendu davantage, ils eussent été, sans aucun doute, au nombre des victimes de la Saint-Barthélemy. On ne sait pourquoi ils choisirent comme destination le port de Southampton, mais le fait nous est appris par le registre admirablement tenu de l'église Saint-Julien (patron des voyageurs) de Southampton. On avait l'habitude, à l'arrivée des réfugiés, d'inscrire sur ce livre leur première admission à la Cène : « *Ensuyt les noms de ceux qui ont faict professio de leur foy et admis à la Cène.* »

« *Chambrelein Villame, reçu à la Cène, 3 juillet 1569* [1]. »

« La famille était composée du père, de la mère et de trois enfants : Pierre, Simon et Jeanne. Un autre fils naquit l'année même de l'arrivée, ainsi qu'on le constate sur le même registre.

« *Registre des enfants qui ont esté baptisées en l'église des estrangers Walons en la ville de Hampton admise par la Magesté de la Reyne Élizabeth.*

« *Jacques, fils de Villame Chambrelein et de Geneviève Vingnon sa fâme fut baptisé le 26e jour de juillet 1569, et*

1. Le texte original des registres a été mis en caractères italiques.

eu pour son tesmoings Jacques Vingnon. Le père et la mère sont de Paris. »

A ces preuves, on peut en ajouter d'autres. Plus tard, en effet, en 1647, le docteur Peter Chamberlen écrivait : « Je ne tire aucune gloire de ce que je descends de la famille normande des Tankerville[1]... Je me réjouis d'être un de ceux qui ont échappé aux massacres de Paris, et d'avoir des parents honnêtes, etc. » (A Voice in Rhama.)

Enfin, à l'abbaye de Westminster, sur le cénotaphe de Hugh Chamberlen junior qui mourut le 17 juin 1728, on lit : « Il pouvait invoquer une longue lignée d'aïeux s'étendant sur quatre siècles; il appartenait à l'illustre race des anciens comtes de Tankerville. »

Et cependant, ce nom de Chamberlen ne semble pas, au premier abord, être un nom d'origine française. Il est vrai que peu de noms ont eu leur orthographe aussi modifiée. Sur les registres de Southampton, on voit écrit Chambrelein, et dans différents documents on lit Chamberlan, Chamberlain, Chamberlayn, Chamberlyn, Chamberlaine, Chamberlin, Chamberlane, etc. Toutefois, l'orthographe généralement admise, celle qui a été acceptée depuis le docteur Peter, celle qu'on trouve sur le cénotaphe de Westminster, celle qui est acceptée par Aveling, celle qui paraît être l'orthographe définitive sinon l'orthographe primitive, est la suivante : Chamberlen.

Ce n'était évidemment pas ainsi que le nom était écrit en France; on en a, du reste, la preuve quand on lit les documents signés par les premiers Chamberlens qui habitèrent l'Angleterre. Dans le testament de Pierre Chamberlen l'aîné qui naquit probablement à Paris, on lit : « I Peter *Cham-*

1. Néanmoins, dit Aveling, il prouva qu'il était d'origine française et possédait des armes : « *Gules, an inescutcheon argent and an orb of cinquefoils or : a label of three points.* » Ces armes furent confirmées à son fils Hugh Chamberlen en 1664.

brelan thelder » (Moi, Pierre Chambrelan l'aîné); son frère écrit de même dans son testament : « I Peter *Chambrelan* the yonger » (Moi, Pierre Chambrelan le jeune). C'est seulement plus tard que le fils de ce dernier, le docteur Peter, écrivit et signa Peter Chamberlen.

Chambrelan rappelle véritablement un nom français, mais toute personne parlant anglais se rendra facilement compte que le mot écrit ainsi Chambrelan doit, de l'autre côté de la Manche, être prononcé Chamberlen. C'est sans doute afin de mettre l'orthographe de son nom en rapport avec la prononciation et l'orthographe anglaise que le docteur Peter signa Chamberlen et fut imité par ses descendants.

II. — Généalogie des Chamberlens qui ont pratiqué la médecine.

A. — Bien qu'on n'en ait pas la preuve absolue, il paraît à peu près certain que William Chambrelan, qui arrivait de Paris, était médecin. On ignore où il mourut, mais un document daté du 13 mars 1596 montre qu'il était décédé à cette époque.

B. — Parmi les enfants de William, deux pratiquèrent la médecine et tous deux, à la grande confusion des historiens, portaient le prénom de Peter.

L'un, Peter Chambrelan l'aîné, doit être originaire de Paris; il arriva à Southampton en 1569 avec son père et sa mère. On ignore à quelle époque il vint au monde, mais on sait par une attestation donnée par lui qu'il était en 1572 à Southampton et assez âgé alors pour que, par la suite, il pût témoigner de la naissance et du baptême de son frère Peter Chambrelan le jeune, ce qui fait supposer qu'il était né vers 1560. En 1596, il était à Londres. Il fut chirurgien de la reine et mourut en 1631.

L'autre, Peter Chambrelan le jeune, naquit en 1572 à Southampton. Il fut chirurgien comme son frère et comme lui membre de la « Barber Surgeon's Company ». Il mourut en 1626.

C. — Aucun des enfants de Peter Chambrelan l'aîné ne pratiqua la médecine. Parmi ceux de Peter Chambrelan le jeune, l'un embrassa cette carrière, et pour éviter d'avoir, comme son père et comme son oncle, des ennuis avec le « College of Physicians », il se munit de diplômes médicaux [1]; aussi est-il désigné sous le nom de *Docteur* Peter Chamberlen. Il fut successivement le médecin de trois familles royales d'Angleterre et de quelques princes étrangers. Il avait parcouru la plus grande partie de l'Europe et parlait plusieurs langues. C'est à Woodham Mortimer Hall, près de Maldon, dans le comté d'Essex, qu'il succomba en 1683, à l'âge de quatre-vingt-deux ans; il avait acheté cette propriété en 1638, et elle continua à appartenir aux siens jusqu'en 1715. C'est là qu'en 1818 on découvrit dans un plancher les instruments des Chamberlens et un certain nombre de papiers.

D. — Le docteur Peter Chamberlen eut trois fils qui furent médecins : Hugh, Paul et John.

Hugh Chamberlen senior naquit en 1630. C'est lui qui se trouvait à Paris en 1670, ainsi que cela a été raconté par Mauriceau dans sa vingt-sixième observation. « Il survint aussitôt un médecin anglais nommé Chamberlen, qui était alors à Paris, et qui, de père en fils, faisait une profession ordinaire des accouchements en Angleterre, dans la ville de Londres, où il a acquis depuis ce temps-là le suprême degré de réputation... Néanmoins ce médecin était venu d'Angleterre à Paris depuis six mois, dans l'espérance d'y faire fortune, faisant courir le bruit qu'il avait un secret tout particulier pour les accouchements de cette nature, se vantant de faire les plus désespérés et abandonnés en moins d'un demi-quart d'heure, et il avait même proposé à M. le premier médecin du Roi, que si on voulait lui faire donner dix mille

1. Comme ils n'étaient que chirurgiens, on leur refusait le droit de pratiquer la médecine.

écus de récompense, il communiquerait son prétendu secret. » Hugh Chamberlen senior, après avoir échoué en France dans ses diverses tentatives, retourna en Angleterre où il publia une traduction du livre de Mauriceau. Après des opérations financières malheureuses, il se retira en Hollande et y mourut. Il pratiqua pendant quelques années à Amsterdam et on sait qu'il fit la connaissance de Roonhuysen.

Les deux autres fils du docteur Peter Chamberlen, le docteur Paul Chamberlen et le docteur John Chamberlen, n'ont laissé que peu de traces.

E. — Hugh Chamberlen senior eut plusieurs enfants; son fils aîné devint médecin et fut connu sous le nom de docteur Hugh Chamberlen junior. Il eut de nobles clients et de hautes amitiés. Il était né en 1664 et il mourut en 1728. Son cénotaphe se trouve dans l'abbaye de Westminster.

Les Chamberlens ont donc pratiqué la médecine avec éclat en Angleterre depuis la fin du XVIe jusque dans le cours du XVIIIe siècle. Rappelons que deux eurent le prénom de Hugh et trois celui de Peter ; Peter Chamberlen l'aîné et Peter Chamberlen le jeune étaient deux frères ; le troisième, désigné sous le nom de docteur Peter Chamberlen, était fils de Peter Chamberlen le jeune et par conséquent neveu de Peter Chamberlen l'aîné.

Tableau généalogique des Chamberlens qui ont pratiqué la médecine.

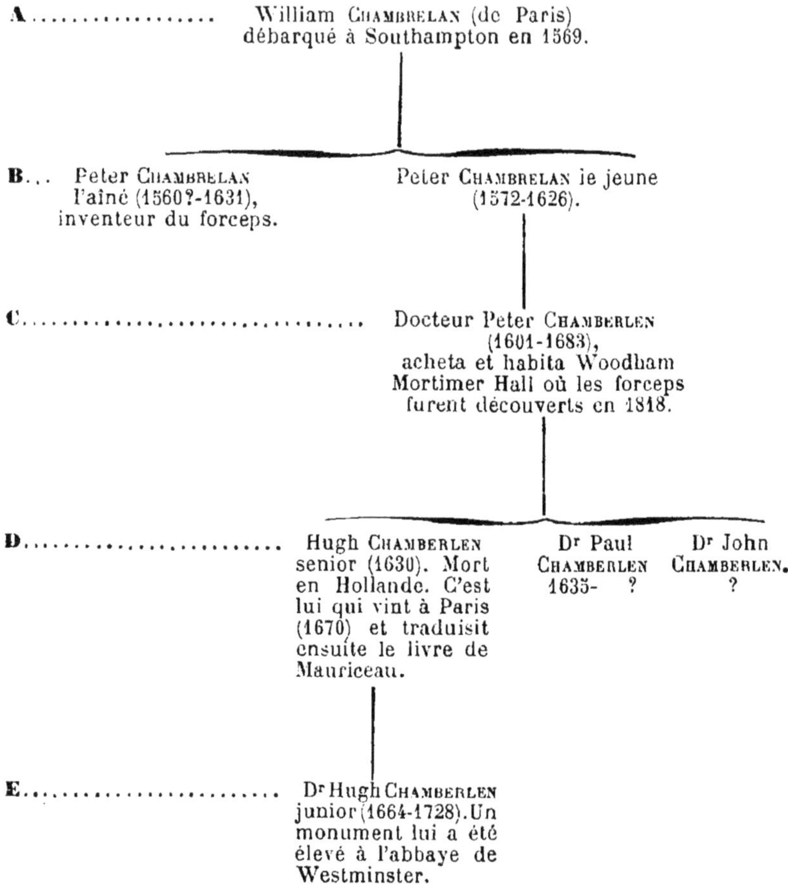

III. — CONSIDÉRATIONS QUI ONT PERMIS AU Dr AVELING D'ATTRIBUER A PETER CHAMBERLEN L'AÎNÉ L'INVENTION DU FORCEPS.

La découverte, en 1818, des instruments et des papiers des Chamberlens dans le plancher de la maison qui avait appartenu au docteur Peter l'a fait, en général, considérer comme ayant été l'inventeur du forceps. On ne saurait, en effet, réclamer pour ses fils Hugh Chamberlen senior, Paul et John

Chamberlen la découverte de cet instrument, car dans la préface qu'il a ajoutée à la traduction du livre de Mauriceau, Hugh Chamberlen senior dit : « Mon père, mes frères et moi-même (et personne autre en Europe, que je sache), possédons et pratiquons depuis longtemps un moyen d'accoucher les femmes sans qu'il en résulte aucun préjudice pour elles ou pour les enfants. » Le docteur Peter Chamberlen connaissait donc le forceps, mais il est à remarquer que son fils Hugh Chamberlen senior emploie le mot posséder, tandis qu'il aurait probablement fait usage du mot inventer si son père avait imaginé cet instrument.

On a la preuve que le docteur Peter Chamberlen fut de très bonne heure en possession du secret, ce qui lui donna une grande situation comme accoucheur. Les sages-femmes, dans une pétition contre un de ses projets, parlent de lui comme d'un « jeune homme » et on déclarait à la même époque que « les sages-femmes étaient assez raisonnables pour n'avoir rien à apprendre d'un homme qui n'avait pas plus de barbe qu'elles ».

Du reste, par un écrit même du docteur Peter Chamberlen, on voit que le forceps devait être connu avant lui : « Ma renommée, dit-il, m'a suscité des jalousies et des inimitiés secrètes qui ont augmenté considérablement quand mon père eut ajouté à mes connaissances celle d'accoucher et de soigner les femmes. » (A Voice in Rhama.)

Il faut donc remonter au delà du docteur Peter Chamberlen et on arrive ainsi à Peter Chamberlen le jeune et à Peter Chamberlen l'aîné.

Il est d'une évidence indiscutable, d'après les annales du Collège royal des médecins de Londres, que Peter Chamberlen l'aîné et Peter Chamberlen le jeune possédaient exclusivement une habileté très grande pour le traitement des accouchements laborieux. Cela résulte d'une discussion qui eut lieu en 1616. Cette grande habileté des deux frères fait penser qu'ils avaient quelque méthode secrète. « On ne peut guère, dit Aveling, avoir de doute sur la nature de cette méthode. Est-il probable qu'ils eussent pu arriver à la haute situation qu'ils s'étaient acquise, s'ils n'avaient été en possession d'une habileté tout à fait supérieure dans leur art? Tout était opposé à leur succès. En leur qualité d'étrangers, ils étaient suspects et détestés; comme réfugiés, ils étaient pauvres. Il leur fallut de l'habileté, de l'industrie et de l'énergie pour surmonter les difficultés qui surgissaient de tous côtés devant eux. Cependant, en dépit de tous ces désavantages, Peter Chamberlen l'aîné fut choisi pour assister la reine dans ses accouchements; les deux frères avaient des amis puissants, ils s'élevèrent à des positions honorables et amassèrent une fortune considérable.

« Arrivé à ce point par l'évidence des faits, il ne reste plus qu'une question à résoudre : Quel est celui des deux frères qui inventa le forceps? Il est assez curieux de voir qu'alors, en dehors de toute autre preuve, une ligne de l'introduction du livre de Smellie, ligne qui n'a jusqu'ici été l'objet d'aucune attention, d'aucun commentaire, peut jeter un heureux rayon de lumière dans cette obscurité; elle permet d'éclaircir le mystère, aussi complètement du moins que la chose est possible. En parlant de l'instrument dont les Chamberlens faisaient usage, Smellie ajoute : « instrument qu'on dit avoir « été inventé par l'oncle. » L'oncle, ce ne peut être qu'une seule personne, Peter Chamberlen l'aîné, puisque le docteur Peter n'avait aucun frère qui fût accoucheur.

« Autant donc que les faits peuvent le prouver, c'est à Peter Chamberlen l'aîné qu'on doit, avec une certitude presque absolue, attribuer l'honneur d'avoir inventé le forceps. Ainsi qu'il a déjà été démontré, il était né à Paris qu'il quitta pendant sa jeunesse pour fuir en Angleterre avec ses parents. Et comme cela est arrivé pour beaucoup de ses coreligionnaires, les réfugiés protestants, il récompensa ce pays de l'asile qui lui avait été donné en répandant sur lui les bienfaits inappréciables de son habileté et de son génie. »

Il résulte donc du remarquable travail d'Aveling que les Chamberlens étaient d'origine française; l'inventeur du forceps, Peter Chamberlen l'aîné, naquit très probablement vers 1560 à Paris où sa famille habitait.

Le forceps primitif était droit; ce que plus tard on a appelé « la nouvelle courbure » a été imaginé par Levret en 1747. Nous pensons avoir démontré qu'on ne saurait lui disputer cette découverte (Voy. chap. LIII).

On sait enfin quelles modifications importantes ont été, en 1877, apportées par le professeur Tarnier à l'instrument de Chamberlen et de Levret. Les principes qu'il a établis sont maintenant acceptés dans presque tous les pays.

Ces trois noms, PIERRE CHAMBERLEN l'aîné, LEVRET, TARNIER, marquent trois époques dans l'histoire du forceps.

On voit quelle part la France peut réclamer dans l'invention et le perfectionnement de ce merveilleux instrument.

Heiden, canton d'Appenzell, 1885.

CHAPITRE LV

NOTE SUR UNE SONDE POUR PRATIQUER LE LAVAGE DE LA CAVITÉ UTÉRINE ET D'AUTRES CAVITÉS.

SONDE A CANAL EN FORME DE FER A CHEVAL [1].

Il est aujourd'hui plus que jamais prouvé que le lavage de la cavité utérine constitue, dans un grand nombre de circonstances, un procédé thérapeutique très utile, parfois même seul efficace; mais, pour employer ce mode de traitement, il faut veiller sur un point essentiel, capital : il faut assurer d'une façon certaine le retour du liquide qui a été injecté. De nombreuses tentatives ont été faites dans ce sens.

Nous nous sommes demandé si on ne réaliserait pas ce desideratum en donnant à la sonde une forme particulière. On peut se figurer qu'une partie de la paroi d'une sonde ordinaire a été refoulée vers l'intérieur, vers la cavité centrale et qu'il en est résulté une dépression profonde sur toute la longueur. Une coupe perpendiculaire à la surface ne donnerait pas, comme pour la sonde ordinaire, la figure d'un cercle, mais celle d'un fer à cheval. Le liquide, après avoir pénétré dans l'utérus, pourrait sortir de la cavité de cet organe en suivant la dépression profonde qui existe le long de la sonde et qui est formée par la courbure interne, par la courbure la

1. *Le Progrès médical*, 2 août 1884, p. 613.

plus petite du fer à cheval. De la sorte, si pendant l'injection l'utérus venait à se contracter, bien que son orifice interne fût exactement appliqué sur la sonde, il persisterait toujours, même au niveau de l'anneau musculaire qui étreindrait l'instrument, une ouverture qui permettrait l'écoulement du liquide.

Certaines précautions doivent être prises dans la construc-

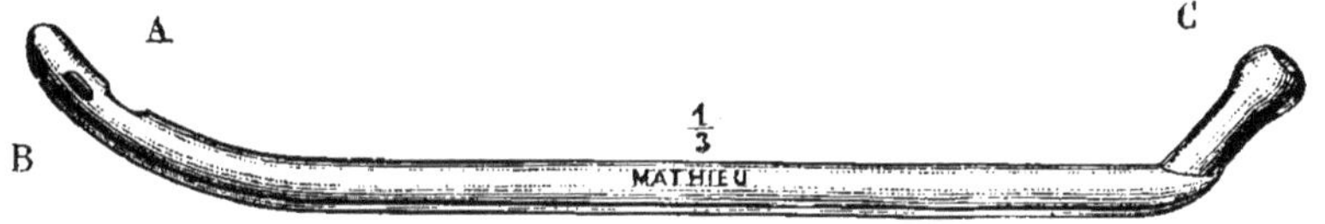

Fig. 98. — Sonde pour les injections intra-utérines, reproduite au 1/3 de sa grandeur.

tion de la sonde, dont nous donnons un dessin (*fig.* 98 et 99) réduit au tiers de sa longueur. Cette sonde est en argent. C'est l'orifice d'entrée du liquide; on adapte sur cette partie

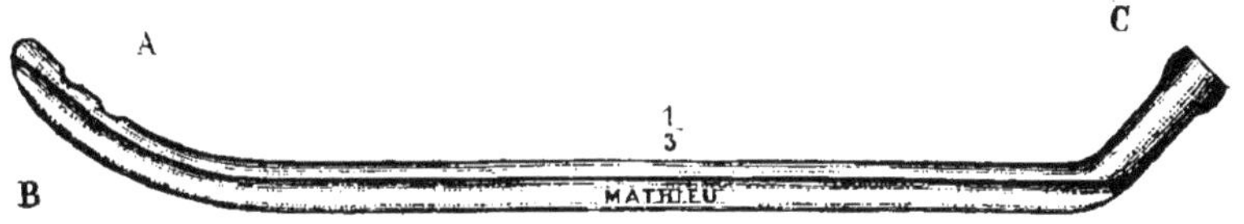

Fig. 99. — Coupe longitudinale de la sonde, grandeur 1/3.

un tube en caoutchouc communiquant avec le vase qui contient l'injection; l'autre extrémité de la sonde, extrémité fermée, doit être très arrondie; près d'elle existent deux ou trois ouvertures assez larges (A, B) par lesquelles le liquide pénètre aisément dans l'utérus; en *g* se trouve la dépression dont nous avons parlé.

Sur une coupe perpendiculaire à la surface on voit en *e* (*fig.* 100) le canal d'entrée du liquide, canal qui a la forme d'un fer à cheval et en *s* le sillon le long duquel le liquide peut sortir. La surface *s* doit être un peu plus grande que la surface *e*. Si les parois utérines s'appliquent sur la sonde, l'orifice par lequel le liquide s'écoule présente ainsi une surface plus grande que la surface d'entrée; si une partie du tissu utérin venait à s'engager dans l'ouverture en *x* (*fig.* 100), il resterait toujours une surface *s* qui serait égale à la surface d'entrée *e* et il n'y aurait ni rétention du liquide dans la cavité de l'utérus, ni distension des parois de cet organe.

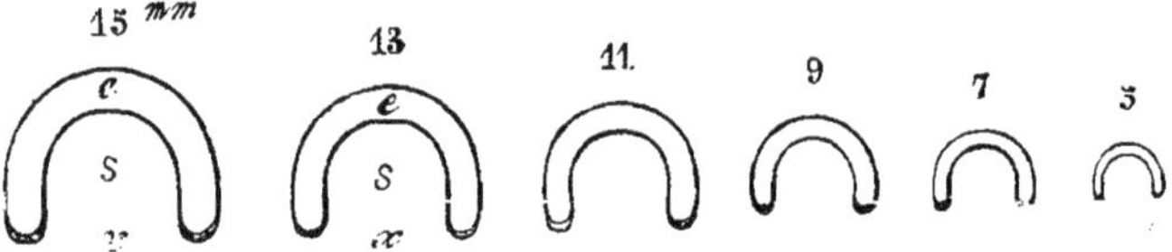

Fig. 100. — Coupe perpendiculaire à la longueur des différentes sondes, grandeur naturelle.

On a donc ainsi une sonde qui n'est pas à double courant, mais qui assure le reflux facile et complet de l'injection. Des détritus et des caillots peuvent être entraînés, tandis qu'avec la sonde à double courant ils doivent suivre tout un long canal qu'ils obstruent, avec la sonde en fer à cheval, même quand l'utérus est fortement contracté sur elle, ils n'ont qu'un *orifice annulaire* à franchir, ce qui leur permet de passer très aisément.

Les deux extrémités du fer à cheval sont arrondies, de telle sorte que la muqueuse fragile de l'utérus après l'accouchement ne saurait être lésée. Ces deux extrémités ne doivent être ni trop éloignées, ni trop rapprochées l'une de l'autre. Si elles étaient trop éloignées, l'ouverture du fer à cheval serait évasée et les tissus de l'utérus, pouvant pénétrer dans la dépression, diminueraient l'étendue de la surface d'écoulement; si elles étaient trop rapprochées, il en résulterait une sorte de canal, les caillots une fois engagés dans son intérieur devraient le suivre et ils s'en dégageraient difficilement. On aurait ainsi une sonde se rapprochant un peu de celle imaginée par le professeur Laroyenne (de Lyon) et qui lui a rendu des services en gynécologie : la sonde de Laroyenne est à double courant, mais, sur une certaine étendue de son canal de retour, elle présente une fente qui facilite la sortie du liquide.

Les deux bords arrondis de la sonde en fer à cheval ne devront donc être ni trop rapprochés, ni trop écartés. La courbe intérieure du fer à cheval, après avoir reproduit un demi-cercle, se continue pendant un certain temps en ligne droite à ses deux extrémités, et l'intérieur du fer à cheval ne se trouve avoir nulle part une dimension transversale plus grande que celle de son ouverture : de la sorte, on a une dépression suffisamment profonde, mais qui ne saurait retenir ni les détritus, ni les caillots.

Quant à la pression exercée par le courant de l'injection dans l'intérieur de la cavité utérine, elle variera suivant la hauteur à laquelle on mettra le vase qui contient le liquide : plus le vase sera élevé, plus le courant sera fort et plus la pression sera grande dans l'intérieur de l'utérus; en abaissant le vase, on diminuera la force du courant et la pression.

Pour essayer la sonde construite d'après ces indications, nous avons fait l'expérience suivante : nous avons pris une poire en caoutchouc à parois épaisses; l'orifice qu'elle présente ayant été obturé, nous avons, sur un des points de la paroi, pratiqué avec un bistouri une incision cruciale. A l'aide d'un petit entonnoir, une certaine quantité de sciure de bois a été introduite dans l'intérieur de la poire, puis nous avons placé la sonde et fait passer un courant d'eau : bien que la sciure de bois devienne, lorsqu'elle est mouillée, très adhérente aux parois, elle a été très facilement entraînée par le courant qui n'a pas été interrompu un seul instant; sept à huit cents grammes de liquide n'avaient pas traversé la poire en caoutchouc que l'eau sortait absolument limpide.

Les avantages de la sonde construite comme nous l'avons indiqué nous paraissent être les suivants : 1° Grâce à la forme en fer à cheval, la sortie du liquide est assurée; 2° la courbure légère sur sa longueur qu'elle présente comme les sondes ordinaires, sa terminaison arrondie, les bords mousses qui correspondent aux deux extrémités du fer à cheval, font qu'on l'introduit sans difficulté et qu'elle ne peut produire aucune lésion; 3° il y a plus, la véritable cannelure qui existe sur la sonde fait qu'il suffit de la pousser un peu pour qu'elle glisse, sans subir de déviation, sur la pulpe de l'index qui lui sert de guide; 4° lorsqu'on en fait usage, les caillots et les détritus organiques entraînés par le courant ne pénètrent pas dans son intérieur. Du reste, pour être assuré qu'aucune matière septique venue de l'extérieur ne sera introduite dans la cavité de l'utérus, il suffira de faire passer dans la sonde cent ou deux cents grammes du liquide de l'injection avant de commencer le lavage.

Nous avons essayé de réaliser ces sondes en fer à cheval avec différentes substances. Le verre a l'avantage d'être peu coûteux et d'être translucide, mais il ne nous a rien donné d'acceptable; la fabrication de sondes en verre ayant la forme spéciale que nous exigions offrait de très grandes difficultés et était très imparfaite.

Nous avons, au contraire, obtenu d'excellents résultats avec une substance introduite depuis peu dans l'industrie et dont nous avions déjà, en d'autres circonstances, fait usage avec succès dans notre service de la Charité : nous voulons parler du celluloïde. Les sondes en fer à cheval exécutées en celluloïde présentent plusieurs avantages qui viennent s'ajouter à ceux qu'offrent déjà les sondes en métal.

1° Bien qu'assez résistantes, elles possèdent une certaine élasticité et une certaine souplesse qui augmentent si on les met dans l'eau chaude : on peut donc les faire pénétrer dans l'utérus avec plus de facilité et elles s'adaptent mieux à la courbure des organes.

2° Elles possèdent un certain degré de transparence qui permettrait de constater la présence de corps étrangers dans le canal de la sonde.

3° Elles peuvent être plongées et laissées à demeure dans les différentes solutions antiseptiques de sublimé, d'acide phénique, d'acide borique, etc., sans subir aucune altération; l'éther seul les dissout. En les conservant dans des bocaux au milieu d'une de ces solutions, on est assuré d'avoir, au moment où l'on en fait usage, des sondes complètement aseptiques.

Rappelons que, comme les sondes en métal, les sondes en celluloïde ont une cannelure leur permettant de glisser très facilement sur le doigt qui a été introduit dans le vagin et sert de conducteur. On pourrait exprimer la crainte de voir les sondes en celluloïde se briser : nous n'avons jamais rien observé de semblable; le celluloïde qu'on fabrique aujourd'hui n'est nullement fragile, il l'est d'autant moins qu'on fait usage pour l'injection de liquides tièdes ou chauds. Il suffirait, du reste, pour écarter toute appréhension qui ne nous paraît pas fondée, de placer pendant la fabrication quatre ou cinq fils de soie dans l'épaisseur du celluloïde et suivant la longueur de la sonde.

Les premières sondes dont nous avons fait usage, et qui étaient destinées aux lavages de l'utérus aussitôt après l'accouchement et pendant les suites de couches, présentaient un diamètre de 9 à 11 millimètres; mais on peut avoir à pratiquer des injections intra-utérines un temps assez long après la délivrance, lorsque l'orifice utérin est revenu complètement sur lui-même, ou bien après un avortement de deux, trois ou quatre mois. Ces injections, faites avec de l'eau chaude, avec des liquides antiseptiques ou avec des liquides médicamenteux, peuvent aussi être utiles dans un certain nombre d'affections utérines telles que : métrites purulentes, hémorrhagies, fibromes en voie de désagrégation, etc.; des sondes plus petites sont alors nécessaires. Nous en avons fait exécuter une série; elles sont fabriquées sur une filière et peuvent avoir 5, 7, 9, 11, 13 et 15 millim. de diamètre extérieur (*fig.* 100). Des sondes plus grosses et des sondes plus petites peuvent également être faites; à la demande de notre excellent maître, M. le professeur Tarnier, nous en avons fait fabriquer une qui avait 4 millimètres de diamètre. Nous pensons pouvoir les faire exécuter toutes en celluloïde, depuis celles du plus gros calibre jusqu'à celles qui mesurent 5 millimètres.

La sonde en fer à cheval permet donc le lavage de l'utérus et assure le retour du liquide; comme conséquence, l'injection faite avec cette sonde ne déterminera aucune distension intérieure des parois de l'organe; la force du courant et la pression qu'il exercera seront seulement réglées par la hauteur à laquelle on placera le vase contenant la solution employée pour le lavage.

Si nous ne nous trompons, des sondes et des instruments fabriqués sur le même principe pourront être utilisés dans beaucoup de cas lorsqu'il faudra laver une cavité dont il sera important de ne point distendre les parois, par exemple : la vessie enflammée chez la femme (l'urèthre étant très court chez elle), des cavités et des poches kystiques ou purulentes, des cavités séreuses, etc. Il nous paraît même que le principe sur lequel est fondée cette sonde pourra être appliqué dans d'autres circonstances.

Notre ami, le Dr Vidal (d'Hyères), nous exprimait le regret de n'avoir pu faire usage d'une sonde analogue chez un malade atteint de cancer du rectum et qui n'avait voulu subir aucune opération : la défécation naturelle étant impossible, on devait pratiquer le toucher rectal, faire pénétrer une sonde dans l'intestin, injecter une certaine quantité d'eau et renouveler plusieurs fois cette opération très douloureuse pour obtenir l'évacuation des fèces. M. Vidal pensait qu'une sonde en fer à cheval, de gros calibre, permettant l'établissement d'un courant dans l'intestin, assurant la sortie du liquide et des matières diluées, aurait rendu de grands services.

Depuis près de dix-huit mois, nous poursuivons la réalisation de la sonde en fer à cheval pour les injections intra-utérines [1]. Ce n'est qu'après plusieurs tentatives expérimentales

1. Nous avons déposé un pli cacheté sur ce sujet à l'Académie de médecine dans la séance du 23 novembre 1883. C'est M. R. Mathieu qui nous a aidé dans nos différentes tentatives et qui fabrique ces sondes.

couronnées de succès, que des applications cliniques en ont été faites : nous allons rapporter un certain nombre d'observations qui montrent l'excellence des résultats obtenus dans des cas très différents. Parmi ces observations, les unes ont été recueillies à la Maternité, dans le service de M. le professeur Tarnier, elles nous ont été communiquées par Mme Henry, sage-femme en chef, et par M. Bonnaire, interne; nous devons les autres à notre collègue le Dr Bar, accoucheur des hôpitaux, qui a fait usage de notre sonde à la Charité, où il nous suppléait, et dans sa pratique privée [1]. Ces observations peuvent être groupées sous des titres différents, elles comprennent :

A. Des injections intra-utérines faites chez des femmes qui avaient subi des opérations obstétricales ;

B. Des injections faites dans un cas de rupture utérine ;

C. Des injections intra-utérines faites dans des cas de rétention des membranes ;

D. Des injections intra-utérines faites dans des cas de rétention du placenta ;

E. Des injections intra-utérines faites après des avortements de trois mois.

A. Injections intra-utérines faites chez des femmes qui avaient subi des opérations obstétricales.

Observation I (Maternité). — *Insertion vicieuse du placenta. Présentation de l'épaule droite en A. I. D. Version pelvienne par manœuvres internes. Fétidité des lochies. Injections intra-utérines.*

La nommée Camb..., femme Th..., âgée de trente-trois ans, exerçant la profession de couturière et ayant une constitution délicate, fut amenée à la Maternité le 7 juin 1884, à 9 h. 30 du matin.

Admise d'urgence parce qu'elle perdait une assez grande quantité de sang, cette femme déclare avoir toujours été réglée régulièrement tous les mois pendant trois jours; le cours de sa menstruation n'a été suspendu que pendant cinq grossesses, dont une s'est terminée avant terme

1. Voyez aussi Léon Dumas, in *Annales de Gynécologie*, juin 1885. T. XXIII, p. 426.

et les quatre autres à terme. Tous ses enfants sont nés vivants et ont présenté le sommet. D'après le volume de l'utérus et la dernière époque de ses règles, 18 au 22 novembre 1883, cette femme semble être enceinte de 7 mois et une semaine.

L'examen obstétrical permit de constater : par le palper, que l'utérus était régulièrement développé, que la tête du fœtus ballottait dans la fosse iliaque droite et que l'autre pôle fœtal était au fond de l'utérus et à gauche.

On entendait le maximum des bruits du cœur à droite et sur la ligne médiane au-dessous de l'ombilic.

Pour pratiquer le toucher vaginal, on fut obligé de retirer un tampon insuffisant qui avait été appliqué au dehors. Immédiatement après l'avoir retiré ainsi que des caillots qui remplissaient le vagin, on toucha et on obtint les renseignements suivants : Le col de l'utérus avait encore une certaine longueur, il était ouvert dans toute son étendue, et on arrivait sur le placenta inséré vicieusement; quel que fût le point exploré, on ne put atteindre les membranes. Aucune partie fœtale n'était accessible.

L'écoulement sanguin étant momentanément arrêté, on put interroger plus complètement cette femme. Elle nous apprit qu'elle avait perdu du sang presque constamment depuis huit jours, mais que dans la nuit qui avait précédé son entrée à l'hôpital elle en avait tellement perdu qu'elle avait fait appeler un médecin, lequel avait appliqué le tampon. Elle croit aussi, nous dit-elle, avoir perdu de l'eau.

Cette femme est dans un état général mauvais qu'elle attribue avec raison probablement à beaucoup de misère et de fatigue; elle a une stomatite gangréneuse et son haleine est extrêmement fétide : on lui lave la bouche avec de l'eau de chaux dans laquelle on a ajouté un peu d'acide phénique.

L'hémorrhagie se reproduisant, Mme Henry fait appliquer le tampon par une des aides, il est gardé huit heures après lesquelles, cette femme faisant des efforts d'expulsion et ayant des contractions utérines énergiques, on le retira, on toucha et on trouva le col court, ouvert; pas de partie fœtale, on fit une injection vaginale antiseptique, on pratiqua le cathétérisme vésical et on examina l'urine : il n'y avait pas d'albumine. L'hémorrhagie continuant, on applique les deux ballons superposés de Chassagny. Le plus petit est introduit dans le col, le plus gros reste dans le vagin. Il est gardé pendant une demi-heure, et lorsqu'on le retire, parce qu'il est en partie chassé hors du vagin, quelques caillots sont expulsés.

Le travail a fait des progrès, le col est effacé, l'orifice est souple et grand comme la paume de la main, le bras droit est engagé et descend dans le vagin, le plan latéral droit se présente en A. I. D. L'interne de service fait facilement la version, et l'accouchement est terminé le 7 juin 1884, à 9 h. 10 du soir.

L'enfant a succombé à la fin du travail; il est du sexe masculin et pèse 1 940 grammes.

Immédiatement après l'expulsion du placenta, on fait une injection intra-utérine très chaude — 45 degrés environ — avec de la liqueur de Van Swieten pure. L'utérus se rétracte aussitôt, l'hémorrhagie est complètement arrêtée.

L'état de cette femme ne s'améliora que très peu; une demi-heure après l'accouchement, elle eut un grand frisson et des vomissements. Elle avait eu des vomissements pendant le travail. On ne put arriver à la réchauffer qu'à l'aide de grogs très chauds et en l'entourant de boules d'eau chaude.

Elle fut transportée plus tard dans le service des femmes en couches, au nº 25 de la salle Baudelocque; on lui fit pendant la nuit plusieurs injections vaginales avec de la liqueur de Van Swieten dédoublée. Malgré ces précautions, les lochies devinrent promptement fétides, et le lendemain, 8 juin, Mme Henry lui fit une injection intra-utérine, en se servant de la sonde en métal du Dr Budin; l'orifice interne était déjà assez refermé; malgré cela, l'introduction de la sonde se fit facilement. Aussitôt après cette injection, la femme se sentit beaucoup mieux et les lochies furent moins fétides. Les journées des 9, 10, 11 juin se passèrent bien, les lochies étaient encore un peu fétides.

Le 12 juin, Mme Henry fit une seconde injection intra-utérine en se servant cette fois de la sonde en celluloïde du Dr Budin; l'orifice interne était refermé, l'introduction en fut pourtant très facile, car cette sonde, un peu amollie par l'eau chaude dans laquelle elle avait séjourné quelques instants, s'infléchissait et suivait ainsi très exactement les axes du bassin et de l'utérus. Cette femme est actuellement en bon état.

Observation II (Dr Bar). — *Rétrécissement du bassin. Basiotripsie. Injections intra-utérines.*

La nommée Bass..., primipare, entre à la Charité le 26 mars 1884. Elle venait de chez une sage-femme de la ville chez laquelle il y avait eu deux femmes atteintes d'accidents puerpéraux très graves. Le travail durait depuis près de trois jours. L'enfant, qui se présente par le sommet en position O. I. G., est mort; le bassin est très rétréci (6 cm. 1/2). A son entrée à l'hôpital, la malade avait une température de 38°.

L'accouchement naturel étant impossible, M. Bar fait la basiotripsie le 27 mars; la délivrance est naturelle une heure après l'accouchement.

Le lendemain matin, 28 mars, la température est de 39°, les lochies sont fétides. On fait des injections intra-utérines toutes les demi-heures avec une sonde en métal du Dr Budin. On continue les injections pendant trois jours. Chaque injection ramène des débris de caillots; la fétidité des lochies va en diminuant.

L'orifice interne était dur, resserré; cependant la sonde, qui était assez grosse (elle mesurait 10 millimètres de diamètre), passait très facilement, la malade n'éprouvait aucune douleur.

Observation III (Dr Bar). — *Application de forceps. Phlegmon du ligament large droit. Lochies fétides. Injections intra-utérines.*

La nommée Marthe Mol..., primipare, accouche artificiellement le 27 avril 1884 d'un enfant vivant. La délivrance est naturelle, les membranes sont complètes. Les quatre premiers jours, la malade ne présente rien de particulier, la température est normale.

Le cinquième jour, elle accuse une douleur vers la fosse iliaque gauche : deux frissons; les lochies sont un peu fétides. On lui fait des injections intra-utérines toutes les deux heures; on se sert, pour faire ces injections, d'une sonde en métal d'un gros calibre, modèle de M. le Dr Budin. Les injections sont faites très facilement avec cette sonde (huit injections le 2 mai, six le 3, quatre le 4, et une les 5, 6, 7, 8, 9 et 10 mai). Le sixième jour, douleur très vive à droite, plus de lochies fétides, on continue cependant les injections intra-utérines jusqu'au quatorzième jour après l'accouchement. On n'éprouve pas plus de difficulté pour les faire que le premier jour, le liquide revient aussi facilement.

Observation IV (Dr Bar). — *Cranioclastie dans un cas de présentation de la face. Injections intra-utérines.*

La nommée Seig..., multipare, entre à l'hôpital de la Charité, le 15 avril 1884. L'enfant se présente par la face en M. I. D. T.; le bassin est légèrement rétréci, le diamètre antéro-postérieur du détroit supérieur mesure 10 centimètres, déduction faite. M. Bar fait la cranioclastie, l'enfant était mort depuis le matin.

Le premier jour, on fait quatre injections intra-utérines; le deuxième, deux injections, et les jours qui suivent jusqu'au 20 avril inclusivement on en fait une seulement. On introduit la sonde de M. Budin sans éprouver de difficulté.

Observation V (communiquée par M. Bonnaire, interne de la Maternité). *Plusieurs applications de forceps chez une primipare de trente-quatre ans; fétidité des lochies; injections intra-utérines, au 4e jour des couches, avec la sonde en celluloïde du Dr Budin.*

La nommée Qué... Jeanne, âgée de trente-quatre ans, primipare, à terme de sa grossesse, est apportée à la Maternité le 18 juin 1884. Le début du travail date de deux jours, et on a fait, avant l'entrée de la malade à l'hôpital, plusieurs applications de forceps restées sans résultat. A l'examen de l'état actuel, on a constaté que la tête est amenée au détroit supérieur en O. I. G. A.

Les membranes sont rompues. La dilatation de l'orifice utérin est complète; le fœtus est mort. M. Marchand pratique aussitôt une nouvelle application du forceps de M. Tarnier et, après des tractions énergiques, extrait un fœtus du poids de 3 600 gr. Après l'opération, on constate que le bassin est rétréci au détroit supérieur (diamètre sacro-pubien d'environ 9 cent.); le périnée a été incomplètement déchiré; la muqueuse du vagin a subi des attritions multiples.

Aussitôt après la délivrance, on pratique l'irrigation intra-utérine accoutumée, avec la solution de sublimé à 1/1000, la femme est pansée avec le même antiseptique et on fait des injections vaginales fréquentes.

Le 4e jour des couches, les lochies deviennent fétides, la température s'élève, la femme éprouve de la douleur abdominale, avec une sensation de pesanteur et de gêne à l'hypogastre. En présence de cet état général, je pratique une injection intra-utérine à la liqueur de Van Swieten et j'emploie pour cette manœuvre la sonde en celluloïde du Dr Budin.

J'ai pu constater, dit M. Bonnaire, que cet instrument, que j'employais pour la première fois, présentait de nombreux avantages sur le cathéter en verre, aplati et à coudure terminale.

a. Avec le cathéter en celluloïde, l'introduction dans le col s'est effectuée aisément, grâce à la courbure totale de l'instrument.

b. La pénétration dans la cavité utérine s'est faite sans le moindre arrêt, alors que j'avais constaté qu'il était presque de règle de voir l'instrument de verre buter sur l'orifice interne du col, lorsqu'on opérait plusieurs jours après l'accouchement.

c. L'issue du liquide injecté s'est faite au fur et à mesure de sa pénétration dans l'utérus, entraînant des détritus organiques abondants et d'un volume supérieur à ceux qui peuvent passer à travers les yeux du cathéter en verre.

d. L'instrument est resté propre après l'injection.

Une seule injection a suffi pour déterminer un amendement immédiat de tous les phénomènes pathologiques, et la malade est sortie le treizième jour de ses couches en parfait état de santé.

B. Injections faites dans un cas de rupture utérine.

Observation VI. — *Rupture de l'utérus. Utérus bifide. Passage du fœtus et de ses annexes dans la cavité péritonéale.* (Résumé d'une observation publiée par M. Sécheyron. *Annales de Gynécologie*, juin 1884, p. 441.)

Femme P..., âgée de vingt-deux ans, ménagère, secondipare, entre le 25 février à la salle d'accouchement de l'hôpital Beaujon. Alors qu'elle était enceinte de huit mois environ, le vendredi 22 février, elle perdit l'équilibre en se levant; se redressant alors, dans un violent effort, elle perçut un craquement au niveau du flanc droit et ressentit aussitôt une vive douleur dans ce point. Après quelques instants de repos au lit, elle put marcher et même faire une longue promenade dans Paris. Les douleurs devenant plus vives, elle se présenta le 24 février chez une sage-femme, qui la conduisit le lendemain à l'hôpital Beaujon. Elle n'était pas en travail, mais elle avait à droite une douleur vive, persistante. Bien qu'elle n'eût pas de fièvre, son état général paraissait profondément altéré. L'enfant mort se présentait par l'épaule, et on n'avait constaté ni hémorrhagie, ni écoulement de liquide. Deux lavements avec douze gouttes de laudanum calmèrent un peu les douleurs.

Le 26 février, à 10 heures du soir, les douleurs devinrent intolérables. On manda M. Bar, accoucheur des hôpitaux. Un examen attentif montra que le col était dilaté et formait un anneau parfait complet; au-dessus du col il y avait deux masses dont l'une était plus volumineuse que l'autre; entre ces deux masses il y avait un large orifice par lequel on pénétrait dans l'abdomen. Le fœtus était dans la cavité péritonéale, on atteignit un pied et, par des tractions lentes et soutenues, on le fit passer tout entier à travers la déchirure de l'utérus et les organes génitaux. Il suffit de quelques tractions exercées sur le cordon pour délivrer définitivement la femme et enlever le placenta et les membranes qui avaient suivi le fœtus dans le péritoine. Après cette extraction, M. Bar fit dans la cavité péritonéale une abondante injection phéniquée à 5 0/0. Le liquide entraîna un cotylédon qui s'était détaché du placenta et quelques débris membraneux.

Après l'opération, la malade est dans le collapsus : respiration, 55; pouls petit, filiforme, 125. Boissons toniques excitantes. Injections intra-utérines abondantes au sublimé à 1/2000 répétées sept à huit fois durant chaque intervalle de vingt-quatre heures; cataplasmes de glace pilée sur le ventre, injections hypodermiques de morphine à 1/50, une seringue de Pravaz par jour en trois fois environ.

L'eau de lavage entraîna, les 4 ou 5 premiers jours, des détritus nombreux incolores ou rosés et quelques caillots de sang. Après chaque lavage, la malade se trouve soulagée et attend avec impatience le lavage suivant. Pendant quatre jours, la malade résista assez bien, puis les symptômes s'aggravèrent, et elle succomba le 6 mars.

A l'autopsie, on constata un utérus bifide, présentant une large rupture qui siégeait au niveau du point d'intersection des deux cornes utérines. Sur la face interne du lobe droit de l'utérus, était resté adhérent un cotylédon placentaire. L'infection qui a entraîné la mort lente a eu, selon toute probabilité, son origine en ce point.

— M. Bar, à propos de cette observation, nous écrit : « Dans ce cas, on s'est servi de votre sonde, qui a rendu de grands services, car il fallait un instrument bien maniable, vu la nature du traumatisme, et votre sonde a été parfaite. Notez qu'on lavait jusque dans le péritoine. »

C. Injections intra-utérines dans des cas de rétention des membranes.

Observation VII (Dr Bar). — *Rétention des membranes. Elévation de température. Injections intra-utérines.*

La nommée Henriette Lh..., primipare, accouche naturellement d'un enfant vivant le 6 avril 1884, à 10 heures 50 matin.

La délivrance a lieu naturellement le 6 avril, à 11 heures 35 matin. Les membranes ne sont pas complètes.

Les deux premiers jours, la malade va très bien; le troisième, la température du matin était de 39°,2, le soir elle était de 40°. Pouls, 120.

Pendant la nuit, on fait deux injections intra-utérines avec une solution de sublimé à 1/2000; pour faire ces injections, on se sert d'une sonde en métal, modèle de M. Budin; l'introduction de la sonde dans la cavité utérine est très facile, le liquide injecté revient très bien en suivant la cannelure que présente la sonde à sa partie inférieure. Les injections intra-utérines sont continuées pendant trois jours et toujours avec la même sonde (deux le 9, trois le 10 et deux le 11 avril). De 40°, la température tombe à 38° et enfin à 37° jusqu'au départ de la malade, qui eut lieu le 20 avril 1884.

Observation VIII (Dr Bar). — *Enfant macéré. Rétention des membranes. Injections intra-utérines.*

La nommée Eugénie Déc..., primipare, accouche naturellement le 16 avril 1884, d'un enfant macéré au terme de six mois.

La délivrance est naturelle le 16 avril 1884 et a lieu immédiatement après l'expulsion du fœtus. Les membranes sont incomplètes. Les lochies deviennent un peu fétides sans amener d'élévation de la température; cependant on fait 2 injections intra-utérines par jour, une le matin et une le soir, pendant 4 jours, le 16, le 17, le 18 et le 19 avril.

Observation IX (Dr Bar). — *Rétention des membranes. Injections intra-utérines.*

La nommée Myr.., multipare, accouche naturellement le 9 avril 1884, à 4 heures 45 soir, d'un enfant vivant.

La délivrance a lieu naturellement le 9 avril 1884, une heure après l'accouchement; il reste une grande partie des membranes dans la cavité utérine.

On fait, pendant les cinq premiers jours de couches, des injections intra-utérines avec la sonde en métal du Dr Budin (deux injections le 9, deux le 10, une le 11, une le 12 et une le 14 avril). L'introduction de la sonde ne présente aucune difficulté; le liquide injecté revient très bien en entraînant des débris de membranes. La malade n'a pas de fièvre pendant ses suites de couches. Elle quitte l'hôpital bien portante le 22 avril 1884.

OBSERVATION X (Dr Bar). — *Délivrance artificielle. Rétention d'une partie des membranes. Injections intra-utérines.*

La nommée Faiv..., primipare, accouche naturellement au terme de 8 mois d'un enfant vivant, le 12 avril à 8 heures matin.

La malade perd une assez grande quantité de sang avant l'expulsion du placenta, on fait la délivrance artificielle une demi-heure après l'accouchement. Il reste des membranes dans la cavité utérine.

Dans la journée du 12, on fait deux injections intra-utérines avec une solution de sublimé à 1/2000, on emploie comme sonde le modèle de M. Budin; elle pénètre très facilement dans l'utérus. Les injections sont faites avec la même sonde pendant 5 jours. On l'introduit aussi facilement que le premier jour (deux injections le 12, deux le 13, deux le 14, une le 15 et une le 16 avril). La malade quitte l'hôpital en bonne santé le 20 avril 1884.

OBSERVATION XI (communiquée par Mme Henry). — *Accouchement prématuré de 7 mois. — Œuf incomplet : rétention de la caduque. Lochies extrêmement fétides. Injections intra-utérines avec la sonde en celluloïde du Dr Budin.*

La nommée Marie Bou..., enceinte pour la seconde fois, accoucha spontanément, le 25 juin 1884, à 8 heures 25 du matin, d'un enfant du terme de 7 mois, ayant présenté le siège décomplété, mode des fesses en S. I. G. A. La délivrance se fit naturellement le même jour à 8 heures 32; mais, en examinant attentivement l'arrière-faix, on constata que la membrane caduque manquait complètement. Après avoir fait à cette femme une injection intra-utérine très chaude avec de la liqueur de Van Swieten dédoublée, on surveilla l'utérus pendant 2 heures, puis on la fit transporter au n° 1 de la salle Dubois, dans le service de Mme Henry.

Dès le lendemain de son accouchement et pendant les deux jours qui suivirent, cette femme eut des tranchées utérines très violentes, qui ne purent être calmées par les moyens ordinairement employés, tels que : lavements laudanisés, injections de morphine; seules, les injections vaginales très chaudes et les injections intra-utérines parurent la soulager. Malgré les injections vaginales très fréquentes, faites avec de la liqueur de Van Swieten dédoublée, le 26, les lochies devinrent fétides; le 27, cette fétidité augmentant encore, Mme Henry fit à cette femme une injection intra-utérine avec la même solution, et pour cela elle se servit de la sonde en celluloïde du Dr Budin, laquelle fut très facilement introduite et ne provoqua aucune douleur; le liquide injecté ressortit sans difficulté, entraînant avec lui de nombreux et volumineux débris de caduque; mais cette dernière membrane n'étant pas entièrement expulsée, le soir la malade eut un violent frisson, et la température s'éleva rapidement jusqu'à 40°. Le lendemain, on fit une nouvelle injection intra-utérine; la température s'abaissa rapidement, la fétidité des lochies disparut peu à peu, et cette femme partit en bon état le 3 juillet, à son 10e jour de couches. Pour cette dernière injection, on se servit encore avec le même succès de la sonde en celluloïde de M. Budin.

D. Injections intra-utérines faites dans des cas de rétention du placenta.

Observation XII (Dr Bar). — *Rétention du placenta. Injections intra-utérines.*

La nommée X..., primipare, accouche chez une sage-femme le 15 mars 1884. L'accouchement est naturel; le placenta est retenu dans la cavité utérine. Le lendemain de son accouchement, la malade est prise de frissons, de fièvre, de délire; le 17 mars, on conduit la malade à l'hôpital de la Charité. A son arrivée, la température est de 40°, pouls à 140. On fait immédiatement des injections intra-utérines, on les fait toutes les deux heures avec la sonde en métal, modèle de M. Budin. L'introduction de la sonde est facile : le col étant très en arrière, il suffit, pour la faire pénétrer facilement, de la porter un peu en arrière. On ramène des débris de membranes et de placenta; le liquide qui s'écoule est très fétide.

On continue les injections intra-utérines pendant trois jours; au bout de ce temps, la malade est mise dans un service de médecine, où elle guérit.

Observation XIII (Dr Bar). — *Rétention du placenta pendant deux jours. Accidents graves. Injections intra-utérines.*

Le 19 mars, à 10 heures du matin, je suis mandé chez une sage-femme pour terminer la délivrance d'une femme qui, deux heures auparavant, était accouchée naturellement d'un enfant vivant et à terme. Comme il n'y avait pas le moindre accident, je m'abstins de toute manœuvre et conseillai à la sage-femme de surveiller la malade et de m'avertir si, quatre heures plus tard, la délivrance n'était pas terminée.

Je ne reçus aucun avis dans la journée ni le lendemain; mais le 20 mars au soir, le mari de l'accouchée vint chez moi me prévenir que sa femme n'était pas délivrée. Je me rendis près d'elle en toute hâte et je la trouvai avec une fièvre intense et une température de 40°. Elle avait eu un frisson violent.

Au toucher, je constatai que le placenta était dans le vagin, l'amenai au dehors, et je fis une injection intra-utérine avec la sonde de M. Budin.

Je fus frappé de la facilité avec laquelle je pus introduire l'instrument, et je notai combien était complet le lavage; l'eau qui s'écoulait était, en effet, chargée de débris membraneux.

Le lendemain matin 21, la température était tombée à 37°. Les injections intra-utérines furent continuées pendant cinq jours (deux par jour).

Le cinquième jour, bien que l'orifice du col fut assez étroit, la sonde s'introduisait si facilement que je laissai à la sage-femme le soin de faire ces injections, alors que le lendemain de l'accouchement il lui avait été impossible d'introduire une sonde intra-utérine ordinaire.

E. Injections intra-utérines faites après des avortements de trois mois.

Observation XIV (Maternité). — *Avortement de trois mois. La délivrance n'a pas lieu de suite. Fétidité des lochies. Injections intra-utérines.*

La nommée Rab..., femme Marg..., âgée de trente et un ans, sans profession, de bonne constitution, ayant le bassin normalement conformé, est entrée à la Maternité le 23 mai 1884, à 2 heures du soir. Elle fut reçue et admise immédiatement à la salle Lachapelle.

Cette femme fut réglée pour la première fois à l'âge de treize ans; depuis cette époque, le flux menstruel revint régulièrement à peu près toutes les six semaines pendant huit jours abondamment. Une première grossesse survint qui se termina spontanément à terme, l'enfant ayant présenté le sommet.

La dernière époque des règles date du 17 au 20 décembre 1883; pendant cette seconde grossesse, cette femme eut des vomissements simples et de la somnolence; les urines examinées ne contenaient pas d'albumine.

A son arrivée à la Maternité, cette femme perdait du sang et avait des contractions énergiques. Le volume de l'utérus fit diagnostiquer une grossesse d'environ trois mois : le fond de l'organe remontait à deux travers de doigt à peu près au-dessus du pubis.

L'auscultation ne permit pas d'entendre de bruits d'origine fœtale, on n'entendait que le souffle utérin. Par le toucher, on arrivait sur un col encore long, ouvert dans toute son étendue, et sur une petite poche d'eau qui bombait au niveau de l'orifice interne.

On fit coucher immédiatement cette femme et on lui donna un lavement laudanisé, mais les contractions continuèrent à être très énergiques, et, malgré les soins pris pour amener l'expulsion d'un œuf entier, les membranes se rompirent à trois heures du soir, le 23 mai 1884. Une demi-heure après, avait lieu l'expulsion d'un fœtus qui mesurait 9 centimètres de longueur. Le travail avait duré quatre heures trente minutes La *délivrance* n'ayant pas lieu, on fit transporter cette femme dans le service des valides, au n° 14 de la salle Dubois, où elle fut soumise aux soins antiseptiques les plus minutieux.

Une portion du placenta était engagée dans l'orifice interne. Des débris placentaires et membraneux furent peu à peu expulsés, entraînés par un liquide sanieux, extrêmement fétide. Craignant que des matières septiques ne fussent absorbées par la surface interne de l'utérus, Mme Henry fit successivement, à deux jours d'intervalle, une injection intra-utérine, se servant la première fois de la sonde utérine en celluloïde du Dr Budin, qui fut très facilement introduite et put traverser l'orifice interne sans déterminer de douleur, et la seconde fois de la sonde en métal du Dr Budin; celle-ci fut aussi facilement introduite; mais, moins flexible, elle détermina un peu de douleur.

La fétidité disparut, et cette femme, se trouvant très bien portante, quitta la Maternité à son treizième jour de couches, le 5 juin 1884. La veille de son départ, elle avait reperdu un peu de sang; mais, comme elle se trouvait très bien, elle ne voulut pas écouter les avis qui lui furent donnés.

Observation XV (Dr Bar). — *Avortement de trois mois. Rétention du placenta. Accidents graves. Injections intra-utérines.*

Le 5 mars 1884, Mme Ansen, sage-femme, me pria d'aller à Puteaux voir Mme M..., qui avait eu, quatre jours auparavant, un avortement à trois mois de grossesse environ et qui, depuis la veille, était atteinte d'accidents fort graves. Je trouvai Mme M... dans un grand état de faiblesse due à l'hémorrhagie abondante qu'elle avait subie ; depuis quatre jours, en effet, le sang ne cessait de couler. Je ne pus avoir de renseignements certains sur la marche de l'avortement, la sage-femme n'ayant pas vu l'œuf.

Depuis la veille, la malade avait une température élevée, une céphalalgie intense, elle avait ressenti deux violents frissons. Au moment où je la vois, la température est de 41°,5.

Au toucher, je trouve le col utérin fermé, laissant à peine passer l'extrémité du doigt, qui perçoit la sensation de débris placentaires retenus dans la cavité utérine. Il s'écoule alors une certaine quantité de liquide noirâtre, répandant une odeur fétide. Alors seulement on m'apprend que la malade a absorbé plusieurs grammes d'ergot.

Je fais, en me servant de la sonde de M. Budin, une injection intra-utérine avec une solution de sublimé à 1/1000. On répète cette injection toutes les heures dans la journée du 6 mars, la température est à 39°.

Dans la journée du 7, une hémorrhagie assez notable se produit, elle est arrêtée par une injection intra-utérine de solution de bichlorure de mercure à la température de 42°, la température de la femme tombe à 38°.

Le 8, je revois Mme X... Le placenta est toujours retenu dans l'utérus, mais il n'y a plus de fétidité. La température oscille entre 37°,8 et 38°,6. Je prescris des injections intra-utérines toutes les trois heures. Le 9, on trouve l'œuf dans le vagin; on continua les injections intra-utérines pendant les journées du 9 et du 10, jour où on les cessa, la température étant tombée à la normale.

L'usage de la sonde de M. Budin m'a été d'autant plus précieux que, vu l'état du col, l'injection intra-utérine était devenue une opération assez délicate pour que Mme Ansen, qui m'avait demandé, ait été obligée d'y renoncer après avoir vainement tenté de recourir à la sonde ordinaire.

Nous n'avons pu que nous féliciter de la facilité avec laquelle nous introduisions l'instrument et de la rapidité du lavage dû à la libre issue au dehors du liquide injecté.

Conclusions. — I. La sonde utérine que nous avons décrite dans ce travail et qui, sur une coupe perpendiculaire à sa surface, donne la figure d'un fer à cheval, assure d'une façon certaine le retour du liquide avec lequel on fait le lavage.

Même lorsque l'utérus se contracte fortement sur la sonde, il reste toujours un orifice qui permet la sortie du liquide et des détritus qui sont entraînés par le courant.

La dépression profonde, la cannelure qui existe sur cette sonde lui permet de glisser sans dévier sur la pulpe du doigt placé dans le vagin et servant de guide; l'introduction de cette sonde dans la cavité utérine est ainsi rendue très facile.

II. Des sondes en celluloïde ayant la même forme que les sondes en argent ont été construites; elles possèdent encore d'autres avantages.

α. Bien que résistantes, elles jouissent d'une certaine élasticité, d'une certaine souplesse qui rend leur introduction plus facile encore; elles peuvent mieux s'adapter à la courbure des organes.

β. Elles ont un certain degré de transparence qui permet de constater leur état de propreté à l'intérieur.

γ. Elles peuvent être placées et laissées à demeure dans différentes solutions antiseptiques de sublimé, d'acide phénique, d'acide borique, etc., sans subir aucune altération; l'éther seul les dissout. En les conservant dans des bocaux au milieu d'une de ces solutions, on est assuré d'avoir, au moment où l'on en fait usage, des sondes complètement aseptiques.

III. On peut avoir à pratiquer des injections intra-utérines, non seulement après l'accouchement, mais aussi un certain nombre de jours après la délivrance; après l'avortement survenu dans les premiers mois de la grossesse; dans un grand nombre d'affections utérines; en un mot, dans des cas où l'orifice de l'utérus est revenu sur lui-même ou bien offre des dimensions peu considérables. Aussi avons-nous fait fabriquer des sondes de différents calibres : elles peuvent avoir 5, 7, 9, 11, 13 et 15 millimètres de diamètre. Des sondes plus petites et des sondes plus grosses peuvent aussi être réalisées.

IV. Des sondes et des instruments fabriqués sur le même principe pourront être utilisés dans beaucoup d'autres cas, lorsqu'il faudra laver une cavité dont il sera important de ne point distendre les parois.

Carlsbad, 14 juillet 1884.

APPENDICE

I

NOUVEAU MANNEQUIN OBSTÉTRICAL DE MM. BUDIN ET PINARD[1].

Dans la séance de l'Académie de médecine du 16 décembre 1877, M. TARNIER présente en ces termes un nouveau mannequin obstétrical, dû à MM. Budin et Pinard :

Ce mannequin est en bois sculpté et représente le corps d'une femme depuis les seins jusqu'aux genoux (fig. 101). Les cuisses sont placées dans l'abduction nécessaire pour que les opérations soient possibles. Le bassin représente un bassin osseux normal. Les parties molles : parois abdominales, utérus, périnée, vulve, sont en caoutchouc, et elles sont fixées au moyen de vis mobiles, ce qui permet de les changer facilement quand un usage prolongé les a trop distendues ou déchirées.

Le sacrum est mobile et peut être rapproché à volonté de la symphyse pubienne, de façon à produire, à un degré variable, le rétrécissement du détroit supérieur qu'on rencontre presque exclusivement dans la pratique, celui du diamètre antéro-postérieur. Il suffit, pour produire ce rétrécissement, de faire tourner de gauche à droite une vis placée au niveau de la section du tronc sur la surface qui correspond à la colonne vertébrale.

1. Le *Progrès médical*, 1877, p. 967.

Les exercices qu'on peut faire avec ce mannequin sont multiples.

Toucher. — Un fœtus mort-né étant placé dans l'utérus, le toucher, fait au point de vue du diagnostic des présentations et des positions, donne des sensations analogues à celles qu'on perçoit quand, chez une femme en travail, la

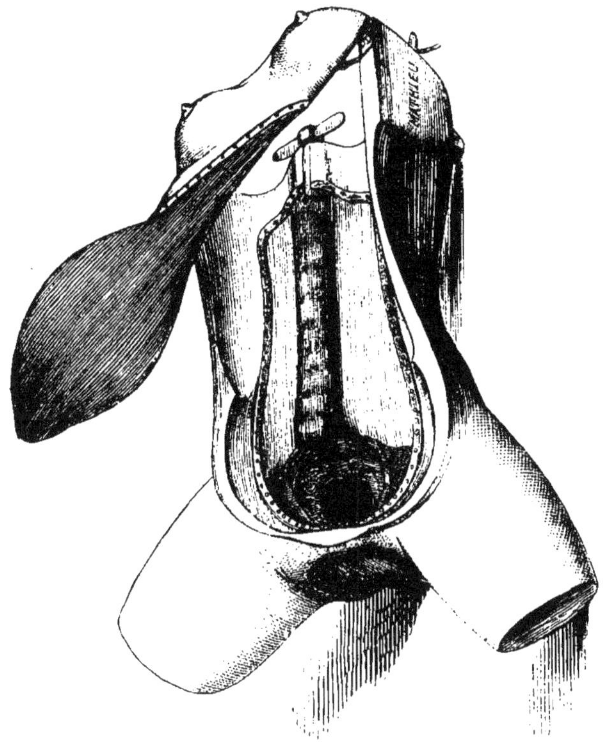

Fig. 161. — Mannequin obstétrical.

poche est rompue et la dilatation complète. On peut donc faire l'éducation du doigt pour le diagnostic des présentations et des positions. Il faut avoir soin d'enduire le doigt d'un corps gras, comme dans le cas où l'on veut pratiquer le toucher sur la femme vivante.

Palper. — Si l'on place dans l'utérus une poche à parois minces, contenant le fœtus et une certaine quantité de liquide, il est possible de pratiquer le palper, de s'exercer à reconnaître à travers les parois abdominales les caractères de la tête, du dos, du siège, le ballottement céphalique et d'effectuer la version par des manipulations externes.

Opérations. — La version par manœuvres internes, les applications du forceps, la craniotomie, la céphalotripsie, la céphalotomie et l'embryotomie, peuvent être pratiquées dans des conditions qui se rapprochent de la réalité.

L'élasticité des parois de caoutchouc fait que, dans les applications de forceps, la tête accomplit les mêmes mouvements que dans l'accouchement fait sur le vivant.

Pour la version, elle s'exécute comme chez la femme. L'élève est obligé de manœuvrer avec autant de douceur, de sûreté que sur le vivant. La seule différence appréciable consiste dans un redressement des bras et dans une déflexion de la tête plus fréquents qu'on ne les rencontre généralement dans la clinique. Tandis qu'une main opère dans la cavité utérine, l'autre est appliquée sur les parois abdominales et peut, à travers elles, agir sur le fœtus.

Comme il est possible de porter très loin le rétrécissement du diamètre conjugué, la craniotomie, la céphalotripsie, etc., peuvent être faites dans des conditions où on les pratique le plus habituellement, c'est-à-dire au niveau ou au-dessus du détroit supérieur. Enfin, la souplesse des parois abdominales permet même d'exercer un aide à maintenir la tête bien fixée sur le détroit supérieur, pendant que l'opération est pratiquée.

II

RAPPORT A M. MINISTRE DE L'INSTRUCTION PUBLIQUE SUR L'ENSEIGNEMENT DE L'OBSTÉTRIQUE A L'ÉTRANGER[1]

Monsieur le Ministre,

Pour répondre aux questions que vous m'avez adressées dans votre lettre du mois d'août 1878, j'ai l'honneur de vous envoyer ce rapport. Je me suis servi, pour le rédiger, de documents que j'avais recueillis dans différents voyages en 1874, 1876, 1877, et qu'à votre instigation j'ai complétés en 1878.

L'obstétrique est enseignée aux MÉDECINS et aux SAGES-FEMMES. L'enseignement donné aux médecins est partout considéré comme le plus important; c'est donc sur lui que j'insisterai. Je dirai en terminant quelques mots sur l'instruction des sages-femmes.

L'enseignement de l'obstétrique donné aux MÉDECINS est divisé en deux parties : la théorie et la pratique.

La théorie est, en général, l'objet d'un certain nombre de leçons faites par un professeur pendant un semestre, celui d'hiver ou celui d'été (Angleterre, Suisse, Autriche, Allemagne, Hongrie, etc.). D'autres fois, le professeur, pour faire son cours complètement, y consacre l'année entière (Hollande, Louvain, Saint-Pétersbourg).

La pratique comprend deux choses, les exercices opératoires et la clinique.

1. *Journal officiel*, 10 avril 1879.

Presque partout, dans une pièce voisine de l'amphithéâtre où sont faites les leçons théoriques, ou dans une salle particulière éloignée des chambres des malades, les élèves sont exercés, sous la direction du professeur ou sous celle des assistants, aux diverses opérations manuelles et instrumentales. Le plus généralement, les élèves opèrent sur des fantômes avec des fœtus qui ont été mis dans des liquides conservateurs; dans certaines écoles, à Vienne par exemple, où il y a un Institut anatomique très important, les opérations sont pratiquées sur le cadavre. Ces exercices opératoires sont suivis par les élèves avec un grand empressement.

Mais c'est à l'enseignement clinique, à l'enseignement recueilli au lit des parturientes, que dans toutes les Facultés on attache la plus grande importance. Partout on exige que les étudiants, avant de se présenter à leurs examens, se soient fait inscrire dans le service de la clinique obstétricale pendant un temps plus ou moins long, un semestre par exemple. On ne se borne pas, en général, à cette inscription : les étudiants doivent encore prouver qu'ils ont fait personnellement un ou plusieurs accouchements; le nombre minimum de ces accouchements est de deux en Hongrie, de quatre en Allemagne, de quatre à trente dans la Grande-Bretagne suivant le corps examinant et suivant le titre qu'on désire obtenir, de dix à Helsingfors, etc. En Hollande, les étudiants doivent non seulement avoir assisté à dix accouchements normaux, mais encore avoir pratiqué deux accouchements laborieux.

C'est cependant pour cet enseignement clinique que les difficultés les plus sérieuses existent. Tandis, en effet, que dans les services de médecine et de chirurgie la visite peut être faite à un moment déterminé, dans les services d'obstétrique l'accouchement peut avoir lieu à toute heure du jour et de la nuit.

Le nombre des accouchements étant en général restreint, aucun d'eux ne doit être perdu pour l'enseignement, et il faut un personnel assez considérable pour pouvoir surveiller à tout instant et diriger les étudiants.

Enfin on avait pensé, il y a quelques années, que l'agglomération d'un certain nombre de femmes en couches dans un même hôpital pouvait être le point de départ d'épidémies meurtrières : il fallait donc chercher à concilier l'intérêt des malades avec celui de l'enseignement.

Dans presque tous les pays, on est arrivé, par des moyens différents, à triompher plus ou moins complètement de ces obstacles. La solution du problème a, du reste, été partout facilitée par cette circonstance que, l'enseignement primant tout, les services hospitaliers lui sont absolument soumis. Les Facultés ont donc pu prendre les mesures qui leur paraissaient nécessaires.

Ainsi on a placé les étudiants en médecine dans des conditions telles qu'ils peuvent suivre tous les accouchements, quelle que soit l'heure à laquelle débute le travail de la parturition.

On a nommé partout des professeurs et des assistants en nombre suffisant pour diriger utilement les élèves en médecine.

Enfin, grâce à des mesures de toutes sortes, préventives, hygiéniques et d'isolement, dans le détail desquelles je ne puis entrer ici, on semble avoir réussi à réduire au minimum la mortalité des femmes pendant la période puerpérale.

Les accouchements peuvent être faits par les étudiants : A. soit à l'hôpital; B. soit en ville, au domicile même des malades; C. soit simultanément : à l'hôpital pour les cas simples et en ville pour les cas difficiles.

A. *Accouchements faits à l'hôpital.* — Lorsque les étudiants doivent faire les accouchements à l'hôpital, on met à leur disposition une salle où ils trouvent des tables, des chaises, des fauteuils, des divans, du feu, de la lumière, etc. Ils peuvent dans la journée y travailler et la nuit s'y reposer, en attendant que des femmes en travail se présentent (Vienne, Halle, Zurich, Moscou, Helsingfors, Dublin, Amsterdam, etc.).

Dans d'autres villes, à Prague, à Dresde, à Berne, par exemple, les étudiants peuvent habiter l'hôpital même, soit dans un dortoir commun, soit dans des chambres particulières.

Enfin, à Copenhague et à Stockholm, ils *doivent* séjourner dans l'hôpital pendant un temps déterminé. A Copenhague, avant d'aller pratiquer, les médecins sont obligés de demeurer pendant six semaines à la clinique d'accouchement : sept suivent en même temps le service. A Stockholm, douze étudiants habitent la Maternité, ils doivent y rester pendant trois mois.

B. *Accouchements faits en ville.* — Il y a un certain nombre d'années, on avait pensé, à Londres, que la suppression des services d'accouchements était nécessaire, qu'il valait beaucoup mieux pour les femmes accoucher chez elles sur un grabat que dans une Maternité, quelque somptueuse qu'elle pût être. On y a donc organisé le service des accouchements, qui est fait par les étudiants au domicile des parturientes. Toute femme qui, dans certains districts, désire être accouchée gratuitement, va se faire inscrire à l'hôpital. Dès qu'elle souffre, l'étudiant qui a été désigné pour la soigner se rend auprès d'elle. Si l'accouchement est simple, il y assiste seul; si quelque difficulté se présente, il appelle à son aide un house-surgeon ou interne qui, s'il y a lieu, prévient le professeur.

Quelques accoucheurs éminents font aujourd'hui, à Londres même, des critiques à cette méthode. L'étudiant, disent-ils, qui fait ainsi seul son premier accouchement, est fort embarrassé et n'apprend rien; d'autre part, il semble maintenant démontré que les Maternités bien aménagées et bien dirigées n'offrent aucun inconvénient, à tel point qu'au lieu de les supprimer, on vient d'en construire de nouvelles à Halle, à Leyde et à Helsingfors. Ils demandent donc qu'on élève à Londres de nouvelles Maternités, et les étudiants pourront y être soumis à un règlement analogue à celui qui est en vigueur à Edimbourg. Dans cette ville, en effet, obligés d'assister à six accouchements avant de passer leur examen, ils en font deux à la Maternité et ils pratiquent les quatre autres en ville.

C. *Accouchements faits simultanément à l'hôpital et en ville.* — La plupart des accouchements ainsi observés sont des accouchements normaux; les accouchements laborieux, qui ne sont pas très fréquents, présenteraient un plus grand intérêt pour les médecins qui doivent être initiés aux difficultés de la pratique. Pour réussir à en faire suivre un aussi grand nombre que possible, on a organisé dans la plupart des Universités d'Allemagne et de Suisse (Berlin, Kœnigsberg, Halle, Leipzig, Berne, etc.) ce qu'on appelle le service de la policlinique. Les étudiants reconnus par le professeur ou par l'assistant, comme suffisamment instruits sont admis à y prendre part.

Lorsqu'une sage-femme a dans sa clientèle pauvre un accouchement laborieux, elle envoie demander du secours à la clinique obstétricale. Un étudiant désigné est envoyé avec l'assistant et, s'il y a lieu, il peut opérer sous la direction de ce dernier.

En Hollande le professeur de Leyde, en Belgique celui de Louvain, ont obtenu la place d'accoucheur des pauvres de la ville, si bien qu'ils ont pu organiser une policlinique analogue dont ils font profiter les étudiants.

En résumé, dans presque tous les pays, non seulement les élèves en médecine reçoivent un enseignement obstétrical *théorique* et font des *manœuvres opératoires*, mais on favorise autant que possible leur instruction *clinique, et ils sont obligés de prouver, au moment de passer leurs examens, qu'ils ont personnellement pratiqué plusieurs accouchements simples ou laborieux.*

Les SAGES-FEMMES reçoivent, en général, bien peu d'instruction. Je ne dirai rien de l'Angleterre, qui, toujours avide de marcher dans la voie du progrès, étudie en ce moment les réformes qu'elle pourrait apporter dans l'organisation de ses midwives. En Suisse, en Allemagne, en Autriche, les sages-femmes ne séjournent que pendant cinq mois à l'hôpital où des cours leur sont faits; en Hongrie, elles y demeurent six mois; à Copenhague, neuf mois; à Stockholm, une année.

La plupart des professeurs et des assistants m'ont assuré que leur éducation générale était si médiocre au moment de leur entrée dans les services d'accouchement, qu'elles étaient le plus souvent incapables de profiter de l'enseignement qui leur était donné. Un seul pays fait exception : c'est la Russie, où l'on sacrifie beaucoup en ce moment à l'éducation des femmes. On trouve à Saint-Pétersbourg et à Moscou des maisons d'accouchement admirablement tenues où de nombreuses élèves reçoivent en deux années une instruction complète. L'organisation de ces établissements semble calquée sur celle qui, depuis longtemps, est en vigueur à la Maternité de Paris.

C'est en effet cette maison, dont l'Assistance publique a la direction, qui, au point de vue de l'enseignement donné aux élèves sages-femmes, me semble pouvoir être jusqu'ici proposée comme modèle.

Tels sont, Monsieur le Ministre, les renseignements les plus importants que j'ai recueillis et qui me permettent de répondre aux quelques questions que vous m'avez adressées. Dans mes différents voyages, j'ai reçu de tous mes confrères étrangers un accueil si sympathique et si empressé que je vous demande la permission de consacrer cette dernière ligne à leur exprimer tous mes sentiments de vive reconnaissance.

Agréez, Monsieur le Ministre, l'assurance de mon profond respect.

III

NOTE COMPARATIVE SUR L'ENSEIGNEMENT DES ACCOUCHEMENTS A PARIS ET A L'ÉTRANGER [1]

Dans un rapport sur l'enseignement de l'obstétrique à l'étranger [2], présenté en 1879 à M. le Ministre de l'Instruction publique, nous disions en terminant :

« En résumé, dans presque tous les pays, non seulement les élèves en médecine reçoivent un enseignement médical *théorique* et font des *manœuvres opératoires*, mais on favorise autant que possible leur instruction *clinique, et ils sont obligés de prouver, au moment de passer leurs examens, qu'ils ont personnellement pratiqué plusieurs accouchements simples ou laborieux.* »

Nous nous étions aussi efforcé de montrer comment on était arrivé, par des moyens différents, à triompher des obstacles que peut rencontrer l'enseignement clinique des accouchements. « Ainsi, disions-nous :

« 1° On a placé les étudiants en médecine dans des conditions telles qu'ils peuvent suivre tous les accouchements, quelle que soit l'heure à laquelle débute le travail de la parturition ;

« 2° On a nommé partout des professeurs et des assistants

1. *Le Progrès médical*, 1881, page 499.
2. Voyez le *Journal officiel* du 10 avril 1879 et page 695 de ce volume.

en nombre suffisant pour diriger utilement les élèves en médecine;

« 3° Enfin, grâce à des mesures de toutes sortes, préventives, hygiéniques et d'isolement, on semble avoir réussi à réduire au minimum la mortalité des femmes pendant la période puerpérale. »

Nous ne voulons aujourd'hui que prouver par des chiffres la seconde de ces assertions. Il nous suffira, pour cela, de donner quelques renseignements comparatifs sur les moyens d'instruction qui existent à Paris et à l'étranger. Nous avons dans ce but relevé le nombre des étudiants inscrits dans chaque École ou Faculté, et le nombre des chaires destinées à l'enseignement de l'obstétrique.

En Angleterre, il y a 18 Écoles qui possèdent chacune 1 chaire d'accouchement. Voici le nombre des étudiants dans chaque École :

University College hospital.......	Londres	284	étudiants.
Saint-Georges hospital...........	—	120	—
Saint-Mary's hospital...........	—	96	—
Saint-Thomas hospital...........	—	140	—
Saint-Bartholomew's hospital....	—	334	—
Westminster hospital............	—	46	—
Middlesex hospital...............	—	96	—
Guy's hospital..................	—	324	—
King's College hospital..........	—	104	—
Charing Cross hospital..........	—	128	—
London hospital................	—	132	—
London School for Women......	—	36	—
University of Durham...........	—	60	—
Owen's College, Manchester..............		288	—
Leeds School of medicine...................		124	—
Bristol School of medicine.................		45	—
Birmingham School of medicine............		40	—
Sheffield School of medicine...............		24	—
	Total......	2421	étudiants.

En Écosse, pour 6 chaires d'accouchement, dont 2 à Édimbourg et 3 à Glasgow, on trouve :

University of Aberdeen....................	304	étudiants.
University of Edinburgh....................	802	—
University of Glasgow......................	460	—
Total......	1566	étudiants.

En Autriche, pour 6 chaires d'accouchement, dont 2 à Vienne et 2 à Prague, il y a :

A Vienne.....	827	étudiants	ordinaires.
—	164	—	extraordinaires, la plupart étrangers.
Prague.......	320	—	ordinaires.
—	34	—	extraordinaires.
Gratz.........	120	—	
Insprück......	40	—	
Total.....	1505	étudiants.	

En Belgique, il y a 4 chaires d'accouchement, et pour chacune :

A Bruxelles..................................	32	étudiants.
Gand...	42	—
Liège..	59	—
Louvain......................................	105	—
Total......	238	étudiants.

En Suisse, il y a 3 chaires d'accouchement dans les universités allemandes :

A Bâle, on trouve........................	76	étudiants.
Berne, —	163	—
Zürich, —	165	—
Total....	404	étudiants.

En Allemagne, il y a 21 chaires d'accouchement, dont 2 à Berlin, et on compte :

A Berlin.......	744	étudiants allemands,	53	étudiants étrangers.
Bonn..........	121	—	8	—
Breslau........	246	—	3	—
Erlangen......	109	—	4	—
Fribourg......	186	—	16	—
Giessen........	65	—	2	—
Gottingen.....	135	—	14	—
Greifswald.....	280	—	2	—
Halle..........	165	—	2	—
Heidelberg....	88	—	25	—
Iena...........	76	—	9	—
Kiel...........	81	—	6	—
Kœnisberg....	130	—	15	—
Leipzig........	415	—	50	—
Marburg.......	133	—	4	—
Munich........	432	—	32	—
Total.....	3406	étudiants allemands,	245	étudiants étrangers.

Report....	3406	étudiants allemands,	245	étudiants étrangers.
Rostock.......	41	—	»	—
Strasbourg.....	125	—	36	—
Tübingen......	139	—	6	—
Würtzbourg...	383	—	24	—
Total.....	4094	étudiants allemands,	311	étudiants étrangers.

Total général : 4405.

Enfin, en Italie :

Université de Bologne....	251	étudiants.
— Cagliari	29	—
— Catane	51	—
— Gênes	165	—
— Messine	30	—
— Modène	85	—
— Naples	1124	—
— Padoue	268	—
— Palerme	118	—
— Parme	79	—
— Pavie	286	—
— Pise	153	—
— Rome	155	—
— Sassari	35	—
— Sienne	113	—
— Turin	430	—
Institut supérieur de Florence	83	—
Total.....	3455	étudiants.

Comme il y a une chaire d'accouchement dans chacune de ces écoles, cela fait 17 chaires. Nous laissons de côté les écoles théoriques et pratiques d'obstétrique d'Aquila, Bari, Catanzaro, Milan, Novare, Venise, Vercelli et Voghera, où les étudiants peuvent entrer; quelques-unes sont cependant célèbres, celle de Milan en particulier, à la tête de laquelle se trouve le professeur Chiara [1].

En résumé, pour ces différents pays, il y a :

1. Ces chiffres nous ont été communiqués ou confirmés, ceux relatifs à l'Angleterre et à l'Écosse, à l'Autriche, à la Belgique et à l'Italie par le Dr F. Barnes (de Londres), le Dr Welponer (de Vienne). Fischel (de Prague), le professeur Hubert (de Louvain) et le professeur Pellizari, doyen de l'Institut de Florence. Les chiffres relatifs à l'Allemagne et à la Suisse ont été pris dans le *Berliner Klinik Wochenschrift*, 1881, nº 3. et dans le *Deutscher Universitätskalender*, 1880-81.

Angleterre :	18 chaires d'acc. p.	2421 étud.,	ce qui fait	1 chaire p.	134,6 étud.
Écosse.....	6	—	1566	—	1	—	261 —
Autriche...	6	—	1505	—	1	—	250 —
Belgique...	4	—	238	—	1	—	59,5 —
Suisse.....	3	—	404	—	1	—	134,6 —
Allemagne .	21	—	4405	—	1	—	209.7 —
Italie......	17	—	3455	—	1	—	203 —
Total....	75	—	13994				

A Paris, il existe 2 chaires d'obstétrique, une pour l'enseignement théorique, l'autre pour l'enseignement clinique. Il y avait, en 1880, 5.100 [1] étudiants inscrits : cela fait donc à la Faculté de médecine de Paris, une *chaire pour* 2.550 *étudiants*.

Nous n'avons point parlé de l'enseignement qui, à l'étranger, est fait par les professeurs extraordinaires, les privat-docenten, les assistants, etc. ; de même, nous laissons de côté l'enseignement qui peut être fait à Paris par les agrégés et les professeurs libres.

Nous ne considérons pour Paris que le chiffre qu'on pourrait appeler « officiel » des étudiants, c'est-à-dire le total de ceux qui ont pris des inscriptions pour passer leurs examens : or, dans un certain nombre d'Universités étrangères, en Autriche et en Allemagne, par exemple, on compte comme étudiants tous ceux qui, nationaux ou étrangers, se font inscrire à l'Université ou dans une clinique quelconque, et séjournent plus ou moins longtemps dans la ville où siège l'Université. Si on comptait tous les étrangers qui se trouvent à Paris dans ces conditions, le nombre des étudiants serait encore augmenté.

Il est évident, cependant, que tout n'est pas comparable entre Paris et l'étranger. Non seulement à l'étranger il y a des services d'accouchement qui sont organisés pour l'enseignement des élèves, mais ces derniers peuvent encore, dans la plupart des pays, assister en ville aux accouchements

1. Chiffre fourni par la *Faculté de médecine*.

simples ou laborieux pour lesquels on demande le secours de l'hôpital. A Paris, au contraire, les étudiants ne peuvent assister aux accouchements faits sous la direction de l'Assistance publique, soit chez les sages-femmes, soit chez les parturientes elles-mêmes. A Paris encore, la grande Maternité est réservée aux élèves sages-femmes et celle de l'hôpital Cochin [1] n'est pas ouverte aux étudiants. Il n'y a donc d'instruction obstétricale donnée aux élèves en médecine qu'à la Clinique de la Faculté; seul, cet hôpital est organisé pour l'enseignement.

Si tout n'est pas comparable entre Paris et l'étranger, il n'en reste pas moins démontré qu'en établissant le rapport entre le nombre des chaires d'accouchement et le nombre des étudiants en médecine, on trouve comme moyenne pour les pays que nous avons cités **1** chaire d'accouchement pour **187** élèves (75 chaires pour 13,994 étudiants), tandis qu'à Paris il y a **1** chaire pour **2.550** étudiants.

Si, de plus, on considère qu'à presque toutes les chaires d'accouchement de l'étranger est annexé un service de clinique, on verra qu'au contraire à Paris, il n'y a qu'une seule chaire, qu'un seul service consacré à l'enseignement clinique de **5.100** étudiants.

1. « La maternité de l'hôpital Cochin n'est pas un service d'enseignement, mais un service fermé aux étudiants en médecine. » Polaillon, *Statistique de la Maternité de Cochin*, voir la *France médicale*, 9 avril 1881, p. 301.

TABLE DES MATIÈRES

APPENDICE

TABLE DES FIGURES ET DES PLANCHES

PLANCHES

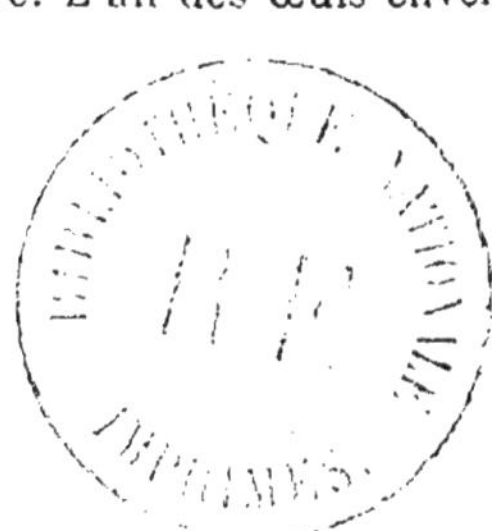

TABLE ALPHABÉTIQUE DES AUTEURS

Coulommiers. — Typ. P. BRODARD et GALLOIS.